普通高等教育医学类系列教材

医用化学

第3版

主　编　唐玉海　章小丽
副主编　陈莲惠　王建华　乔　洁
编　委　(按姓氏笔画排序)
马素芳　(山西医科大学)
王丽娟　(西安交通大学)
王建华　(内蒙古医科大学)
乔　洁　(山西医科大学)
刘晓平　(沈阳药科大学)
许　昭　(西安交通大学)
杜　清　(青海民族大学)
李美红　(昆明医科大学)
李艳娟　(昆明医科大学海源学院)
张可青　(内蒙古医科大学)
陈莲惠　(川北医学院)
柳　波　(昆明医科大学)
姚家灿　(昆明医科大学)
高瑞霞　(西安交通大学)
唐玉海　(西安交通大学)
唐骁爽　(西安交通大学)
章小丽　(昆明医科大学)
喻　芳　(昆明医科大学)

科学出版社
北　京

内 容 简 介

本教材为普通高等教育医学类系列教材，根据临床、护理、预防、口腔、影像等专业四、五年制基础教学的基本要求，在《医用化学》(第2版)的基础上结合近年化学的新发展，特别是2017版有机化学中有机化合物新的命名规则的变化而编写。本教材将传统的医用基础化学与医用有机化学合二为一，压缩部分分析化学内容，合并了部分章节。本教材适合化学教学学时为60~80学时的临床、护理、预防、口腔、影像、康复等专业。本教材在编写过程中注重化学与医学护理学的融合，具有鲜明的针对性，全教材共18章，前8章主要介绍医用基础化学内容，后10章主要介绍医用有机化学内容。

本教材可作为高等医学院校临床、护理、预防、口腔、影像、康复等专业本科生教材，也可作为医学其他专业和生物科学类专业教材和教学参考书。

图书在版编目(CIP)数据

医用化学 / 唐玉海，章小丽主编. —3版. —北京：科学出版社，2021.6
普通高等教育医学类系列教材
ISBN 978-7-03-068979-5

Ⅰ. ①医…　Ⅱ. ①唐…　②章…　Ⅲ. ①医用化学-医学院校-教材
Ⅳ. ①R313

中国版本图书馆CIP数据核字(2021)第104196号

责任编辑：王锞韫 / 责任校对：严　娜
责任印制：赵　博 / 封面设计：陈　敬

科学出版社出版
北京东黄城根北街16号
邮政编码：100717
http://www.sciencep.com
天津安泰印刷有限公司印刷
科学出版社发行　各地新华书店经销
*
2012年4月第　一　版　开本：787×1092　1/16
2021年6月第　三　版　印张：19　1/2　插页：1
2025年7月第十三次印刷　字数：471 000

定价：69.80元

(如有印装质量问题，我社负责调换)

前　　言

《医用化学》(第3版)是在《医用化学》(第2版)的基础上,根据教育部高等学校《普通高等学校本科专业类教学质量国家标准》和医学各专业目前教学现状编写而成,教材内容突出基本理论、基础知识和基本技能的培养。

医用化学是高等医学院校临床、护理、预防、口腔、影像、康复等专业学生的一门重要的自然科学类基础课,其目的是为后续课程学习打好必要的化学基础。医用化学所讲授的基本概念、基本理论和方法是医学院校学生科学素质培养的重要组成部分,是其他课程无法替代的,是合格医学、护理学等工作者必备的。

随着医学教学改革以及较多地方院校大幅度压缩医用化学课时,考虑化学知识的系统性和对医学生培养知识的结构的完整性,本教材将医用基础化学与医用有机化学合二为一,压缩部分重复内容,删除了部分与医学相关性较小的化学理论性较强的内容。教材共18章,前8章为医用基础化学内容,后10章为医用有机化学内容,其中第18章可供使用院校根据学时选择性讲授。本教材建议学时为60~80学时。

本教材由(排名不分先后)西安交通大学唐玉海编写第9章,唐骁爽编写第3章,高瑞霞编写第4章,许昭编写第15章,王丽娟编写第18章,昆明医科大学章小丽编写第6章,李美红编写第1章,喻芳编写第2章,柳波编写第16章,姚家灿编写第7章,昆明医科大学海源学院李艳娟编写第12章,山西医科大学乔洁编写第8章,马素芳编写第14章,内蒙古医科大学张可青编写第5章,王建华编写第17章,沈阳药科大学刘晓平编写第11章,川北医学院陈莲惠编写第10章,青海民族大学杜清编写第13章。

本教材在编写过程中得到西安交通大学、昆明医科大学、山西医科大学和内蒙古医科大学等院校的大力支持,得到了科学出版社的帮助和指导,在此一并致谢。

虽然编者对本教材的出版做了大量的工作,但水平有限,教材中难免有疏漏和不妥之处,望同行和广大读者不吝指正。

编　者

2021年2月于西安

目　　录

第一章　溶液与溶胶

溶液是指含有一种以上物质的液体或固体,其中水溶液与人类的关系最为紧密。如人的组织间液、血液、淋巴液及各种腺体分泌液等都是溶液;人体内的新陈代谢必须在溶液中进行;临床上许多药物常配成溶液使用等。

溶胶在自然界尤其生物界普遍存在,机体的组织和细胞中的基础物质,如蛋白质、核酸、淀粉、糖原、纤维素等,都可形成胶体;血液、体液、细胞、软骨等都是典型的胶体系统。生物体的许多生理现象和病理变化与其胶体性质密切相关。

因此,掌握溶液和溶胶的有关知识对医学及相关学科的学习是非常重要的。本章主要介绍与医学关系极为密切的一些知识——溶液的组成标度、溶液的渗透压及胶体溶液等。

第一节　分散系的分类

在进行科学研究时,通常将一种或几种物质分散在另一种物质中形成的系统称为分散系统,简称分散系。其中,被分散的物质称为分散相,容纳分散相的物质称为分散介质。例如,矿物分散在岩石中生成矿石,水滴分散在空气中形成云雾,聚苯乙烯分散在水中形成乳胶,溶质分散在溶剂中形成溶液等。医学临床上使用的生理盐水和葡萄糖注射液都是分散系统,其中氯化钠、葡萄糖是分散相,水是分散介质。根据分散相粒子直径的大小,可以把分散系分为分子分散系(真溶液)、胶体分散系和粗分散系(表 1-1),它们具有不同的扩散速度、膜的通透性和滤纸的通透性能。真溶液的分散相粒子小于 1nm,粗分散系分散相粒子大于 100nm,分散相粒子介于两者之间的是胶体分散系。

表 1-1　分散系按分散相粒子的大小分类

分散相粒子大小	分散系类型		分散相粒子的组成	实例
<1nm	分子分散系(真溶液)		低分子或小离子	NaCl、NaOH、$C_6H_{12}O_6$ 等水溶液
1~100nm	胶体分散系	溶胶	胶粒(分子、离子、原子的聚集体)	氢氧化铁、硫化砷、碘化银及金、银、硫等单质溶胶
		高分子溶液	高分子	蛋白质、核酸等水溶液,橡胶的苯溶液
		缔合胶体	胶束	超过一定浓度的十二烷基硫酸钠溶液
>100nm	粗分散系(乳状液、悬浊液)		粗粒子	乳汁、泥浆、牛奶等

分子分散系又称为真溶液,其中分散相与分散介质以分子或离子的形式彼此混溶,没有界面,是均匀的单相,分子半径在 10^{-9}m 以下,分散相粒子相当于单个分子或离子的大小,如 $CuSO_4$溶液。

胶体分散系是分散相粒子半径为 10^{-9}~10^{-7}m 的体系。分散相中的每一个粒子都是由许许多多分子或离子组成的集合体,比单个分子或离子要大得多。虽目测是均匀的,但实际上是多相不均匀体系。以肉眼或普通显微镜来观察胶体,与溶液一样透明,两者几乎没有区别，但在高倍显微镜下可以发现，胶体中的分散相和分散介质是不同的两相。

粗分散系中分散相粒子大于 10^{-7}m，目测是浑浊不均匀体系，放置后会沉淀或分层。粗分散系统包括悬浊液和乳状液。悬浊液是指分散相以固体小颗粒的形式分散在液体中形成的多相分散系统，如黄河水、泥浆等都是悬浊液。乳状液是指分散相以小液滴的形式在另一种液体中形成的多相分散系统，如牛奶、某些杀虫剂的乳化液等。

第二节　物质的溶解度

在一定条件(温度、压力)下，一定量的溶剂溶解溶质达到饱和时，所含溶质的量称为溶解度。根据工作需要，溶解度有各种不同的表示法，通常用一定温度下，100g 溶剂形成饱和溶液时所溶解溶质的质量(单位为 g)表示。如果没有指明溶剂，通常所说的溶解度就是指物质在水里的溶解度。

物质溶解度的大小与很多因素有关，主要取决于溶质和溶剂的本性及外界的温度和压力。

一、固体在液体中的溶解度

温度对固体物质溶解度的影响，可以用实验绘制的溶解度曲线来表示。用纵坐标表示溶解度，横坐标表示温度，根据物质在不同温度时溶解度数据，可以绘出溶解度随温度变化的曲线，叫做溶解度曲线。

常见的几种固体盐类在水中的溶解度曲线见图 1-1。

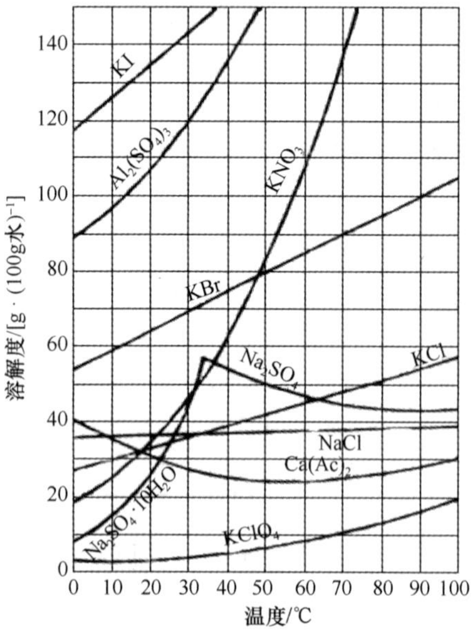

图 1-1　溶解度曲线

从图 1-1 中可见，大多数固体物质的溶解度随温度升高而增大。极少数物质如醋酸钙的溶解度，随温度的升高反而减小。少数固体物质溶解度受温度的影响很小，如 NaCl。比较特殊的是硫酸钠的溶解度曲线，有一个转折点(约 32.4℃)。在 32.4℃以下，与饱和溶液呈平衡的固体是含结晶水的硫酸钠 $Na_2SO_4 \cdot 10H_2O$，其溶解度随温度升高增大。而在 32.4℃以上，与饱和溶液呈平衡的固体是无水硫酸钠 Na_2SO_4，其溶解度随温度上升而减小。

利用不同温度下物质的溶解度不同这一性质，可以对物质进行提纯以除去其中杂质。在实际工作中，常将待提纯物质先加热溶解于适当的溶剂中，使其成为饱和或接近饱和的溶液，趁热滤去不溶性杂质，然后将其冷却，这时随温度降低，物质的溶解度减小，从溶液中析出结晶，而可溶性杂质由于含量少，远未达到饱和而留在母液中。最后过滤，使析出的结晶与母液分离而得到较纯物质。此操作称为重结晶。

二、气体在液体中的溶解度

气体溶解度定义跟固体溶解度不同。由于称量气体的质量比较困难，所以气体物质的溶解度通常用体积来表示。气体的溶解度是指某气体在压强为 101kPa 和一定温度时溶解在 1 体积的溶剂中达到饱和状态时的体积。表 1-2 是一些常见气体在水中的溶解度。

表 1-2　一些气体在水中的溶解度（单位：$ml \cdot L^{-1}$）

温度/℃	O_2	H_2	N_2	CO_2	HCl	NH_3
0	0.0489	0.0215	0.0235	1.713	507	1176
20	0.0310	0.0182	0.0155	0.878	442	702
30	0.0261	0.0170	0.0134	0.665	413	586(28℃)
35	0.0244	0.0167	0.0126	0.592	—	—

从表 1-2 可以看出，温度升高，气体的溶解度减小。相同温度下，不同的气体在水中的溶解度相差很大，这与气体及溶剂的本性有关。H_2、O_2、N_2 等气体在水中的溶解度较小，是因为这些气体在溶解过程中不与水发生化学反应，称为物理溶解。而 CO_2、HCl、NH_3 等气体在水中的溶解度较大，是因为这些气体在溶解过程中与水发生了化学反应，称为化学溶解。

气体在液体中的溶解度，除与气体的本性、温度有关外，压力对其影响也比较大。压力和分压的单位是帕（或帕斯卡，符号 Pa），通常用千帕（符号 kPa）表示。

（一）分压定律

混合气体的总压力等于各组分气体分压力之和。这一定律称为分压定律。这种关系可用数学式表示：

$$p = p_1 + p_2 + p_3 + \cdots \tag{1-1}$$

式中，p 是混合气体的总压力，p_1、p_2、p_3 等是各组分气体的分压力。

混合气体中每一种气体的分压力，可由总压力和该气体在混合气体中所占的体积百分数或摩尔分数的乘积来计算：

$$p_1 = p \times (\%V_1) \text{ 或 } p_1 = p \times x_1 \tag{1-2}$$

式中，p 为气体总压力，$\%V_1$ 为气体 1 的体积百分数，x_1 为气体 1 的摩尔分数。

例 1-1　人的肺泡气总压力为 101.325kPa，37℃时，它的组成用体积百分数表示分别为：O_2 为 13.4%，CO_2 为 5.3%，N_2 为 75%，H_2O（蒸汽）为 6.3%，试求各气体在肺泡中的分压。

解：$p_{O_2} = 101.325 \times 13.4\% = 13.6(kPa)$

$p_{CO_2} = 101.325 \times 5.3\% = 5.4(kPa)$

$p_{N_2} = 101.325 \times 75\% = 76.0(kPa)$

$p_{H_2O} = 101.325 \times 6.3\% = 6.4(kPa)$

(二) 亨利定律

1803 年亨利(Henry)从实验中总结出一条规律,其内容是:“在一定温度下,气体溶解达到平衡时,气体在液体中的溶解度和气相中该气体的分压成正比。”这一规律称为亨利定律。可用数学式表示

$$c = Kp \tag{1-3}$$

式中,c 为气体在液体中溶解度,一般是指 1kg 水中溶解的气体质量(g);p 为液面上气体的平衡分压;K 为常数,是该气-液体系的特征常数。

必须注意,亨利定律只适用于压力不大(一般为 202.3~303.9kPa)和溶解度很小的气体。另外,亨利定律只适用于不与溶剂发生化学反应的气体,即溶质在气相和液相中的分子状态必须相同。

例 1-2 在 0℃,平衡压力为 303.9kPa,氧气的溶解度为 0.2085g/1000g 水,求在同温度、平衡压力为 202.6kPa 下氧气的溶解度。

解:由式(1-3)先求 K: $K = c/p = 0.2085/303.9 = 0.000\,686$(g/1000g 水 · kPa)

对于一定气体和溶剂,在一定温度下,K 是一个常数,与气体的压力无关。在平衡压力为 202.6kPa 时,将 K 代入式(1-3),则得在水中溶解度为

$$c = Kp = 0.000\,686 \times 202.6 = 0.139 \text{(g/1000g 水)}$$

亨利定律在医学上有许多应用实例。例如,使用麻醉气体时,气体的分压越大,则它在血液中的溶解度就越大。高压氧气舱的压力为 202.6~253.25kPa,比常压大,因此溶于患者血液的氧气就越多。利用亨利定律还可以解释潜水病,潜水员在深水时,水压压力大,气体在人体血液中溶解度也大,上浮时,压力减小,气体的溶解度也随之减小,这时溶解在人体的氮气会形成小气泡,影响人体血液循环甚至威胁生命。所以潜水员的氧气瓶中一般用氦气+氧气,因为氦气的溶解度最小,同等压力变化下溶解度变化也小。

三、液体在液体中的溶解度

一种液体在另一种液体中的溶解有三种情况:一是两种液体完全互溶,如乙醇与水、甘油与水等 ;二是两种液体部分互溶,如乙醚与水等;三是两种液体完全不溶,如苯与水、四氯化碳与水等。

将两种互不混溶的液体放在同一容器中,就会分成两相,密度大的一相位于下层,密度小的一相位于上层。在一定温度下,一种溶质在相互接触的两种互不混溶的溶剂中,溶解达平衡时,溶质在两相中的浓度比是一个常数,这一定律称为分配定律。表示如下式:

$$c_A/c_B = K \tag{1-4}$$

式中,c_A、c_B 分别表示溶质在溶剂 A、B 中的浓度;常数 K 称为分配系数,它与溶质和溶剂的本性、温度及压力有关。

例如,将水和四氯化碳放在一起,加入少量碘,碘微溶于水、四氯化碳。在这两种液体中的溶解度差别很大(表 1-3)。当温度一定时,水中碘的浓度与四氯化碳中碘的浓度比是一个常数。

表 1-3　碘在四氯化碳和水中分配情况

c_B(I_2在CCl_4中)/mol·L^{-1}	c_A(I_2在H_2O中)/mol·L^{-1}	$c_A/c_B = K$
0.02	0.000 23	0.0115
0.04	0.000 46	0.0115
0.06	0.000 702	0.0117
0.08	0.000 928	0.0116

利用化合物在两种互不相溶或微溶的溶剂中溶解度或分配系数的不同,使化合物从一种溶剂内转移到另外一种溶剂中,这个过程称为萃取。萃取是一种常用的有效的提纯、分离技术。

第三节　溶液的组成量度及计算

溶液是由溶质和溶剂组成的,溶液的性质常常与溶液中溶质和溶剂的相对含量有关。给患者输液或用药时,必须规定药液的量度和用量。因为如果药液过稀,就不会产生明显的疗效,药液过浓对人体有害,甚至会危及患者的生命安全。

溶液的组成量度是用来表示一定量的溶剂或溶液中所含溶质的量。由于"溶质的量"可取物质的量、质量、体积,溶液的量可取体积,溶剂的量常可取质量、体积等,所以在实际生活中我们所遇到的浓度的表示方法是多种多样的。下面重点介绍几种常用的浓度表示方法。

一、物质的量及物质的量浓度

物质的量是国际单位制(缩写为 SI)规定的一个基本物理量,用来表示系统中所含基本单元的量,用符号"n_B"表示,其单位为摩尔(简称摩),符号 mol。摩尔是一系统物质的物质的量,该系统中所包含的基本单元数与 0.012kg ^{12}C 的原子数目相等时,其物质的量为 1mol。1mol ^{12}C 所含的原子数,叫阿伏伽德罗常数,用"N_A"表示,其数值为 6.02×10^{23}。因此,1 摩尔任何物质,均含有 N_A个基本单元。在使用物质的量时,基本单元应予指明,它可以是分子、原子、离子、电子及其他粒子,也可以是这些微粒的特定组合。基本单元要求用加圆括号的化学式(或化学式的组合)表示,而不宜用中文名称。例如,"1 摩尔氢"的质量多大？这句话的含义较模糊。当基本单元为微粒特定组合时,通常用加号连接,例如 4mol (H_2+0.5O_2)就是 4mol H_2和 2mol O_2的特定组合。再如,求 $KMnO_4$的物质的量时,若分别用 $KMnO_4$和 1/5$KMnO_4$作基本单元,则相同质量的 $KMnO_4$,其物质的量之间有如下关系。

$$n(KMnO_4) = \frac{1}{5}n\left(\frac{1}{5}KMnO_4\right) = 5n(5KMnO_4)$$

可见,基本单元的选择是任意的,它既可以是实际存在的,也可以根据需要而人为设定。

1mol 物质的质量称为该物质的"摩尔质量",符号为 M_B,单位为 kg·mol^{-1},常用单位为 g·mol^{-1}。例如,1mol ^{12}C 的质量是 0.012kg,则^{12}C 的摩尔质量 M_C = 12g·mol^{-1}。

任何分子、原子或离子的摩尔质量,当单位为 g·mol^{-1}时,数值上等于其相对原子质

量、相对分子质量或离子式量。若用 m_B 表示 B 物质的质量，则该物质的物质的量为

$$n_B = \frac{m_B}{M_B} \tag{1-5}$$

物质的量浓度，是指单位体积溶液中所含溶质 B 的物质的量，以符号 c_B 表示。

$$c_B = \frac{n_B}{V} \tag{1-6}$$

式中，n_B 表示溶液中溶质 B 的物质的量，V 表示溶液的体积，B 是溶质的基本单元。c_B 的 SI 单位为摩尔每立方米（$mol \cdot m^{-3}$），法定单位为摩尔每升（$mol \cdot L^{-1}$）。

例 1-3 100ml 正常人血清中含 10.0mg Ca^{2+}，计算血清中 Ca^{2+} 的浓度。

解：根据式(1-5)及式(1-6)得

$$c_{Ca^{2+}} = \frac{n_{Ca^{2+}}}{V} = \frac{m_{Ca^{2+}}}{M_{Ca^{2+}}V} = \frac{10.0 \times 10^{-3}}{40.0 \times 100 \times 10^{-3}} = 2.50 \times 10^{-3}(mol \cdot L^{-1})$$

在计算 c_B 时，也应指明基本单元。同一溶液，若溶质选取的基本单元不同，其物质的量浓度也不同。例如，H_2SO_4 的物质的量浓度 $c_{H_2SO_4} = 0.1mol \cdot L^{-1}$，若选取 $1/2H_2SO_4$ 为基本单元，则 $c_{1/2H_2SO_4} = 0.2mol \cdot L^{-1}$。

二、质量浓度

物质 B 的质量浓度表示符号为 ρ_B，定义为溶质 B 的质量（m_B）除以溶液的体积（V），即

$$\rho_B = \frac{m_B}{V} \tag{1-7}$$

式中，ρ_B 的 SI 单位为 $kg \cdot m^{-3}$，医学中常用 $g \cdot L^{-1}$、$mg \cdot L^{-1}$、$\mu g \cdot L^{-1}$ 等。

在临床生化检验中，凡是已知 M_B 的物质在体液内的组成标度，原则上均应用 c_B 表示；对于 M_B 未知或尚未准确测得的物质，则可用 ρ_B 表示。例如，人体血液葡萄糖含量正常值，过去习惯表示为 70~100mg%，意为每 100ml 血液含葡萄糖 70~100mg，按法定计量单位应表示为 $c_{C_6H_{12}O_6} = 3.9 \sim 5.6mmol \cdot L^{-1}$。世界卫生组织提议：在注射液的标签上应同时写明 ρ_B 和 c_B，如静脉注射用氯化钠溶液，$\rho_{NaCl} = 9g \cdot L^{-1}$，$c_{NaCl} = 0.15mol \cdot L^{-1}$。

ρ_B 与 c_B 之间的换算关系为

$$\rho_B = c_B \cdot M_B \tag{1-8}$$

例 1-4 100ml 生理盐水中含 NaCl 0.9g，计算生理盐水的质量浓度和物质的量浓度。

解：根据式(1-7)得

$$\rho_{NaCl} = \frac{m_{NaCl}}{V} = \frac{0.9}{100 \times 10^{-3}} = 9.0(g \cdot L^{-1})$$

根据式(1-8)得

$$c_{NaCl} = \frac{\rho_{NaCl}}{M_{NaCl}} = \frac{9.0}{58.5} = 0.15(mol \cdot L^{-1})$$

三、质量分数

物质 B 的质量分数表示符号为 ω_B，定义为物质 B 的质量（m_B）与溶液的总质量（m）之

比,即

$$\omega_B = \frac{m_B}{m} \tag{1-9}$$

式中,ω_B 的量纲为一,即单位为 1,其值可用小数或百分数表示。使用时物质 B 和溶液的质量单位必须相同,如市售浓盐酸中 HCl 的质量分数为 0.37 或 37%。

例 1-5　将 500g 蔗糖($C_{12}H_{22}O_{11}$)和 300g 水,加热配制成糖浆,计算该糖浆中蔗糖的质量分数。

解:根据式(1-9)得　$\omega_{C_{12}H_{22}O_{11}} = \frac{m_{C_{12}H_{22}O_{11}}}{m} = \frac{500}{500+300} = 0.625$

ω_B 是以质量表征溶液的物理量,若与 c_B(以体积表征溶液的物理量)进行换算时,需借助可以给出溶液质量和体积关系的物理量——密度(ρ),密度值可直接测定,也可查阅有关手册。但一定要注意密度(ρ)和质量浓度 ρ_B 的区别。

例 1-6　市售浓硫酸的密度为 $1.84\text{kg}\cdot\text{L}^{-1}$,$H_2SO_4$ 的质量分数为 98%。计算 $c_{H_2SO_4}$ 为多少摩尔每升?

解:设溶液体积为 V 升,根据式(1-5)及式(1-6)得:$c_B = \frac{n_B}{V} = \frac{m_B}{M_B V}$

而 $m_B = V\rho\omega_B$

所以 $c_B = \frac{m_B}{M_B V} = \frac{V\rho\omega_B}{M_B V} = \frac{\rho\omega_B}{M_B}$

将 $\rho = 1.84 \times 10^3 \text{g}\cdot\text{L}^{-1}$, $\omega_B = 98\%$, $M_{H_2SO_4} = 98(\text{g}\cdot\text{mol}^{-1})$

代入上式得

$$c_{H_2SO_4} = \frac{1.84 \times 10^3 \times 98\%}{98} = 18.4(\text{mol}\cdot\text{L}^{-1})$$

四、体积分数

物质 B 的体积分数表示符号为 φ_B,定义为相同温度和压力时,B 的体积(V_B)与溶液总体积(V)之比,即

$$\varphi_B = \frac{V_B}{V} \tag{1-10}$$

式中,φ_B 的量纲为一,即单位为 1,其值也可用小数或百分数表示,如临床用于消毒的酒精中 C_2H_5OH 的体积分数为 0.75 或 75%。

φ_B 常用于溶质为液体的溶液,近似计算时忽略混合过程产生的体积变化。

例 1-7　配制 500ml 消毒用乙醇(φ_B= 0.75),需无水乙醇多少毫升?

解:根据式(1-10)得

$$V_B = \varphi_B V = 0.75 \times 500 = 375(\text{ml})$$

量取无水乙醇 375ml,用水稀释至 500ml 即可制得消毒用乙醇。

第四节　溶液的渗透压力

渗透现象是自然界的一种普遍现象,它对我们的生产、生活及人体保持正常的生理功

能有着十分重要的意义。人在淡水中游泳,会觉得眼球胀痛;施过化肥的农作物,要立即浇水,否则化肥会“烧死”植物;淡水鱼和海水鱼不能互换生活环境;因失水而发蔫的花草,浇水后又可复原,临床补液应遵守“等渗原则”等,这些现象都和渗透现象有关。

下面讨论渗透现象的基本原理、渗透压力及其在医学上的意义。

一、渗透现象和渗透压

在一杯清水中加入少量浓糖水,过一会儿整杯水都有甜味,最后得到浓度均匀的糖水。这是溶质分子和溶剂分子相互扩散的结果。两种不同浓度的溶液相互接触时,也会发生扩散现象,最后形成浓度均匀的溶液。扩散现象发生的动力是由于存在浓度差。扩散的目的是消除浓度差,达到浓度均衡。

如果将蔗糖水溶液与水用半透膜隔开(图 1-2 甲),一开始使膜内和膜外液面相平,静置一段时间后,会有什么现象发生呢?半透膜是一种只允许某些物质透过,而不允许另一些物质透过的薄膜。常用半透膜有肠衣、膀胱膜、火棉胶膜、玻璃纸及羊皮纸等,机体内的细胞膜、毛细血管壁等都是半透膜,不同的半透膜通透性不同。上面实验中所用的半透膜只允许溶剂水分子透过,而溶质蔗糖分子却不能透过,这种半透膜称为理想半透膜。

当用半透膜将蔗糖水溶液与水隔开(图 1-2 甲),一开始膜内和膜外液面相平,一段时间以后,可以看到膜内溶液的液面不断上升(图 1-2 乙),说明水分子不断地透过半透膜进入溶液中。不同浓度的两种溶液被半透膜隔开时也有渗透现象发生。

这种溶剂分子透过半透膜,自动由纯溶剂一方扩散进入溶液,或由较稀溶液扩散进入较浓溶液的现象,称为渗透现象(osmosis)。

上述渗透现象产生的原因是蔗糖分子不能透过半透膜,而水分子却可以自由通过半透膜。由于膜两侧单位体积内水分子数目不等,水分子在单位时间内从纯水(或稀溶液)进入蔗糖溶液的数目,要比蔗糖溶液中水分子在同一时间内进入纯水(或稀溶液)的数目多,因而产生了渗透现象。图 1-2 是渗透过程的示意图,图中 $v_{入}$ 表示水分子进入半透膜内的速度,$v_{出}$ 表示膜内水分子透出到膜外的速度。图 1-2 甲表示渗透刚开始,图 1-2 乙表示渗透不断进行,管内液面不断上升。但是液面的上升不是无止境的,达到某一高度时便不再上升,此时,$v_{入} = v_{出}$,渗透达到平衡状态即渗透平衡(图 1-2 丙)。

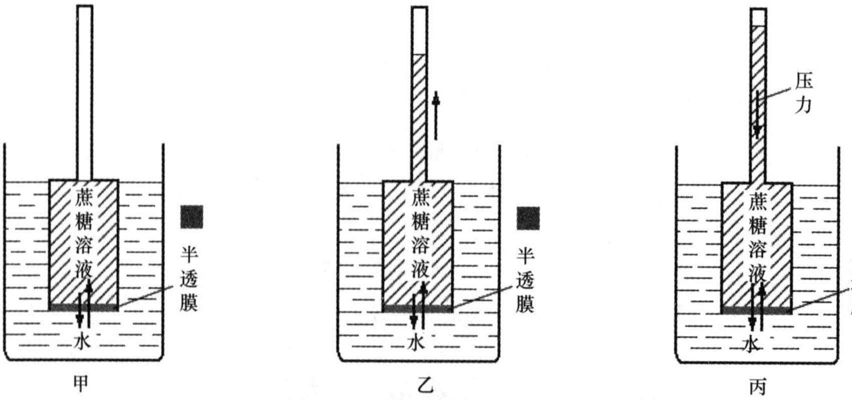

图 1-2 渗透过程的示意图

甲. 渗透开始;乙. 渗透进行;丙. 渗透平衡

为了阻止渗透现象的发生,可在溶液液面上施加一额外的压力,这一压力的大小就等于溶液所具有的渗透压(图 1-3)。渗透压用Π表示,其单位为 Pa 或 kPa。

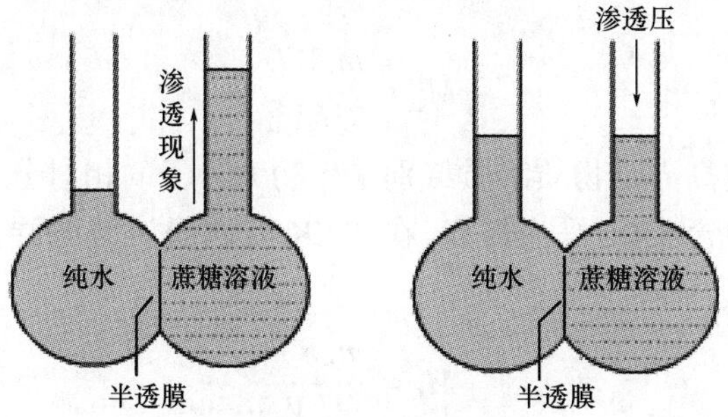

图 1-3　渗透压的示意图

如果被半透膜隔开的是两种不同浓度的溶液,这时液柱产生的静液压,既不是浓溶液的渗透压,也不是稀溶液的渗透压,而是这两种溶液渗透压之差。渗透压是溶液的一个重要性质,凡是溶液都有渗透压。

二、渗透压与浓度、温度的关系

1886 年,荷兰化学家 van' t Hoff 根据大量实验数据提出了反映难挥发非电解质稀溶液的渗透压力与浓度、温度的关系式。

$$\Pi = c_B RT \tag{1-11}$$

式中,Π为溶液的渗透压力(kPa);c_B为溶液的物质的量浓度($mol \cdot L^{-1}$);R 为常数($8.314kPa \cdot L \cdot mol^{-1} \cdot K^{-1}$);$T$为热力学温度(K)。

式(1-11)称为范特霍夫定律或渗透压定律。该定律的重要意义在于指出:在一定温度下,难挥发性非电解质稀溶液的渗透压力与溶液的物质的量浓度成正比,即与单位体积溶液内溶质的颗粒数成正比,而与溶质的种类、性质、大小无关。溶液的这种性质也称为溶液的依数性。例如,一定温度下,0.30mol·L^{-1}的葡萄糖溶液与 0.30mol·L^{-1}蔗糖溶液的渗透压相等。在 37℃时,它们的渗透压均计算为

$$\Pi = 0.30 \times 8.314 \times (273 + 37) = 773(kPa)$$

式(1-11)只适用于难挥发性非电解质稀溶液的渗透压的计算,对于难挥发性电解质稀溶液,因电解质在溶液中发生解离,单位体积溶液内溶质的颗粒数比相同浓度非电解质溶液多,所以必须引进一个校正系数 i(i是溶质的一个分子在溶液中产生的颗粒数,如 NaCl,$i \longrightarrow 2$;$CaCl_2$,$i \longrightarrow 3$),此时,公式修正为

$$\Pi = ic_B RT \tag{1-12}$$

例 1-8　将 2.00g 蔗糖($C_{12}H_{22}O_{11}$)溶于水,配成 50.0ml 溶液,求溶液在 37℃时的渗透压。

解:$C_{12}H_{22}O_{11}$的摩尔质量为 342g·mol^{-1},则

$$c(C_{12}H_{22}O_{11}) = \frac{w}{V} = \frac{n}{v} = \frac{2.00}{342 \times 0.0500} = 0.117(mol \cdot L^{-1})$$

$$\Pi = c_B RT = 0.117 \times 8.314 \times 310 = 302(kPa)$$

通过测定溶液的渗透压,可以计算溶质的相对分子质量。如果溶质的质量为 m_B,摩尔质量为 M_B。实验测得溶液的渗透压为Π,则该溶质的相对分子质量(数值等于摩尔质量)可通过下式求得

$$M_B = \frac{m_B RT}{\Pi V} \tag{1-13}$$

式(1-13)主要用于测定高分子物质溶质特别是生物大分子的相对分子质量。

例 1-9 1L 溶液中含 5.0g 马血红素,在 298K 时测得溶液的渗透压为 0.182kPa,求马血红素的相对分子质量。

解:

$$M_B = \frac{m_B RT}{\Pi V}$$

式中,M_B为马血红素的摩尔质量($g \cdot mol^{-1}$),m_B为血红素质量(g),V为溶液体积(L),代入相应数值,得

$$M_B = \frac{5.0 \times 8.314 \times 298}{0.182 \times 1} = 6.8 \times 10^4 (g \cdot mol^{-1})$$

马血红素的相对分子质量为 6.8×10^4。

三、渗透压在医学中的意义

1. 渗透浓度 医学上常用渗透浓度来表示溶液的渗透压的大小。渗透浓度(osmolarity)是指溶液中能产生渗透效应的各个溶质粒子(分子或离子)——渗透活性物质的总浓度,即渗透活性物质的量除以溶液的体积,用符号 c_{OS}表示,单位为 $mmol \cdot L^{-1}$。

例 1-10 分别计算 $50g \cdot L^{-1}$葡萄糖溶液和 $9.0g \cdot L^{-1}$NaCl 溶液的渗透浓度。

解:(1)葡萄糖是非电解质,其渗透浓度为

$$c_{OS} = \frac{50}{180} = 0.278(mol \cdot L^{-1}) = 278(mmol \cdot L^{-1})$$

(2)NaCl 是电解质,其渗透浓度为

$$c_{OS} = \frac{9.0}{58.5} \times 2 = 0.308(mol \cdot L^{-1}) = 308(mmol \cdot L^{-1})$$

2. 等渗、低渗和高渗溶液 在相同温度下具有相同渗透压的溶液称为等渗溶液。渗透压不等的溶液,相对而言,渗透压高的称为高渗溶液,渗透压低的称为低渗溶液。

医学上的等渗、低渗及高渗溶液是以正常血浆的渗透浓度或渗透压为标准而确定的。正常人血浆的渗透浓度约为 $300mmol \cdot L^{-1}$,临床上规定渗透浓度 c_{OS}为$280 \sim 320mmol \cdot L^{-1}$的溶液为等渗溶液;渗透浓度 $c_{OS} < 280mmol \cdot L^{-1}$的溶液为低渗溶液;渗透浓度 $c_{OS} > 320mmol \cdot L^{-1}$的溶液为高渗溶液。在实际应用时,略低于(或略超过)此范围的溶液,在临床上也视作等渗溶液,如 $50.0g \cdot L^{-1}$葡萄糖溶液。

溶液是否等渗在医学上有着重要的意义。例如,临床治疗中大量输液时,应用等渗溶液是一个基本原则。因为红细胞膜具半透膜性质,在等渗溶液中,膜内细胞液和膜外血浆是等渗的,在等渗条件下,红细胞能维持其正常的形态和生理活性;若输入低渗溶液,会使血浆稀释,此时,血浆中水分子将向红细胞内渗透,使红细胞膨胀,严重时可使细胞膜破裂,出现溶血现象;若输入高渗溶液,会使血浆浓度增大,此时,红细胞内细胞液中的水分子将

向血浆渗透,使红细胞皱缩而出现细胞质分离的现象。皱缩的红细胞易黏在一起形成"团块",它能堵塞小血管而形成血栓现象。

等渗溶液在临床医学的其他方面也有重要意义。例如,外科医生给患者换药冲洗伤口,常用与组织细胞等渗的生理盐水,而高渗浓度的盐水或纯水均易引起疼痛,配制眼药水也要求其与眼黏膜细胞的渗透压相等,否则,会引起刺激或眼组织损伤等(图 1-4)。

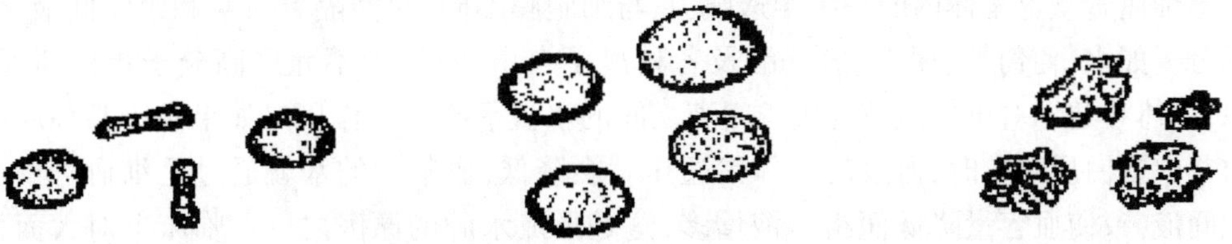

(a)　(b)　(c)

图 1-4　红细胞在不同渗透浓度的 NaCl 溶液中的形态示意图

(a) 在等渗 NaCl 溶液中;(b) 在低渗 NaCl 溶液中;(c) 在高渗 NaCl 溶液中

临床上常用的等渗溶液有 $9.0g \cdot L^{-1}$ NaCl 溶液,$50g \cdot L^{-1}$ 葡萄糖溶液,$12.5g \cdot L^{-1}$ $NaHCO_3$溶液,$18.7g \cdot L^{-1}$乳酸钠($NaC_3H_5O_3$)溶液。

在医疗工作中,不仅大量补液时要注意溶液的渗透压,就是小剂量注射时,也要考虑注射液的渗透压。临床上也有用高渗溶液的,如渗透压比血浆高 10 倍的 $2.78mol \cdot L^{-1}$葡萄糖溶液。对低血糖患者,急需增加血液中的葡萄糖,如用等渗溶液,注射液体积太大,所需注射时间太长,反而不易收效。但需要注意,用高渗溶液作静脉注射时,用量不能太大,注射速度不可太快,否则易造成局部高渗引起红细胞皱缩。当高渗溶液缓缓注入体内时,可被大量体液稀释成等渗溶液。

当然,临床输液还要考虑人体生理的调节能力及承受能力,也并不是"凡输液就要用等渗溶液"。例如,对于心、肾功能差的老年、幼儿患者,输入大量的等渗溶液易造成电解质潴留而出现水肿等并发症,故儿科临床以低渗输液更为常见。

3. 晶体渗透压和胶体渗透压　血浆中含有低分子的晶体物质(如氯化钠、葡萄糖和碳酸氢钠等)和高分子的胶体物质(如蛋白质)。血浆中的渗透压是这两类物质所产生的渗透压的总和。其中由低分子晶体物质产生的渗透压叫做晶体渗透压;由高分子胶体物质产生的渗透压叫做胶体渗透压。

血浆中低分子晶体物质的含量约为 0.7%,高分子胶体物质的含量约为 7%。虽然高分子胶体物质的百分含量高,它们的相对分子质量却很大,因此,它们的粒子数很少。低分子晶体物质在血浆中含量虽然很低,但由于相对分子质量很小,多数又可离解成离子,因此粒子数较多。所以,血浆总渗透压绝大部分是由低分子的晶体物质产生的。在 37℃时,血浆总渗透压约为 769.9kPa,其中胶体渗透压仅为 2.9~4.0kPa。

人体内半透膜的通透性不同,晶体渗透压和胶体渗透压在维持体内水盐平衡功能上也不相同。胶体渗透压虽然很小,但在体内起着重要的调节作用。

细胞膜是体内的一种半透膜,它将细胞内和细胞外液隔开,并只让水分子自由透过膜内外,而 K^+、Na^+则不易自由通过。因此,水在细胞内外的流通,就要受到盐所产生的晶体渗透压的影响。晶体渗透压对维持细胞内外水分的相对平衡起着重要作用。临床上常用晶体物质的溶液来纠正某些疾病所引起的水盐失调。例如,人体由于某种原因而缺水时，细胞外液中盐的浓度将相对升高，晶体渗透压增大，于是使细胞内液的水分通过细胞膜向细胞外液渗透，造成细胞内液失水。如果大量饮水或者输入过多的葡萄糖溶液，则使细胞外液盐浓度降低，晶体渗透压减小，细胞外液中的水分向细胞内液中渗透，严重时可产生水中毒。高温作业之所以饮用盐汽水，就是为了保持细胞外液晶体渗透压的恒定。

毛细血管壁也是体内的一种半透膜，它与细胞膜不同，它间隔着血浆和组织间液，可以让低分子如水、葡萄糖、尿素、氢基酸及各种离子自由透过，而不允许高分子蛋白质通过。所以，晶体渗透压对维持血液与组织间液之间的水盐平衡不起作用。如果由于某种原因造成血浆中蛋白质减少时，血浆的胶体渗透压就会降低，血浆中的水就通过毛细血管壁进入组织间液，致使血容量降低而组织液增多，这是形成水肿的原因之一。临床上对大面积烧伤，或者由于失血而造成血容量降低的患者进行补液时，除补以生理盐水外，同时还需要输入血浆或右旋糖酐等代血浆，以恢复血浆的胶体渗透压和增加血容量。

第五节　胶体溶液

胶体溶液是由粒径为1～100nm的分散相粒子分散于分散介质中形成的分散体系，主要包括溶胶及高分子化合物溶液。由于胶体颗粒小、表面积大、表面能大，因此胶体的表面性质很显著，具有不同于其他分散系的特征。

溶胶的胶粒是由数目巨大的原子（或分子、离子）构成的聚集体。多相性、高度分散性和聚结不稳定性是溶胶的基本特性，其光学性质、动力学性质和电学性质都是由这些基本特性引起的。

1. 溶胶的基本性质

（1）溶胶的光学性质：1869年，英国物理学家Tyndall发现：在暗室中，用一束聚焦光照射溶胶，在与光束垂直的方向可以看到溶胶中有一束浑浊发亮的光带，这一现象称为丁铎尔现象（图1-5）。

丁铎尔现象产生的原因主要是由于溶胶粒子的直径略小于可见光波长（400～760nm），光波就会绕着溶胶粒子而发生散射，散射出的光称为乳光。如果粒子很小（直径小于1nm），则大部分光线直接透射过去，散射现象十分微弱，所以溶液无明显的丁铎尔现象，如果粒子过大（直径大于光的波长），大部分光线被反射而呈现浑浊，所以粗分散系亦无明现丁铎尔现象。利用丁铎尔现象可以区别溶液、溶胶和粗分散系。

（2）溶胶的动力学性质

• 布朗运动：1827年，植物学家布朗在显微镜下，观察到悬浮在水中的花粉微粒不停地作无规则的运动，不久又发现，胶粒在介质中同样作着无规则的运动，像这种胶粒在分散介质中的无规则的运动，称为布朗运动（图1-6）。溶胶粒子越小，温度越高，布朗运动就越显著。产生布朗运动的原因，是周围分散介质的分子从各个方向以不同的力撞击胶粒，使胶粒在每一瞬间受到的合力方向不断改变，所以，胶粒处于不断地无秩序的运动状态。

• 扩散和沉降平衡：当溶胶中的胶粒存在浓度差时，胶粒将从浓度大的区域向浓度小的区域迁移，这种现象称为扩散。浓度差越大，扩散越快。扩散现象是由胶粒的布朗运动引起的。胶粒的扩散,能透过滤纸,但不能透过半透膜。利用胶粒不能透过半透膜的性质,可除去溶胶中的小分子杂质,净化溶胶。将溶胶装入半透膜内,放入流动的水中,溶胶中的小分子杂质可透过半透膜进入溶剂,随水流出。这种方法称为透析(或渗析)。临床上,利用透析原理,用人工合成高分子膜(如聚甲基丙烯酸甲酯薄膜等)作半透膜制成人工肾,帮助肾病患者清除血液中的毒素,使血液净化,同时,还可向血液中输送人体所需营养。

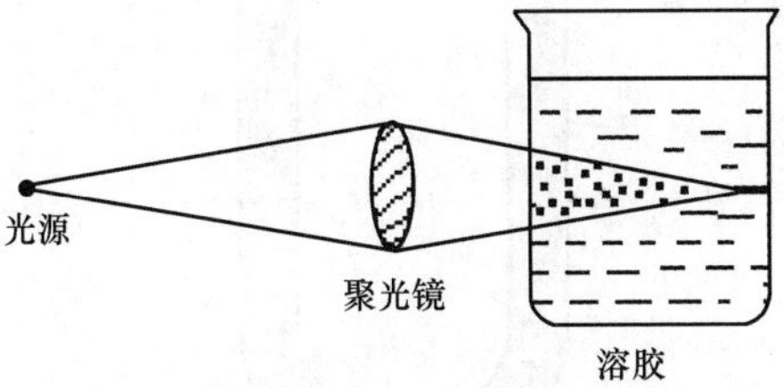

图 1-5　丁铎尔现象

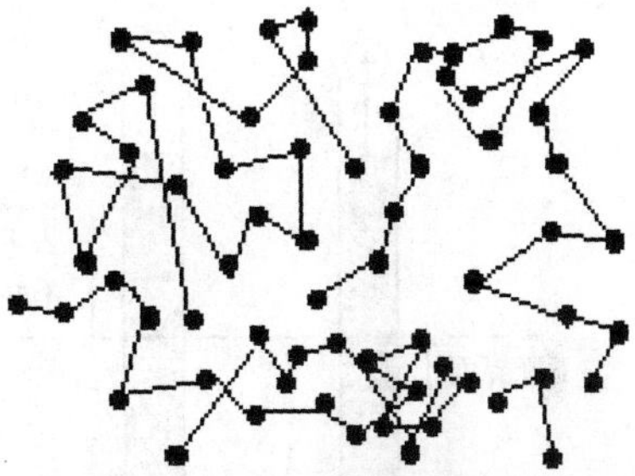

图 1-6　布朗运动

分散系中分散质粒子在重力作用下,逐渐下沉的现象称为沉降,悬浊液(如泥浆)中的分散质粒子大且重,在重力作用下,很快沉降。而溶胶的胶粒小且轻,同时存在着沉降和扩散作用。一方面胶粒在布朗运动作用下向上扩散,另一方面又受重力的影响发生沉降。当扩散与沉降这两个相反作用的速度相等时,即达到动态平衡,这种状态称为沉降平衡。平衡时,底层浓度最大,向上浓度逐渐减小,形成了一定的浓度梯度。达到沉降平衡所需时间与胶粒的大小有关,胶粒越小,建立平衡所需时间越长。有时,为加快沉降平衡的建立,可使用超速离心机,在比地球重力场大数十万倍的离心力的作用下,可使溶胶迅速达到沉降平衡。目前超速离心机广泛用于医学研究,测定各种蛋白质的分子量及病毒的分离提纯。

(3)溶胶的电学性质:在电场中,有些溶胶的胶粒向正极运动,而有些溶胶的胶粒向负极运动,这说明胶粒带负电荷或带正电荷。这种在电场作用下,带电粒子在分散介质中的定向移动称为电泳。

观察电泳现象最简单的方法如图 1-7 所示。在一 U 形管内注入有色溶胶,如红棕色$Fe(OH)_3$,小心地在溶胶上面加入导电用的 NaCl 溶液,使溶胶与 NaCl 溶液之间保持清晰的界面,然后插入电极。接通直流电后,可以看到 U 形管正极一端的界面下降,负极一端红棕色的 $Fe(OH)_3$溶胶界面上升,表明 $Fe(OH)_3$溶胶的胶粒向负极移动。该电泳实验说明胶粒带电,电泳方向还可确定胶粒带正电荷。大多数氢氧化物溶胶的胶粒带正电荷,称为正溶胶;大多数金属硫化物、硅酸、金、银等溶胶的胶粒带负电荷,称为负溶胶。

若将溶胶充满在多孔性物质(如多孔陶瓷、活性炭等)中,使胶粒被多孔性物质吸附而固定,由于胶粒带电,而整个溶胶系统是电中性的,所以介质必然显现与胶粒相反的表观电荷。当多孔性物质的两侧接通直流电后,可观察到介质的定向移动。电渗仪毛细管中液面的升降显示出介质的移动方向(图 1-8)。这种在外加电场作用下,分散介质的定向移动现象,称为电渗。

研究电泳和电渗现象不仅有助于了解溶胶的结构及其电学性质，而且在蛋白质、氨基酸、多肽及核酸等物质的分离和鉴定方面有着极其重要的应用。例如，在临床检验中，应用电泳法分离血清中各种蛋白质，为疾病诊断提供依据。

2. 溶胶胶团的结构 电泳和电渗说明胶粒带电，带电原因主要有两种，由此也决定了溶胶的特殊结构。

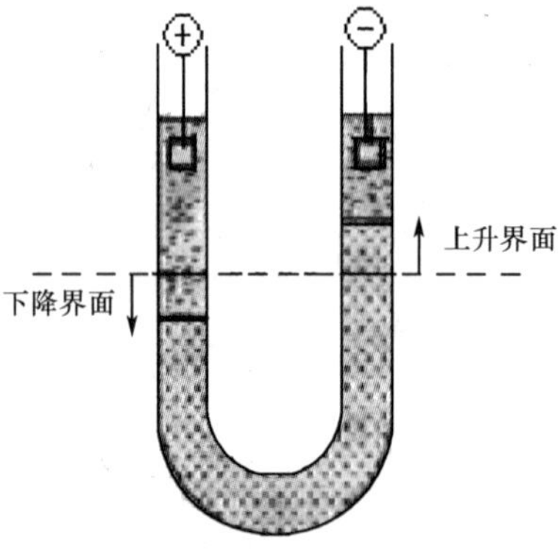

图 1-7 电泳示意图

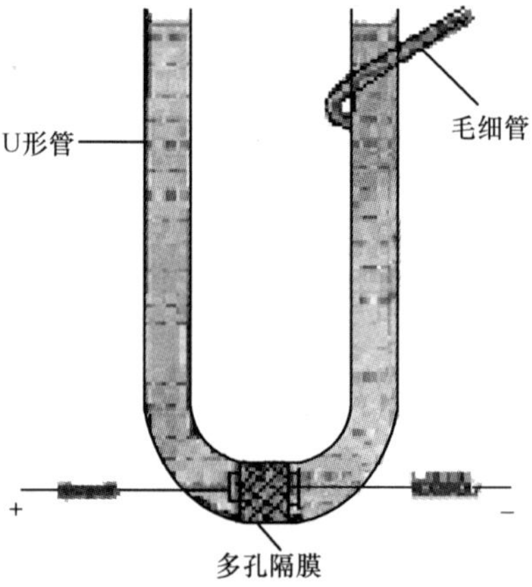

图 1-8 电渗示意图

（1）胶粒带电的原因

1）选择性吸附：溶胶中的分散质颗粒具有较大的比表面积和较强的吸附作用，在电解质溶液中发生离子的选择性吸附，从而使溶胶粒子带上与被选择吸附的离子相同符号的电荷。实验表明，胶核总是选择性地吸附与其组成相类似的离子。

例如，将 $FeCl_3$溶液缓慢滴入沸水中制备 $Fe(OH)_3$溶胶，反应式为 $FeCl_3 + 3H_2O \rightleftharpoons Fe(OH)_3 + 3HCl$，溶液中部分 $Fe(OH)_3$与 HCl 作用如下。

$$Fe(OH)_3 + HCl \rightleftharpoons FeOCl + 2H_2O$$

$$FeOCl \rightleftharpoons FeO^+ + Cl^-$$

$Fe(OH)_3$分子聚集体组成的胶核吸附与其组成类似的 FeO^+而带正电荷，电荷符号相反的 Cl^-称为反离子则留在介质中。

2）表面分子解离：有些溶胶是通过表面基团的电离而带电的。例如，硅胶的胶核由许多 $xSiO_2 \cdot yH_2O$ 分子组成，表层的 H_2SiO_3分子在水分子作用下可发生解离。

$$H_2SiO_3 \rightleftharpoons SiO_3^{2-} + 2H^+$$

H^+扩散到介质中去，SiO_3^{2-}留在胶核表面，结果使胶粒带负电荷。

（2）胶团结构：溶胶的结构极为复杂，下面以 $Fe(OH)_3$溶胶为例来讨论溶胶胶团的结构。

$Fe(OH)_3$分子聚集体组成胶核，胶核吸附与其组成类似的 FeO^+而带正电荷，反离子 Cl^-一方面受胶核吸附的离子的静电吸引而接近胶核，另一方面的扩散作用而有远离胶核表面的趋势。其结果，只有部分反离子与胶核紧密结合在一起，这部分反离子和胶核表面的吸附离子共同形成带电层，称为吸附层，吸附层和胶核合称为胶粒，电泳时同时迁移。分布在胶粒外围的反离子离胶粒越远浓度越稀，形成与吸附层电荷符号相反的另一个带电层，称为扩散层，与胶粒合称为胶团。吸附层与扩散层构成的电性相反的双电层结构称为扩散双电层,扩散层外的介质称为胶团间液。溶胶就是指所有胶团和胶团间液构成的整体(图 1-9)。$Fe(OH)_3$溶胶的胶团结构简式为

$$\underbrace{\{\underbrace{\underbrace{[Fe(OH)_3]_m}_{\text{胶核}}\cdot \underbrace{nFeO^+\cdot(n-x)\,Cl^-}_{\text{吸附层}}}_{\text{胶粒}}\}^{x+}\cdot \underbrace{x\,Cl^-}_{\text{扩散层}}}_{\text{胶团}}$$

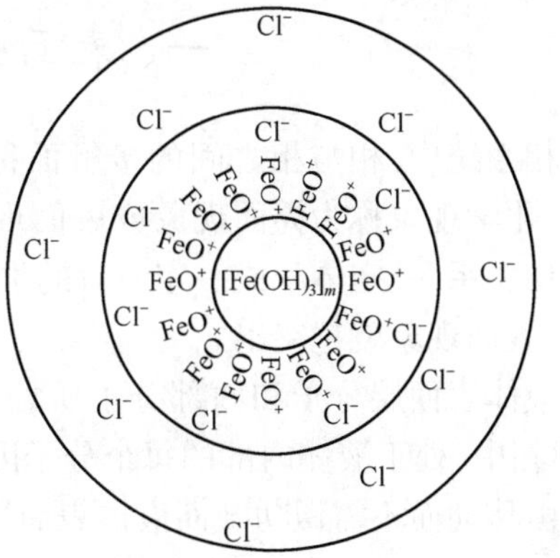

图 1-9　胶团结构示意图

3. 溶胶的相对稳定因素和聚沉现象

(1) 溶胶的相对稳定因素:热力学认为,溶胶表面积很大,表面能很高,有自发聚沉的倾向,是热力学不稳定体系。然而,用正确方法制得的溶胶可以保存很长时间而不沉淀,这说明它又具有一定的稳定性。溶胶的不稳定性是绝对的,而稳定性是相对的、有条件的。溶胶之所以具有相对的稳定性,主要是由下述因素决定的。

1) 动力学稳定性:剧烈的布朗运动,阻止了胶粒因重力作用而下沉。

2) 胶粒带电:溶胶能稳定存在的最重要的原因是胶粒之间存在静电排斥力,而阻止胶粒的聚沉。

3) 溶剂化作用:使胶粒和反离子周围形成溶剂化膜阻止了胶粒聚集成大颗粒而聚沉。

(2) 溶胶的聚沉现象:胶粒在一定条件下聚集成较大的颗粒而沉淀的现象称为聚沉。

引起溶胶聚沉的方法主要有以下几类。

1) 加入电解质:给带电的胶体粒子创造了吸引带相反电荷离子的有利条件,于是胶体粒子的净电荷减少了,或者完全被中和,而胶体粒子间斥力减小,就容易聚成大粒子而沉降下来。不同的电解质对溶胶的聚沉能力不同。电解质使溶胶聚沉作用的大小,既和电解质浓度有关,也和电解质的离子本性有关,一般规律是:电荷越高,离子(水化离子)半径越小,聚沉能力越大。

2) 加入相反电荷溶胶:由于异性相吸,而导致电性中和,使粒子失去聚集稳定性而聚沉。如用明矾净水就是溶胶相互聚沉的实际应用。因天然水中的胶体悬浮粒子一般是负溶胶,明矾中的硫酸铝水解生成 $Al(OH)_3$是正溶胶,两者混合即发生相互聚沉而使水净化。

3) 加热:一可降低胶核吸附电解质的能力;二可增加溶胶颗粒的动能和相互碰撞的机会,其结果必有利于聚沉。例如,将 As_2S_3溶胶加热至沸,即可析出黄色的硫化砷沉淀。

第六节　表面活性剂和乳化剂

一、表面张力与表面能

在多相系统中,相与相之间的接触面称为界面,也可以称为表面。在相界面上发生的一切物理、化学现象称为界面现象或表面现象(surface phenomena)。表面现象与物质的表面积有密切关系,一定体积或一定质量的物质分割的粒子越细,即分散程度越高,暴露的表面积越大,表面现象就越突出。

由于液体表面层分子和内部分子所处状态不同,故受力情况及其能量也不同。例如,在气-液两相中,处于液体内部的每个分子因受周围分子引力的合力为零,所以,它在液体内部可以自由移动而不需做功。而液体表面层分子受液体内部分子的引力较大,液体上方气体分子对它的引力小,所受合力不等于零,合力方向指向液体内部并与液面垂直,这种合力力图把表面层分子拉入液体内部,使液体表面有自发收缩的趋势,或者说表面恒有一种抵抗扩张的力,称为表面张力,用σ ($N \cdot m^{-1}$)表示。其物理意义是:恒温恒压下,垂直作用于单位长度相表面上使界面收缩的力。如果,欲将液体内部的分子移到表面上,就要克服这种表面张力而对其做功,所做的功以势能形式储存于表面分子。所以,表面层分子比内部分子要多出一定的能量,该能量可称为表面能用 E_s 表示。在一定条件下,表面能 E_s与表面张力σ 和表面积 A 有下列关系。

$$E_s = \sigma \cdot A \tag{1-14}$$

表面积的大小与物体颗粒大小有关。实验证明,对于一定量的物体,其表面积和表面能随着分散度的增加而迅速增大。例如,一体积为 $1m^3$的正方体其表面积为 $6m^2$,当我们将其分割成边长为 0.1m 的正立方体时,它的表面积就会增大到 $60m^2$,表面能也随之增大。而溶胶分散质的粒子为 1~100nm,有着很大的表面积和表面能,这是溶胶产生一系列特殊性质的原因所在。

物体都有一种降低其位能的趋势,如水向低处流,高物易落等。一切物体都有自动降低其表面能的趋势,由式(1-14)知:表面能的降低有两种可能的途径,即自动减小表面积或自动降低表面张力或两者都自动地减小。对纯液体来说,一定温度下,其σ 是一个常数,因此只能通过缩小表面积来降低表面能。如自由液滴常呈球形,小液滴能自发合并成大液滴;对于固体和盛放在固定容器内的液体,由于无法自动减小表面积,往往通过表面吸附作用使表面张力降低而达到降低表面能的目的。

二、表面吸附现象

固体或液体吸引其他物质的分子、原子或离子聚集在其表面上的过程称为吸附,换言之,吸附是某物质在两相界面上的浓度与内部浓度不同的现象。例如,在充满红棕色溴蒸气的密闭试管中加入少量活性炭,可以看到管中红棕色迅速变淡或消失,大量溴被活性炭表面吸附。通常将具有吸附作用的物质(如活性炭)称为吸附剂,被吸附的物质(如溴)称为吸附质。吸附作用可在固体表面上发生,也可在液体表面上发生。

1. 固体表面的吸附　固体表面的吸附依作用力性质不同,分物理吸附和化学吸附两类。物理吸附是指固体表面的分子与吸附质分子之间的作用力为范德瓦耳斯力。此吸附一般无选择性，吸附速度快，吸附与解吸易达平衡。化学吸附是指固体表面的原子与吸附质的分子或原子之间可形成化学键。这类吸附具有选择性，其吸附与解吸都较慢，升高温度可增大化学吸附。固体表面上的吸附有广泛的应用。例如，活性炭能有效吸附有害气体和某些有色物质，常用作防毒面具的去毒剂或作为色素水溶液的脱色剂；硅胶和活性氧化铝常用作色谱分离的吸附剂；实验室中常用无水硅胶作干燥剂，防止仪器和试剂受潮等。

2. 液体表面的吸附　液体表面也会因某种溶质的加入而产生吸附，使液体的表面张力发生相应变化。一定温度下，纯液体的表面张力为一定值，若在纯液体（如水）中加入不同溶质，则表面张力随之会出现不同变化，大致有如下三种情况。

(1) 表面张力随溶质的加入、溶液浓度的增大而增大，如 NaCl、KNO_3 等无机盐类及蔗糖、甘露醇等多羟基有机物溶于水，可使水表面张力稍微升高。

(2)表面张力随溶质的加入、溶液浓度增大而降低，如醇、醛、酸、酯等有机物溶于水，使水的表面张力显著降低。

(3)表面张力随溶质的加入、溶液浓度的增大表现出开始急剧下降，随后大体保持不变，如肥皂及各种合成洗涤剂进入水中的情况即如此。

三、表面活性剂

1. 表面活性剂及结构特征　凡能显著降低相与相之间表面张力的物质称为表面活性剂。其结构特征为：既含有亲水性极性基团——亲水基或疏油基，如—OH、—COOH、$—NH_2$、—SH、$—SO_3H$ 等；又含有疏水性非极性基团——疏水基或亲油基，如直链或带支链的有机烃基（图 1-10）。

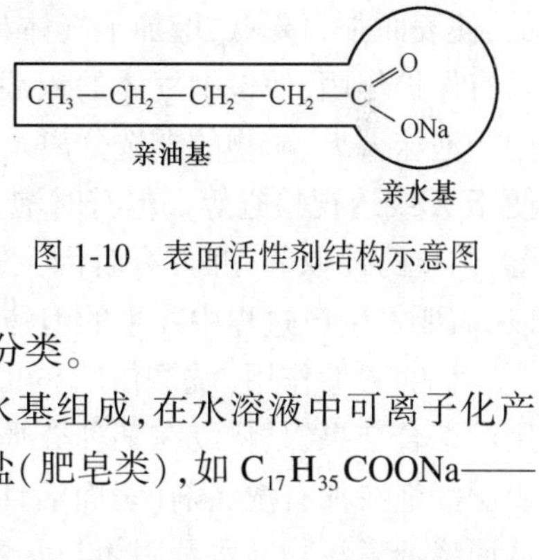

图 1-10　表面活性剂结构示意图

2. 表面活性剂的分类　目前表面活性剂主要有以下分类。

(1) 阴离子表面活性剂：由有机疏水链及阴离子亲水基组成，在水溶液中可离子化产生具有表面活性的带负电荷的有机离子。常见有脂肪酸盐（肥皂类），如 $C_{17}H_{35}COONa$——硬脂酸钠、$C_{12}H_{25}OSO_3Na$——十二烷基硫酸钠（K_{12}）等。

(2) 阳离子表面活性剂：由有机疏水链及阳离子亲水基组成，在水溶液中可离子化产生具有表面活性的带正电荷的有机离子，如临床消毒杀菌用的苯扎溴铵（十二烷基二甲基苄基溴化胺）。

(3) 两性离子表面活性剂：分子结构中同时具有两种或两种以上离子性质的表面活性剂，通常又称两性皂。其离子性质可随溶液的 pH 不同而改变；或结构中无阴离子基团，只能在阳离子和非离子之间变化；或同时存在解离常数非常大的阳离子基团和解离常数非常小的阴离子基团，在通常 pH 范围内不发生离子性质变化，而以双离子状态存在，如烷基甜菜碱型——$RN^+(CH_3)_2CH_2COO^-$。

(4) 非离子型表面活性剂：是以连接在有机疏水链上的羟基（—OH）或以醚键（—O—）结合为亲水基，在吸附、乳化、增溶性能上呈现与离子型表面活性剂不同的性质，能在酸性、碱性溶液中发挥其表面活性作用，常作为难溶性药物的增溶剂及水包油型乳状液的乳化剂，如聚氧乙烯型—R—O—$O(CH_2CH_2O)_nH$。

3. 表面活性剂的主要作用 表面活性剂因含有亲水基和亲油基而具有两亲性,它在界面上的定向吸附可大大降低表面张力,因而具有润湿、渗透、乳化、分散、增溶、起泡、洗涤、杀菌、柔软、抗静电等不可替代的实际应用价值。下面介绍几种主要作用。

(1) 润湿作用:水可以黏附在玻璃上,这是日常生活中观察到的现象。一般把液体能附着在固体上称为润湿。但严格讲,液固两相接触后体系界面能降低的叫润湿。界面能降低的大小即表示润湿程度的大小。表面活性剂分子能定向地吸附在固液界面上,使固液界面张力降低,从而达到降低界面能的目的,改善润湿性。润湿作用应用广泛,如制备药物片剂时加入表面活性剂可以使药物颗粒表面易被润湿,利于颗粒的结合和压片;在喷洒的农药中加入表面活性剂作润湿剂能增加农药对枝叶和虫体表面的润湿程度,提高农药对这些表面的接触面积和接触时间,增加杀虫效果。

(2) 乳化作用:表面活性剂是实际应用中重要的乳化剂,能使乳状液易于生成并变得稳定。其作用原理一是在乳状液两相界面上定向吸附而减小界面张力;二是在乳状液分散相液滴周围形成具有足够机械强度的保护膜。乳化剂的用量一般为 1% ~ 10%,可以是阴离子型、阳离子型或非离子型表面活性剂,其中阴离子型应用最普遍,非离子型因不怕硬水及不受介质 pH 的限制,近年来发展很快。

(3) 发泡和消泡作用:气相高度分散在液相中可形成泡沫,亦即液体薄膜包围着气体(热力学不稳定体系)。其中,气泡是分散相,液体隔膜是分散介质。加入表面活性剂可形成较稳定的泡沫,此表面活性剂也称为发泡剂,其作用原理是表面活性剂吸附于气-液界面上,使表面张力降低,增加了气体与液体之间的接触面,同时被吸附的表面活性剂对液膜也具有保护作用,使包围气体的液膜较牢固,这就叫做表面活性剂的发泡作用。发泡作用常用于泡沫灭火、矿物的浮选分离及水处理工程的离子浮选,医学上用发泡剂使胃充气扩张,便于 X 线透视检查等。但有时泡沫的存在是不需要的,如食品工业、医药工业及微生物发酵、中草药提取等方面,有时因大量泡沫的产生给工艺设计和生产操作带来很大麻烦,所以,需要将生产过程中产生的泡沫迅速有效地除掉——消泡。

(4) 去垢作用(洗涤作用):去垢作用是表面活性剂的润湿、乳化、分散、发泡等多种作用的综合结果,是将浸在某种介质中的固体表面的污垢去除干净的过程。例如,把污染的衣服浸泡在加有洗涤剂(表面活性剂)的水中,洗涤剂中的亲油基吸附在污物和固体表面,从而降低了污物与水及固体与水的界面张力,减弱了污垢在纤维上的附着力,加上机械作用(揉、搓等),污垢便从纤维上脱落,此时洗涤剂分子会在污垢表面形成吸附膜而使之悬浮在溶液中,同时也在洁净的固体表面形成吸附膜而防止污垢重新沉积。

四、乳 状 液

乳状液是一种液体以直径大于 100nm 的小液滴分散在另一种互不相溶的液体中所形成的粗分散系。其特点为不稳定,静置片刻,油和水便分成两层。这是因为油滴自动合并以减小总界面积,降低界面能。若向乳状液中加入表面活性剂,表面活性剂被吸附于两液体间的界面时,其分子中极性基团(亲水基)插入水中,而分子中的非极性基团(亲油基)插入油中,乳化剂分子在油和水的界面上作定向排列,其结果不仅降低了界面张力和界面能,乳化剂分子在小油滴表面还形成了一层保护膜,从而阻止小油滴之间聚合,使乳状液能够稳定存在。这种使乳状液趋于稳定的表面活性剂称为乳化剂,所起作用称为乳化作用。常用的乳化剂是一些表面活性物质,如肥皂、蛋白质、磷脂、胆固醇等。

乳状液的类型有两种(图 1-11),其一是油分散在水介质中形成水包油(O/W)型乳状液;其二是水分散在油介质中形成油包水型 W/O 乳状液。例如,牛奶、鱼肝油乳剂属于 O/W 型;油剂青霉素注射液、原油等属于 W/O 型。形成乳状液的类型主要取决于乳化剂。一般,亲水性强的乳化剂易形成 O/W 型乳状液,亲油性强的乳化剂易形成W/O型乳状液。

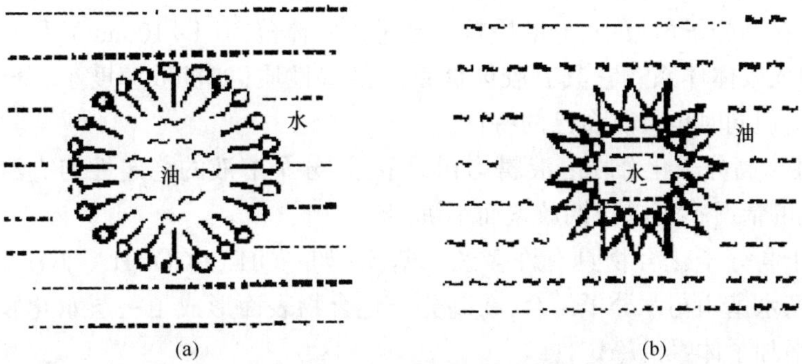

图 1-11　两种不同类型的乳状液示意图

(a) 水包油型(O/W);(b) 油包水型(W/O)

乳状液和乳化作用在医学上有重要的意义,如临床使用的消毒杀菌剂常被配制成乳剂,可增大药物与细菌的接触面,提高药效;内服的油类药物也常需乳化后再服用,这是便于药物的吸收并尽可能减小扰乱胃肠功能。油脂在体内的消化和吸收常经过胆汁酸盐的乳化,以便增加油脂的表面积,从而增大油脂与消化液中酶的接触面,加快油脂的水解,易被小肠吸收。

第七节　高分子化合物溶液

一、高分子化合物的概念

在自然界中,存在着大量高分子化合物。随着科学技术的发展,人们又合成了大量的高分子化合物。高分子化合物是相对分子质量在 1 万以上的化合物,包括天然存在的蛋白质、多糖,以及人工合成的高聚物如尼龙、有机玻璃、合成橡胶等。高分子化合物溶液与溶胶有本质的区别,其主要特征是分散粒子能自动分散到适宜的分散介质中形成均匀的溶液。其中分散相粒子是单个高分子,与分散介质之间没有界面,是稳定单相系统。

高分子化合物在形成溶液时,溶剂分子首先缓慢进入盘曲的高分子化合物分子链空隙中,使高分子化合物链舒展开来,最后达到完全溶解。许多高分子化合物具有较多的亲水基团,如生物体内大量存在多糖、蛋白质、核酸等高分子化合物,它们与水分子有较强的亲和力,在高分子化合物周围形成一层水化膜,这也是高分子化合物溶液具有稳定性的主要原因。

高分子化合物粒子具有许多亲溶剂基团,质点表面结合着一层溶剂。溶剂化后的粒子在溶液中成为一个运动单体,降低了运动速度,影响了溶液的黏度。

当高分子化合物为电解质时,粒子带有电荷。例如,蛋白质类高分子化合物,由于含有酸性基团(—COOH)和碱性基团(—NH_2),在水溶液中,因溶液pH的差异,蛋白质大分子可以带正电荷或负电荷。

大分子的这些特性,往往影响到高分子化合物溶液的性质。

二、高分子化合物溶液的性质

高分子化合物溶液中,溶质和溶剂有较强的亲和力,两者之间有没有界面存在,属均相分散系。由于在高分子溶液中,分散质粒子已进入胶体范围(1~100nm),因此,高分子化合物溶液也被列入胶体体系。它具有胶体体系的某些性质,如扩散速度小,分散质粒子不能透过半透膜等,但同时也具有自己的特征。

1. 稳定性 高分子化合物溶液属均相分散系,分子溶液的稳定性与真溶液相似,在无菌溶剂不蒸发的情况下可以长期放置而不沉淀。

另外,由于高分子化合物具有许多亲水基团(如—OH,—COOH,—NH_2)等,当其溶解在水中时,其亲水基团与水分子结合,在高分子化合物表面形成了一层水化膜,使分散质粒子不易靠近,增加了体系的稳定性。

2. 黏度 液体的一部分流过其他一部分所受到的阻力叫黏度。高分子化合物溶液的黏度比一般溶液或溶胶大得多,高分子化合物溶液的高黏度与它的特殊结构有关。

高分子化合物常形成线形、枝状或网状结构,这种伸展着的大分子在溶剂中的行动困难,枝状、网状结构牵制溶剂,使部分液体失去流动性,自由液体量减少,故表现为高黏度。由于黏度与粒子的大小、形状及溶剂化程度直接相关,所以测定蛋白质溶液的黏度就能推知蛋白质分子的形状和大小。

3. 盐析 在高分子化合物溶液中,加入足够量的中性盐时,可使高分子化合物从溶液中析出,这就是盐析作用。使1L溶液出现盐析现象所需中性盐的最小量称盐析浓度,单位为$mol \cdot L^{-1}$。盐析浓度一般都比较大,如血浆中各种蛋白质盐析所需的盐一般不少于1.3~2.5$mol \cdot L^{-1}$。

盐析的主要原因是去溶剂化作用。由于高分子化合物溶液的稳定性主要来自高度的水化作用,所以,加入大量电解质时,除中和高分子所带的电荷外,更重要的是电解质离子发生强烈的水化作用,使原来高度水化的高分子脱水失去稳定性而沉淀析出。

分段盐析时,相对分子质量大的蛋白质比相对分子质量小的蛋白质更容易沉淀。利用这一原理可以用不同浓度的盐溶液使蛋白质分段析出加以分离。例如,$(NH_4)_2SO_4$使血清中球蛋白盐析的浓度是2.0$mol \cdot L^{-1}$,清蛋白盐析浓度是3~35$mol \cdot L^{-1}$。在血清中加$(NH_4)_2SO_4$达一定量,则球蛋白先析出,滤去球蛋白,再加$(NH_4)_2SO_4$则可使清蛋白析出,这个过程叫分段盐析。

三、高分子化合物溶液的保护作用

在一定量的溶胶中加入足量的高分子溶液,可以显著地增强溶胶的稳定性,当受到外界因素作用时(如加入电解质),不易发生聚沉,这种现象称为高分子化合物对溶胶的保护作用。

一般认为,高分子化合物对溶胶的保护作用,因为高分子化合物都是链状且能卷曲的线型分子,且容易被吸附在胶粒表面,形成了一个保护层,再加上高分子化合物的强溶剂化能力,使高分子的表面又形成一层致密的溶剂化膜,这就使胶粒处在层层包围之中,阻止了胶粒与胶粒的聚合,使溶胶的稳定性明显增大。

高分子化合物对溶胶的保护作用在生理过程中具有重要意义。例如,血液中的碳酸钙、磷酸钙等微溶性无机盐类是以溶胶的形式存在,因为血液中的蛋白质对这些盐类溶胶起了保护作用,所以它们在血液中的含量虽然比在水中的溶解度提高了近5倍,但仍然能稳定存在而不聚沉。而当发生某些疾病使血液中的蛋白质减少时,蛋白质对这些盐类溶胶的保护作用也随之减弱,极易导致微溶性盐类发生聚沉,堆积在肝、肾等器官中,形成某些器官结石。

临床上使用的许多药剂也是在高分子溶液的保护下制备成溶胶形式。例如,检查胃肠道疾病常使用的钡餐,就是利用阿拉伯胶对硫酸钡的保护作用将其制成溶胶,患者内服后,硫酸钡胶浆能够均匀地黏附在胃肠道壁上形成薄膜,便于造影检查。医药用的防腐剂胶体银(如蛋白银),就是利用蛋白质的保护作用制成银溶胶,这些被保护的溶胶可以蒸干,使用时,加入适量水即可恢复成溶胶。

四、凝　　胶

在一定条件下,使高分子溶质或胶体粒子相互连接,形成空间网状结构,而溶剂小分子充满在网架的空隙中,成为失去流动性的半固体状体系,称为凝胶。这种凝胶化的过程称为胶凝。凝胶制品在医药上有广泛的应用,如中成药阿胶是凝胶制剂;干燥胶是实验室常用的干燥剂;电泳实验要用凝胶作支持介质;其他如指甲、毛发、人工半透膜、皮革等都是干凝胶。

1. 凝胶的形成及分类　大多数高分子化合物溶液在适当条件下,黏度逐渐增大,最后失去流动性,形成具有网状结构、整个体系呈外观均匀、并保持一定形态的弹性半固体,该体系称为凝胶(gel)。形成凝胶的过程叫做胶凝。例如,琼脂、动物胶等物质在热水中溶解,冷却静置后,便形成凝胶。

影响胶凝的主要因素有温度和浓度等。升高温度,使分子热运动加剧,对胶凝不利;增大浓度,使分子或胶粒间距减小,交联作用增强,有利于胶凝。

凝胶分刚性凝胶和弹性凝胶两大类。刚性凝胶粒子间交联强,网状骨架坚固,干燥后,网眼中液体可驱出,其体积和外形无明显变化,但弹性已失去,易研碎,故又称为脆性凝胶,如硅胶、氢氧化铁等形成的凝胶就属此类。弹性凝胶一般由柔性高分子化合物形成,此类凝胶干燥后,体积明显缩小,但仍保持弹性,如明胶、琼脂、肉冻等。

2. 凝胶的几种性质

(1) 弹性:凝胶的特点是具有网状结构,充填在网眼里的溶剂不能自由流动,而相互交联成网架的高分子或溶胶粒子仍有一定柔顺性,使凝胶成为弹性半固体。

各种凝胶在冻态时(溶剂含量多的叫冻)弹性大致相同,但干燥后就显出很大差别。一类凝胶在干燥后体积缩小很多,但仍保持弹性,叫做弹性凝胶。另一类凝胶烘干后体积缩小不多,但失去弹性,并容易磨碎,叫脆性凝胶。肌肉、脑髓、软骨、指甲、毛发、组成植物细胞壁的纤维素及其他高分子溶液所形成的凝胶都是弹性凝胶。而氢氧化铝、硅酸等溶胶所形成的凝胶则是脆性凝胶。

（2）溶胀：干燥的弹性凝胶放入适当溶剂中，会自动吸收液体而膨胀，体积增大，此过程称为溶胀。如果，这种溶胀作用进行到一定程度停止，即称为有限溶胀，如橡胶在苯中溶胀。有的凝胶在溶液中的溶胀可一直进行下去，直到其网状骨架完全消失而形成溶液，这种溶胀称为无限溶胀，如琼脂在热水中的溶胀。溶胀在生理过程中有着重要意义。植物种子只有溶胀后才能发芽生长；人体内构成血管壁的凝胶若失去溶胀能力，会导致血管硬化。

（3）离浆（脱水收缩）：凝胶放置一段时间后，一部分液体可自动从凝胶中分离出来，凝胶本身体积缩小，此现象称为离浆。例如，将琼脂凝胶置于密闭容器内，经过相当时间后，凝胶会收缩并有液体分泌出；临床化验用的人血清就是从放置的血液凝块中慢慢分离出来的；细胞老化失水及老年人皮肤变皱、浆糊放置后分离出液体等都是离浆现象。

习　题

1. 分散系可分为哪几类？分类依据是什么？

2. 温度、压力如何影响气体在水中的溶解度？

3. 何谓亨利定律？何谓气体吸收系数？

4. 亨利定律适应的范围是什么？

5. 何谓渗透现象？何谓渗透压？产生渗透现象的条件是什么？

6. 正常人血浆中每 100ml 含有 Na^+ 326mg、HCO_3^- 164.7mg、Ca^{2+} 10mg，它们的物质的量浓度（单位 $mmol \cdot L^{-1}$）各为多少？

7. 20℃10.00ml 饱和 NaCl 溶液质量为 12.003g，将其蒸干后得 NaCl 3.173g，计算该 NaCl 溶液 $c(NaCl)$、$\omega(NaCl)$ 和 $\rho(NaCl)$。

8. 298K 时，在 0.400kg H_2O 中加入质量分数为 0.95 的 H_2SO_4 溶液 0.100kg，测得混合后溶液的密度为 $1.13kg \cdot L^{-1}$，求该溶液的 $c(H_2SO_4)$、$\omega(H_2SO_4)$、$\rho(H_2SO_4)$。

9. 什么叫等渗、低渗和高渗溶液？当在 $0.342mol \cdot L^{-1}$、$0.154mol \cdot L^{-1}$、$0.0342mol \cdot L^{-1}$ NaCl 溶液中分别加入少量血液时，各有什么现象发生？为什么？

10. $9.0g \cdot L^{-1}$ NaCl 溶液和 $12.5g \cdot L^{-1}$ $NaHCO_3$ 溶液是临床上常用的等渗溶液。试通过计算说明它们的下列混合溶液是等渗、低渗或高渗溶液。由此你能得到什么结论？

（1）100ml $9g \cdot L^{-1}$ NaCl 溶液与 200ml $12.5g \cdot L^{-1}$ $NaHCO_3$ 溶液混合。

（2）300ml $9g \cdot L^{-1}$ NaCl 溶液与 200ml $12.5g \cdot L^{-1}$ $NaHCO_3$ 溶液混合。

11. 试排出在相同温度下下列溶液渗透压由大到小的顺序。

（1）$c(C_6H_{12}O_6) = 0.2mol \cdot L^{-1}$　　（2）$c[(1/2)Na_2CO_3] = 0.2mol \cdot L^{-1}$

（3）$c[(1/3)Na_3PO_4] = 0.2mol \cdot L^{-1}$　　（4）$c(NaCl) = 0.2mol \cdot L^{-1}$

12. 将 2.00g 蔗糖（$C_{12}H_{22}O_{11}$）溶于水，配制成 50.0ml 溶液，求溶液在 37℃时的渗透压力。

13. 100ml 水溶液中含有 2.00g 白蛋白，25℃时此溶液的渗透压力为 0.717kPa，求白蛋白的相对分子质量。

14. 血红细胞置于下列哪种溶液中将会引起溶血现象？

A. $9g \cdot L^{-1}$ NaCl 溶液　　B. $50g \cdot L^{-1}$ 葡萄糖溶液

C. $5g \cdot L^{-1}$ 葡萄糖溶液　　D. $29g \cdot L^{-1}$ NaCl 溶液

15. 什么叫晶体渗透压？什么叫胶体渗透压？它们的生理作用有何不同？

16. 什么叫分散系、分散相、分散介质？试举例说明。

17. 何谓表面能和表面张力？两者有何关系？

18. 表面能是怎样产生的？通过什么途径和方法可降低体系的表面能？

19. 为什么溶胶是不稳定体系,而实际上又常能相对稳定存在?

20. 为什么溶胶会产生丁铎尔效应?解释其本质原因。

21. 什么叫渗析?渗析过度为什么会使溶胶体系破坏?

22. 将 0.02mol · L^{-1}的 KCl 溶液 12ml 和 0.05mol · L^{-1}的 $AgNO_3$溶液 100ml 混合以制备 AgCl 溶胶,试写出此溶胶胶团式。

23. 溶胶与高分子溶液具有稳定性的原因是哪些?用什么方法可以分别破坏它们的稳定性?

24. 什么是凝胶?凝胶有哪些主要性质?产生胶凝作用的先决条件是什么?

25. 什么是表面活性剂?试从其结构特点说明它能降低溶剂表面张力的原因。

26. 乳状液有哪些类型?

(李美红)

第二章　化学反应速率和化学平衡

将化学反应应用于生产实践常涉及两个基本问题:其一,反应进行的快慢,即化学反应速率的问题;其二,反应进行的程度,究竟有多少的反应物可以转化为产物,即化学平衡的问题。研究化学反应速率、化学平衡以及各种因素(温度、压力等)对反应速率和平衡的影响,可为选择化学反应的最佳条件提供依据,掌握控制反应进行的主动权,例如,生产实践中需要了解生产潜力,计算最大产率,促使某些有利的反应尽可能地进行得快而完全,提高生产效率;反之,诸如机体衰老、药品变质、钢铁腐蚀、塑料老化等不利的反应则希望其进行得慢而不完全;而口腔补牙、镶牙材料的固化等反应则需要控制适中的反应速率。因此,掌握化学反应速率和化学平衡的规律无论在生产或是科学实验中都具有重要的指导意义,本章将就化学反应速率及化学平衡的基础知识做一些初步介绍。

第一节　化学反应速率

一、化学反应速率及其表示方法

(一)化学反应速率

不同的化学反应其速率千差万别,有的几乎瞬间就能完成,如爆炸反应、酸碱中和反应等;而有的则慢到难以察觉,如煤和石油的形成、一些放射性物质的衰败等。通常用化学反应速率(chemical reaction rate)ν 来描述反应进行的快慢。化学反应速率定义为单位时间内反应物浓度减少或生成物浓度增加的量。

$$\nu = \frac{\Delta c_B}{\nu_B \Delta t} \tag{2-1}$$

对于有限变化,则

$$\nu = \frac{dc_B}{\nu_B dt} \tag{2-2}$$

式中,Δc_B、dc_B 为反应物 B 或产物 B 浓度的改变量,Δt、dt 为时间的改变量,ν_B为反应式中物质 B 的化学计量系数,反应物的 ν_B取负值,产物的 ν_B取正值。

据反应速率的定义式,反应速率的单位为"浓度・时间$^{-1}$"。浓度的常用单位为 $mol \cdot L^{-1}$,时间的单位根据反应的快慢可分别用 s(秒)、min(分)、h(小时)来表示。反应速率的 SI 单位为 $mol \cdot L^{-1} \cdot s^{-1}$。

对于任意化学反应

$$aA + bB \rightleftharpoons dD + eE$$

其反应速率可表示为

$$\nu = -\frac{1}{a}\frac{\Delta c_A}{\Delta t} = -\frac{1}{b}\frac{\Delta c_B}{\Delta t} = \frac{1}{d}\frac{\Delta c_D}{\Delta t} = \frac{1}{e}\frac{\Delta c_E}{\Delta t} \tag{2-3}$$

例 2-1　已知 673K 时合成氨反应中各物质浓度变化如下，计算该反应的反应速率。

	N_2	+ $3H_2 \rightleftharpoons$	$2NH_3$
起始浓度/($mol \cdot L^{-1}$)	1	3	0
20s 末的浓度/($mol \cdot L^{-1}$)	0.6	1.8	0.8

解：分别以 N_2、H_2 和 NH_3 的浓度变化表示反应速率

$$\nu(N_2) = -\frac{\Delta c(N_2)}{\Delta t} = -\frac{0.6-1}{20} = 0.02(mol \cdot L^{-1} \cdot s^{-1})$$

$$\nu(H_2) = -\frac{\Delta c(H_2)}{3\Delta t} = -\frac{1.8-3}{3\times 20} = 0.02(mol \cdot L^{-1} \cdot s^{-1})$$

$$\nu(NH_3) = \frac{\Delta c(NH_3)}{2\Delta t} = \frac{0.8-0}{2\times 20} = 0.02(mol \cdot L^{-1} \cdot s^{-1})$$

可见，同一反应选择任一种反应物或产物的浓度随时间的变化率来表示反应速率，其数值是相同的，但必须写明化学反应方程式。

（二）平均速率和瞬时速率

事实上，绝大部分化学反应并不是等速进行的，其反应速率会随着反应时间的改变而不断变化，通常有平均速率和瞬时速率两种表示方法。平均速率（average rate）指一定时间间隔内反应物或者产物浓度变化的平均值，即

$$\bar{\nu} = \pm\frac{\Delta c_B}{\Delta t}$$

瞬时速率（instantaneous rate）则指当时间间隔无限小时，平均速率的极限值，即

$$\nu = \pm\lim_{\Delta t\to 0}\frac{\Delta c_B}{\Delta t} = \pm\frac{dc}{dt}$$

瞬时速率代表了某一反应在某时刻的真实速率。由于化学反应方程式中各反应物及产物的计量系数不一定相等，因此，用不同的物质表示的平均速率和瞬时速率不一定相等，通常总是选用反应中容易测定的那种物质的浓度变化率来表示。

二、元反应和反应分子数

（一）元反应与复合反应

我们通常所写的化学方程式绝大多数并不代表反应的真正历程，仅表示出由反应物转化为产物的计量关系。实验表明，只有少数的化学反应是反应物只经一步就直接转变为产物的，凡是反应物微粒经直接碰撞一步转的反应称为元反应或基元反应（elementary reaction）。事实上，大多数反应是经历了一系列的步骤才转化为产物的，这类反应称为复合反应（complex reaction）。例如，$H_2(g) + I_2(g) \longrightarrow 2HI(g)$ 是一个复合反应，经由两步元反应完成。

第一步：	$I_2(g) \rightleftharpoons 2I(g)$	快反应
第二步：	$H_2(g) + 2I(g) \longrightarrow 2HI(g)$	慢反应

可见，一个复合反应要经过若干个元反应才能完成，这些元反应代表了反应所经历的

具体途径。复合反应中,各步元反应的反应速率各不相同,其中反应最慢的元反应决定了总反应的反应速率,故将速率最慢的反应称为复合反应的速率控制步骤。

参加元反应的反应物微粒(分子、离子、自由原子、自由基等)的数目称为反应分子数(molecularity of reaction)。目前已知的反应分子数为1、2和3。例如,$C_2H_5Cl \longrightarrow C_2H_4 + HCl$为单分子反应,$CH_3COOH + C_2H_5OH \rightleftharpoons CH_3COOC_2H_5 + H_2O$为双分子反应,$H_2 + 2I \longrightarrow 2HI$为三分子反应。反应分子数只适用于元反应,不适用于复合反应。

(二) 质量作用定律

元反应是构成复合反应的基本单元。19世纪中期,挪威化学家Guldberg和Waage在实验的基础上指出:一定温度下,元反应的反应速率与各反应物浓度的幂次方的乘积成正比,这一规律称为质量作用定律(law of mass action)。例如,对于元反应

$$aA + bB \rightleftharpoons dD + eE$$

根据质量作用定律,其反应速率与反应物浓度的关系为

$$v = kc^a(A)c^b(B) \tag{2-4}$$

这一式子即为质量作用定律的数学表达式。式中k称为反应速率常数,数值上等于反应物的浓度均为单位浓度($1mol \cdot L^{-1}$)时的反应速率,k的大小取决于反应物的本性,此外还与温度、催化剂、溶剂等反应条件有关。

质量作用定律仅适用于元反应。

(三) 速率方程与反应级数

公式(2-4)指出了反应速率与反应物浓度之间的定量关系,这种反应速率与反应物浓度的定量关系式,称为化学反应的速率方程(rate equation)。质量作用定律的数学表达式就是一种速率方程。对于元反应,其速率方程可根据质量作用定律直接书写;而对于复合反应,其速率方程必须通过实验确定,其形式各不相同。例如,复合反应$2NO(g) + 2H_2(g) \longrightarrow N_2(g) + 2H_2O(g)$,实验测得其速率方程为:$v = kc^2(NO)c(H_2)$,而不是$v = kc^2(NO)c^2(H_2)$。

速率方程中,各反应物浓度的指数之和称为反应级数(order of reaction)。例如:某反应$aA + bB \rightleftharpoons dD + eE$的速率方程为$v = kc^{\alpha}(A)c^{\beta}(B)$,则该反应的反应级数为$\alpha + \beta$。$\alpha$、$\beta$称为各反应物的级数,对反应物A来说是$\alpha$级,对反应物B来说是$\beta$级。对于元反应,其反应级数就等于反应式中各反应物的系数之和,即$a = \alpha, b = \beta, \alpha + \beta = a + b$。而对于复合反应,$\alpha$、$\beta$为实验测得的各反应物的级数,与各反应物的计量系数$a$、$b$无关。

反应级数可以是整数,也可以是分数;可以是正数,也可以是负数或零。若$\alpha + \beta = 0$,为零级反应,若$\alpha + \beta = 1$,为一级反应,以此类推。此外,同一化学反应在不同的条件下会表现出不同的反应级数。例如,维生素C在50~70℃时的热降解反应,高浓度时是零级反应,而低浓度时是一级反应。

三、碰撞理论与活化能

随着人们对化学反应速率认识的不断深入,化学反应速率理论相继建立,先后出现了碰撞理论和过渡态理论。本教材仅对碰撞理论做简要介绍,讨论与化学反应速率有关的一

些问题。

（一）有效碰撞和弹性碰撞

化学反应的实质是反应物分子旧的化学键削弱、断裂而新的化学键形成的过程，这一过程是通过反应物分子之间的相互碰撞实现的。然而，反应物分子之间的相互碰撞并不是每一次都能导致反应的发生。例如，实验表明通常气体分子的碰撞频率约为 10^{32} 次 · L^{-1} · s^{-1}，若每次碰撞都发生化学反应，其反应速率将高达 10^{8}mol · L^{-1} · s^{-1}，意味着一切气体反应将爆炸性的瞬间完成，而事实上一般气体反应的速率仅为 10^{-4}mol · L^{-1} · s^{-1}。可见，在反应物分子亿万次的碰撞中只有极少数的碰撞能发生反应。

1918 年，Lewis 等提出了碰撞理论，将能够发生化学反应的碰撞称为有效碰撞（effective collision），而将不能发生化学反应的碰撞称为弹性碰撞（elastic collision）。要发生有效碰撞，相互碰撞的分子必须具有足够高的能量，这样才能克服分子间的斥力，以使旧的化学键断裂、新的化学键形成。并且，由于化学键的断裂和形成都发生在分子的特定部位，分子相互碰撞时还要有合适的方位，否则能量再高，反应也不会发生。因此，只有具有足够能量的分子按一定的方向相互碰撞才是有效碰撞。

（二）活化分子和活化能

为了解释有效碰撞中分子的能量问题，瑞典化学家 Arrhenius 提出了活化能的概念。将具有足够能量并能够发生有效碰撞的反应物分子称为活化分子（activated molecule），活化分子比普通分子具有更高的能量。将活化分子所具有的最低能量 E' 与反应物分子的平均能量 $E_{平}$ 之差称为反应的活化能（activation energy），通常用符号 E_a 表示，其单位为 J · mol^{-1} 或者 kJ · mol^{-1}。

$$E_a = E' - E_{平} \tag{2-5}$$

活化能是决定化学反应速率的内在因素。当温度一定时，活化能越大，活化分子所占的比例越小（即图 2-1中阴影部分的面积），单位时间内有效碰撞的次数越少，反应速率越慢；反之，活化能越小，活化分子所占的比例越大，单位时间内有效碰撞的次数越多，反应速率越快。因此，活化能是化学反应发生必须克服的阻力，是决定化学反应速率的主要因素。

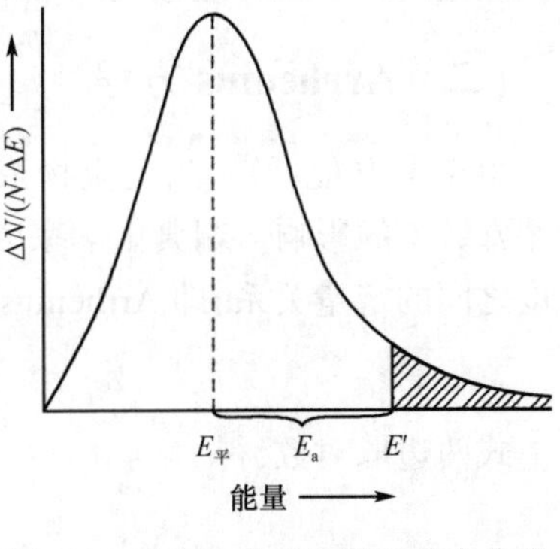

图 2-1　反应物分子的能量分布曲线

不同的化学反应具有不同的活化能，因而化学反应有快有慢。多数化学反应的活化能为 50~250kJ · mol^{-1}。活化能小于 40kJ · mol^{-1} 的反应，反应速率极快，用一般的方法难以测定；而活化能大于 400kJ · mol^{-1} 的反应，则反应速率极慢，难以察觉。

第二节　影响化学反应速率的因素

活化能是决定化学反应速率的主要因素，此外，化学反应速率还与浓度、温度、催化剂等因素有关。

一、浓度对化学反应速率的影响

由质量作用定律可知:一定温度下,元反应的反应速率与各反应物浓度的幂次方的乘积成正比。因此,一定温度下,增加反应物的浓度可以加快反应速率。从碰撞理论的角度来看,温度一定时,对于给定的化学反应,反应物活化分子在反应物总分子中所占比例是一定的,倘若增大反应物的浓度,则单位体积内的活化分子数将增多,单位体积内有效碰撞次数必将增加,因而化学反应速率加快。

二、温度对化学反应速率的影响

温度对化学反应速率的影响极大,比浓度的影响更为显著。例如,氢和氧化合生成水的反应,在常温下慢得无法察觉,但在800℃则以爆炸的形式瞬间完成。对于大多数化学反应,反应速率随温度的升高而加快,这是因为随着温度的升高,不仅增大了分子的平均动能,同时,温度升高使得一些低能量的反应物分子获得能量后成为具有高能量的活化分子,活化分子百分数增加,单位时间内的有效碰撞次数显著增加,从而使得化学反应速率加快。

(一) van't Hoff 近似规则

关于温度对化学反应速率的影响,荷兰化学家 van't Hoff 根据大量的实验事实总结出一条近似规律:温度每升高 10K,反应速率增加 2~4 倍,这一经验规律称为 van't Hoff 近似规则。即

$$\frac{k_{T+10}}{k_T} = 2 \sim 4 \tag{2-6}$$

利用 van't Hoff 近似规则可以粗略地估计温度对化学反应速率的影响。

(二) Arrhenius 方程

由速率方程可知,当反应物浓度一定时,温度对化学反应速率的影响实质上是对反应速率常数 k 的影响。瑞典化学家 Arrhenius 根据大量的实验结果,总结了反应速率常数 k 与温度之间的定量关系,即 Arrhenius 方程。

$$k = A \cdot e^{-\frac{E_a}{RT}} \tag{2-7}$$

将上式两边取对数,得

$$\ln k = -\frac{E_a}{RT} + \ln A \tag{2-8}$$

式中,k 为反应速率常数,E_a为活化能,R 为气体常量($R = 8.314 J \cdot K^{-1} \cdot mol^{-1}$),$T$ 为热力学温度,A 称为指前因子或频率因子,它是与反应相关的特征常数。对于给定的反应,当温度变化范围不大时,E_a和 A 可视为常数。

事实上,Arrhenius 方程还可表示为其他形式。若某反应在温度分别为 T_1、T_2时的速率常数分别为 k_1、k_2,且此温度范围内 E_a和 A 不随温度改变,则据公式(2-8),有

$$\ln k_1 = -\frac{E_a}{RT_1} + \ln A$$

$$\ln k_2 = -\frac{E_a}{RT_2} + \ln A$$

两式相减,得

$$\ln\frac{k_2}{k_1} = -\frac{E_a}{R}\left(\frac{1}{T_2} - \frac{1}{T_1}\right) \tag{2-9}$$

Arrhenius 方程说明了温度与反应速率常数的定量关系,不仅适用于元反应,很多复合反应也适用。当然,对于一些速率方程无法表示成具有反应级数形式的复合反应,如爆炸反应、酶催化反应等,Arrhenius 方程就不适用了。

例 2-2　某化学反应 600K 时的速率常数为 $0.75\text{L}\cdot\text{mol}^{-1}\cdot\text{s}^{-1}$,试计算该反应 700K 时的速率常数。此过程反应速率增大了多少倍? 已知:反应的活化能为 $1.14\times10^5\text{J}\cdot\text{mol}^{-1}$。

解:据公式(2-9),得

$$\ln\frac{k_{700}}{0.75} = -\frac{1.14\times10^5}{8.314}\left(\frac{1}{700} - \frac{1}{600}\right)$$

$$\ln\frac{k_{700}}{0.75} = 3.26$$

$$k_{700} = 19.63(\text{L}\cdot\text{mol}^{-1}\cdot\text{s}^{-1})$$

$$\frac{k_{700}}{k_{600}} = \frac{19.63}{0.75} = 26.17$$

答:700K 时的速率常数为 $19.63\text{L}\cdot\text{mol}^{-1}\cdot\text{s}^{-1}$,温度由 600K 升至 700K,反应速率增大约 26 倍。

三、催化剂对化学反应速率的影响

(一) 催化剂及其作用原理

催化剂(catalyst)指能够改变化学反应速率且反应前后自身组成、质量和化学性质不发生变化的物质。例如,常温常压下,氢气和氧气反应慢到难以察觉,但倘若加入少量铂粉,两者将立即反应生成水,铂是该反应的催化剂。催化剂这种改变化学反应速率的作用称为催化作用(catalysis)。催化剂可分为正催化剂和负催化剂,能够加快反应速率的催化剂称为正催化剂,而能够减慢反应速率的催化剂称为负催化剂或阻化剂。一般情况下所说的催化剂指的都是正催化剂。

催化剂为什么能够加快反应速率呢? 根本的原因是催化剂改变了反应的途径,为反应提供了另一条能量更低的途径,降低了反应的活化能,增大了活化分子的百分数,单位时间内的有效碰撞次数显著增加,则化学反应速率显著加快。从图 2-2 中可清楚地看到催化剂改变了反应的途径,使反应沿着活化能较低的途径进行。

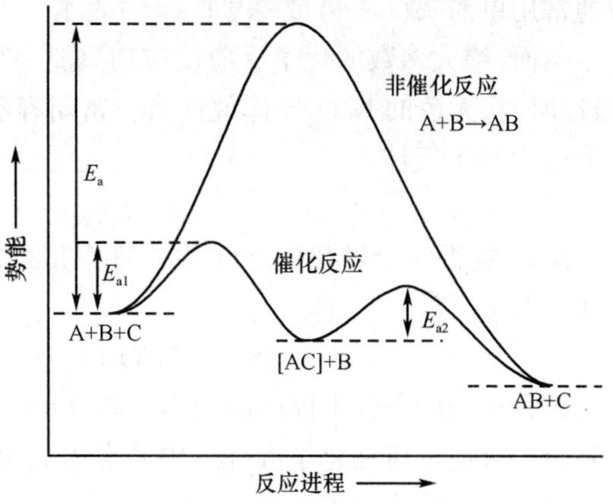

图 2-2　催化作用原理示意图

目前,世界上约85%的化学制品都需要依靠催化反应获得,新催化剂的研究是化学领域中的一个重要课题。

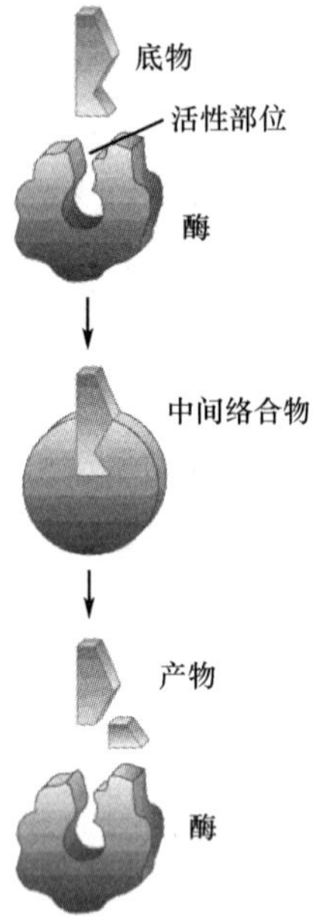

图 2-3 酶催化作用的锁匙模型

(二) 生物催化剂——酶

酶(enzyme)是一种特殊的生物催化剂。生物体内的各种复杂反应几乎全部是在酶的催化作用下得以顺利进行的。以酶为催化剂的反应称为酶催化反应,如粮食发酵酿酒、微生物发酵生产抗生素等。

酶是氨基酸按一定顺序聚合起来的蛋白质大分子,除了具有一般催化剂的特点外,还具有以下特点。

1. 高度的专一性 一种酶只能对某一种或某一类底物(反应物分子)起催化作用。正如锁和钥匙的关系(图 2-3),酶与底物先生成中间络合物,然后继续反应生成产物,而酶再生。

2. 高度的催化活性 酶的催化效率非常之高,通常是一般催化反应的 $10^6 \sim 10^{13}$ 倍。例如,食物中蛋白质的水解,体外需要在浓的强酸(或强碱)条件下长时间加热煮沸才能完成,但在人体消化道内,酸碱性不强且温度一般仅为37℃的条件下,却能在胃蛋白酶的催化下迅速消化。

3. 特殊的温度敏感性 酶对温度极其敏感,酶催化反应通常在常温常压、接近中性的条件下进行,温度过高将导致酶蛋白变性而丧失其催化活性。人体内大多数酶最适宜的温度为 37 °C 左右。

第三节 化学平衡

一、可逆反应与化学平衡

(一) 可逆反应

一定条件下,不同的化学反应进行的程度各不相同,有些反应进行得比较彻底,几乎所有的反应物全部转变为产物,如氯酸钾在二氧化锰催化作用下的分解反应。习惯上将这类几乎能够进行到底的反应称为不可逆反应(irreversible reaction)。化学方程式中,不可逆反应通常用单箭头(⟶)或等号(══)表示。

然而,绝大多数的化学反应反应物只能一部分转变为产物,反应无法进行到底。例如,373K 时,将无色的 N_2O_4 气体放入真空密闭容器,容器内立即出现红棕色,这是因为 N_2O_4 气体分解为 NO_2 气体。

$$N_2O_4(g) \longrightarrow 2NO_2(g)$$

N_2O_4 能否完全转化为 NO_2 呢? 答案是否定的。实验证实,相同条件下,NO_2 气体也可合成为 N_2O_4 气体。

$$2NO_2(g) \longrightarrow N_2O_4(g)$$

这种在相同条件下能同时向两个相反的方向进行的反应,称为可逆反应(reversible reaction)。可逆反应在化学方程式中通常用双向箭头($\rightleftharpoons$)表示,则上述 N_2O_4 气体与 NO_2 气体间的可逆反应可表示为

$$N_2O_4(g) \rightleftharpoons 2NO_2(g)$$

可逆反应中,习惯上将从左向右进行的反应称为正反应,而将从右向左进行的反应称为逆反应。

(二) 化学平衡

在反应 $N_2O_4(g) \rightleftharpoons 2NO_2(g)$ 中,反应开始时,反应物 $N_2O_4(g)$ 的浓度较大,产物 $NO_2(g)$ 的浓度为零。因此,分解生成 $NO_2(g)$ 的正反应速率大,而逆反应速率为零。随着反应的进行,反应物 $N_2O_4(g)$ 的浓度逐渐减小,正反应速率逐渐减慢;与此同时,产物 $NO_2(g)$ 逐渐生成,浓度逐渐增大,逆反应速率随之逐渐加快。经过一段时间后,正反应速率与逆反应速率相等,此时反应物与产物的浓度或分压将不再发生变化,反应达到了其最大限度。于是,将可逆反应正、逆反应速率相等时体系所处的状态称为化学平衡(chemical equilibrium)。

可逆反应达到化学平衡时,宏观来看反应似乎已经停止,实际上正反应与逆反应都仍在继续,只不过此时正、逆反应速率相等,方向相反,因此单位时间内正反应所消耗的反应物的物质的量恰等于逆反应所生成的反应物的物质的量,反应物与产物的浓度或分压不再发生变化,使整个体系处于动态平衡。可见,化学平衡是一种动态平衡。

二、标准平衡常数

(一) 标准平衡常数

一定温度下,当可逆反应达到化学平衡时,不仅反应物与产物的浓度或分压不再发生变化,而且,产物的相对平衡浓度($\frac{[B]}{c^{\ominus}}$)或相对平衡分压($\frac{p_{B,eq}}{p^{\ominus}}$)的幂次方的乘积与反应物的相对平衡浓度或相对平衡分压的幂次方的乘积之比为一常数,称为标准平衡常数(standard equilibrium constant),通常用符号 $K^{\ominus}$ 表示。对于一定温度下,溶液中进行的可逆反应:

$$aA(aq) + bB(aq) \rightleftharpoons dD(aq) + eE(aq)$$

$K^{\ominus}$ 的表达式为

$$K^{\ominus} = \frac{([D]/c^{\ominus})^d([E]/c^{\ominus})^e}{([A]/c^{\ominus})^a([B]/c^{\ominus})^b} \tag{2-10}$$

式中,$c^{\ominus}$ 为标准浓度,其数值为 $1mol \cdot L^{-1}$;[A]、[B]、[D]、[E]分别为反应物 A、B 及产物 D、E 的平衡浓度。纯固体或纯液体的平衡浓度视为 $1mol \cdot L^{-1}$,可不必写入 $K^{\ominus}$ 的表达式。

对于一定温度下的气体反应,或者反应物或产物中有气体物质的,则用相对平衡分压($\frac{p_{B,eq}}{p^{\ominus}}$)代替相对平衡浓度($\frac{[B]}{c^{\ominus}}$),即

$$aA(g) + bB(g) \rightleftharpoons dD(g) + eE(g)$$

$$K^{\ominus} = \frac{(p_{D,eq}/p^{\ominus})^d(p_{E,eq}/p^{\ominus})^e}{(p_{A,eq}/p^{\ominus})^a(p_{B,eq}/p^{\ominus})^b} \tag{2-11}$$

式中,$p^{\ominus}$ 为标准压力,其数值为 100kPa;p_A、p_B、p_D、p_E 分别为反应物 A、B 及产物 D、E 的平

衡分压。

标准平衡常数 $K^{\ominus}$ 反映了一定温度下某反应进行的限度。$K^{\ominus}$ 越大,表明反应进行得越完全。$K^{\ominus}$ 仅为温度的函数,与反应物和产物的浓度无关。对于给定的反应,温度一定时,标准平衡常数 $K^{\ominus}$ 为一定值。需要注意的是标准平衡常数的表达式及其数值与反应方程式的书写有关。例如,

$$N_2O_4(g) \rightleftharpoons 2NO_2(g) \qquad K_1^{\ominus} = \frac{(p_{NO_2,eq}/p^{\ominus})^2}{p_{N_2O_4,eq}/p^{\ominus}}$$

$$\frac{1}{2}N_2O_4(g) \rightleftharpoons NO_2(g) \qquad K_2^{\ominus} = \frac{p_{NO_2,eq}/p^{\ominus}}{(p_{N_2O_4,eq}/p^{\ominus})^{\frac{1}{2}}}$$

显然 $K_1^{\ominus} \neq K_2^{\ominus}$,两者的关系为:$K_1^{\ominus} = (K_2^{\ominus})^2$。

例 2-3 三磷酸腺苷(ATP)是生物体内一种主要的高能分子,生理条件下水解得到二磷酸腺苷(ADP),具体反应为

$$ATP + H_2O \rightleftharpoons ADP + HPO_4{}^{2-}$$

若 37℃时,某细胞内 ATP、ADP 和 $HPO_4{}^{2-}$ 的平衡浓度分别为 2.3×10^{-11} mol · L^{-1}、3.0×10^{-3} mol · L^{-1}、1.0×10^{-3} mol · L^{-1}。试计算 37℃时,ATP 水解反应的标准平衡常数 $K^{\ominus}$。

解:根据公式(2-10),则 ATP 水解反应的标准平衡常数 $K^{\ominus}$ 为

$$K^{\ominus} = \frac{([ADP]/c^{\ominus})([H_2PO_4{}^{2-}]/c^{\ominus})}{[ATP]/c^{\ominus}}$$

$$= \frac{(3.0 \times 10^{-3}/1)(1.0 \times 10^{-3}/1)}{(2.3 \times 10^{-11}/1)}$$

$$= 1.3 \times 10^5$$

例 2-4 某温度时,反应 $H_2(g) + I_2(g) \rightleftharpoons 2HI(g)$ 的标准平衡常数 $K^{\ominus} = 1.0$。该温度下向某密闭容器中加入 H_2 和 I_2,其分压分别为 10kPa 和 5kPa。求在此温度下反应达平衡时生成的 HI 的分压为多少?

解:设该温度下反应达平衡时生成的 HI 的分压为 $2x$kPa,则

	$H_2(g)$	+ $I_2(g)$	$\rightleftharpoons 2HI(g)$
起始分压/kPa	10	5	0
平衡分压/kPa	$10-x$	$5-x$	$2x$

根据反应的平衡常数表达式:$K^{\ominus} = \dfrac{(p_{HI,eq}/p^{\ominus})^2}{(p_{H_2,eq}/p^{\ominus})(p_{I_2,eq}/p^{\ominus})}$

则 $$1.0 = \frac{(2x/100)^2}{[(10-x)/100][(5-x)/100]}$$

解之,得 $$x = 2.3(\text{kPa})$$

该温度下反应达平衡时生成的 HI 的分压为 4.6kPa。

(二) 利用标准平衡常数判断可逆反应进行的方向

利用可逆反应的标准平衡常数,可以判断一定温度下反应是否达平衡或判断反应进行

的方向。为了判断的方便,将某一可逆反应产物的相对浓度($\frac{c_B}{c^\ominus}$)或相对分压($\frac{p_B}{p^\ominus}$)的幂次方的乘积与反应物相对浓度或相对分压的幂次方的乘积之比称为反应商,用符号 Q 表示,即对于任意可逆反应:

$$aA + bB \rightleftharpoons dD + eE$$

$$Q = \frac{(c_D/c^\ominus)^d (c_E/c^\ominus)^e}{(c_A/c^\ominus)^a (c_B/c^\ominus)^b} \tag{2-12}$$

或

$$Q = \frac{(p_D/p^\ominus)^d (p_E/p^\ominus)^e}{(p_A/p^\ominus)^a (p_B/p^\ominus)^b} \tag{2-13}$$

需要特别注意的是反应商 Q 的表达式(2-12)、式(2-13)与标准平衡常数 $K^\ominus$ 的表达式(2-10)、式(2-11)虽然形式很相似,但两者有本质的不同。Q 表达式中各反应物或产物的浓度或分压是任意状态下的浓度或分压,其商值是任意的;而 $K^\ominus$ 表达式中各反应物或产物的浓度或分压则是平衡浓度或平衡分压,其商值在一定温度下为一常数。

对于一定温度下的可逆反应,通过比较反应的反应商 Q 与标准平衡常数 $K^\ominus$ 的相对大小,即可判断出反应在该条件下自发进行的方向。判断的依据如下:

当 $Q = K^\ominus$ 时,可逆反应处于平衡状态。

当 $Q < K^\ominus$ 时,可逆反应正向自发进行。

当 $Q > K^\ominus$ 时,可逆反应逆向自发进行。

例 2-5 已知 1200K 时可逆反应:$CO(g) + H_2O(g) \rightleftharpoons CO_2(g) + H_2(g)$的标准平衡常数 $K^\ominus = 0.73$。若此温度下,体系中各物质的分压分别为 $p_{CO} = 0.50kPa$,$p_{H_2O} = 0.20kPa$,$p_{CO_2} = 0.30kPa$,$p_{H_2} = 0.30kPa$。试判断反应进行的方向。

解:根据公式(2-13),可得

$$Q = \frac{(p_{CO_2}/p^\ominus)(p_{H_2}/p^\ominus)}{(p_{CO}/p^\ominus)(p_{H_2O}/p^\ominus)} = \frac{(\frac{0.30}{100})(\frac{0.30}{100})}{(\frac{0.50}{100})(\frac{0.20}{100})} = 0.90 > K^\ominus = 0.73$$

反应逆向自发进行。

三、化学平衡的移动

化学平衡是一种动态平衡,因此平衡是相对的、有条件的。一旦外界条件改变,平衡就将遭到破坏,发生移动,随之各反应物和产物的浓度或分压都将发生相应的变化,直至在新的条件下建立新的化学平衡,这一过程称为化学平衡的移动。下面将分别讨论浓度、温度、压力等对化学平衡的影响。

(一) 浓度对化学平衡的影响

对于一定温度下的可逆反应,当其处于平衡态时,此时 $Q = K^\ominus$。若其他条件不变,改变体系中任意反应物或产物的浓度,必将导致 $Q \neq K^\ominus$,平衡发生移动。如果在平衡体系中增大反应物的浓度或减小产物的浓度,将导致 $Q < K^\ominus$,平衡将向着可逆反应的正反应方向发生移动,使得反应物的浓度逐渐减小,产物的浓度逐渐增大,Q 逐渐增大,直至 Q 增大到

重新等于 $K^{\ominus}$，新的平衡建立。反之，如果在平衡体系中减小反应物的浓度或增大产物的浓度，将导致 $Q > K^{\ominus}$，平衡将向着可逆反应的逆反应方向发生移动，直至 $Q = K^{\ominus}$，新的平衡建立。

概括来说：在其他条件不变的情况下，增大反应物浓度或减小产物浓度，平衡向着正反应方向移动；而减小反应物浓度或增大产物浓度，平衡向着逆反应方向移动。

医学上常采用输氧的方法抢救危重患者，依据的就是浓度变化所引起的平衡移动规律。例如，肺泡、红细胞中的血红蛋白（H_2b）与氧气结合为氧合血红蛋白（H_2bO_2），随血液运送到全身各组织，氧合血红蛋白再分解释放出氧气，以供组织细胞利用，其化学平衡可表示为

$$H_2b + O_2 \underset{\text{组织细胞中}}{\overset{\text{细胞中}}{\rightleftharpoons}} H_2bO_2$$

当患者因肺活量减少、心肺功能不全或各种中毒而引起呼吸困难，甚至出现昏迷等症状时，可采用输氧的方法，增加氧气的浓度，促使上述平衡向正反应方向移动，以增加氧合血红蛋白的量，从而改善全身组织缺氧的状况。

（二）总压力对化学平衡的影响

压力对固体或液体的体积影响很小，因此，压力的改变对没有气体参与的液相或固相平衡的影响很小，可以忽略。而对于有气体参与的反应，反应体系总压力的改变则可能引起化学平衡的移动。例如，对于气体可逆反应：

$$a\mathrm{A(g)} + b\mathrm{B(g)} \rightleftharpoons d\mathrm{D(g)} + e\mathrm{E(g)}$$

平衡态时

$$Q_1 = K^{\ominus} = \frac{(p_{\mathrm{D,eq}}/p^{\ominus})^d\,(p_{\mathrm{E,eq}}/p^{\ominus})^e}{(p_{\mathrm{A,eq}}/p^{\ominus})^a\,(p_{\mathrm{B,eq}}/p^{\ominus})^b}$$

若其他条件不变，将体系的体积从 V 压缩至 $\frac{V}{X}$，则每一组分的分压将由 p_{B} 增大至 Xp_{B}，则此时：

$$Q_2 = \frac{(Xp_{\mathrm{D,eq}}/p^{\ominus})^d\,(Xp_{\mathrm{E,eq}}/p^{\ominus})^e}{(Xp_{\mathrm{A,eq}}/p^{\ominus})^a\,(Xp_{\mathrm{B,eq}}/p^{\ominus})^b} = X^{(d+e)-(a+b)}K^{\ominus}$$

令 $(d+e)-(a+b) = \Delta n$，Δn 为反应前后各气体物质的计量系数的改变值，等于气体产物计量系数的总和减去气体反应物计量系数的总和。

若 $\Delta n = 0$，即反应前后各气体物质的分子总数不变，改变压力（无论增大或减小压力），$X^{\Delta n} = 1$，$Q_2 = K^{\ominus}$，平衡不发生移动，即压力对反应前后气体分子数不变的可逆反应无影响。

若 $\Delta n < 0$，即正反应为气体分子总数减少的反应，增大压力（即 $X > 1$），$X^{\Delta n} < 1$，$Q_2 < K^{\ominus}$，平衡正向移动，即增大压力平衡向气体分子总数减少的方向移动；若 $\Delta n > 0$，即正反应为气体分子总数增加的反应，增大压力，$X^{\Delta n} > 1$，$Q_2 > K^{\ominus}$，平衡逆向移动，即增大压力平衡向气体分子总数减少的方向移动。可见：增大压力，无论 $\Delta n < 0$ 或 $\Delta n > 0$，平衡总是向气体分子总数减少的方向移动。反之，减小压力（即 $X < 1$），无论 $\Delta n < 0$ 或 $\Delta n > 0$，平衡总是向气体分子总数增加的方向移动。

概括来说：在其他条件不变的情况下，增大压力化学平衡向着气体分子总数减少的方

向移动;减小压力,化学平衡向着气体分子总数增加的方向移动。而对于反应前后气体分子总数不变的反应,压力的改变对其平衡无影响。

(三) 温度对化学平衡的影响

温度对化学平衡的影响与前两种情况有本质的区别。浓度或压力的变化只能使平衡点改变,体系将在新的平衡点达到新的平衡,而不能改变标准平衡常数 $K^{\ominus}$;而温度的变化,则会导致标准平衡常数 $K^{\ominus}$ 改变,从而化学平衡发生移动。

温度对标准平衡常数 $K^{\ominus}$ 的影响与反应热有关。温度升高时,吸热反应的标准平衡常数 $K^{\ominus}$ 增大,放热反应的标准平衡常数 $K^{\ominus}$ 减小;而温度降低时,吸热反应的标准平衡常数 $K^{\ominus}$ 减小,放热反应的标准平衡常数 $K^{\ominus}$ 增大。

对于吸热反应,平衡态时 $Q = K_1^{\ominus}$。若温度由 T_1 升高至 T_2,则 $K_1^{\ominus}$增大至 $K_2^{\ominus}$,此时 $Q < K_2^{\ominus}$,化学平衡向正反应方向移动,即升高温度化学平衡向吸热反应的方向移动;而当温度由 T_1降低至 T_3时,则 $K_1^{\ominus}$减小至 $K_3^{\ominus}$,此时 $Q > K_3^{\ominus}$,化学平衡向逆反应方向移动,正反应为吸热反应,则逆反应为放热反应,即降低温度化学平衡向放热反应的方向移动。

对于放热反应,温度的影响亦可得到完全相同的结论。

概括来说:在其他条件不变的情况下,升高温度,化学平衡向吸热反应的方向移动;而降低温度,化学平衡向放热反应的方向移动。

综合以上影响平衡移动的各种结论,1887 年,法国科学家 Le Chatelier 总结了一个更为概括的规律,指出:改变平衡体系的任何一个条件(如浓度、压力、温度等),平衡将向着削弱这一改变的方向移动。该规律称为 Le Chatelier 原理,这是一条普遍规律,适用于所有的平衡体系。

(四) 催化剂与化学平衡的关系

催化剂既不影响可逆反应的反应商,也不影响可逆反应的标准平衡常数,因此,催化剂对化学平衡没有影响。但是,催化剂可同等程度地显著加快正、逆反应的反应速率,缩短达到化学平衡所需的时间,从而提高生产效率。

习　　题

1. 区别下列名词

(1) 反应速率和反应速率常数	(2) 平均速率和瞬时速率
(3) 元反应和复合反应	(4) 反应分子数和反应级数
(5) 有效碰撞和弹性碰撞	(6) 可逆反应和不可逆反应
(7) 标准平衡常数和反应商	

2. 什么叫有效碰撞?有效碰撞产生的条件是什么?

3. 什么叫质量作用定律?质量作用定律是否适用于所有的化学反应?

4. A 在溶液中发生分解反应生成 B:$A(aq) \rightleftharpoons 2B(aq)$。实验测定 20s 内生成了 0.12mol B,若溶液的体积为 2.0L,试计算该反应的反应速率。

5. 人体吸入的氧气与红细胞中的血红蛋白(H_2b)结合为氧合血红蛋白(H_2bO_2),随血液运送到全身各组织,氧合血红蛋白再分解释放出氧气,以供组织细胞利用,其化学平衡可表示为

$$H_2b + O_2 \underset{\text{组织细胞中}}{\overset{\text{细胞中}}{\rightleftharpoons}} H_2bO_2$$

已知该反应的速率方程为 $v = k \cdot c(H_2b) \cdot c(O_2)$,正常体温下速率常数为 $2.1 \times 10^6 L \cdot mol^{-1} \cdot s^{-1}$,为保持血液中 H_2b 的正常浓度 $8.0 \times 10^{-6} mol \cdot L^{-1}$,血液中 O_2 的浓度必须保持为 $1.6 \times 10^{-6} mol \cdot L^{-1}$。试计算:

(1) 正常情况下,上述化学反应的反应速率为多少?

(2) 若某患者患某种疾病时,上述反应的反应速率已达 $1.1 \times 10^{-4} mol \cdot L^{-1} \cdot s^{-1}$,为保持 H_2b 的正常浓度需要输氧,则 O_2 的浓度至少应达到多少?

6. 反应 $HI(g) + CH_3I(g) \longrightarrow CH_4(g) + I_2(g)$ 在 650K 时速率常数是 2.0×10^{-5},在 670K 时速率常数是 7.0×10^{-5},求反应的活化能 E_a。

7. 写出下列化学反应的标准平衡常数的表达式:

(1) $2SO_2(g) + O_2(g) \rightleftharpoons 2SO_3(g)$

(2) $CaCO_3(s) \rightleftharpoons CaO(s) + CO_2(g)$

(3) $HAc(aq) + H_2O(l) \rightleftharpoons H_3O^+(aq) + Ac^-(aq)$

8. 蔗糖水解反应如下:$C_{12}H_{22}O_{11} + H_2O \rightleftharpoons C_6H_{12}O_6$(葡萄糖) + $C_6H_{12}O_6$(果糖)。若蔗糖的起始浓度为 $0.1 mol \cdot L^{-1}$,反应达平衡时蔗糖水解了一半。求蔗糖水解反应的标准平衡常数 $K^{\ominus}$。

9. 肌红蛋白(Mb)是存在于肌肉组织中的一种缀合蛋白,具有携带 O_2 的能力。肌红蛋白的氧合作用为:$Mb(aq) + O_2(g) \rightleftharpoons MbO_2(aq)$。若 310K 时,该反应的标准平衡常数 $K^{\ominus} = 1.3 \times 10^2$。试计算当 O_2 的分压为 5.3kPa 时,氧合肌红蛋白(MbO_2)与肌红蛋白的平衡浓度的比值。

10. 已知温度为 298K,总压为 2.0×10^5 Pa 的条件下,可逆反应 $N_2O_4(g) \rightleftharpoons 2NO_2(g)$ 有 13.3%(摩尔分数)的 N_2O_4 转化为 NO_2。试求此温度下该反应的标准平衡常数 $K^{\ominus}$。

11. 已知 700K 时可逆反应:$SO_2(g) + NO_2(g) \rightleftharpoons SO_3(g) + NO(g)$ 的标准平衡常数 $K^{\ominus} = 9.0$。相同温度下,若 SO_2、NO_2、SO_3、NO 的分压均为 50kPa,试判断反应进行的方向。

12. 当放热反应 $N_2(g) + 2O_2(g) \rightleftharpoons 2NO_2(g)$ 达到平衡时,下列情况平衡各向哪个方向移动?

(1) 压缩体积　　(2) 减少 NO_2 的浓度　　(3) 升高温度

(喻　芳)

第三章 电 解 质

水溶液中或熔融状态下能够导电的物质称为电解质(electrolyte)。在人体内,电解质在水溶液中受水的影响,可以在不同程度上离解为离子;在血液、胃液、淋巴液等人体体液存在着诸多电解质离子,如 Na^+、K^+、Ca^{2+}、Mg^{2+}、Cl^-、HCO_3^-、CO_3^{2-}、HPO_4^{2-}、$H_2PO_4^-$等,它们是维持机体渗透平衡、酸碱平衡及缓冲作用必需的成分,同时对神经、肌肉等组织的生理、生化功能起着重要的作用。

第一节 电解质溶液

电解质根据其导电能力的不同可分为强电解质(strong electrolyte)和弱电解质(weak electrolyte)。强电解质是在水溶液中能完全解离成离子的化合物,如 HCl、H_2SO_4、NaOH、KOH、NaCl、$CaCl_2$等都是强电解质。

$$Na^+Cl^- \longrightarrow Na^+ + Cl^-$$

而弱电解质在水溶液中只能部分解离成离子,大部分依然以分子的形式存在于溶液中,如 HAc、H_2CO_3、$NH_3 \cdot H_2O$ 等是弱电解质。

$$HAc \rightleftharpoons H^+ + Ac^-$$

电解质在溶液中的解离程度可定量地用解离度(dissociation degree,α)表示。解离度 α 通常指电解质达到解离平衡时,已解离的分子数和原有的分子总数之比,

$$\alpha = \frac{\text{已解离的分子数}}{\text{原有分子总数}} \tag{3-1}$$

例如,实验测得 0.10mol · L^{-1} HAc 溶液的解离度 α = 1.33%,表明每10 000个HAc分子中有133个解离成 H^+和 Ac^-。

一、强电解质溶液

(一)离子互吸理论

强电解质在水溶液中是完全解离的,根据导电性实验测定的强电解质在溶液中的解离度却总是小于100%的,是什么原因造成了强电解质溶液解离不完全的假象呢?为了解释这一矛盾,1923年 Debye P 和 Hückel E 提出了离子互吸理论(ion interaction theory)初步解决了强电解质的问题。该理论确认强电解质在水溶液中是完全解离的,但是由于离子间的相互作用,每个离子都被带相反电荷的离子所包围,形成离子氛(ion atmosphere),如图3-1所示,阳离子附近有较多的

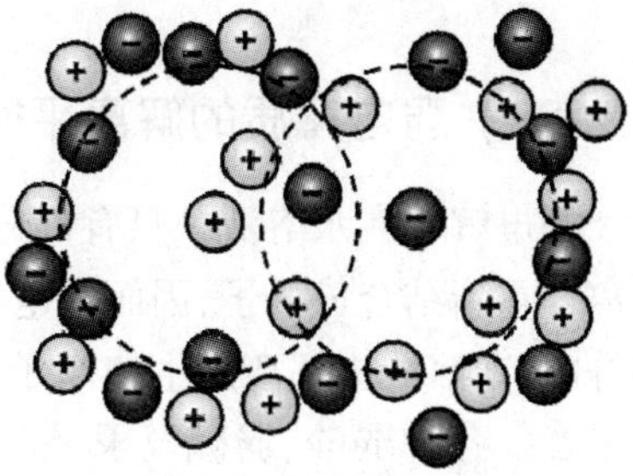
图3-1 离子氛示意图

阴离子,形成了阴离子所组成的离子氛;而阴离子附近则有较多的阳离子,形成了阳离子所组成的离子氛。并且,由于离子不断运动,离子氛时而形成,时而拆散。离子间的这种相互作用,使得离子在溶液中并不完全自由,强电解质溶液中的离子不是独立的自由离子。

倘若让电流通过电解质溶液,在电场中,阳离子将向着负极移动,而它的离子氛却向负极移动,相比毫无牵挂的自由离子其移动速度显然要慢。同理,阴离子的情况也一样。因此,实际测得的溶液的导电性比理论值要低,产生了强电解质解离不完全的假象。可见,实验测得的强电解质的解离度并不代表强电解质在溶液中的实际存在状况,仅反映出溶液中离子间相互牵制作用的强弱,故称为表观解离度(apparent dissociation degree)。

(二) 活度和活度因子

为了定量的描述强电解质溶液中离子间相互牵制作用的强弱,1907 年,Lewis 提出了活度(activity)的概念。电解质溶液中实际起作用的离子的浓度,即离子的有效浓度称为活度,通常用符号 a 表示,其单位为 1。

活度 a_B 与溶液浓度 c_B 的关系为

$$a_B = \gamma_B \cdot c_B \tag{3-2}$$

式中,γ_B 称为溶质 B 的活度因子(activity factor)。一般来说,由于 $a_B < c_B$,故 $\gamma_B < 1$。活度因子 γ_B 也反映了电解质溶液中离子间相互牵制作用的强弱。溶液浓度越大,离子间的相互牵制作用越大,活度 a_B 与浓度 c_B 的差别越大,活度因子 γ_B 越小。反之,溶液极稀时,离子间的相互牵制作用极弱,活度 a_B 基本趋于浓度 c_B,则 γ_B 接近于 1。

(三) 离子强度

活度因子的大小与离子的浓度及离子的电荷数有关,为此,1921 年 Lewis 提出了离子强度(ionic strength)的概念。离子强度定义为

$$I = \frac{1}{2}(b_1z_1^2 + b_2z_2^2 + b_3z_3^2 + \cdots) = \frac{1}{2}\sum_i b_iz_i^2 \tag{3-3}$$

上式中,I 为离子强度,单位为 $mol \cdot kg^{-1}$;b_i 和 z_i 分别为溶液中第 i 种离子的质量摩尔浓度和该离子的电荷数,近似计算时,可用 c_i 代替 b_i。

离子强度反映了离子间相互牵制作用的强弱,离子强度 I 越大,离子间的相互牵制作用越强,活度因子 γ_B 越小;反之亦然。

二、弱电解质溶液

(一) 弱电解质的解离平衡及其平衡常数

弱电解质在水溶液中只有部分分子解离成离子,同时,解离得到的离子又互相吸引,部分离子重新结合成分子,因而弱电解质解离过程是可逆的。一定温度下,当正、逆反应速率相等时,在溶液中解离产生的离子和未离解的分子之间就建立了一个动态的平衡,称为解离平衡。各种弱酸、弱碱及汞、镉、锌的一些卤化物和氰化物等都属于弱电解质,其溶液中均存在解离平衡。

例如,在弱酸乙酸的水溶液中,存在下列解离平衡。

$$HAc + H_2O \rightleftharpoons Ac^- + H_3O^+$$

平衡态时,根据化学平衡原理,各分子、离子的平衡浓度之间的关系为

$$K_a = \frac{[H_3O^+][Ac^-]}{[HAc]}$$

式中,K_a称为酸解离平衡常数(dissociation constant of acid);$[H_3O^+]$、$[Ac^-]$、$[HAc]$分别表示 H_3O^+、Ac^-和 HAc 的平衡浓度。

同理,在弱碱氨的水溶液中:

$$NH_3+H_2O \rightleftharpoons NH_4^++OH^-$$

$$K_b = \frac{[NH_4^+][OH^-]}{[NH_3]}$$

K_b称为碱解离平衡常数(dissociation constant of base)。

所有的一元弱酸、弱碱的水溶液中都存在上述解离平衡和解离平衡常数,多元酸、碱也不例外,只是多元酸、碱在水溶液中解离是分步进行的,每一步解离都有其各自的解离平衡常数。例如,在碳酸的水溶液中

$$H_2CO_3 + H_2O \rightleftharpoons HCO_3^- + H_3O^+ \qquad K_{a1} = \frac{[H_3O^+][HCO_3^-]}{[H_2CO_3]}$$

$$HCO_3^- + H_2O \rightleftharpoons CO_3^{2-} + H_3O^+ \qquad K_{a2} = \frac{[H_3O^+][CO_3^{2-}]}{[HCO_3^-]}$$

一定温度下,每一种弱电解质都有其特征的解离平衡常数,且解离平衡常数的数值不随浓度变化。解离平衡常数反映了弱电解质在水溶液中的解离程度。对于弱酸、弱碱,K_a、K_b是衡量酸、碱在水溶液中酸、碱强度的量度。K_a越大,酸性越强;K_b越大,碱性越强,反之亦然。例如,HAc、HCN 的 K_a分别为 1.76×10^{-5}和 4.93×10^{-10},所以 HCN 是比 HAc 更弱的酸。

由于弱电解质的解离平衡常数通常很小,为了使用的方便常用其负对数 pK_a、pK_b来表示。

$$pK_a = -\lg K_a \qquad pK_b = -\lg K_b \tag{3-4}$$

解离平衡常数与解离度都反映了弱电解质的解离程度,都可用来衡量弱电解质的相对强弱,两者之间是怎样的关系呢?下面以 HAc 解离平衡为例,推导解离平衡常数与解离度之间的定量关系。假设 HAc 的起始浓度为 $c\text{mol} \cdot L^{-1}$,解离度为 α,则

	$HAc + H_2O \rightleftharpoons$	Ac^-	$+ H_3O^+$
起始浓度	c	0	0
平衡浓度	$c(1-\alpha)$	$c\alpha$	$c\alpha$

平衡时 $$K_a = \frac{[H_3O^+][Ac^-]}{[HAc]} = \frac{c\alpha \cdot c\alpha}{c(1-\alpha)} = \frac{c\alpha^2}{1-\alpha}$$

通常,为简化计算弱电解质的解离度 $\alpha < 5\%$,则 $1-\alpha \approx 1$,可得

$$K_a = c\alpha^2 \qquad \text{或者} \qquad \alpha = \sqrt{\frac{K_a}{c}} \tag{3-5}$$

公式(3-5)表示弱电解质溶液的浓度、解离度和解离常数之间的定量关系,称为稀释定律 Law of dilution。稀释定律表明:同一弱电解质在一定温度下(解离常数一定),溶液越

稀,解离度越大。但是,决不能认为溶液越稀,H^+的浓度也越大,相反,溶液的酸性降低。

(二)弱电解质解离平衡的移动

任何化学平衡都是相对的、有条件的,一旦平衡条件改变,平衡就将发生移动。弱电解质的解离平衡也会受到外界因素的影响而发生移动,主要影响因素有同离子效应和盐效应。

1. 同离子效应 倘若在 HAc 溶液中加入少量 NaAc 强电解质,在水溶液中 NaAc 全部解离为 Na^+和 Ac^-,从而溶液中 Ac^-的浓度增大,HAc 的解离平衡向左移动,降低了 HAc 的解离度,即

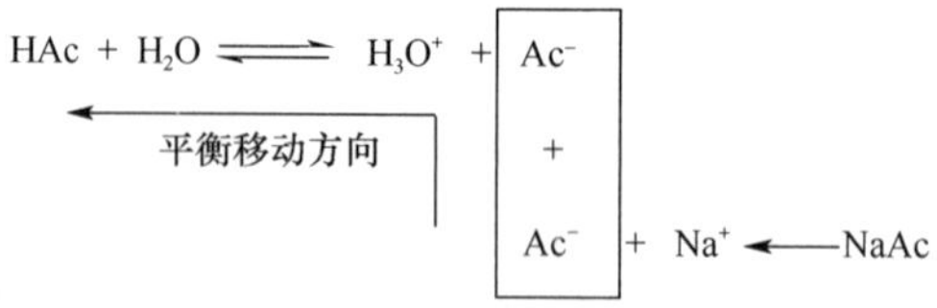

同理,倘若在氨水中加入少量强电解质 NH_4Cl,溶液中 NH_4^+的浓度将增大,NH_3的解离平衡向左移动,降低了 NH_3的解离度,即

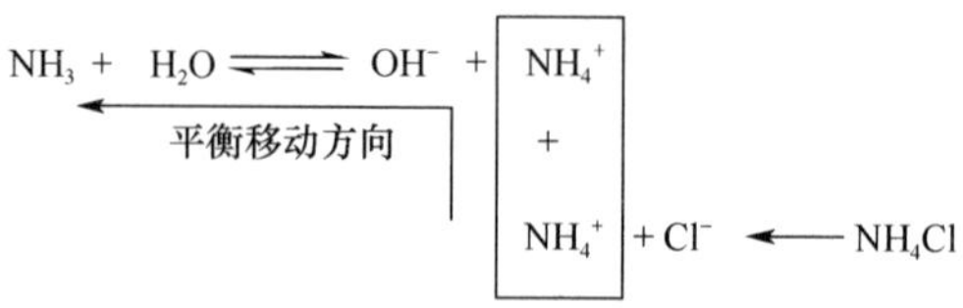

可见,在弱电解质溶液中加入与该弱电解质含有相同离子的易溶性强电解质,导致弱电解质的解离平衡向左移动,其解离度降低,这一现象称为同离子效应(common-ion effect)。

2. 盐效应 倘若在 HAc 溶液中加入 NaCl,由于 NaCl 的完全解离,使得溶液总的离子浓度增大,离子强度增大,离子间的相互牵制作用增强,H_3O^+与 Ac^-结合成分子的机会减少,平衡向右移动,HAc 的解离度略有增大。这种在弱电解质的解离平衡体系中加入不含相同离子的强电解质,导致弱电解质的解离度增大的现象称为盐效应(salt effect)。

客观来说,同离子效应产生的同时必然伴随有盐效应的发生,只是盐效应的影响相比同离子效应要小得多,一般情况下即使不考虑盐效应,也不会引起太大误差。

例 3-1 计算 0.1mol/L HAc 溶液中$[H_3O^+]$及电离度;如果在 1L 0.1mol/L HAc 溶液中加入 0.1mol/L NaAc 后,溶液中的$[H_3O^+]$和电离度 α 各为多少?(HAc 的 $K_a=1.76\times10^{-5}$)

解:(1)0.1mol/L HAc 的$[H_3O^+]$和电离度 α

$$[H_3O^+]=\sqrt{K_a \cdot c}=\sqrt{1.76\times10^{-5}\times0.1}=1.33\times10^{-3}(M)$$

$$\alpha=\frac{[H_3O^+]}{c}=\frac{1.33\times10^{-3}}{0.1}$$

$$=1.33\%$$

(2)1L 0.1mol/L HAc 中加入 0.1mol/L NaAc 溶液的$[H_3O^+]$及电离度

设 $$[H_3O^+]=[Ac^-]=x$$

$$\begin{array}{ccccc} HAc & \rightleftharpoons & H_3O^+ & + & Ac^- \\ 0.1-x & & x & & x \end{array}$$

$$\begin{array}{ccccc} NaAc & \longrightarrow & Na^+ & + & Ac^- \\ & & 0.1 & & 0.1 \end{array}$$

因 x 很小，所以 $[HAc]\approx0.1$，$[Ac^-]\approx0.1$

$$K_a=\frac{[H_3O^+][Ac]}{[HAc]}$$

$$[H_3O^+]=K_a\frac{[HAc]}{[Ac^-]}=1.76\times10^{-5}\times\frac{0.1}{0.1}=1.76\times10^{-5}(\text{mol/L})$$

$$\alpha=\frac{[H_3O^+]}{c}=\frac{1.76\times10^{-5}}{0.1}=1.76\times10^{-4}=0.0176\%$$

比较(1)、(2)可见，$[H_3O^+]$ 从 1.33×10^{-3} mol/L 减到 1.76×10^{-5} mol/L 下降 99%，α 值以 1.33% 降为 0.0176%。

第二节　酸碱质子理论

人类对于酸碱的认识是逐步深化的。最初，人们是从物质所表现出的性质来区分酸和碱的，有酸味、能使蓝色石蕊变红的物质是酸，有涩味、滑腻感，能与酸反应的物质是碱。后来，随着人们对酸碱物质的性质、组成和结构等研究的逐步深入，相继提出了一系列酸碱理论，其中比较重要的有电离理论、溶剂理论、质子理论、电子理论和软硬酸碱原则。本节主要讨论酸碱质子理论的有关问题。

一、酸碱的概念

1923 年，Brönsted 和 Lowry 提出了酸碱质子理论。酸碱质子理论认为：凡能给出质子(H^+)的物质都是酸(acid)，凡能接受质子的物质都是碱(base)。例如，HCl、HAc、NH_4^+ 等都能给出质子，都是酸；NH_3、OH^-、CO_3^{2-} 等都能接受质子，都是碱。而像 HCO_3^-、H_2O、$H_2PO_4^-$ 这样既能给出质子作为酸，又能接受质子作为碱的物质，称为两性物质(amphoteric substance)。酸碱质子理论中，酸和碱不再局限于分子，也可以是阴、阳离子。但是，该理论中没有盐的概念。

根据酸碱质子理论，酸和碱不是孤立的。酸给出质子生成碱，碱接受质子变成酸，两者的关系可表示为

酸	$\rightleftharpoons$	质子	+	碱
HC1	$\rightleftharpoons$	H^+	+	Cl^-
HAc	$\rightleftharpoons$	H^+	+	Ac^-
H_2CO_3	$\rightleftharpoons$	H^+	+	HCO_3^-
HCO_3^-	$\rightleftharpoons$	H^+	+	CO_3^{2-}
NH_4^+	$\rightleftharpoons$	H^+	+	NH_3
H_3O^+	$\rightleftharpoons$	H^+	+	H_2O
H_2O	$\rightleftharpoons$	H^+	+	OH^-
$[Fe(H_2O)_6]^{3+}$	$\rightleftharpoons$	H^+	+	$[Fe(H_2O)_5OH]^{2+}$

酸和碱之间的这种相互对应关系称为共轭关系，这种仅相差一个质子的酸碱称为共轭酸碱对(conjugated pair of acid-base)。左边的酸是右边碱的共轭酸(conjugate acid)，而右边的碱是左边酸的共轭碱(conjugate base)。例如，HAc 和 Ac^- 是一对共轭酸碱对，HAc 是 Ac^-

的共轭酸，Ac^-是 HAc 的共轭碱。

酸越强，其共轭碱越弱；反之，酸越弱，其共轭碱越强。

二、酸碱反应的实质和方向

酸碱质子理论认为：酸碱反应的实质是两对共轭酸碱对间的质子传递反应。例如，HCl 与 NH_3的反应：

$$\overset{H^+}{\overbrace{HCl + NH_3}} \rightleftharpoons NH_4^+ + Cl^-$$

$$\text{酸}_1 \quad \text{碱}_2 \qquad \text{酸}_2 \quad \text{碱}_1$$

该反应无论发生于水溶液或是气相，其实质是：HCl 是酸，给出质子，转化为它的共轭碱 Cl^-；而 NH_3是碱，接受 HCl 给出的质子，转化为它的共轭酸 NH_4^+。HCl 与 Cl^-是一对共轭酸碱对，NH_3和 NH_4^+是另一对共轭酸碱对，反应是两对共轭酸碱对间的质子传递反应。

质子（H^+）非常小，电荷密度却很大，在溶液中不能单独存在，所以在酸给出质子的瞬间，质子必然迅速与另一个质子接受体（碱）结合。因此，在质子传递的过程中，必然存在着对质子的争夺，其结果必然是强碱夺取强酸给出的质子，转化为它的共轭酸（弱酸）；强酸给出质子后，转化为它的共轭碱（弱碱）。所以，酸碱反应总是由较强的酸和较强的碱作用，向着生成较弱的酸和较弱的碱的方向进行，相互作用的酸和碱越强，反应进行得越完全。例如，上述 HCl 与 NH_3的反应，由于 HCl 的酸性强于 NH_4^+，NH_3的碱性强于 Cl^-，因此，反应强烈地向右进行。

综上可见，酸碱质子理论扩大了酸碱的含义和酸碱反应的范围，摆脱了酸碱必须在水溶液中发生反应的局限性，解决了一些非水溶剂及气相反应。但是，酸碱质子理论把酸碱限于质子的给予或接受，因此无法解释无质子传递的酸碱反应。

三、水的质子自递平衡

水是最常用的溶剂。水是一种两性物质，既可以给出质子，又可以接受质子。用精密仪器测定纯水仍有微弱的导电性，说明水是一种非常弱的电解质。因此，其分子间可发生质子传递反应：

$$\overset{H^+}{\overbrace{H_2O + H_2O}} \rightleftharpoons OH^- + H_3O^+$$

这一反应称为水的质子自递反应（proton self-transfer reaction）。一定温度下当其达到平衡时，根据化学平衡原理，有

$$K = \frac{[H_3O^+][OH^-]}{[H_2O][H_2O]}$$

纯液体水的浓度$[H_2O]$视为 1，将其与 K 合并，则

$$K_w = [H_3O^+][OH^-]$$

或

$$K_w = [H^+][OH^-] \tag{3-6}$$

式中，K_w称为水的质子自递平衡常数（proton self-transfer constant），也称为水的离子积（ion product of water)。

水的质子自递反应是吸热反应，温度升高，水的离子积 K_w 增大。22℃时，$K_w = 1.0\times10^{-14}$。

水的离子积不仅适用于纯水，还适用于所有稀的水溶液。即水溶液中 H^+ 浓度和 OH^- 浓度的乘积为一常数 K_w，22℃时均为 1.0×10^{-14}，这一关系表明不论是酸性溶液、碱性溶液还是中性溶液中都同时存在 H^+ 和 OH^- 离子，只是两者的相对大小不同。

四、共轭酸碱对的解离平衡常数的关系

酸碱质子理论指出：共轭酸碱对中，共轭酸的酸性越强，其共轭碱的碱性越弱；反之亦然。这是为什么呢？事实上这是由共轭酸碱对的共轭酸的酸解离平衡常数 K_a 与共轭碱的碱解离平衡常数 K_b 的定量关系所决定的，下面以共轭酸碱对 $HB \sim B^-$ 为例推导这一关系。一元弱酸 HB 在水溶液中的解离平衡为

$$HB + H_2O \rightleftharpoons B^- + H_3O^+$$

平衡时：
$$K_a = \frac{[H_3O^+][B^-]}{[HB]}$$

而 HB 的共轭碱 B^- 在水溶液中的解离平衡为

$$B^- + H_2O \rightleftharpoons HB + OH^-$$

平衡时：
$$K_b = \frac{[HB][OH^-]}{[B^-]}$$

若将 HB 的 K_a 与 B^- 的 K_b 相乘，则

$$K_a \cdot K_b = \frac{[H_3O^+][B^-]}{[HB]} \cdot \frac{[HB][OH^-]}{[B^-]}$$

$$K_a\, K_b = [H_3O^+][OH^-]$$

$$K_a\, K_b = K_w \tag{3-7}$$

公式(3-7)表明：共轭酸碱对中共轭酸的酸解离平衡常数 K_a 与其共轭碱的碱解离平衡常数 K_b 的乘积等于水的离子积常数。不难看出，共轭酸碱的强度是相互制约的。共轭酸碱对中，酸越强，其共轭碱越弱；反之，酸越弱，其共轭碱越强。此外，若已知共轭酸碱对中弱酸或者弱碱的解离平衡常数，即可利用公式(3-7)方便地求出其共轭碱或共轭酸的解离平衡常数。

例 3-2 25℃时，NH_3 的碱解离平衡常数 $K_b = 1.8\times10^{-5}$，试计算 NH_4^+ 的酸解离平衡常数 K_a。

解： NH_4^+ 是 NH_3 的共轭酸，则据公式(3-7)，得

$$K_a(NH_4^+) = \frac{K_w}{K_b(NH_3)} = \frac{1.0\times10^{-14}}{1.8\times10^{-5}} = 5.6\times10^{-10}$$

第三节 溶液酸度的计算

一、酸度与 pH

在任何的水溶液中总是同时存在着 H^+ 和 OH^-，通常就用 $[H^+]$ 或 $[OH^-]$ 来表示溶液的

酸碱度。22℃时，溶液中的$[H^+][OH^-] = K_w = 1.0 \times 10^{-14}$，则

$$\text{中性溶液：}[H^+] = [OH^-] = 1.0 \times 10^{-7} mol \cdot L^{-1}$$

$$\text{酸性溶液：}[H^+] > 1.0 \times 10^{-7} mol \cdot L^{-1} > [OH^-]$$

$$\text{碱性溶液：}[H^+] < 1.0 \times 10^{-7} mol \cdot L^{-1} < [OH^-]$$

当溶液中的$[H^+]$或$[OH^-]$大于1mol·L^{-1}时，可直接用$[H^+]$或$[OH^-]$来表示溶液的酸碱度。但对于一些$[H^+]$或$[OH^-]$很小的溶液，为了使用的方便常用其负对数 pH 或 pOH 表示。

$$pH = -\lg[H^+] \qquad pOH = -\lg[OH^-] \tag{3-8}$$

根据22℃时$[H^+][OH^-] = K_w = 1.00 \times 10^{-14}$，则

$$pH + pOH = 14 \tag{3-9}$$

人体的各种体液都有其特定的 pH 范围。生物体内的生化反应，往往需要在一定的 pH 条件下才能正常进行。各种生物催化剂——酶也只有在一定的 pH 时才具有活性。表 3-1 列出了正常人各种体液的 pH 范围。

表 3-1　人体各种体液的 pH

体液	pH	体液	pH
血清	7.35~7.45	大肠液	8.30~8.40
成人胃液	0.90~1.50	乳汁	6.00~6.90
婴儿胃液	5.00	泪水	7.20~7.40
唾液	6.35~6.85	尿液	4.80~7.50
胰液	7.50~8.00	脑脊液	7.35~7.45
小肠液	7.40~7.60		

二、溶液酸度的计算

(一) 强酸、强碱溶液

在强酸溶液中，存在着强酸的完全解离和水的质子自递平衡。例如，HCl 溶液中

$$HCl + H_2O \longrightarrow H_3O^+ + Cl^-$$

$$H_2O + H_2O \rightleftharpoons H_3O^+ + OH^-$$

当强酸的浓度不太稀时($c_a \geqslant 10^{-6} mol \cdot L^{-1}$)，可以忽略水的质子自递平衡，则

$$[H^+] = ic_a \tag{3-10}$$

式中，c_a为强酸的浓度，i为1mol强酸所能解离出的H^+数。

同样，当强碱的浓度不太稀时($c_b \geqslant 10^{-6} mol \cdot L^{-1}$)，则

$$[OH^-] = ic_b \tag{3-11}$$

式中，c_b为强碱的浓度，i为1mol强碱所能解离出的OH^-数。

例 3-3　试分别计算0.01mol·L^{-1} H_2SO_4溶液和0.01mol·L^{-1} NaOH 溶液的 pH。

解：H_2SO_4溶液中 $[H^+] = ic_a = 2 \times 0.01 = 0.02(mol \cdot L^{-1})$

则 $$pH = -\lg[H^+] = -\lg 0.02 = 1.7$$

NaOH 溶液中 $[OH^-] = ic_b = 0.01(mol \cdot L^{-1})$

则 $pOH = -\lg[OH^-] = -\lg 0.01 = 2$

$$pH = 14 - pOH = 14 - 2 = 12$$

(二) 一元弱酸、弱碱溶液

在一元弱酸的水溶液中,存在着弱酸的解离平衡及水的质子自递平衡。例如,在一元弱酸 HB 的水溶液中存在下列平衡

$$HB + H_2O \rightleftharpoons H_3O^+ + B^-$$

$$H_2O + H_2O \rightleftharpoons H_3O^+ + OH^-$$

若一元弱酸 HB 的起始浓度为 c_a,解离平衡常数为 K_a。当 $K_a \cdot c_a \geqslant 20K_w$ 时,水的质子自递产生的 $[H_3O^+]$ 对计算误差影响很小,可以忽略水的质子自递平衡,此时只需要考虑弱酸的质子传递平衡,溶液中 H_3O^+ 主要来自弱酸的解离。根据化学平衡原理,则

$$HB + H_2O \rightleftharpoons B^- + H_3O^+$$

起始浓度 c_a 0 0

平衡浓度 $c_a - [H_3O^+]$ $[H_3O^+]$ $[H_3O^+]$

平衡时 $$K_a = \frac{[H_3O^+][B^-]}{[HB]} = \frac{[H_3O^+]^2}{c_a - [H_3O^+]}$$

解此一元二次方程,得

$$[H_3O^+] = \frac{-K_a + \sqrt{K_a^2 + 4K_a c_a}}{2} \tag{3-12}$$

公式(3-12)是计算一元弱酸溶液中 H_3O^+ 浓度比较精确的公式。

当 $K_a \cdot c_a \geqslant 20K_w$,且 $\frac{c_a}{K_a} \geqslant 500$(即:弱酸的解离度 $\alpha < 5\%$)时,$[H_3O^+] \ll c_a$,$c_a - [H_3O^+] \approx c_a$,则

$$K_a = \frac{[H_3O^+]^2}{c_a - [H_3O^+]} \approx \frac{[H_3O^+]^2}{c_a}$$

$$[H_3O^+] = \sqrt{K_a c_a} \tag{3-13}$$

公式(3-13)是计算一元弱酸溶液中 H_3O^+ 浓度的最简公式。

同理,对于一元弱碱溶液:

当 $K_b \cdot c_b \geqslant 20K_w$ 时

$$[OH^-] = \frac{-K_b + \sqrt{K_b^2 + 4K_b c_b}}{2} \tag{3-14}$$

当 $K_b \cdot c_b \geqslant 20K_w$,且 $\frac{c_b}{K_b} \geqslant 500$ 时

$$[OH^-] = \sqrt{K_b c_b} \tag{3-15}$$

例 3-4 计算 $0.10 mol \cdot L^{-1}$ $CH_2ClCOOH$(一氯乙酸)溶液的 pH。已知:$CH_2ClCOOH$ 的酸解离平衡常数 $K_a = 1.40 \times 10^{-3}$。

解:$K_a \cdot c_a = 1.40 \times 10^{-3} \times 0.1 \geqslant 20K_w$,但 $\frac{c_a}{K_a} = \frac{0.10}{1.40 \times 10^{-3}} < 500$

据公式(3-12),得

$$[H_3O^+] = \frac{-K_a + \sqrt{K_a^{\ 2} + 4K_ac_a}}{2}$$

$$= \frac{-1.40 \times 10^{-3} + \sqrt{(1.40 \times 10^{-3})^2 + 4 \times 1.40 \times 10^{-3} \times 0.10}}{2}$$

$$= 1.11 \times 10^{-2}(\text{mol} \cdot \text{L}^{-1})$$

则 $$pH = -\lg[H^+] = -\lg(1.11 \times 10^{-2}) = 1.95$$

例 3-5 计算 0.50mol · L^{-1} 氨水溶液的 pH。已知:NH_3 的碱解离平衡常数 $K_b = 1.80 \times 10^{-5}$。

解:$K_b \cdot c_b = 1.80 \times 10^{-5} \times 0.50 \geqslant 20K_w$,且 $\frac{c_b}{K_b} = \frac{0.50}{1.80 \times 10^{-5}} > 500$

据公式(3-15),得 $$[OH^-] = \sqrt{K_bc_b} = \sqrt{1.80 \times 10^{-5} \times 0.50} = 3.0 \times 10^{-3}(\text{mol} \cdot \text{L}^{-1})$$

则 $$pOH = -\lg[OH^-] = -\lg(3.0 \times 10^{-3}) = 2.52$$

$$pH = 14 - pOH = 14 - 2.52 = 11.48$$

例 3-6 计算 0.10mol · L^{-1} NaAc 溶液的 pH。已知:HAc 的酸解离平衡常数 $K_a = 1.76 \times 10^{-5}$。

解:NaAc 在溶液中完全解离为 Na^+和 Ac^-,根据酸碱质子理论 Na^+是非酸非碱性物质,Ac^-是一元弱碱,因此题目所求实际是一元弱碱 Ac^-溶液的 pH。

Ac^- 是 HAc 的共轭碱

则 $$K_b(Ac^-) = \frac{K_w}{K_a(HAc)} = \frac{1.0 \times 10^{-14}}{1.76 \times 10^{-5}} = 5.68 \times 10^{-10}$$

$$K_b \cdot c_b = 5.68 \times 10^{-10} \times 0.10 \geqslant 20K_w, \text{且} \frac{c_b}{K_b} = \frac{0.10}{5.68 \times 10^{-10}} > 500$$

据公式(3-15),得 $$[OH^-] = \sqrt{K_bc_b} = \sqrt{5.68 \times 10^{-10} \times 0.10} = 7.5 \times 10^{-6}(\text{mol} \cdot \text{L}^{-1})$$

则 $$pOH = -\lg[OH^-] = -\lg(7.5 \times 10^{-6}) = 5.12$$

$$pH = 14 - pOH = 14 - 5.12 = 8.88$$

(三)多元弱酸、弱碱溶液

多元弱酸、弱碱在水溶液中的解离是分步进行的,每一步都有其相应的解离平衡常数 K_a或 K_b。例如,二元酸 H_2A,其溶液中存在 H_2A 的两步解离平衡及水的质子自递平衡。

$$H_2A + H_2O \rightleftharpoons HA^- + H_3O^+ \quad K_{a1} = \frac{[H_3O^+][HA^-]}{[H_2A]}$$

$$HA^- + H_2O \rightleftharpoons A^{2-} + H_3O^+ \quad K_{a2} = \frac{[H_3O^+][A^{2-}]}{[HA^-]}$$

$$H_2O + H_2O \rightleftharpoons OH^- + H_3O^+$$

若 H_2A 的起始浓度为 c_a,当 $K_{a2}c_a \geqslant 20K_w$时,可以忽略水的质子自递平衡,只需要考虑弱酸的质子传递平衡。由于第一步解离所产生的 H_3O^+对第二步的解离平衡将产生同离子效应,从而抑制了第二步解离的进行。因此,对于多元弱酸、弱碱来说,每下一步解离都比上一步解离困难得多。当 $K_{a1}/K_{a2} > 10^2$时，可忽略第二步解离所产生的 H_3O^+，将其当作一元弱酸处理。若 $c_a/K_{a1} \geq 500$，则 $[H_3O^+] = \sqrt{K_{a1}c_a}$

对于三元酸溶液，与此类似，在符合近似条件的情况下（$K_{a1} \gg K_{a2} \gg K_{a3}$，$K_{a1}/K_{a2} > 10^2$），可忽略第二、三步解离平衡所产生的 H_3O^+，当作一元弱酸处理，求其$[H_3O^+]$。

多元弱碱在溶液中的分步解离与多元弱酸相似，根据类似的条件，可按一元弱碱溶液计算其$[OH^-]$。

例 3-7　计算 0.10mol · L^{-1} H_2CO_3溶液的 pH。已知：H_2CO_3的酸解离平衡常数分别为 $K_{a1} = 4.2 \times 10^{-7}$；$K_{a2} = 5.6 \times 10^{-11}$。

解：$K_{a2}c_a \geq 20K_w$，$K_{a1}/K_{a2} > 10^2$，$c_a/K_{a1} > 500$，故可按最简式计算，得

$$[H_3O^+] = \sqrt{K_{a1}c_a} = \sqrt{4.2 \times 10^{-7} \times 0.10} = 2.05 \times 10^{-4}(\text{mol} \cdot \text{L}^{-1})$$

则
$$\text{pH} = -\lg[H^+] = -\lg(2.05 \times 10^{-4}) = 3.69$$

（四）两性物质溶液

两性物质是既能给出质子又能接受质子的物质，常见的两性物质有 HCO_3^-、$H_2PO_4^-$、HPO_4^{2-}、NH_4Ac 和氨基酸等。两性物质溶液中的质子传递平衡十分复杂，一般可根据具体情况，进行近似处理计算。例如，$NaHCO_3$的溶液中，存在以下平衡。

$$HCO_3^- + H_2O \rightleftharpoons H_3O^+ + CO_3^{2-}$$
$$HCO_3^- + H_2O \rightleftharpoons OH^- + H_2CO_3$$
$$H_2O + H_2O \rightleftharpoons OH^- + H_3O^+$$

当 $cK_{a2} > 20K_w$，且 $c > 20K_{a1}$时，溶液中$[H^+]$的近似计算公式为

$$[H_3O^+] = \sqrt{K_{a1}K_{a2}} \quad 或 \quad \text{pH} = \frac{1}{2}(\text{p}K_{a1} + \text{p}K_{a2}) \qquad (3\text{-}16)$$

式中，K_{a1}和 K_{a2}分别是 H_2CO_3的一级和二级解离平衡常数。

对于其他的两性物质也可以得到类推的近似计算公式。例如，

$H_2PO_4^-$溶液　　$[H_3O^+] = \sqrt{K_{a1}K_{a2}}$　或　$\text{pH} = \frac{1}{2}(\text{p}K_{a1} + \text{p}K_{a2})$

HPO_4^{2-}溶液　　$[H_3O^+] = \sqrt{K_{a2}K_{a3}}$　或　$\text{pH} = \frac{1}{2}(\text{p}K_{a2} + \text{p}K_{a3})$

式中，K_{a1}、K_{a2}和 K_{a3}分别是 H_3PO_4的一级、二级和三级解离平衡常数。

NH_4Ac 溶液　　$[H_3O^+] = \sqrt{K_aK_a'}$　或　$\text{pH} = \frac{1}{2}(\text{p}K_a + \text{p}K_a')$

式中，K_a为 NH_4^+的解离平衡常数，K_a' 为 Ac^-的共轭酸（HAc）的解离平衡常数。

例 3-8　计算 0.10mol · L^{-1} NaH_2PO_4溶液的 pH。已知：H_3PO_4的酸解离平衡常数分别为 $\text{p}K_{a1} = 2.16$，$\text{p}K_{a2} = 7.21$，$\text{p}K_{a3} = 12.32$。

解：$cK_{a2} > 20K_w$，且 $c > 20K_{a1}$，可根据近似公式计算，得

$$\text{pH} = \frac{1}{2}(\text{p}K_{a1} + \text{p}K_{a2}) = \frac{1}{2}(2.16+7.21) = 4.68$$

第四节　缓 冲 溶 液

溶液的 pH 是影响化学反应的重要因素之一。许多反应，尤其是生物体内的化学反应，

往往需要在一定的 pH 条件下才能正常进行。例如,胃里的蛋白酶所需 pH 是 1.5~2.0,pH 超过 4.0 时,胃蛋白酶将完全失去效用。因此,人体内各种体液的 pH 都被控制在一定的范围内,从而保证了机体各种功能活动的正常进行。例如,正常人体血液的 pH 范围为 7.35~7.45。然而,人体内差不多每项代谢结果都有酸或碱产生,如糖、脂肪、蛋白质等有机食物完全氧化而产生碳酸,嘌呤异常代谢而产生尿酸;并且,人们每日摄入的蔬菜和果类,其中也含有枸橼酸钠、钾盐、碳酸氢钠等碱性盐类。但是,这些酸性或碱性产物进入血液却并不会引起血液 pH 的明显改变。血液的这种抵抗外来酸碱的能力与化学和医学上一类重要的溶液——缓冲溶液有着密切的关系。

一、缓冲溶液及其作用机制

(一)缓冲溶液

纯水和一般溶液容易受外界因素的影响,要想保持相对恒定的 pH 是很困难的。例如,纯水吸收空气中的二氧化碳后,pH 可从 7.00 下降到 5.70 左右。倘若在 1L 纯水中分别加入 0.010mol HCl 或 0.010mol NaOH,溶液的 pH 将从 7.00 下降到 2.00 或上升到 12.00。但是,倘若在 1L 含有 0.10mol HAc 和 0.10mol NaAc 的混合溶液中,分别加入 0.010mol HCl 或 0.010mol NaOH,溶液的 pH 将从 4.75 下降到 4.66 或上升到 4.84,仅仅改变了 0.09 个 pH 单位。此外,在一定范围内加水稀释时,HAc 和 NaAc 混合溶液的 pH 改变的幅度也很小。于是,将 HAc-NaAc 混合溶液这类能够抵抗外来少量强酸、强碱及适度稀释而保持其 pH 基本不变的溶液,称为缓冲溶液(buffer solution)。缓冲溶液对强酸、强碱或稀释的抵抗作用称为缓冲作用(buffer action)。

(二)缓冲作用机制

缓冲溶液为什么会具有缓冲作用呢?下面以 HAc-NaAc 缓冲体系为例,说明缓冲溶液的作用原理。

在 HAc-NaAc 混合溶液中,NaAc 是强电解质,在溶液中完全解离为 Na^+ 离子和 Ac^- 离子。而 HAc 是弱电解质,解离度很小,并且由于来自 NaAc 的同离子效应,将进一步抑制 HAc 的解离,使 HAc 几乎完全以分子状态存在于溶液中。因此,在 HAc-NaAc 混合溶液中存在有大量未解离的 HAc 分子和大量的 Ac^- 离子,HAc 和 Ac^- 是共轭酸碱对,两者间存在下列解离平衡。

$$\text{HAc(大量)} + H_2O \rightleftharpoons H_3O^+ + Ac^-\text{(大量)}$$

倘若向上述溶液中加入少量强酸,外来的 H_3O^+ 将与溶液中存在的大量的 Ac^- 离子结合生成 HAc 和 H_2O,平衡逆向移动。新的平衡建立时,由于外来的 H_3O^+ 被溶液中的 Ac^- 离子所消耗,溶液中 H_3O^+ 离子浓度没有明显地升高,溶液的 pH 基本保持不变。在这一过程中,溶液中大量存在的共轭碱 Ac^- 离子起到了抵抗外来少量强酸的作用,故称之为该缓冲体系的抗酸成分(anti-acid component)。

倘若向上述溶液中加入少量强碱,外来的 OH^- 将与溶液中存在的 H_3O^+ 结合生成水,溶液中 H_3O^+ 离子浓度降低,平衡正向移动,促使溶液中大量存在的 HAc 分子进一步解离以补充消耗掉的 H_3O^+ 离子。新的平衡建立时,溶液中 H_3O^+ 离子浓度没有明显地降低,溶液的

pH 基本保持不变。在这一过程中,溶液中大量存在的共轭酸 HAc 分子起到了抵抗外来少量强碱的作用,故称之为该缓冲体系的抗碱成分(anti-base component)。

综上可见,缓冲溶液之所以具有缓冲作用,是因为溶液中存在大量的抗酸成分和大量的抗碱成分,通过抗酸成分和抗碱成分所组成的共轭酸碱对之间的解离平衡的移动,抵消了外来少量强酸和强碱的影响,维持了溶液 pH 的基本稳定。

显然,倘若加入大量的强酸或强碱,一旦溶液中的抗酸成分和抗碱成分被消耗殆尽,缓冲溶液将丧失其缓冲能力。因此,缓冲溶液的缓冲能力是有限的。

(三) 缓冲溶液的组成

从缓冲溶液作用机制可知,缓冲溶液一般是由具有足够浓度、适当比例的共轭酸碱对所组成的。通常,把组成缓冲溶液的共轭酸碱对称为缓冲系(buffer system)或缓冲对(buffer pair)。缓冲系中,共轭酸起到了抵抗外来少量强碱的作用,是抗碱成分;共轭碱起到了抵抗外来少量强酸的作用,是抗酸成分。例如,HAc-NaAc 是一对缓冲系,其中共轭酸 HAc 是抗碱成分,共轭碱 Ac^-是抗酸成分;同理,NH_3-NH_4Cl 也是一对缓冲系,其中共轭酸 NH_4^+是抗碱成分,共轭碱 NH_3是抗酸成分。

表 3-2 列出了一些常见的缓冲系。

表 3-2　常见的缓冲系

缓冲系	共轭酸（抗碱成分）	共轭碱（抗酸成分）	质子转移平衡	pK_a/25℃
HAc-NaAc	HAc	Ac^-	$HAc + H_2O \rightleftharpoons Ac^- + H_3O^+$	4.76
H_2CO_3-$NaHCO_3$	H_2CO_3	HCO_3^-	$H_2CO_3 + H_2O \rightleftharpoons HCO_3^- + H_3O^+$	6.35
$NaHCO_3$-Na_2CO_3	HCO_3^-	CO_3^{2-}	$HCO_3^- + H_2O \rightleftharpoons CO_3^{2-} + H_3O^+$	10.25
H_3PO_4-NaH_2PO_4	H_3PO_4	$H_2PO_4^-$	$H_3PO_4 + H_2O \rightleftharpoons H_2PO_4^- + H_3O^+$	2.16
NaH_2PO_4-Na_2HPO_4	$H_2PO_4^-$	HPO_4^{2-}	$H_2PO_4^- + H_2O \rightleftharpoons HPO_4^{2-} + H_3O^+$	7.21
Na_2HPO_4-Na_3PO_4	HPO_4^{2-}	PO_4^{3-}	$HPO_4^{2-} + H_2O \rightleftharpoons PO_4^{3-} + H_3O^+$	12.32
NH_4Cl-NH_3	NH_4^+	NH_3	$NH_4^+ + H_2O \rightleftharpoons NH_3 + H_3O^+$	9.25
Tris·HCl-Tris①	Tris·H^+	Tris	$Tris \cdot H^+ + H_2O \rightleftharpoons Tris + H_3O^+$	7.85
$H_2C_8H_4O_4$-$KHC_8H_4O_4$②	$H_2C_8H_4O_4$	$HC_8H_4O_4^-$	$H_2C_8H_4O_4 + H_2O \rightleftharpoons HC_8H_4O_4^- + H_3O^+$	2.89

①三(羟甲基)甲胺盐酸盐-三(羟甲基)甲胺;②邻苯二甲酸-邻苯二甲酸氢钾

二、缓冲溶液 pH 的计算

缓冲溶液具有保持 pH 相对稳定的能力,因此,知道缓冲溶液本身的 pH 非常重要。下面将以共轭酸碱对 HB-B^-为例,推导缓冲溶液 pH 计算的近似公式。

在 HB-B^-缓冲系中存在以下质子转移平衡。

$$HB + H_2O \rightleftharpoons H_3O^+ + B^-$$

平衡时：
$$K_a = \frac{[H_3O^+][B^-]}{[HB]}$$

则
$$[H_3O^+] = K_a \times \frac{[HB]}{[B^-]}$$

将两边取负对数，得

$$pH = pK_a + \lg\frac{[B^-]}{[HB]} \tag{3-17}$$

公式(3-17)是计算缓冲溶液 pH 的亨德森-哈塞尔巴尔赫(Henderson-Hasselbalch)方程式。式中：pK_a为缓冲系中共轭酸的解离平衡常数的负对数，$[HB]$和$[B^-]$分别为共轭酸和共轭碱的平衡浓度，$[B^-]$与$[HB]$的比值称为缓冲比(buffer-component ratio)。

假设弱酸 HB 的初始浓度为 $c(HB)$，共轭碱 B^-的初始浓度为 $c(B^-)$。由于弱酸 HB 的解离度很小，加上缓冲系中大量的共轭碱 B^-的存在，产生同离子效应，进一步抑制弱酸 HB 的解离，因此，$[HB]\approx c(HB)$；$[B^-]\approx c(B^-)$，则公式(3-17)也可表示为

$$pH = pK_a + \lg\frac{c(B^-)}{c(HB)} \tag{3-18}$$

若以 $n(HB)$和 $n(B^-)$分别表示一定体积(V)的缓冲溶液中所含共轭酸和共轭碱的物质的量，则

$$pH = pK_a + \lg\frac{n(B^-)}{n(HB)} \tag{3-19}$$

公式(3-18)和式(3-19)是计算缓冲溶液 pH 的近似计算式。

上述公式表明：缓冲溶液的 pH 主要取决于弱酸的 $pK_a(HB)$，其次是缓冲比 $\frac{[B^-]}{[HB]}$。同一缓冲系，pK_a为一定值，则缓冲溶液的 pH 将随着缓冲比的改变而改变。所以，在一定范围内改变缓冲比，可得到不同 pH 的缓冲溶液。当缓冲比等于 1 时，$pH = pK_a$。加水稀释缓冲溶液时，共轭酸和共轭碱的浓度同等程度地减小，缓冲比不变，一定范围内缓冲溶液的 pH 基本不变，因此，缓冲溶液还具有抵抗适度稀释的作用。

例 3-9 在 500ml 0.20mol · L^{-1} $NH_3 \cdot H_2O$ 中，加入 10.7g NH_4Cl 固体，配成 1L 缓冲溶液，求此缓冲溶液的 pH。已知：NH_3的 $pK_b = 4.75$。

解：NH_4^+与 NH_3是共轭酸碱对

则 $$pK_a(NH_4^+) = 14.00 - pK_b(NH_3) = 14.00 - 4.75 = 9.25$$

根据公式(3-19)，得

$$pH = pK_a + \lg\frac{n(NH_3)}{n(NH_4^+)} = 9.25 + \lg\frac{0.20 \times 0.5}{\frac{10.7}{53.5}} = 8.95$$

三、缓冲容量

缓冲溶液具有抵抗外来少量强酸、强碱及适当稀释而保持其 pH 相对稳定的作用，但是，缓冲溶液的缓冲能力是有限的。缓冲溶液的缓冲能力的大小，通常用缓冲容量(buffer capacity，β)定量衡量。缓冲容量 β 定义为单位体积缓冲溶液的 pH 改变 1 个单位时，所需加入一元强酸或一元强碱的物质的量，即

$$\beta = \frac{dn_{a(b)}}{V|dpH|} \tag{3-20}$$

式中，V 为缓冲溶液的体积，$dn_{a(b)}$为缓冲溶液中加入的微小量的一元强酸(dn_a)或一元强碱(dn_b)的物质的量，$|dpH|$为缓冲溶液 pH 的改变量。显然，缓冲容量 β 越大，缓冲溶液的缓

冲能力越强。

理论推导和实验表明:缓冲容量与缓冲溶液的总浓度及缓冲比有关。同一缓冲系,当缓冲比一定时,总浓度越大,缓冲容量越大。而当总浓度一定时,缓冲比越接近1,缓冲容量越大,当缓冲比等于1时,缓冲系有最大缓冲容量。当缓冲比大于10∶1或小于1∶10时,即 $pH = pK_a + 1$ 或 $pH = pK_a - 1$ 时,缓冲溶液已基本丧失了缓冲能力。因此,一般认为缓冲比只有在1/10~10/1范围内,缓冲溶液才能有效发挥其缓冲作用。于是,将 $pH = pK_a \pm 1$ 这一范围称为缓冲溶液的有效缓冲范围(buffer effective range)。例如,HAc的 $pK_a = 4.75$,则 $HAc-Ac^-$ 缓冲系的理论有效缓冲范围为3.75~5.75。不同的缓冲系,由于其各自弱酸的 pK_a 不同,有效缓冲范围也各不相同。而且,实际的缓冲范围与理论有效缓冲范围不一定完全相同。

四、缓冲溶液的配制

缓冲溶液无论在基础医学或是临床医学上应用都十分广泛,如微生物的培养、细菌染色、组织切片、临床检验、血液储存等,都需用到一定pH的缓冲溶液。因此,实际工作中常常需要配制一定pH的缓冲溶液。配制缓冲溶液时,为了使所配溶液具有较好的缓冲能力,需要遵循以下原则。

1. 选择合适的缓冲系 选择缓冲系时,应使所配缓冲溶液的pH在所选缓冲系的缓冲范围($pK_a \pm 1$)之内,并尽量接近于弱酸的 pK_a,以使所配缓冲溶液有较大的缓冲容量。例如,配制pH为7.0的缓冲溶液,可选择 $H_2PO_4-HPO_4^{2-}$ 缓冲系,因为 H_3PO_4 的 $pK_{a2} = 7.20$。此外,选择缓冲系时还需考虑所选缓冲系是否对主反应有干扰,是否会产生副反应或沉淀。医用缓冲溶液,还要考虑缓冲溶液是否有毒,加温灭菌和储藏期内是否稳定等。

2. 要有适当的总浓度 为保证所配缓冲溶液具有较大的缓冲容量,缓冲溶液应有恰当的总浓度。总浓度太低,缓冲容量过小;而总浓度太高,会导致缓冲溶液由于离子强度太大或渗透压力过高而不实用。实际工作中,一般总浓度控制在 $0.05 \sim 0.2 mol \cdot L^{-1}$ 范围内为宜。

3. 计算所需缓冲系的量 选好缓冲系后,应根据Henderson-Hasselbalch方程式计算所需共轭酸及共轭碱的量或体积。实际工作中为了配制的方便,常常使用相同浓度的共轭酸和共轭碱来配制缓冲溶液。当然根据Henderson-Hasselbalch方程的计算值配制缓冲溶液,由于未考虑离子强度等因素的影响,计算结果与实测值有差别。因此,如果需要得到精确pH的缓冲溶液,往往需在pH计监控下,对所配缓冲溶液的pH加以校正。

五、缓冲溶液在医学上的意义

人体内各种体液的pH都恒定在一定的范围内,从而保证了物质代谢的正常。血液的pH维持为7.35~7.45,血液之所以能保持如此狭窄的pH范围,是血液中多种缓冲系的缓冲作用和肺、肾的生理调节共同作用的结果。

血液中存在的缓冲系主要有以下几种。

血浆中:$H_2CO_3-HCO_3^-$、$H_2PO_4-HPO_4^{2-}$、$H_nP-H_{n-1}P^-$(H_nP 代表蛋白质)。

红细胞中:H_2b-Hb^-(H_2b 代表血红蛋白)、$H_2bO_2-HbO_2^-$(H_2bO_2 代表氧合血红蛋白)、

H_2CO_3-HCO_3^-、$H_2PO_4^-$-HPO_4^{2-}。

在这些缓冲系中，碳酸缓冲系浓度较大，缓冲能力较强，对维持血液正常 pH 的作用最为重要。二氧化碳是人体在正常新陈代谢过程中产生的酸性物质，溶于体液的二氧化碳以溶解态 CO_2的形式存在。正常情况下，$[HCO_3^-]$与$[CO_{2(溶解)}]$的比值为 20∶1。此缓冲比虽然已经超出了体外缓冲系的有效缓冲范围，但是，由于体内的碳酸缓冲系在起缓冲作用时，所引起的$[HCO_3^-]$及$[CO_{2(溶解)}]$的增多或减少可通过肺、肾的生理功能得到及时调节，因此，血液中的碳酸缓冲系总能保持相当强的缓冲能力。血液中，碳酸缓冲系的缓冲作用与肺、肾的调节作用的关系如下。

$$
\begin{array}{ccccc}
CO_{2(溶解)} + H_2O & \rightleftharpoons & H_2CO_3 & \rightleftharpoons & H^+ + HCO_3^- \\
\Updownarrow & & & & \Updownarrow \\
肺 & & & & 肾
\end{array}
$$

当酸性较强的非挥发性酸进入血液时，血液中大量存在的抗酸成分 HCO_3^-与 H_3O^+结合生成 H_2CO_3，平衡左移，增多的 H_2CO_3随血液输送到肺部，通过肺加快、加深呼吸作用以 CO_2的形式呼出；而减少的 HCO_3^-则通过肾的调节作用得到补充，从而使血液中$[HCO_3^-]$与$[H_2CO_3]$的比值恢复到正常水平，血液 pH 基本保持恒定。

反之，当碱性物质进入血液时，血液中 H_3O^+ 与碱解离产生的 OH^- 结合生成 H_2O，平衡右移，血液中大量存在的抗碱成分 $H_2CO_3[CO_{2(溶解)}]$进一步离解以补充所消耗的 H_3O^+。减少的 H_2CO_3可通过减慢呼吸、浅呼吸，由肺控制二氧化碳呼出量来补偿；而增多的 HCO_3^-则通过肾加速对 HCO_3^-的排泄来调节，从而使血液 pH 基本保持恒定。

综上可见，血液具有基本恒定的 pH，使组织和整个机体有稳定的代谢环境，与血液中各种缓冲系的缓冲作用以及肺、肾的生理调节作用是分不开的。不过，倘若机体发生某种疾病或代谢障碍，导致机体内积蓄了过多的酸碱，超出了体内缓冲系的缓冲限度，就会发生酸中毒或碱中毒。若血液的 pH 小于 7.35，将发生酸中毒(acidosis)；若血液的 pH 大于 7.45，则发生碱中毒(alkalosis)。甚至当血液的 pH 小于 6.8 或大于 7.8，将会导致死亡。

第五节　难溶强电解质的沉淀平衡

AgCl、$CaCO_3$、$BaSO_4$、PbS 等是我们所熟悉的难溶盐，它们在水中的溶解度很小，但其溶解部分是全部解离的，因此把这类物质称为难溶强电解质。在含有难溶强电解质的饱和溶液中，存在着难溶强电解质固体与其溶解产生的离子间的沉淀溶解平衡，简称沉淀平衡。

一、难溶强电解质的溶度积常数

一定温度下，在含有 AgCl 固体的水溶液中，AgCl 固体并非绝对不溶，在水分子的作用下，将有微量的 AgCl 溶解成 Ag^+ 和 Cl^-。同时，溶于水中的 Ag^+ 和 Cl^- 在无规则运动过程中又可能再次结合生成 AgCl，沉积到固体表面。一定条件下，当溶解与沉积的速率相等时，难溶强电解质固体 AgCl 与溶液中 Ag^+ 和 Cl^- 间建立了以下沉淀溶解平衡：

$$AgCl(s) \underset{沉淀}{\overset{溶解}{\rightleftharpoons}} Ag^+(aq) + Cl^-(aq)$$

平衡时　　$$K=\frac{[Ag^+][Cl^-]}{[AgCl(s)]}$$

由于[AgCl(s)]为一常数,将其并入常数项,则

$$K_{sp}=[Ag^+][Cl^-]$$

K_{sp}称为溶度积常数(solubility product constant),简称溶度积。K_{sp}的大小反映了难溶强电解质溶解能力的大小,K_{sp}只与温度有关,与电解质离子的浓度无关。

对于A_aB_b型的难溶强电解质,其沉淀平衡可表示为

$$A_aB_b(s) \rightleftharpoons aA^{n+}+bB^{m-}$$

则溶度积的表达式为　　$$K_{sp}=[A^{n+}]^a[B^{m-}]^b \qquad (3\text{-}21)$$

式(3-21)表明:一定温度下,难溶强电解质饱和溶液中离子浓度幂次方的乘积为一常数。当然,严格地说溶度积应以离子活度幂次方的乘积来表示,但由于难溶强电解质的溶解度很小,溶液中离子强度不大,活度因子趋近于1,活度趋于浓度,故通常可用浓度代替其活度。

二、溶度积与溶解度的关系

难溶强电解质在水中的溶解能力既可以用溶度积衡量,也可以用溶解度表征。一定温度下,溶度积K_{sp}为难溶强电解质饱和溶液中离子浓度幂次方的乘积;溶解度S为难溶强电解质饱和溶液的浓度(单位:$mol\cdot L^{-1}$),两者可相互换算。

例3-10　已知AgCl和Ag_2CrO_4在298K时的溶度积分别为1.77×10^{-10}和1.12×10^{-12},试分别计算其溶解度S。

解:设AgCl和Ag_2CrO_4的溶解度分别为S_1和S_2,则

AgCl饱和溶液中:　　$AgCl(s) \rightleftharpoons Ag^+ + Cl^-$

平衡时　　　　S_1　　S_1

则　　$K_{sp}(AgCl)=[Ag^+][Cl^-]=S_1\cdot S_1={S_1}^2$

$$S_1=\sqrt{K_{sp}(AgCl)}=\sqrt{1.77\times10^{-10}}=1.33\times10^{-5}(mol\cdot L^{-1})$$

Ag_2CrO_4饱和溶液中:　　$Ag_2CrO_4(s) \rightleftharpoons 2Ag^+ + {CrO_4}^{2-}$

平衡时　　　　$2S_2$　　S_2

则　　$K_{sp}(Ag_2CrO_4)=[Ag^+]^2[{CrO_4}^{2-}]=(2S_2)^2\cdot S_2=4{S_2}^3$

$$S_2=\sqrt[3]{\frac{K_{sp}(Ag_2CrO_4)}{4}}=\sqrt[3]{\frac{1.12\times10^{-12}}{4}}=6.54\times10^{-5}(mol\cdot L^{-1})$$

根据上述例题,可推广总结出溶度积K_{sp}和溶解度S的换算关系为:

电解质类型	实例	溶度积的表达式	换算公式
AB	AgCl、$BaSO_4$	$K_{sp}=S^2$	$S=\sqrt{K_{sp}}$
A_2B或AB_2	Ag_2CrO_4、$Mg(OH)_2$	$K_{sp}=4S^3$	$S=\sqrt[3]{\frac{K_{sp}}{4}}$
AB_3	$Fe(OH)_3$	$K_{sp}=27S^4$	$S=\sqrt[4]{\frac{K_{sp}}{27}}$

从溶度积 K_{sp} 和溶解度 S 的换算关系不难看出：同类型的难溶电解质，溶度积愈大，溶解度也愈大；但是，不同类型的难溶电解质，不能直接根据溶度积来比较其溶解度的大小，必须通过计算求出溶解度 S 才能比较。此外，应用上述换算关系时，必须溶液中无副反应或副反应程度很小。

三、影响难溶电解质溶解度的因素

（一）同离子效应

倘若在难溶电解质溶液中加入与其含有相同离子的易溶性强电解质，将导致难溶电解质的溶解度降低，这一作用称为同离子效应（common ion effect）。例如，298K 时，AgCl 在水中的溶解度为

$$S = \sqrt{K_{sp}(\mathrm{AgCl})} = \sqrt{1.77 \times 10^{-10}} = 1.33 \times 10^{-5}(\mathrm{mol \cdot L^{-1}})$$

倘若向其中加入 NaCl，使溶液中 Cl^- 的浓度增至 $1.0\mathrm{mol \cdot L^{-1}}$，则此时 AgCl 的溶解度减小为

$$S = \frac{K_{sp}(\mathrm{AgCl})}{[\mathrm{Cl^-}]} = \frac{1.77 \times 10^{-10}}{1.0} = 1.77 \times 10^{-10}(\mathrm{mol \cdot L^{-1}})$$

可见：同离子效应对难溶电解质的溶解度影响是很大的，由于同离子效应的发生将导致难溶电解质的溶解度大幅度降低。实际工作中，常利用同离子效应适当加大沉淀剂的用量，使难溶电解质的溶解度减小而沉淀得更完全。

（二）盐效应

倘若在难溶电解质溶液中加入不含相同离子的易溶性强电解质，则将导致难溶电解质的溶解度增大，这一作用称为盐效应（salt effect）。例如，在 AgCl 饱和溶液中加入 KNO_3，由于强电解质 KNO_3 的完全解离将导致溶液的总离子浓度增大，离子强度增大，离子间相互牵制作用增强，难溶电解质的沉淀平衡将向着沉淀溶解的方向移动，从而导致难溶电解质的溶解度增大。

事实上，同离子效应发生的同时必然也伴随着盐效应的发生。两者效果相反，但同离子效应比盐效应显著得多。一般情况下，盐效应通常可以忽略不计。

四、沉淀的生成和溶解

（一）溶度积规则

为了能够方便准确地判断沉淀的生成或溶解，引入了离子积。将某难溶电解质溶液中其离子浓度幂次方的乘积，称为离子积（ion product），用符号“I_p”表示。例如，AgCl 溶液的离子积表达式为

$$I_p = c(\mathrm{Ag^+}) \cdot c(\mathrm{Cl^-})$$

又如，Ag_2CrO_4 溶液的离子积表达式为

$$I_p = c(\mathrm{Ag^+})^2 \cdot c(\mathrm{CrO_4^{2-}})$$

需要注意的是：I_p 和 K_{sp} 的表达形式类似，但其含义不同。K_{sp} 是难溶电解质的饱和溶液

中(即平衡状态时),离子浓度幂次方的乘积。因此,K_{sp}仅是I_p的一个特例。

对于某一给定的难溶电解质溶液,其I_p和K_{sp}的关系有以下三种情况。

1. 若$I_p = K_{sp}$　表示溶液为饱和溶液。此时,体系处于平衡状态,既无沉淀析出又无沉淀溶解。

2. 若$I_p < K_{sp}$　表示溶液为不饱和溶液,无沉淀析出。若加入难溶电解质,则难溶电解质的固体将继续溶解,直至$I_p = K_{sp}$,溶液饱和。

3. 若$I_p > K_{sp}$　表示溶液为过饱和溶液,溶液中将有沉淀析出。

以上三点称为溶度积规则。溶度积规则是难溶电解质沉淀溶解平衡移动规律的总结,也是判断沉淀生成或溶解的依据。

(二) 沉淀的生成

根据溶度积规则,一定温度下,难溶电解质溶液生成沉淀的必要条件是溶液的离子积I_p大于该温度下该难溶电解质的溶度积K_{sp},即$I_p > K_{sp}$。

例 3-11　298K 时,将 0.020mol·L^{-1} $CaCl_2$溶液与相同浓度的$Na_2C_2O_4$溶液等体积混合,试判断是否有沉淀生成。已知:298K 时CaC_2O_4的溶度积K_{sp}为2.32×10^{-9}。

解:等体积混合后,体系中

$$c(Ca^{2+}) = \frac{0.020}{2} = 0.010(mol \cdot L^{-1})$$

$$c(C_2O_4{}^{2-}) = \frac{0.020}{2} = 0.010(mol \cdot L^{-1})$$

则
$$\begin{aligned} I_p &= c(Ca^{2+})c(C_2O_4{}^{2-}) \\ &= 0.010 \times 0.010 \\ &= 1.0 \times 10^{-4} > K_{sp}(CaC_2O_4) = 2.32 \times 10^{-9} \end{aligned}$$

因此,溶液中有CaC_2O_4沉淀析出。

如果在溶液中有两种以上的离子可与同一沉淀剂反应产生沉淀,首先析出的是离子积最先达到溶度积的物质。这种按先后顺序析出沉淀的现象,称为分级沉淀(fractional precipitate)。例如,在含有同浓度的I^-和Cl^-的溶液中,逐滴加入$AgNO_3$溶液,最先看到黄色的AgI 沉淀,而后$AgNO_3$溶液加至一定量时,才生成白色 AgCl 沉淀,这是因为 AgI 的溶度积比 AgCl 的溶度积小得多,AgI 的离子积最先达到其溶度积而首先沉淀析出。实际工作中,常利用分步沉淀进行离子间的相互分离。

(三) 沉淀的溶解

根据溶度积规则,一定温度下,难溶电解质溶液沉淀溶解的必要条件是溶液的离子积I_p小于该温度下该难溶电解质的溶度积K_{sp},即$I_p < K_{sp}$。因此,要使处于沉淀平衡状态的难溶电解质向着溶解的方向转化,就必须降低该难溶电解质饱和溶液中某一离子的浓度,以使其$I_p < K_{sp}$。降低难溶电解质离子浓度常用的方法有:生成弱电解质、生成配离子、发生氧化还原反应等。

1. 生成弱电解质使沉淀溶解　例如,在含有$Mg(OH)_2$固体的溶液中,若加入 HCl 溶液,则H^+将与OH^-结合生成难离解的水,OH^-浓度大大降低,导致$I_p < K_{sp}$,$Mg(OH)_2$固体溶解。

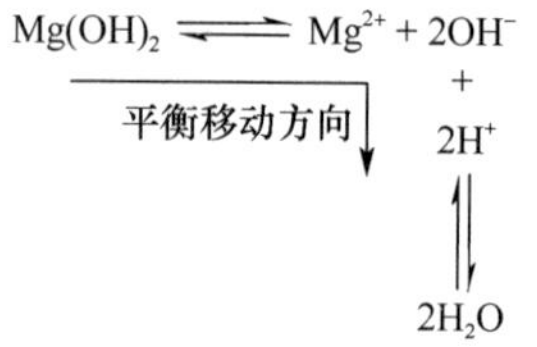

又如，$CaCO_3$在水中不易溶解，但加入 HCl 溶液后，$CO_3{}^{2-}$与 H^+结合生成难离解的 $HCO_3{}^-$，随着 $HCO_3{}^-$浓度的增加，$HCO_3{}^-$进一步与 H^+结合成 H_2CO_3，当 H_2CO_3达到饱和后，由于其不稳定，释放出 CO_2。上述过程使得 $CO_3{}^{2-}$浓度大大降低，导致 $I_p< K_{sp}$，$CaCO_3$固体溶解。

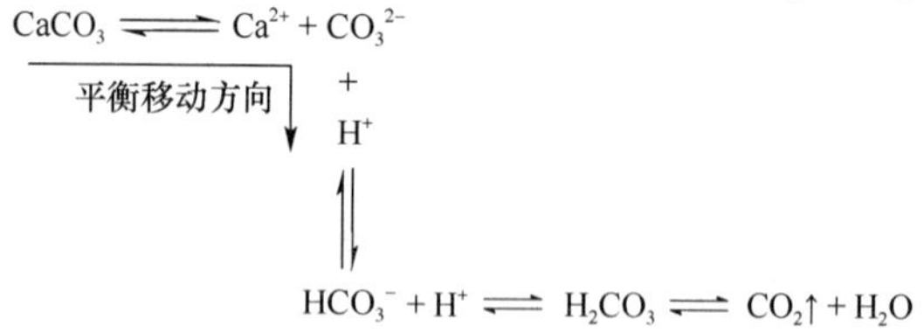

2. 生成配离子使沉淀溶解 例如，在含有 AgCl 沉淀的溶液中加入氨水，由于 Ag^+会与 NH_3分子结合生成稳定的配离子$[Ag(NH_3)_2]^+$，Ag^+浓度大大降低，导致 $I_p< K_{sp}$，AgCl 沉淀溶解。

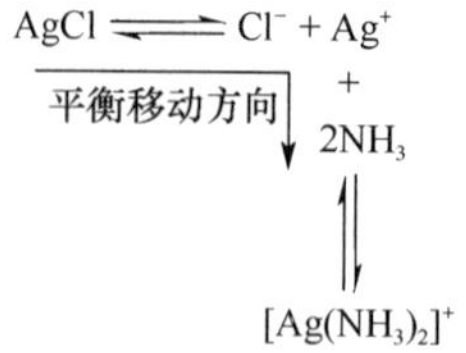

3. 发生氧化还原反应使沉淀溶解 有些金属硫化物(如 CuS、PbS、HgS 等)由于 K_{sp}特别小，其饱和溶液中 S^{2-}的浓度非常低，加入 HCl 溶液，即使溶液中的 H^+浓度很大，也很难形成 H_2S 气体而使其溶解。因此，这些金属硫化物不溶于 HCl 溶液。但若加入具有氧化性的 HNO_3，由于 HNO_3能将 S^{2-}氧化为游离的单质 S，使溶液中 S^{2-}浓度大大降低，导致 $I_p< K_{sp}$，这些金属硫化物就能被溶解。

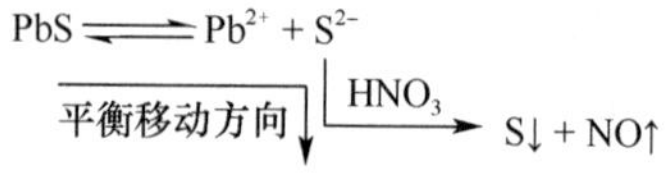

习　　题

1. 区别下列名词

(1) 强电解质和弱电解质　　(2) 活度和活度因子

(3) 解离度和解离平衡常数　　(4) 酸、碱和两性物质

(5) 共轭酸和共轭碱　　(6) 抗酸成分和抗碱成分

(7) 溶度积和溶解度　　(8) 溶度积和离子积

2. 按照酸碱质子理论，下列分子和离子哪些只是酸？哪些只是碱？哪些是两性物质？

HS^-、$SO_3{}^{2-}$、$HPO_4{}^{2-}$、$NH_4{}^+$、HAc、OH^-、H_2O、$CO_3{}^{2-}$、HCl。

3. 指出下列各酸的共轭碱：H_2O、H_3O^+、H_2CO_3、$HCO_3{}^-$、$NH_4{}^+$、H_2S、HS^-。

4. 指出下列各碱的共轭酸：H_2O、NH_3、$HPO_4{}^{2-}$、S^{2-}、$[Al(H_2O)_5OH]^{2+}$、$CO_3{}^{2-}$。

5. 什么是缓冲溶液？试以血液中的 H_2CO_3-$HCO_3{}^-$缓冲系为例，说明缓冲作用原理及其在医学上的重要意义。

6. 什么是缓冲容量？缓冲容量与哪些因素有关？

7. 试解释为什么 $BaSO_4$ 在生理盐水中的溶解度大于在纯水中的，而 AgCl 的溶解度在生理盐水中却小于在纯水的。

8. 为什么 $Mg(OH)_2$ 既能溶于稀 HCl 溶液，又能溶于足量的 NH_4Cl 溶液？

9. 分别计算下列溶液的 pH

(1) $0.10mol \cdot L^{-1}$ 的 HCl 溶液　　(2) $0.10mol \cdot L^{-1}$ 的 H_2SO_4 溶液

(3) $0.10mol \cdot L^{-1}$ 的 NaOH 溶液　　(4) $0.10mol \cdot L^{-1}$ 的氨水溶液($K_b = 1.75 \times 10^{-5}$)

(5) $0.10mol \cdot L^{-1}$ 的 NH_4Cl 溶液(氨水的 $K_b = 1.75 \times 10^{-5}$)

10. 乳酸 $HC_3H_5O_3$ 是糖酵解的最终产物，在体内积蓄会引起机体疲劳和酸中毒，已知乳酸的 $K_a = 1.4 \times 10^{-4}$，试计算浓度为 $1.0 \times 10^{-3} mol \cdot L^{-1}$ 乳酸溶液的 pH。

11. 水杨酸(邻羟基苯甲酸)，有时可作为止痛药代替阿司匹林，但水杨酸是二元弱酸，有较强的酸性，能引起胃出血。已知水杨酸的 $K_{a1} = 1.06 \times 10^{-3}$，$K_{a2} = 3.6 \times 10^{-14}$，试计算 $0.065mol \cdot L^{-1}$ 水杨酸溶液的 pH。

12. 已知：H_3PO_4 的酸解离平衡常数分别为 $pK_{a1} = 2.16$，$pK_{a2} = 7.21$，$pK_{a3} = 12.32$。试计算 $0.10mol \cdot L^{-1}$ Na_2HPO_4 溶液的 pH。

13. 将 10.0g Na_2CO_3 和 10.0g $NaHCO_3$ 溶于水制备 250ml 缓冲溶液，求该缓冲溶液的 pH。

14. 将 $0.10mol \cdot L^{-1}$ HAc 溶液和 $0.10mol \cdot L^{-1}$ NaOH 溶液以体积比 3∶1 混合，求此溶液的 pH。

15. 血浆和尿液中都含有 $H_2PO_4^- - HPO_4^{2-}$ 缓冲对，正常人血浆和尿液的 $[HPO_4^{2-}]/[H_2PO_4^-]$ 分别为 4/1、1/9，已知 $H_2PO_4^-$ 的 $pK_{a2} = 6.80$(考虑了其他因素的影响校正后的数值)，试计算血浆和尿液的 pH 各为多少。

16. 现有三位住院患者的化验报告如下。

甲：$[HCO_3^-] = 24.0mmol \cdot L^{-1}$，$[H_2CO_3] = 1.20mmol \cdot L^{-1}$

乙：$[HCO_3^-] = 21.6mmol \cdot L^{-1}$，$[H_2CO_3] = 1.35mmol \cdot L^{-1}$

丙：$[HCO_3^-] = 56.0mmol \cdot L^{-1}$，$[H_2CO_3] = 1.40mmol \cdot L^{-1}$

试求此三位患者血浆的 pH，并判断何者为正常，何者为酸中毒($pH<7.35$)，何者为碱中毒($pH>7.45$)。已知：血浆中 H_2CO_3 校正后的 $pK_{a1} = 6.10$。

17. 实验室需配制 pH = 10.0 的缓冲溶液 1L。若选择 NH_3-NH_4Cl 缓冲系，计算需要在 200ml $2.5 mol \cdot L^{-1}$ 的氨水中加入多少 NH_4Cl 固体。

18. 若将 10ml $0.10mol \cdot L^{-1}$ 的 $BaCl_2$ 与 40ml $0.025mol \cdot L^{-1}$ 的 Na_2SO_4 溶液混合，试判断是否有沉淀析出？

19. 在 100.0ml $0.20mol \cdot L^{-1}$ $MnCl_2$ 溶液中，加入含有 NH_4Cl 的 $0.10mol \cdot L^{-1}$ 的 $NH_3 \cdot H_2O$ 溶液 100.0ml，为了不使 $Mn(OH)_2$ 沉淀形成，需含多少 NH_4Cl？

20. 大约 50% 的肾结石是 $Ca_3(PO_4)_2$，正常人每日排尿量为 1.4L，其中约含 0.10g Ca^{2+}，为了不使尿中形成 $Ca_3(PO_4)_2$ 沉淀，尿液中 PO_4^{3-} 的浓度最高不能超过多少？对肾结石患者来说，医生总让其多饮水，试解释原因。

(唐骁爽)

第四章　化学热力学基础

物质在发生物理变化和化学变化的过程中总是伴随有能量的变化，热力学即是研究热和其他形式能量之间相互转化规律的一门科学，应用热力学的基本原理及研究方法研究化学现象和与化学有关的物理现象的科学即为化学热力学。

化学热力学研究的对象是宏观的、大量质点的集合体，主要对化学反应过程中的能量、反应方向及反应进行的限度等问题进行研究，研究方法简明而严谨，只针对反应的始态和终态，不涉及物质的微观结构和反应机制。本章仅介绍化学热力学的基本概念、理论和方法。

第一节　基本概念和常用术语

一、系统和环境

在热力学研究中，将欲研究的对象称为系统，系统以外与系统密切相关的其余部分称为环境。这两部分相互作用，密切相关。例如，对某烧杯中的水溶液反应进行研究，水溶液即为系统，除溶液以外的其他部分(包括盛溶液的烧杯、溶液上方的空气等)都称为环境。

根据系统和环境之间的关系，热力学系统可分为以下三类。

敞开系统：系统与环境之间既有物质交换，又有能量交换。

封闭系统：系统与环境之间没有物质交换，只有能量交换。

隔离系统：系统与环境之间既没有物质交换，又没有能量交换。

需要特别指出的是，隔离系统只是科学上的抽象，绝对的隔离系统是不存在的。为了研究问题的方便，常在适当的条件下把一个系统近似地看成是隔离系统。封闭系统是化学热力学研究中最常见的系统，除特别说明外，一般的化学反应均作为封闭系统处理。

二、状态和状态函数

系统的性质由系统的状态决定，状态是系统所有宏观性质的综合表现。当用以表征系统物理性质和化学性质的物理量，如温度(T)、压力(p)、体积(V)、物质的量(n)、密度(ρ)等具有确定值时，该系统即处于一定的热力学状态，反之，当系统处于一定状态时，这些物理量也必有确定值。

若系统中有一个或多个物理量发生变化，则系统将由一种状态转变为另一种状态。因此，系统用来描述和规定状态的物理量应当是它所处状态的单值函数，热力学将一系列物理量称为状态函数。状态函数具有以下重要特征：①系统状态一定，即状态函数具有一定的值；②系统状态发生变化时，其状态函数的变化量只取决于系统的始态和终态，而与变化的途径无关；③系统一旦恢复到原来状态，状态函数即恢复原值。如果系统的一个物理量具有这三个特征中的任何一个，而且在任何过程中无一例外，那么它必然是一个状态函数。

描述系统状态的宏观性质可以分为如下两类。

广度性质：其数值与系统的物质的量成正比，具有加合性，如体积、质量、物质的量等。

强度性质：其数值与系统的物质的量无关，没有加合性，如温度、压力、黏度等。

三、过程和途径

系统状态发生的任何变化称为热力学过程，简称过程。根据发生变化的不同，可分为等温过程、等压过程、等容过程、绝热过程和循环过程。习惯上把系统完成某一过程的具体步骤称为途径。例如，某系统由始态(T_1,p_1)变到终态(T_2,p_2)可采用两条不同的途径：途径Ⅰ，先经等压过程，再经等温过程；途径Ⅱ，先经等温过程，再经等压过程。尽管两种途径不同，但系统状态函数的变化量是相同的(图 4-1)。

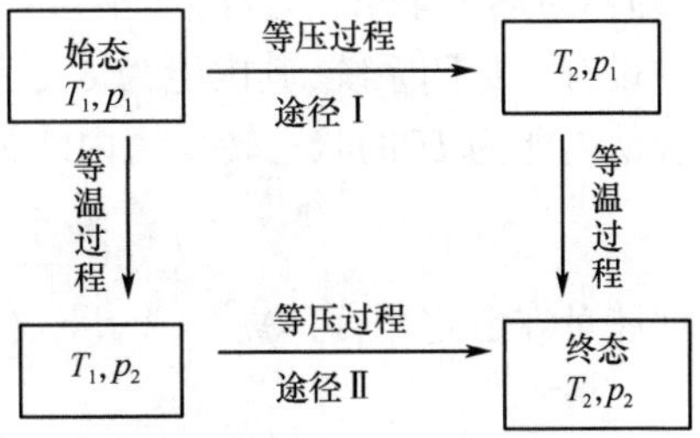

图 4-1　过程与途径的关系示意图

四、热　和　功

当系统的状态改变时，通常会与环境之间发生能量的交换或传递，能量的变化以热和功两种形式表现出来。系统与环境之间由于存在温度差而传递的能量称为热，用符号 Q 表示，热是微观粒子无规则运动的宏观表现。除热以外的其他各种形式的能量统称为功，用符号 W 表示，功是系统内部各种质点定向运动的结果。

为了表示能量交换或传递的方向，热力学中对热和功的正负规定如下。

系统从环境吸热，Q 为正值($Q > 0$)；系统向环境放热，Q 为负值($Q < 0$)。

系统对环境做功，W 为负值($W < 0$)；环境对系统做功，W 为正值($W > 0$)。

热和功是过程发生时系统与环境所交换或传递的能量，其数值与系统所经历的过程密切相关。所以，它们只有在系统状态发生变化时才表现出来，不是系统固有的性质。我们不能说系统在某状态时含有多少热或多少功，只能说系统发生变化时吸收(或放出)多少热，得到(或做了)多少功，所以热和功都不是状态函数。

第二节　热力学第一定律

一、热 力 学 能

热力学能又称内能，是系统内部能量的总和，用符号 U 表示。从微观角度看，它应包括系统中分子、原子、离子等质点的动能(平动能、转动能、振动能)；各种微粒间相互吸引或排斥而产生的势能；原子间相互作用的化学键能；核内基本粒子间相互作用的核能。所以，内能是系统本身的性质，系统的状态一定，内能的值就一定；当系统状态发生改变时，内能的变化量只与系统的始态和终态有关，而与变化的途径无关，因此内能是状态函数。

系统内部的质点运动及其相互作用非常复杂。因此，内能的绝对值尚无法测量或通过计算求得，但其变化量 ΔU 可通过系统与环境交换的热和功的数值来确定。

二、热力学第一定律

"自然界的一切物质都具有能量,能量有各种不同形式,可以从一种形式转化为另一种形式,从一种物质传递到另一种物质,在转化和传递过程中,能量的总值不变",这一规律称为能量守恒定律。它是自然界最根本的原理之一。把能量守恒定律用于具体的热力学系统,即称为热力学第一定律。

设有一封闭系统,其内能为 U_1,当系统从环境吸收热量 Q,同时环境对系统做功 W,则系统从内能为 U_1的状态转变为内能为 U_2的状态。

$$\boxed{\text{始态 } U_1}\xrightarrow[\text{做功 } W = p \cdot \Delta V]{\text{吸热 } Q}\boxed{\text{终态 } U_2}$$

根据能量守恒定律,可得

$$U_2 = U_1 + (Q + W)$$

即

$$\Delta U = Q + W \tag{4-1}$$

如果系统只发生了微小的变化,则式(4-1)可表示为

$$\mathrm{d}U = \delta Q + \delta W \tag{4-2}$$

式(4-2)即为热力学第一定律的数学表达式。它适用于封闭系统的任何过程。等式左边的 ΔU 只与始末状态有关,与途径无关;右边的 Q 和 W 虽然都与途径有关,但在不同的途径中,$(Q + W)$的值必然相同。

例如,某一过程中系统吸收热量 50kJ,对环境做功 30kJ,则系统的内能变化为

$$\Delta U_{系} = Q+W = (+50)+(-30) = 20(\mathrm{kJ})$$

这表示,变化过程中系统增加了 20kJ 的能量。系统吸收了 50kJ 的热,意味着环境放出了 50kJ 的热;系统对环境做了 30kJ 的功,则环境内能的变化量为

$$\Delta U_{环} = Q+W = (-50)+(+30) = -20(\mathrm{kJ})$$

三、反应热与焓

根据热力学第一定律,有

$$\Delta U = Q+W$$

式中,W 包括体积功$-p \cdot \Delta V$ 和非体积功 W' 两项。对于化学反应,变化过程中除了可能作体积功外不作其他功,所以非体积功 $W' = 0$。因此,热力学第一定律可写成

$$\Delta U = Q - p \cdot \Delta V \tag{4-3}$$

如果化学反应是在等容条件下进行的,则 $\Delta V = 0$,可得

$$Q_V = \Delta U$$

式中,Q_V称为等容反应热。上式表明:系统在等容条件下吸收或放出的热全部用于内能的变化。若系统吸热,则 Q_V和 ΔU 均为正值,系统吸收的热用于内能的增加。若系统放热,Q_V和 ΔU 均为负值,系统放热给环境,其内能减少。

通常,化学反应是在敞口容器中,即等压条件下进行的,因此式(4-3)也可写成

$$Q_p = \Delta U +p \cdot \Delta V \tag{4-4}$$

式中,Q_p称为等压反应热。等压条件下 $\Delta p = 0$, $p_1 = p_2 = p_{外}$,上式可变为

$$\begin{aligned} Q_p &= (U_2 - U_1) + p(V_2 - V_1) \\ &= (U_2 + p_2V_2) - (U_1 + p_1V_1) \end{aligned} \tag{4-5}$$

因为 U,p,V 都是状态函数,所以 $U+pV$ 也是状态函数。为了方便研究,热力学将这一复合状态函数定义为焓,用符号 H 表示,即

$$H \equiv U + pV \tag{4-6}$$

将式(4-6)代入式(4-5),得

$$Q_p = H_2 - H_1 = \Delta H \tag{4-7}$$

该式表明,在等压过程只作体积功时,系统吸收或放出的热全部用于改变系统的焓。系统向环境放热,ΔH 为负值;系统从环境吸热,ΔH 为正值。由于大多数化学反应都是在等压且只作体积功的条件下进行的,因此在化学热力学中,常用ΔH 来表示等压反应热。

焓是系统本身的性质,是状态函数。系统状态一定,就具有一定的焓。由于 U、p 和 V 是广度性质,所以 H 也具有广度性质,即具有加合性。焓的引入使问题处理起来更方便,尤其是化学变化和生物代谢过程一般都是在等压条件下进行的,因此,定义焓比定义内能更有实用价值。

四、热化学方程式

研究化学反应中热效应的科学称为热化学。实际上,热化学就是热力学第一定律在化学过程中的应用。当反应物与生成物的温度相同时,化学反应在等压或等容且不做非体积功的条件下,吸收或放出的热量称为反应的热效应,通常也称“反应热”。

表示化学反应及其热效应关系的化学方程式,称为热化学方程式。例如

$$2H_2(g)+O_2(g) \longrightarrow 2H_2O(l) \qquad \Delta_r H_m^\ominus = -571.70\text{kJ}\cdot\text{mol}^{-1}$$

$$C(s)+O_2(g) \longrightarrow CO_2(g) \qquad \Delta_r H_m^\ominus = -393.51\text{kJ}\cdot\text{mol}^{-1}$$

式中,$\Delta_r H_m^\ominus(T)$ 为温度 T 时反应的标准摩尔焓变,在数值上等于恒压反应热,单位为 $\text{kJ}\cdot\text{mol}^{-1}$。上标⊖表示热力学标准状态。热力学中规定物质的标准状态如下。

气体:指定温度和标准压力(p = 100kPa)下的纯气体,或混合气体中分压为标准压力的气体,并认为该气体均具有理想气体的性质。

固体:标准压力和指定温度下的纯固体。

溶液:标准压力和指定温度下浓度为 $1\text{mol}\cdot\text{L}^{-1}$(或质量摩尔浓度为 $1\text{mol}\cdot\text{kg}^{-1}$),且符合理想稀溶液定律。

要特别指出的是,热力学标准状态并未规定温度,所谓指定温度一般采用 298.15K。

因为反应的热效应与反应进行的温度、压力及物质所处聚集状态有关,所以在书写热化学方程式时应注明物质的物理状态和反应条件。一般以 g 表示气态,l 表示液态,s 表示固态。若固态物质有不同晶形,还需标明晶形,如 C(石墨 graphite),C(金刚石 diamond)等。溶液要标明浓度,极稀的水溶液用 aq 表示。如果反应是在 298.15K、100kPa 下进行的,习惯上不加注明。热化学方程式中的系数表示物质的量,因而可以是整数或分数。例如,

$$H_2(g)+\frac{1}{2}O_2(g) \longrightarrow H_2O(l) \qquad \Delta_r H_m^\ominus = -285.83\text{kJ}\cdot\text{mol}^{-1}$$

$$2H_2(g)+O_2(g) \longrightarrow 2H_2O(l) \qquad \Delta_r H_m^\ominus = -571.70\text{kJ}\cdot\text{mol}^{-1}$$

显然,反应热的数值与反应方程式的书写密切相关。

第三节 Hess 定律和反应热的计算

一、Hess 定律

1840 年,俄国化学家 G. H. Hess 在总结大量热效应实验的基础上指出:一个化学反应,不论是一步完成还是分几步完成,其热效应总是相同的。也就是说,化学反应的热效应只与反应的始、终状态有关,而与反应所经历的途径无关。这个规律称为 Hess 定律。

Hess 定律实际上是热力学第一定律的必然结果。因为在不做非体积功情况下,等容反应热和等压反应热只与过程的始态和终态有关,而与变化的途径无关。因此,对任一个化学反应,不论其反应途径如何,只要其始、终态相同,则其反应热必定相同。

Hess 定律是热化学的基本定律。在该定律的保证下,可以将热化学方程式像普通代数方程式那样进行运算,计算求得新反应的反应热;可以由已知的化学反应的热效应直接计算另一些未知的或难以用实验测定的化学反应的热效应。

例 4-1 已知:(1) $C(s) + O_2(g) \longrightarrow CO_2(g)$ $\Delta_r H_m^\ominus = -393.51 kJ \cdot mol^{-1}$

(2) $CO(g) + \frac{1}{2}O_2(g) \longrightarrow CO_2(g)$ $\Delta_r H_m^\ominus = -282.98 kJ \cdot mol^{-1}$

则反应 $C(s) + \frac{1}{2}O_2(g) \longrightarrow CO(g)$ 的 $\Delta_r H_m^\ominus = ?$

解:反应(1) 中 $CO_2(g)$ 的生成可通过图 4-2 所示的途径来实现

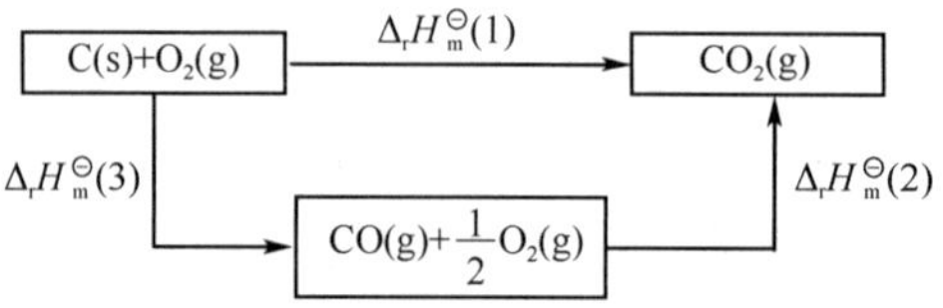

图 4-2 反应生成 $CO_2(g)$ 的两种途径

由 Hess 定律,可得

$$\begin{aligned}\Delta_r H_m^\ominus(3) &= \Delta_r H_m^\ominus(1) - \Delta_r H_m^\ominus(2)\\ &= (-393.51)-(-282.98)\\ &= -110.53(kJ \cdot mol^{-1})\end{aligned}$$

也可以直接用反应式之间的代数关系进行计算,即由(1)-(2)得(3):

$$\Delta_r H_m^\ominus(3) = \Delta_r H_m^\ominus(1) - \Delta_r H_m^\ominus(2) = -110.53(kJ \cdot mol^{-1})$$

必须注意的是,在进行代数运算时,反应条件和物质的状态要一致。如果运算中需要反应式乘上某一系数,则其相应的焓变值也要乘上相应的系数。

例 4-2 已知 298.15K 时下列反应的标准反应热为

(1) $C(s) + O_2(g) \longrightarrow CO_2(g)$ $\Delta_r H_m^\ominus = -393.51 kJ \cdot mol^{-1}$

(2) $H_2(g) + \frac{1}{2}O_2(g) \longrightarrow H_2O(l)$ $\Delta_r H_m^\ominus = -285.83 kJ \cdot mol^{-1}$

(3) $C_3H_8(g) + 5O_2(g) \longrightarrow 3CO_2(g) + 4H_2O(l)$ $\Delta_r H_m^\ominus = -2220.05 kJ \cdot mol^{-1}$

试计算反应 $3C(s) + 4H_2(g) \longrightarrow C_3H_8(g)$ 的 $\Delta_r H_m^\ominus(x) = ?$

解：由 3×(1)+4×(2)-(3)即得所求的反应，则

$$\Delta_r H_m^\ominus(x) = 3\times\Delta_r H_m^\ominus(1)+4\times\Delta_r H_m^\ominus(2)-\Delta_r H_m^\ominus(3)$$
$$= 3\times(-393.51)+4\times(-285.83)-(-2220.05)$$
$$= -103.8(\text{kJ}\cdot\text{mol}^{-1})$$

二、标准摩尔生成焓

等温等压条件下化学反应的反应热，可通过实验测量，也可应用 Hess 定律由已知化学反应的热效应求算，还可用已知物质的热力学数据求得。

热力学规定，由最稳定单质生成 1mol 某物质时的焓变，称为该化合物的摩尔生成焓(molar enthalpy of formation)，也叫摩尔生成热，用符号 $\Delta_f H_m$ 表示，单位为 $\text{kJ}\cdot\text{mol}^{-1}$。在标准状态下的生成焓叫做标准摩尔生成焓或标准生成热，用符号 $\Delta_f H_m^\ominus$ 表示。

所谓最稳定单质，是指在该条件下单质的最稳定态。例如，常温常压下碳的最稳定单质为石墨，碘的最稳定单质是 $I_2(s)$，溴的最稳定单质是 $Br_2(l)$。根据上述定义，最稳定单质的标准摩尔生成热为零。

例如，反应 C(石墨) $\longrightarrow$ C(金刚石)　$\Delta_r H_m^\ominus = 1.895\text{kJ}\cdot\text{mol}^{-1}$，即表示 1mol 石墨转变成金刚石时的热效应为 1.895kJ，则金刚石的标准摩尔生成热即为 1.895kJ。

又如，$H_2(g)+\frac{1}{2}O_2(g)\longrightarrow H_2O(l)$　$\Delta_r H_m^\ominus = -285.83\text{kJ}\cdot\text{mol}^{-1}$，表示氢气和氧气化合生成 1mol 液态水时的热效应为 -285.83kJ，则液态水的标准生成热 $\Delta_f H_m^\ominus(H_2O,l) = -285.83\text{kJ}$。一些物质的 $\Delta_f H_m^\ominus$ 可在书后附录中查到。

根据 Hess 定律和标准生成焓的定义和数据，就可计算标准状态下化学反应的反应热。一个化学反应，不论它是由稳定单质直接转变为生成物(图 4-3 Ⅰ)，还是由稳定单质先转变成反应物再转变成生成物(图 4-3 Ⅱ 和 Ⅲ)，其反应的热效应总是相同的，即

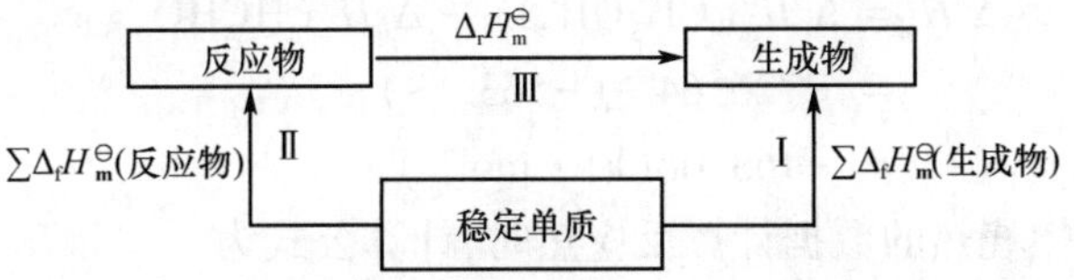

图 4-3　标准摩尔焓变计算示意图

$$\sum\Delta_f H_m^\ominus(\text{生成物}) = \sum\Delta_f H_m^\ominus(\text{反应物})+\Delta_r H_m^\ominus$$

则
$$\Delta_r H_m^\ominus = \sum\Delta_f H_m^\ominus(\text{生成物})-\sum\Delta_f H_m^\ominus(\text{反应物}) \tag{4-8}$$

该式适用于任何化学反应。但应指出的是，焓是广度性质，计算过程中某物质的生成焓必须乘上配平方程式中该物质的计量系数。

例 4-3　由热力学数据表中查得

$$\Delta_f H_m^\ominus(NH_3,g) = -46.11\text{kJ}\cdot\text{mol}^{-1}$$
$$\Delta_f H_m^\ominus(NO_2,g) = 90.25\text{kJ}\cdot\text{mol}^{-1}$$
$$\Delta_f H_m^\ominus(H_2O,g) = -241.18\text{kJ}\cdot\text{mol}^{-1}$$

计算 298.15K 时，反应 $4NH_3(g)+5O_2(g)\longrightarrow 4NO(g)+6H_2O(g)$ 的 $\Delta_r H_m^\ominus$ = ?

解：根据 Hess 定律：

$$\Delta_r H_m^\ominus = \sum \Delta_f H_m^\ominus(\text{生成物}) - \sum \Delta_f H_m^\ominus(\text{反应物})$$

$$\Delta_r H_m^\ominus = 4 \times 90.25 + 6 \times (-241.18) - 4 \times (-46.11)$$
$$= -901.64 \text{kJ} \cdot \text{mol}^{-1}$$

三、标准摩尔燃烧焓

一般有机化合物的组成较为复杂，很难甚至不能从单质直接合成，故其标准摩尔生成热通常难以直接测得。但另一方面，大部分有机物容易燃烧，其燃烧反应的热效应容易准确测定。因此，常利用燃烧热来计算有机反应的热效应。

热力学规定，在指定温度和标准压力下，1mol 物质完全燃烧时所产生的热效应称为该物质的标准摩尔燃烧热(standard molar heat of combustion)或标准摩尔燃烧焓，用符号 $\Delta_c H_m^\ominus$ 表示。所谓完全燃烧是指物质燃烧后生成最稳定的化合物或单质，如 C 变为 $CO_2(g)$，H 变为 $H_2O(l)$，S 变为 $SO_2(g)$，N 变为 $N_2(g)$，Cl 变为 $HCl(aq)$。物质的燃烧热均为负值，而稳定物质如 $O_2(g)$、$CO_2(g)$ 及 $H_2O(l)$ 等的燃烧热均为零。

根据 Hess 定律和标准燃烧热的数据就可计算标准状态下化学反应的反应热。

例 4-4 已知甲醇和甲醛的燃烧热如下。

(1) $CH_3OH(l) + \frac{3}{2}O_2(g) \longrightarrow CO_2(g) + 2H_2O(l)$ $\quad \Delta_c H_m^\ominus = -726.64 \text{kJ} \cdot \text{mol}^{-1}$

(2) $HCHO(g) + O_2(g) \longrightarrow CO_2(g) + H_2O(l)$ $\quad \Delta_c H_m^\ominus = -563.58 \text{kJ} \cdot \text{mol}^{-1}$

求反应 $CH_3OH(l) + \frac{1}{2}O_2(g) \longrightarrow HCHO(g) + H_2O(l)$ 的反应热。

解：由(1)-(2)得 $CH_3OH(l) + \frac{1}{2}O_2(g) \longrightarrow HCHO(g) + H_2O(l)$

则

$$\Delta_c H_m^\ominus = \Delta_c H_m^\ominus(CH_3OH, l) - \Delta_c H_m^\ominus(HCHO, g)$$
$$= -726.64 - (-563.58)$$
$$= -163.06(\text{kJ} \cdot \text{mol}^{-1})$$

由此可见，当用燃烧热的数据计算反应热时，计算公式为

$$\Delta_r H_m^\ominus = \sum \Delta_c H_m^\ominus(\text{反应物}) - \sum \Delta_f H_m^\ominus(\text{生成物}) \tag{4-9}$$

第四节 热力学第二定律

化学反应中，热力学第一定律主要用于处理化学反应过程中的能量变化，对于反应体系的另一类重要问题——反应方向和反应限度的判断，热力学第一定律就无能为力了，这类问题的解决，必须借助于热力学第二定律。

"热不可能全变为功而不引起其他的变化"，或"第二类永动机是不可能造成的"，这就是热力学第二定律的不同描述。为了理解热力学第二定律并解决化学反应方向和限度的判断问题，有必要先了解一下自发过程。

一、自发过程

自然界中发生的一切变化都是具有方向性的。在一定条件下,不加任何外力就能自动进行的过程称为自发过程。自然界存在有很多自发过程。例如,水从高处自动流向低处;热由高温物体自动传向低温物体等。

从以上例子可以看出,自发过程具有以下共同特征。

(1) 方向性:所有的自发过程只能向一个方向进行,而不可能自发地逆向进行。若要使其逆转,必须借助外力对它做功。

(2) 做功的能力:水从山上流下来,可以推动水轮机作机械功。

(3) 一定的限度:一旦做功能力完全丧失,自发过程就会停止。例如,水流到最低处后即不再流动;热传导到两物体温度相等就会停止。

总之,自发过程总是单向地趋向于平衡状态。平衡状态就是该条件下自发过程的极限。

化学反应在一定条件下也是自发地朝着一定的方向进行,最终达到平衡状态。那么,是什么力量推动着反应自发进行?或者说化学反应自发进行的内在推动力是什么呢?

二、反应热与化学反应的方向

早在19世纪中期,人们普遍认为,只有放热反应才能自发进行,且放热越多,自发倾向越大,而吸热反应是不能正向自发进行的。这从反应系统的能量变化角度来看,是有一定道理的。因为系统向环境放出热量,其自身能量必然降低,系统必然趋向于更为稳定的状态。据此有人提出,焓变(ΔH)是等温等压条件下化学反应自发进行的推动力。研究发现,大多数的放热反应的确能够自发进行,如常温常压下自发进行的燃烧反应、中和反应、氧化还原反应等,都是放热反应。但实验也发现,有些吸热反应也能够正向自发进行。例如,硝酸钾晶体的溶解;石灰石的煅烧反应;室温下冰的融化,水的蒸发等过程,都能够正向自发进行且均为吸热过程。

由此可见,仅把焓变作为化学反应自发进行的内在推动力是不全面的,系统能量降低是判断反应自发进行的一个重要因素,但不是唯一因素。

三、熵变与化学反应的方向

1. 混乱度与熵 研究表明,除反应的焓变以外,系统的混乱程度也是影响反应方向的一个重要因素。所谓混乱度是指组成系统的质点不规则或无序的程度。系统越无序,混乱度就越大。室温下冰的融化,水分子从规则的晶体状排列变成混乱的液态分布;KNO_3的溶解,系统由排列整齐有序的晶体变成K^+和NO_3^-的水合离子扩散于水中,处于一种无序的状态。因此,系统混乱度增大,也是反应能够自发进行的推动力之一。

熵是系统混乱度的量度,用符号S表示,每种物质在给定条件下都有一定的熵。系统的混乱度越大,熵也越大。熵是系统本身的性质,同内能和焓一样,熵也是状态函数。系统状态一定,熵一定,状态改变时,其变化量(ΔS)只与始态和终态有关,而与变化的途径无关。

2. 标准摩尔熵的计算 与内能和焓的绝对值无法求得不同,熵的绝对值是可以测定的。热力学第三定律:在绝对零度(0K)时,任何纯物质的完整晶体的熵值为零,记为 $S_0=0$。以此为基准,可以求得物质在标准状态下,其他温度时的熵值,称为规定熵。1mol 某物质在标准状态下的规定熵称为标准摩尔熵,简称标准熵,用符号 $S_m^\ominus(T)$ 表示,单位是 $J \cdot mol^{-1} \cdot K^{-1}$。熵是广度性质,其变化值与系统中物质的量有关。温度升高,粒子的热运动加剧,混乱度增大,故标准熵均为正值(水溶液有例外)。一些物质的 $S_m^\ominus$ 可以在书后附录Ⅳ中查到。

如果反应物和产物都处于标准状态,则化学反应的熵变可由反应物和生成物的标准熵来计算,即

$$\Delta_r S_m^\ominus = \sum S_m^\ominus(\text{生成物}) - \sum S_m^\ominus(\text{反应物}) \qquad (4\text{-}10)$$

一般由此式仅能得到 298.15K 时的 $\Delta_r S_m^\ominus(298.15K)$,当温度改变时,物质的熵值随温度的升高而增加,但因为产物的熵增与反应物的熵增相差不多,可以抵消,所以化学反应的熵变和焓变一样,可以近似地认为它们不随温度变化,故 $\Delta_r S_m^\ominus(T) = \Delta_r S_m^\ominus(298K)$。

热力学第二定律认为:"在隔离系统中,自发过程总是伴随着熵的增加。"或者说:"只有熵增加的过程才是自发过程。"这叫做熵增加原理。

四、Gibbs 函数变与化学反应的方向

1. Gibbs 函数变与热力学第二定律 1878 年美国物理学家和化学家 Gibbs 提出了一个综合系统的焓变、熵变和温度三者关系的状态函数变量,称为 Gibbs 函数变,以 ΔG 表示。可以证明,若反应在等温等压条件下只做体积功,则有

$$\Delta G = \Delta H - T\Delta S \qquad (4\text{-}11)$$

在标准状态时

$$\Delta G^\ominus = \Delta H^\ominus - T\Delta S^\ominus \qquad (4\text{-}12)$$

这就是著名的 Gibbs-Helmholtz 公式。它是化学热力学中极为重要的公式之一。

因为 H、S 都是状态函数,所以式(4-11)可写成

$$\Delta G = (H_2 - H_1) - T(S_2 - S_1) = (H_2 - TS_2) - (H_1 - TS_1)$$

令

$$G = H - TS$$

则

$$\Delta G = G_2 - G_1$$

G 是热力学定义的一个新的状态函数,称作 Gibbs 函数。它是一个复合函数,具有广度性质,与焓一样,其绝对值无法测定,但其变化量 ΔG 可以借由 ΔH 和 ΔS 的数值计算得到。

热力学研究还指出,在封闭系统中,等温等压只做体积功的条件下,自发变化的方向是 Gibbs 函数变 ΔG 减小的方向,即

$\Delta G < 0$　　自发过程,反应能正向进行

$\Delta G > 0$　　非自发过程,反应能逆向进行

$\Delta G = 0$　　反应处于平衡状态

上述关系称为等温等压下自发变化的 Gibbs 函数变判据。

综上所述,化学反应自发进行的推动力由两个因素决定,即能量降低(放热)及混乱度增大。Gibbs-Helmholtz 公式正是综合考虑了系统的焓变和熵变,将两个因素统一起来变成一个总因素,所以用 ΔG 作为判据判断化学反应的自发性使问题简单很多。

为了更深入理解这种综合效应的对应和统一,可以对 Gibbs-Helmholtz 公式在几种不同条件下的意义做进一步讨论。

(1) 若 $\Delta H < 0, \Delta S > 0$,则 $\Delta G < 0$,两种因素都有利于反应自发进行,所以在任意温度下,正反应均能自发进行。

(2) 若 $\Delta H > 0, \Delta S < 0$,则 $\Delta G > 0$,在任意温度下,正反应均不能自发进行,但其逆反应在任意温度下均能自发进行。

(3) 若 $\Delta H > 0, \Delta S > 0$,则低温下,$|\Delta H| > |T\Delta S|$,$\Delta G > 0$,正反应不能自发进行;高温时,$|\Delta H| < |T\Delta S|$,$\Delta G < 0$,正反应能自发进行。

(4) 若 $\Delta H < 0, \Delta S < 0$,则低温下,$|\Delta H| > |T\Delta S|$,$\Delta G < 0$,正反应能自发进行;高温时,$|\Delta H| < |T\Delta S|$,$\Delta G > 0$,正反应不能自发进行。

2. 标准摩尔生成 Gibbs 函数变　因为无法求得自由能的绝对值,所以可以用类似由摩尔生成热计算反应热的办法来计算反应的 Gibbs 函数变 ΔG。

由最稳定单质生成 1mol 某物质时的 Gibbs 函数变称为该物质的摩尔生成 Gibbs 函数变,通常简称为摩尔生成自由能,用符号 $\Delta_f G_m$ 表示。在标准状态下的摩尔生成自由能称为标准摩尔生成自由能,用符号 $\Delta_f G_m^{\ominus}$ 表示,单位为 $kJ \cdot mol^{-1}$。

热力学规定,在标准状态、298.15K 时,稳定单质的标准摩尔 Gibbs 函数变为零。即 $\Delta_f G_T^{\ominus}$(稳定单质,298.15K) = 0,则有

$$\Delta_r G_m^{\ominus} = \sum \Delta_f G_m^{\ominus}(\text{生成物}) - \sum \Delta_f G_m^{\ominus}(\text{反应物}) \tag{4-13}$$

例 4-5　已知反应:

	$H_2(g)$ +	$Cl_2(g)$ ⟶	$2HCl(g)$
$\Delta_f G_m^{\ominus}/(kJ \cdot mol^{-1})$	0	0	−95.30
$\Delta_f H_m^{\ominus}/(kJ \cdot mol^{-1})$	0	0	−92.31
$S_m^{\ominus}/(J \cdot mol^{-1} \cdot K^{-1})$	130.68	223.07	186.91

试用两种方法计算在 298.15K,标准状态下该反应能否自发进行?

解:方法一:

$$\Delta_r G_m^{\ominus} = \sum \Delta_f G_m^{\ominus}(\text{生成物}) - \sum \Delta_f G_m^{\ominus}(\text{反应物})$$

$$\Delta_r G_T^{\ominus} = 2 \times (-95.30) - 0 = -190.6(kJ \cdot mol^{-1}) < 0$$

方法二:

$$\Delta_r G_m^{\ominus} = \Delta_r H_m^{\ominus}(298.15) - T\Delta_r S_m^{\ominus}(298.15)$$

而

$$\Delta_r H_m^{\ominus} = \sum \Delta_f H_m^{\ominus}(\text{生成物}) - \sum \Delta_f H_m^{\ominus}(\text{反应物}) = 2 \times (-92.31) - 0 = -184.62(kJ \cdot mol^{-1})$$

$$\Delta_r S_m^{\ominus} = \sum S_m^{\ominus}(\text{生成物}) - \sum S_m^{\ominus}(\text{反应物}) = 2 \times 186.91 - 223.07 - 130.68 = 20.07(J \cdot mol^{-1} \cdot K^{-1})$$

$$\Delta_r G_m^{\ominus} = \Delta_r H_m^{\ominus}(298.15) - T\Delta_r S_m^{\ominus}(298.15) = -184.62 - 298.15 \times 20.07/1000 = -190.6(kJ \cdot mol^{-1}) < 0$$

两种方法计算结果非常接近,说明上述反应在 298.15K、标准状态下能自发进行。

例 4-6　试计算 $CaCO_3$ 分解反应在 298.15K 和 1500K 的标准状态下能否自发进行?并通过计算说明欲使该反应自发进行,最低温度为多少?

解:查附录的有关热力学数据如下:

	$CaCO_3(s)$ ⇌	$CaO(s)$	$+CO_2(g)$
$\Delta_f H_m^{\ominus}/(kJ \cdot mol^{-1})$	−1206.9	635.1	−393.51
$\Delta_f G_m^{\ominus}/(kJ \cdot mol^{-1})$	−1128.8	604.1	−394.36
$S_m^{\ominus}/(J \cdot mol^{-1} \cdot K^{-1})$	92.9	39.75	213.74

则 298.15K 时

$$\Delta_r G_m^{\ominus} = \sum \Delta_f G_m^{\ominus}(生成物) - \sum \Delta_f G_m^{\ominus}(反应物)$$
$$= (-394.36) + (-604.1) - (-1128.8)$$
$$= 130.34(kJ \cdot mol^{-1}) > 0$$

1500K 时

$$\Delta_r G_m^{\ominus} = \Delta_r H_m^{\ominus}(298.15) - T\Delta_r S_m^{\ominus}(298.15)$$

而
$$\Delta_r H_m^{\ominus} = \sum \Delta_f H_m^{\ominus}(生成物) - \sum \Delta_f H_m^{\ominus}(反应物)$$
$$= (-393.51) + (-635.1) - (-1206.9)$$
$$= 178.29(kJ \cdot mol^{-1})$$
$$\Delta_r S_m^{\ominus} = \sum S_m^{\ominus}(生成物) - \sum S_m^{\ominus}(反应物)$$
$$= 213.74 + 39.75 - 92.9$$
$$= 160.59(J \cdot mol^{-1} \cdot K^{-1})$$
$$\Delta_r G_m^{\ominus} = \Delta_r H_m^{\ominus}(298.15) - T\Delta_r S_m^{\ominus}(298.15)$$
$$= 178.29 - 1500 \times 160.59/1000$$
$$= -62.6(kJ \cdot mol^{-1}) < 0$$

欲使反应自发进行,须满足 $\Delta_r G_m^{\ominus} < 0$ 即

$$\Delta_r H_m^{\ominus} - T\Delta_r S_m^{\ominus} < 0$$
$$T > \frac{\Delta_r H_m^{\ominus}}{T\Delta_r S_m^{\ominus}} = \frac{178.29 \times 1000}{160.59} = 1110(K)$$

习　　题

1. 状态函数的含义及特征是什么? p、V、T、S、G、Q_p、Q_V、ΔU、ΔH、W 中,哪些是状态函数? 哪些具有广度性质? 哪些具有强度性质?

2. 什么是 Hess 定律? 它与热力学第一定律有什么关系? 既然热不是状态函数,为什么等压(或等容)反应热又与反应分几步完成无关?

3. 下列说法是否正确? 并说明理由。

(1) 放热反应都是自发进行的。

(2) ΔS 为正值的反应都是自发进行的。

(3) 如果 ΔH 和 ΔS 都是正值,当温度升高时,ΔG 将减小。

(4) 某化学反应的 $\Delta_r G_m^{\ominus} > 0$,此反应不能发生。

4. 273K 及 100kPa 时 $H_2(g) + \frac{1}{2}O_2(g) \longrightarrow H_2O(l)$ 反应放出 285.83kJ 的热量,下列各式哪些是正确的?

(1) $Q = \Delta_r U_m = 285.83kJ$

(2) $Q_p = \Delta_r H_m = -285.83kJ$

(3) $\Delta_c H_m^\ominus(H_2,g) = \Delta_f H_m^\ominus(H_2O,l) = -285.83kJ \cdot mol^{-1}$

(4) $\Delta_c H_m^\ominus(O_2,g) = 2 \times (-285.83) kJ \cdot mol^{-1}$

5. 已知下列两个热化学方程式，试求 $\Delta_f H_m^\ominus[CuO(s)] = ?$

(1) $Cu_2O(s) + \frac{1}{2}O_2(g) \longrightarrow 2CuO(s)$　　$\Delta_f H_m^\ominus = -143.7kJ \cdot mol^{-1}$

(2) $CuO(s) + Cu(s) \longrightarrow Cu_2O(s)$　　$\Delta_f H_m^\ominus = -11.5kJ \cdot mol^{-1}$

6. 判断下列反应中，哪些是熵增加过程，并说明理由。

(1) $I_2(s) \longrightarrow I_2(g)$

(2) $H_2O(g) \longrightarrow H_2(g) + \frac{1}{2}O_2(g)$

(3) $2CO(g) + O_2(g) \longrightarrow 2CO_2(g)$

7. 一系统由 A 态到 B 态，沿途径Ⅰ放热 100J，环境对系统做功 50J。试计算：

(1) 系统由 A 态沿途径Ⅱ到 B 态对环境做功 80J，其 Q 值为多少？

(2) 系统由 A 态沿途径Ⅲ到 B 态，吸热 40J，其 W 值为多少？

8. 通过计算求下列反应的 $\Delta_r G_m^\ominus$，并指出它们在标准状态下能否自发进行。

$$N_2(g) + O_2(g) \longrightarrow 2NO(g)$$

9. 已知下述反应在 298.15K 时的反应热：

(1) $C_6H_5COOH(l) + \frac{15}{2}O_2(g) \longrightarrow 7CO_2(g) + 3H_2O(l)$　　$\Delta_r H_m^\ominus = -3230.02kJ \cdot mol^{-1}$

(2) $C(s) + O_2(g) \longrightarrow CO_2(g)$　　$\Delta_r H_m^\ominus = -393.5kJ \cdot mol^{-1}$

(3) $H_2(g) + \frac{1}{2}O_2(g) \longrightarrow H_2O(l)$　　$\Delta_r H_m^\ominus = -285.83kJ \cdot mol^{-1}$

求 $C_6H_5COOH(l)$ 的 $\Delta_f H_m^\ominus$ 值。

10. 已知下列热化学方程式

(1) $Fe_2O_3(s) + 3CO(g) \longrightarrow 2Fe(s) + 3CO_2(g)$　　$\Delta_r H_m^\ominus = -27.61kJ \cdot mol^{-1}$

(2) $3Fe_2O_3(s) + CO(g) \longrightarrow 2Fe_3O_4(s) + CO_2(g)$　　$\Delta_r H_m^\ominus = -58.58kJ \cdot mol^{-1}$

(3) $Fe_3O_4(s) + CO(g) \longrightarrow 3FeO(s) + CO_2(g)$　　$\Delta_r H_m^\ominus = 38.07kJ \cdot mol^{-1}$

(1) 不用查表计算下列反应的 $\Delta_r H_m^\ominus$

$$FeO(s) + CO(g) \longrightarrow Fe(s) + CO_2(g)$$

(2) 用(1)的结果和附录的数据计算 FeO(s)的标准摩尔生成热。

11. 用标准生成热数据求下列反应在 298.15K 时的标准反应热。

$$4NH_3(g) + 5O_2(g) \longrightarrow 4NO(g) + 6H_2O(l)$$

12. 已知 298.15K 时下列数据：

	NO(g)	$NO_2(g)$	$N_2O_3(g)$
$\Delta_f H_m^\ominus/(kJ \cdot mol^{-1})$	90.25	33.18	83.72
$S_m^\ominus/(J \cdot mol^{-1} \cdot K^{-1})$	210.76	240.06	312.17

计算 298.15K 时反应 $N_2O_3(g) \longrightarrow NO(g) + NO_2(g)$ 的 $\Delta_r G_m^\ominus = ?$

（高瑞霞）

第五章 氧化还原反应和电极电位

氧化还原反应是自然界存在的一大类非常重要的化学反应，它们对于地球和生命体的产生、进化及繁衍生息都有着极其特殊的意义。氧化还原反应中伴随的能量变化与人们的日常生活、工业生产及生命过程息息相关，如各种燃料的燃烧、各类电池的使用、电镀工业、金属的腐蚀和防腐、生物的光合作用、呼吸过程、新陈代谢、神经传导、生物电现象（心电、脑电、肌电）等都涉及氧化还原反应的知识。生命过程中能量的获取和多种疾病的发生也属于氧化还原反应。例如，人和动物的呼吸，把葡萄糖氧化为二氧化碳和水。通过呼吸把储藏在食物分子内的能转变为存在于三磷酸腺苷（ATP）高能磷酸键的化学能，这种化学能再供给人和动物进行机械运动、维持体温、合成代谢、细胞的主动运输等。

本章首先介绍氧化还原反应的一般特征；然后讨论电极电位产生的原因、影响电极电位的因素和电极电位对氧化还原反应的影响，并简单介绍与此相关的电位法测定溶液 pH 的基本原理。

第一节 氧化还原反应

一、氧 化 值

为表示各元素在化合物中所处的化合状态，说明氧化还原反应的特征和本质，需引进氧化值的概念，氧化值又称为氧化数。1970 年国际纯粹与应用化学联合会（IUPAC）给出的定义是：氧化值是某元素一个原子的表观荷电数，这种荷电数是假设把每一个化学键中的电子指定给电负性更大的原子而求得。

根据元素氧化值的定义，计算元素氧化值要遵循以下几条规则。

（1）单质的氧化值为零。例如，F_2、O_2、Cl_2等单质分子，其成键电子无偏向，因此原子的表观荷电数为零。

（2）在电中性的化合物中，所有元素的氧化值之和为零；单原子离子，元素的氧化值等于离子的电荷数。例如，Cl^-的氧化值为-1，Mg^{2+}的氧化值为+2；对于多原子离子，所有元素的氧化值之和等于离子的电荷数。

（3）氢在化合物中的氧化值一般为+1，但在金属氢化物（如 NaH、CaH_2）中为-1（由于 H 的电负性比金属大）。

氧在化合物中氧化值一般为-2，但在过氧化物（如 H_2O_2）中为-1，在超氧化物（如 KO_2）中为-1/2。在 OF_2中为+2（由于 F 的电负性比 O 大）。

按照上述规则即可确定化合物中某元素的氧化值。

例 5-1 试计算 $Cr_2O_7^{2-}$中 Cr 的氧化值和 Fe_3O_4中 Fe 的氧化值。

解：设 $Cr_2O_7^{2-}$中 Cr 的氧化值为 x，由于 O 的氧化值为-2，则

$$2x + 7 \times (-2) = -2 \qquad x = +6$$

Cr 的氧化值为 + 6；

设 Fe 的氧化值为 y,已知 O 的氧化值为-2,则

$$3y + 4 \times (-2) = 0 \qquad y = +8/3$$

Fe 的氧化值为 + 8/3。

由此可见,元素的氧化值可以是整数,也可以是分数或小数。

二、氧化还原反应

1. 定义　在化学发展的初期,氧化是指物质与氧化合的过程,还原是指物质失去氧的过程。例如,汞与氧化合生成氧化汞时,汞被氧化生成氧化汞。

$$2Hg + O_2 \longrightarrow 2HgO$$

相反地,当氧化汞加热分解成汞和氧时,氧化汞失去氧被还原成汞。

$$2HgO \longrightarrow 2Hg + O_2$$

随后氧化还原的概念扩大了,认为物质失去氢的过程也是氧化,与氢结合的过程则是还原。这种去氢氧化(即脱氢氧化),加氢还原的概念,在有机化学和生物化学中应用较为广泛。然而,这些概念不能应用到没有氢和氧参加的氧化还原反应中,也没有指出氧化还原反应的实质。

1892 年,德国物理化学家奥斯特瓦尔德(F. W. Ostwald)提出,氧化还原反应是由于电子的转移引起的,失电子的物质氧化值升高,得电子的物质氧化值降低。氧化还原反应的特征是在反应前后某些元素的氧化值有了改变,元素氧化数发生变化的化学反应称为氧化还原反应。元素氧化数升高(即失去电子)的过程称为氧化(oxidation),含氧化数升高元素的物质叫还原剂,还原剂发生氧化反应;元素氧化数降低(即得到电子)的过程称为还原(reduction),含氧化数降低元素的物质叫氧化剂,氧化剂发生还原反应。例如,锌和盐酸发生的反应:$Zn + 2HCl \rightleftharpoons ZnCl_2 + H_2$是氧化还原反应。其中,Zn 失去了两个电子生成了 Zn^{2+},锌的氧化值从 0 升到了+2,Zn 被氧化,为还原剂;HCl 中的氢离子得到电子生成了 H_2,氢的氧化值从+1 降到了 0,HCl 中的氢离子被还原,HCl 为氧化剂。

2. 氧化剂与还原剂的共轭关系　在氧化还原反应中,还原剂被氧化,生成与之共轭的氧化剂。同理,在氧化还原反应中,氧化剂被还原,生成与之共轭的还原剂。氧化态和还原态互为共轭关系,可以相互转化。在任何化学反应中,若有得到电子的物质,必然有失去电子的物质,且得失电子总数相等,因而氧化与还原必定同时发生。如果还原剂越强(失去电子的能力越大),则其共轭的氧化剂越弱(得到电子的能力越小);如果氧化剂越强,则其共轭的还原剂越弱。氧化还原反应是按较强的氧化剂和较强的还原剂相互作用的方向进行的。

3. 氧化还原半反应和氧化还原电对　在氧化还原反应中,包含氧化和还原两个过程。例如,

$$Fe + Cu^{2+} \rightleftharpoons Cu + Fe^{2+}$$

上述反应中 Fe 失去电子,生成 Fe^{2+},发生氧化反应,其氧化半反应为

$$Fe - 2e^- \longrightarrow Fe^{2+}$$

Cu^{2+}得到电子,生成 Cu,发生还原反应,其还原半反应为

$$Cu^{2+} + 2e^- \longrightarrow Cu$$

所以,任意一个氧化还原反应可以分解为氧化和还原两个半反应。氧化半反应和还原

半反应不能单独存在，必须同时并存，在反应过程中得失电子的数目必须相等。

每个半反应中都包含同一元素的两种不同氧化态，一般把氧化数高的称为氧化态（oxidation state，Ox），而把氧化数低的称为还原态（reduction state，Red）。同一元素的两种不同氧化态构成氧化还原电对（redox couple），简称电对。书写氧化还原电对时将氧化型写在左边，还原型写在右边，中间用短斜线，例如 Cu^{2+}/Cu；Zn^{2+}/Zn 等。

氧化还原半反应的通式为

$$\text{氧化态} + ne^- \rightleftharpoons \text{还原态}$$

或

$$Ox + ne^- \rightleftharpoons Red$$

式中，n 为半反应中电子转移的数目，氧化态应包括氧化剂及其相关介质，还原态应包括还原剂及其相关介质。例如，半反应

$$Cr_2O_7^{2-} + 14H^+ + 6e^- \rightleftharpoons 2Cr^{3+} + 7H_2O$$

式中，电子转移数为 6，氧化态为 $Cr_2O_7^{2-}$ 和 H^+，还原态为 Cr^{3+}（H_2O 是溶剂不包括在内）。当溶液中的介质参与半反应时，虽然它们在反应中未得失电子，也应写入半反应中。氧化还原电对写作 $Cr_2O_7^{2-}, H^+/Cr^{3+}$。

又如半反应 $MnO_4^- + 8H^+ + 5e^- \rightleftharpoons Mn^{2+} + 4H_2O$

其氧化还原电对应为 $MnO_4^-, H^+/Mn^{2+}$。

第二节　原电池和电极电位

一、原　电　池

1. 原电池的概念　在 $CuSO_4$ 溶液中放入 Zn 片，将发生下列氧化还原反应。

$$Zn(s) + Cu^{2+}(aq) = Zn^{2+}(aq) + Cu(s)$$

在溶液中电子直接从 Zn 片传递给 Cu^{2+}，使 Cu^{2+} 在 Zn 片上还原而析出金属 Cu，同时 Zn 氧化为 Zn^{2+}。这个反应同时有热量放出，这是化学能转化为热能的结果。

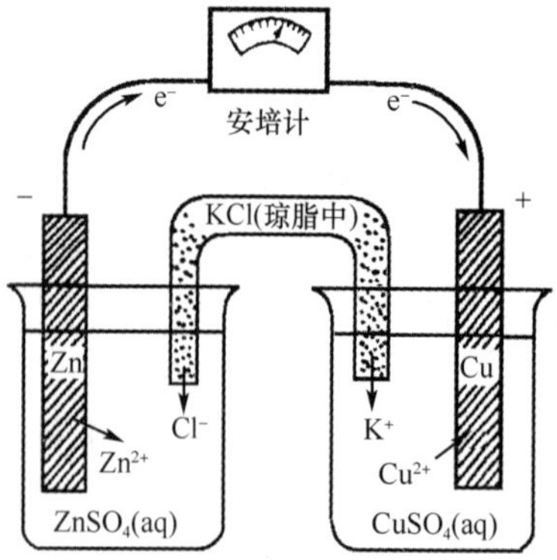

图 5-1　Daniell 原电池结构示意图

以氧化还原反应为基础，要实现使化学能转变成电能，必须借助一种装置——原电池。原电池真正被广泛应用是在 1836 年英国化学家丹尼尔（J. F. Daniell，1790-1845）提出 Daniell 原电池以后。如图 5-1 所示，将 Zn 片插入盛 $ZnSO_4$ 溶液的烧杯中，Cu 片插入盛 $CuSO_4$ 溶液的另一烧杯中，组成两个半电池（half cell），亦称作两个电极（electrode）。用导线把两金属片连接起来，两烧杯的溶液用盐桥（salt bridge）沟通，可观察到以下现象：Zn 片逐渐溶解，Cu 片上有金属 Cu 析出，检流计指针发生偏转，说明导线上有电流通过。这种将化学能转化成电能的装置称为原电池（primary cell），简称电池。原电池可以将自发进行的氧化还原反应所产生的化学能转变为电能，同时做电功。理论上讲，任何一个自发进行的氧化还原反应都可以设计成一个原电池。

根据图 5-1 检流计指针的偏转方向可判断电子是从 Zn 片流向 Cu 片（与电流方向相反）。在原电池中，电子流出的一极，称为负极（anode）；电子流入的一极，称为正极

(cathode)。由正极反应和负极反应所构成的总反应,称为原电池反应(cell reaction),简称电池反应。相关电极反应、电池反应如下:

正极反应(还原反应)　　$Cu^{2+} + 2e^- \longrightarrow Cu$

负极反应(氧化反应)　　$Zn - 2e^- \longrightarrow Zn^{2+}$

电池反应　　$Zn + Cu^{2+} \rightleftharpoons Cu + Zn^{2+}$

电池反应就是完整的氧化还原反应,而正极反应就是还原半反应,负极反应就是氧化半反应。书写电池反应时应注意正极反应和负极反应的得失电子数应相等。

盐桥(salt bridge)在构成原电池中的作用是什么呢? 盐桥是一只装有饱和电解质(如 KCl 或 NH_4NO_3)溶液(用胶冻状的琼脂固定)的倒置 U 形管。Daniell 原电池中,若不加盐桥,两个溶液中由于电极上所发生的氧化或还原反应,而使两溶液分别积累过多的正电荷或负电荷,从而阻止电子继续从负极通过导线流向负极,导致反应终止。为此,为保持溶液的电中性,使电流持续产生,必须在两溶液中置一盐桥。若取出盐桥,检流计指针归零,重新放入盐桥,指针又发生偏转,说明盐桥还起到了使整个装置构成通路的作用。盐桥中离子的定向迁移构成了电流通路,盐桥既可联通两方溶液,又能阻止反应物的直接接触。

2. 原电池组成式(原电池符号)　原电池一般由两个半电池(或电极)组成。半电池包括电极材料(电极板)和电解质溶液,电极板是电池反应中电子转移的导体,氧化还原电对的电子得失反应在溶液中进行。两个半电池由盐桥连接,原电池的组成式可以用电池组成式方便地表示。上述 Cu-Zn 原电池的电池组成式是

$$(-)Zn|Zn^{2+}(c_1) \| Cu^{2+}(c_2) | Cu(+)$$

书写电池组成式要注意以下几点:

(1) 半电池中用单竖线"|"表示物质的相界面,同一相中的不同物质用逗号","隔开。用双竖线"‖"表示盐桥。

(2) 溶液中的溶质须在括号内标注浓度;气体物质须在括号内标注压力。当溶液浓度为 $1mol \cdot L^{-1}$或气体分压为 100kPa 时可不标注。半电池中的溶液紧靠盐桥,电极板远离盐桥。

(3) 习惯上负极写在盐桥的左边,正极写在盐桥的右边,电极的极性在括号内用"+""-"号标注。

(4) 当气体或液体不能直接和普通导线相连时,应以不活泼的惰性导体,如铂或碳作电极极板起导电作用。纯气体、液体和固体,紧靠电极极板。

例 5-2　把下列反应设计成电池,写出电极反应、电池反应和电池组成式。

(1) $Cu^{2+}(aq) + H_2(g) \rightleftharpoons Cu(s) + 2H^+(aq)$

(2) $MnO_4^-(aq) + 5Fe^{2+}(aq) + 8H^+(aq) \rightleftharpoons 5Fe^{3+}(aq) + Mn^{2+}(aq) + 4H_2O(l)$

解:

(1) 负极反应　$H_2(g) - 2e^- \rightleftharpoons 2H^+(aq)$

正极反应　$Cu^{2+}(aq) + 2e^- \rightleftharpoons Cu(s)$

电池反应　$Cu^{2+}(aq) + H_2(g) \rightleftharpoons Cu(s) + 2H^+(aq)$

电池组成式　$(-)Pt | H_2(p) | H^+(c_1) \| Cu^{2+}(c_2) | Cu(+)$

(2) 负极反应　$Fe^{2+}(aq) - e^- \rightleftharpoons Fe^{3+}(aq)$

正极反应　$MnO_4^-(aq) + 8H^+(aq) + 5e^- \rightleftharpoons Mn^{2+}(aq) + 4H_2O$

电池反应　$MnO_4^-(aq) + 5Fe^{2+}(aq) + 8H^+(aq) \rightleftharpoons 5Fe^{3+}(aq) + Mn^{2+}(aq) + 4H_2$

电池组成式　$(-)Pt \mid Fe^{2+}(c_1), Fe^{3+}(c_2) \parallel MnO_4^-(c_3), Mn^{2+}(c_4), H^+(c_5) \mid Pt(+)$

二、电极电位

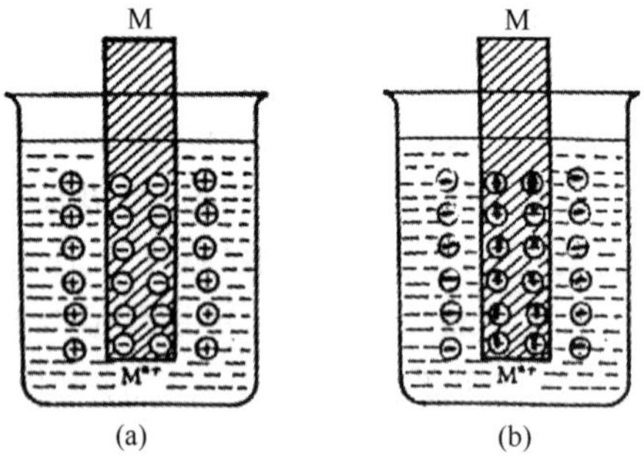

图 5-2　双电层示意图

原电池能够产生电流的事实,表明在原电池的两极之间存在电位差,也就是说两电极的电位(势能)是不同的。什么是电极电位?它是如何产生的?德国化学家 Nernst H. W. 于 1889 年在解释金属活动顺序表时提出了金属在溶液中的的"双电层理论",并用此理论定性地解释了电极电位产生的原因,如图 5-2 所示。

金属晶体中存在金属阳离子和自由电子,金属 M 插入含有离子 M^{n+} 的溶液中时有两种倾向。

一方面,金属表面构成晶格的金属离子和极性大的 H_2O 分子相互吸引,从而使金属具有一种以水合离子的形式进入金属表面附近的溶液中的倾向:$M \longrightarrow M^{n+}(aq)+ne^-$,金属越活泼,溶液越稀,这种倾向就越大。

另一方面,盐溶液中的 $M^{n+}(aq)$ 离子又有一种从金属表面获得电子而沉积在金属表面的倾向。

$$M^{n+}(aq)+ne^- \longrightarrow M$$

金属越不活泼,溶液越浓,这种倾向就越大。达到平衡时,如果金属溶解的趋势大于金属离子沉积的趋势,金属表面带负电,而金属表面附近的溶液带正电;若金属离子沉积的趋势大于金属溶解的趋势,金属表面带正电,而金属表面附近的溶液带负电。结果在金属和溶液界面间形成一双电层结构,双电层的厚度很小(约为 10^{-10} m 数量级,相当于分子大小)。像这种形成的双电层之间的电势差就是电极的电极电位或电极电势(electrode potential),常用 $\varphi_{Ox/Red}$ 表示,单位伏特(V)。它的大小与金属的本性、温度和金属离子的浓度(或活度)有关。金属越活泼,溶解倾向越大,金属表面负电荷越多,电势越负。金属不活泼,沉积倾向越大,金属表面负电荷越少,电势越正。

不同电极所产生的电极电势不同,若将两个不同的电极组成原电池时,两电极之间必然产生电势差,从而产生电流。电流的产生是由于两个电极间存在电位差所致。

在没有电流通过的情况下,正、负两电极的电极电势之差称为原电池的电动势(electromotive force),常用 E 表示。电极电位高的为正极,电极电位低的为负极,电池的电动势 E 为

$$E_{电池} = \varphi_+ - \varphi_-$$

式中,φ_+ 是正极的电极电势,φ_- 为负极的电极电势。

三、标准电极电位

1. 标准氢电极　任何一个电极的电极电位的绝对值是无法测量的,但是我们可以选择某个电极作为基准,测定其他电极电位的相对值,国际纯粹与应用化学联合会(IUPAC)建

议采用标准氢电极(standard hydrogen electrode,缩写为 SHE)作为标准电极,并人为规定其电极电势为0.0000V,即 $\varphi^{\ominus}_{H^+/H_2}=0.0000V$。

标准氢电极(图 5-3)是将镀有一层海绵状铂黑的铂片浸入含有氢离子浓度为 $1mol \cdot L^{-1}$(严格应是 $a_{H^+}=1$)的溶液中,保持氢气的压力为标准压力 $p^{\ominus}$(100kPa),使铂黑吸附氢气至饱和。被铂黑吸附的氢气与溶液中的氢离子建立了如下的动态平衡。

$$2H^+(aq)+2e^- \rightleftharpoons H_2(g)$$

2. 电极电位的测定　将待测电极与标准氢电极组成一个原电池。

(－)标准氢电极‖待测电极(＋)

测出原电池的电动势,即可求出待测电极的电极电位。例如,Cu^{2+}/Cu 电极的电极电位测定,方法如图 5-4 所示。以 Cu^{2+}/Cu 电极为正极,以 SHE 为负极,组成原电池。

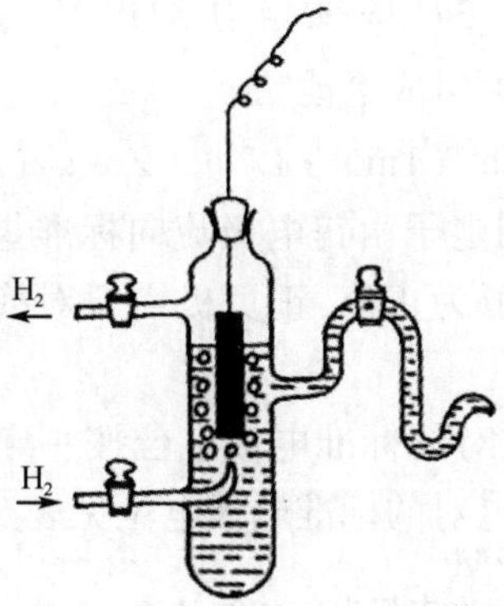

图 5-3　标准氢电极

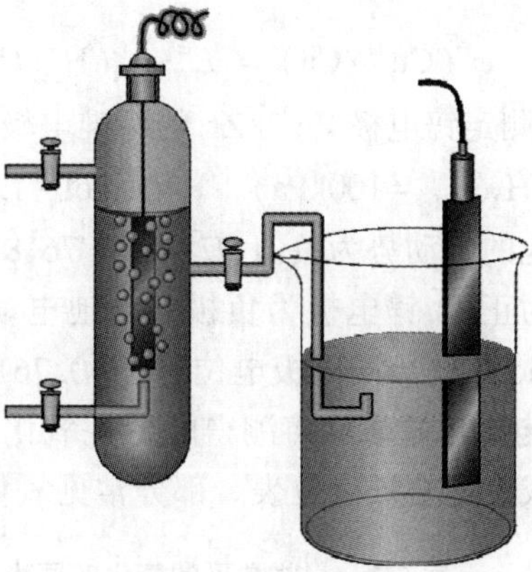

图 5-4　电位测量装置示意图

$$(-)Pt \mid H_2(p_{H_2}=100kPa) \mid H^+(1mol \cdot L^{-1}) \parallel Cu^{2+}(c) \mid Cu(s)(+)$$

$$E=\varphi_{Cu^{2+}/Cu}-\varphi_{SHE}=\varphi_{Cu^{2+}/Cu}$$

3. 标准电极电位　在标准态下,测得的相对平衡电位就称为标准电极电位,符号用 $\varphi^{\ominus}$ 表示,单位为 V。

电极的标准态:对于溶液,各电极反应物浓度为 $1mol \cdot L^{-1}$(严格地是活度为 1);若有气体参加反应,则气体分压为 100kPa;反应温度未指定,IUPAC 推荐参考温度为 298.15K。

$$E=\varphi_+-\varphi_- \qquad (5\text{-}1)$$

上式中 φ_+ 和 φ_- 分别表示处于平衡态的正极和负极的电位。若构成原电池的两电极均在标准态下,测得的电池电动势就为标准电动势,用符号 $E^{\ominus}$ 表示为

$$E^{\ominus}=\varphi^{\ominus}_+-\varphi^{\ominus}_- \qquad (5\text{-}2)$$

在式(5-2)中,若一个电极为 SHE,因其标准电极电位已规定为0.0000V,根据测得的电池电动势即可求出待测电极的标准电极电位。例如,标准氢电极与标准铜电极组成的原电池(图 5-5),根据电流方向,得知铜电极为正极,氢电极为负极,测得的电池电动势 $E^{\ominus}=0.3419V$,则 $\varphi^{\ominus}(Cu^{2+}/Cu)$ 为 0.3419V。其测定结论分析如下:

$$(-)Pt \mid H_2(100kPa) \mid H^+(1mol \cdot L^{-1}) \parallel Cu^{2+}(1mol \cdot L^{-1}) \mid Cu(+)$$

则　$E^{\ominus}=\varphi^{\ominus}_+-\varphi^{\ominus}_-=\varphi^{\ominus}(Cu^{2+}/Cu)-\varphi^{\ominus}(H^+/H_2)$

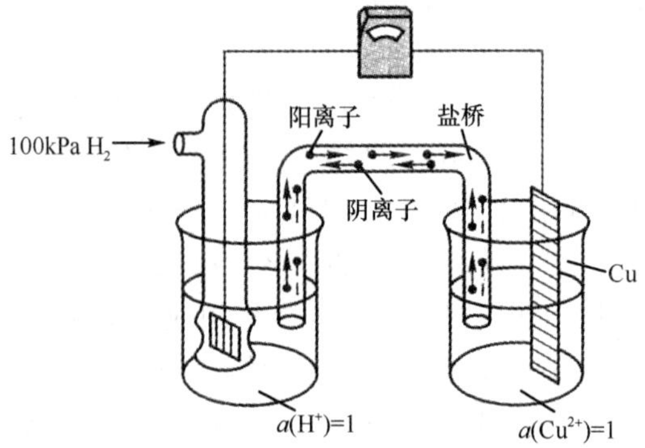

图 5-5 测定铜电极标准电极电位的装置

$$\varphi^{\ominus}(Cu^{2+}/Cu) = E^{\ominus} - \varphi^{\ominus}(H^{+}/H_2) = 0.3419V - 0 = 0.3419\ V$$

又如，欲测定锌电极 Zn^{2+}/Zn 的标准电极电位，可组成电池

$(-)Pt \mid H_2(p_{H_2}=100kPa) \mid H^{+}(1mol \cdot L^{-1}) \parallel Zn^{2+}(1mol \cdot L^{-1}) \mid Zn(s)(+)$

测得电池的电动势为负值，$E^{\ominus} = -0.7618V$，说明电子由锌电极流向标准氢电极。所以标准氢电极为正极，锌电极为负极。电池电动势应恒为正值，正负极需要对换。则锌电极 $Zn \mid Zn^{2+}(1mol \cdot L^{-1})$ 的电极电位等于−0.7618V。

4. 标准电极电位表 将测得的各种氧化还原电对的标准电极电位按一定的方式汇集在一起就构成标准电极电位表。部分常见氧化还原电对的标准电极电位见表 5-1。

表 5-1 一些常见的氧化还原半反应和标准电极电位(298.15K)

	半反应	$\varphi^{\ominus}$/V	
氧化剂的氧化能力增强 ↓	$Li^{+} + e^{-} \rightleftharpoons Li$	−3.0401	还原剂的还原能力增强 ↑
	$Na^{+} + e^{-} \rightleftharpoons Na$	−2.7100	
	$Zn^{2+} + 2e^{-} \rightleftharpoons Zn$	−0.7618	
	$AgCl + e^{-} \rightleftharpoons Ag + Cl^{-}$	0.2223	
	$Cu^{2+} + 2e^{-} \rightleftharpoons Cu$	0.3419	
	$I_2 + 2e^{-} \rightleftharpoons 2I^{-}$	0.5355	
	$O_2 + 2H^{+} + 2e^{-} \rightleftharpoons H_2O_2$	0.6950	
	$Fe^{3+} + e^{-} \rightleftharpoons Fe^{2+}$	0.7710	
	$Ag^{+} + e^{-} \rightleftharpoons Ag$	0.7996	
	$Br_2(l) + 2e^{-} \rightleftharpoons 2Br^{-}$	1.0660	
	$Cr_2O_7^{2-} + 14H^{+} + 6e^{-} \rightleftharpoons 2Cr^{3+} + 7H_2O$	1.2320	
	$Cl_2 + 2e^{-} \rightleftharpoons 2Cl^{-}$	1.3583	
	$MnO_4^{-} + 8H^{+} + 5e^{-} \rightleftharpoons Mn^{2+} + 4H_2O$	1.5070	
	$F_2 + 2e^{-} \rightleftharpoons 2F^{-}$	2.8660	

标准电极电位表是电化学中非常重要的数据表，使用中应注意如下几点。

(1) 标准电极电位是指在热力学标准态下的电极电位，应在满足标准态的条件下使用。对于非标准状态，非水溶液体系，都不能使用标准电极电位值比较物质的氧化还原能力。

(2) 因为电池半反应通常是用 $Ox+ne^- \rightleftharpoons Red$ 表示的，所以电极电位又可称为还原电位。

(3) 电极电位的数值反映了氧化还原电对得失电子的趋向，它是一个强度性质，大小与反应方程式的书写方向无关，也与电极反应中物质的计量系数无关。

例如，$Zn^{2+} + 2e^- \rightleftharpoons Zn$　　$\varphi^{\ominus}(Zn^{2+}/Zn) = -0.7618V$

$Zn - 2e^- \rightleftharpoons Zn^{2+}$　　$\varphi^{\ominus}(Zn^{2+}/Zn) = -0.7618V$

$2Zn^{2+} + 2e^- \rightleftharpoons 2Zn$　　$\varphi^{\ominus}(Zn^{2+}/Zn) = -0.7618V$

(4) 该表为 298.15K 时的标准电极电位。由于电极电位随温度变化并不大，其他温度下的电极电位也可参照使用表 5-1。

5. 标准电极电位表的应用

(1) 比较氧化剂和还原剂的相对强弱：$\varphi^{\ominus}$越高，电对中氧化态的氧化能力越强，还原态的还原能力越弱；$\varphi^{\ominus}$越低，电对中还原态的还原能力越强，氧化态的氧化能力越弱。在表5-1中，最强的氧化剂是 F_2，最强的还原剂是 Li。

较强的氧化剂其对应的还原剂的还原能力较弱，较强的还原剂其对应的氧化剂的氧化能力较弱。

例 5-3　试用电极电势解释以下现象：铁能使 Cu^{2+} 离子还原，铜能使 Fe^{3+} 离子还原。

解：查表 $\varphi^{\ominus}(Fe^{2+}/Fe) = -0.447\ V$，$\varphi^{\ominus}(Fe^{3+}/Fe^{2+}) = 0.771V$，$\varphi^{\ominus}(Cu^{2+}/Cu) = 0.342V$

因为 $\varphi^{\ominus}(Cu^{2+}/Cu) = 0.342V > \varphi^{\ominus}(Fe^{2+}/Fe) = -0.447V$

得到 $Fe+Cu^{2+} = Cu+Fe^{2+}$

而 $\varphi^{\ominus}(Fe^{3+}/Fe^{2+}) = 0.771V > \varphi^{\ominus}(Cu^{2+}/Cu) = 0.342V$

得到 $2Fe^{3+}+Cu = 2Fe^{2+}+Cu^{2+}$

所以，铁能使 Cu^{2+} 离子还原，铜能使 Fe^{3+} 离子还原。

(2) 判断标准状态下氧化还原反应进行的方向：较强的氧化剂和较强的还原剂相互作用，向生成相应的较弱的还原剂和较弱的氧化剂的方向进行。如

$$Zn+Cu^{2+} \rightleftharpoons Cu+Zn^{2+}$$

由于 $\varphi^{\ominus}(Cu^{2+}/Cu)$ 为 0.3419V 较高，$\varphi^{\ominus}(Zn^{2+}/Zn)$ 为 -0.7618V 较低，所以较强的氧化剂 Cu^{2+} 与较强的还原剂 Zn 能自发反应，变成较弱的还原剂 Cu 与较弱的氧化剂 Zn^{2+}。

例 5-4　在标准状态下，判断反应：$Zn+Fe^{2+} \rightleftharpoons Zn^{2+}+Fe$ 能否自左向右自发进行？

解：查标准电极电位表得，$\varphi^{\ominus}(Zn^{2+}/Zn) = -0.762v$，$\varphi^{\ominus}(Fe^{2+}/Fe) = -0.447v$

比较两电对的 $\varphi^{\ominus}$值，$\varphi^{\ominus}(Fe^{2+}/Fe) > \varphi^{\ominus}(Zn^{2+}/Zn)$，可知 Fe^{2+} 是较强的氧化剂，Zn 是较强的还原剂，电池电动势 $E^{\ominus} > 0$，因此上述反应能够自左向右进行。

第三节　Nernst 方程式

标准电极电位是在标准态下测得的，一般只能在标准态下使用，但实际体系中各物质不可能都处于标准态浓度，因此将非标准态下的氧化还原反应组成原电池，其电极电位和电池电动势也是非标准态的。那么非标准态的电极电位和电池电动势受哪些因素影响，它们的关系又如何呢？

一、Nernst 方程式

影响电极电位的因素很多，除了电极本性外，主要还和温度、反应物浓度及溶液的 pH

有关,若有气体参与反应,气体分压对电极电位也有影响,这些影响因素由 Nernst 方程式(Nernst equation)联系起来。对于任意电极反应

$$a\text{Ox}+ne^- \rightleftharpoons b\text{Red}$$

其电极电位 φ 通过 Nernst 方程式表示为

$$\varphi(\text{Ox/Red}) = \varphi^{\ominus}(\text{Ox/Red}) + \frac{\text{R}T}{n\text{F}}\ln\frac{c^a(\text{Ox})}{c^b(\text{Red})} \tag{5-3}$$

式中,$\varphi^{\ominus}$为标准电极电位,R 为气体常量($8.314\text{J}\cdot\text{mol}^{-1}\cdot\text{K}^{-1}$),F 为法拉第(Faraday)常数($9.6485\times10^4\text{C}\cdot\text{mol}^{-1}$),$T$ 为热力学温度,n 为电极反应中转移的电子数。应该注意的是,c(Ox)、c(Red)表示氧化型、还原型物质的浓度。a、b 等于电极反应中化学式前的化学计量数。当 T 为 298.15K 时,代入有关常数,得

$$\varphi(\text{Ox/Red}) = \varphi^{\ominus}(\text{Ox/Red}) + \frac{0.05916}{n}\lg\frac{c^a(\text{Ox})}{c^b(\text{Red})} \tag{5-4}$$

从式(5-4)可以看出,在一定温度下,氧化型、还原型物质的浓度改变,将影响电极电位。氧化型浓度愈大,φ(Ox/Red) 愈大;还原型浓度愈大,φ(Ox/Red) 愈小。但是浓度对电极电位的影响是对数关系,还要乘上小于 1 的量 $0.05916/n$,因此在一般情况下浓度不是影响电极电位的主要因素,电极电位的大小主要取决于体现电极本性的标准电极电位 $\varphi^{\ominus}$(Ox/Red) 。通常,若不指明温度,即表示温度为 298.15K。

应用 Nernst 方程式时应注意如下几点。

(1) 式(5-4)中氧化型、还原型物质若是固体,如金属 Cu(s),难溶盐 AgCl(s)等,或纯液体,如 Br_2(l)、Hg(l)、H_2O(l)等,则其浓度项不列入方程式中。

如

$$\text{Pb}^{2+}(\text{aq})+2\text{e}^- \rightleftharpoons \text{Pb(s)}$$

$$\varphi(\text{Pb}^{2+}/\text{Pb}) = \varphi^{\ominus}(\text{Pb}^{2+}/\text{Pb}) + \frac{0.05916}{2}\lg c(\text{Pb}^{2+})$$

$$\text{Br}_2(\text{l})+2\text{e}^- \rightleftharpoons 2\text{Br}^-(\text{aq})$$

$$\varphi(\text{Br}_2/\text{Br}^-) = \varphi^{\ominus}(\text{Br}_2/\text{Br}^-) + \frac{0.05916}{2}\lg\frac{1}{c^2(\text{Br}^-)} = \varphi^{\ominus}(\text{Br}_2/\text{Br}^-) - 0.05916\lg c(\text{Br}^-)$$

(2) 当氧化型或还原型是气体时,则用相对分压 $p/p^{\ominus}$表示,如

$$2\text{H}^+(\text{aq})+2\text{e}^- \rightleftharpoons \text{H}_2(\text{g})$$

$$\varphi(\text{H}^+/\text{H}_2) = \varphi^{\ominus}(\text{H}^+/\text{H}_2) + \frac{0.05916}{2}\lg\frac{c^2(\text{H}^+)}{p_{\text{H}_2}/p^{\ominus}}$$

(3) 除氧化型和还原型外,若有 H^+、OH^-或 Cl^-等介质参加电极反应,则它们的浓度也必须写入 Nernst 方程式中。介质若处于反应式氧化型一侧,就当作氧化型处理;若处于反应式还原型一侧,则当作还原型处理。如

$$\text{Cr}_2\text{O}_7^{2-}(\text{aq})+14\text{H}^+(\text{aq})+6\text{e}^- \rightleftharpoons 2\text{Cr}^{3+}(\text{aq})+7\text{H}_2\text{O(l)}$$

$$\varphi(\text{Cr}_2\text{O}_7^{2-}/\text{Cr}^{3+}) = \varphi^{\ominus}(\text{Cr}_2\text{O}_7^{2-}/\text{Cr}^{3+}) + \frac{0.05916}{6}\lg\frac{c(\text{Cr}_2\text{O}_7^{2-})c^{14}(\text{H}^+)}{c^2(\text{Cr}^{3+})}$$

二、电极溶液中各物质浓度对电极电位的影响

从电极的 Nernst 方程式可知,电极反应式中各物质的浓度发生变化可以对电极电位产

生影响，下面就溶液离子浓度、溶液的酸度对电极电位的影响分别进行讨论。

1. 溶液离子浓度改变对电极电势的影响

例 5-5　计算 298.15K 时，$Zn \mid Zn^{2+}(0.01mol \cdot L^{-1})$ 的电极电势。

解：查表得 $\varphi^{\ominus}(Zn^{2+}/Zn) = -0.762V$，根据 Nernst 方程：

$$\varphi(Zn^{2+}/Zn) = \varphi^{\ominus}(Zn^{2+}/Zn) + \frac{0.05916}{2}\lg c(Zn^{2+})$$

$$= -0.762 + \frac{0.05916}{2}\lg 0.01 = -0.821(V)$$

由计算结果表明，氧化态物质浓度减小时，电极电势的代数值减小，还原剂失电子的能力增强。

2. 酸度对电极电位的影响　在许多电极反应中，H^+、OH^- 和 H_2O 作为介质参加了反应，而 H_2O 作为溶剂不写入 Nernst 方程中。按照 Nernst 方程，H^+ 和 OH^- 的浓度将对电极电位产生影响。

例 5-6　电极反应：$Cr_2O_7^{2-}+14H^++6e^- \rightleftharpoons 2Cr^{3+}+7H_2O$，若 $Cr_2O_7^{2-}$ 和 Cr^{3+} 的浓度均为 $1mol \cdot L^{-1}$，求 298.15K，pH = 6 时的电极电位。已知 $\varphi^{\ominus}(Cr_2O_7^{2-},H^+/Cr^{3+}) = 1.232V$。

解：$Cr_2O_7^{2-}+14H^++6e^- \rightleftharpoons 2Cr^{3+}+7H_2O$　　　$n = 6$

298.15K，按式(5-4)：

$$\varphi(Cr_2O_7^{2-},H^+/Cr^{3+}) = \varphi^{\ominus}(Cr_2O_7^{2-},H^+/Cr^{3+}) + \frac{0.05916}{n}\lg\frac{c(Cr_2O_7^{2-})c^{14}(H^+)}{c^2(Cr^{3+})}$$

因为 $c(Cr_2O_7^{2-}) = c(Cr^{3+}) = 1mol \cdot L^{-1}$，pH = 6，$c(H^+) = 1 \times 10^{-6}mol \cdot L^{-1}$，$n = 6$

所以 $\varphi(Cr_2O_7^{2-},H^+/Cr^{3+}) = 1.232V + \frac{0.05916}{6}\lg\frac{(10^{-6})^{14}}{1} = 0.404(V)$

由于 H^+ 浓度以 14 次方的倍数影响电极电位，因此 pH = 6 时，电极电位从+1.232V 降到+0.404V，降低了+0.828V，表明 $Cr_2O_7^{2-}$ 的氧化性较标准态下的氧化性明显降低。所以对于有 H^+ 或 OH^- 参与的电极反应，溶液的酸度变化对电极电势的影响是非常显著的。含氧酸盐和一些高价含氧化合物参与的电极反应，其电极电势多受溶液酸度的影响。

三、非标准态下电极电位的应用示例

标准电极电位是在标准态下测得的，一般它只能在标准态下应用，但绝大多数氧化还原反应都是在非标准态下进行的，因此将非标准态下的氧化还原反应通过 Nernst 方程计算出非标准态下的电极电位值，就可以在非标准态下判断进行的氧化还原反应。

例 5-7　试判断反应

$$2Fe^{3+}+2I^- \rightleftharpoons 2Fe^{2+}+I_2$$

标准状态下和在 $[Fe^{3+}] = 0.001mol \cdot L^{-1}$，$[I^-] = 0.001mol \cdot L^{-1}$，$[Fe^{2+}] = 1mol \cdot L^{-1}$ 时，反应进行的方向。

解：若利用该反应设计原电池，则电极反应为

正极：　$Fe^{3+}+2e^- \rightleftharpoons Fe^{2+}$

负极：　$2I^- \rightleftharpoons I_2+2e^-$

(1) 标准状态下，$\varphi^{\ominus}(Fe^{3+}/Fe^{2+}) = 0.771V$，$\varphi^{\ominus}(I_2/I^-) = 0.5355V$。此时，$\varphi^{\ominus}$(Fe^{3+}/

$Fe^{2+}) > \varphi^{\ominus}(I_2/I^-)$

所以，在标准状态下，反应自发正向进行。

（2）在 $[Fe^{3+}] = 0.001mol \cdot L^{-1}$，$[I^-] = 0.001mol \cdot L^{-1}$，$[Fe^{2+}] = 1mol \cdot L^{-1}$条件下

$$\varphi(Fe^{3+}/Fe^{2+}) = \varphi^{\ominus}(Fe^{3+}/Fe^{2+}) + 0.05916\lg\frac{[Fe^{3+}]}{[Fe^{2+}]}$$

$$= 0.771 + 0.05916 \times \lg\frac{0.001}{1} = 0.5934(V)$$

$$\varphi(I_2/I^-) = \varphi^{\ominus}(I_2/I)^- + \frac{0.05916}{2}\lg\frac{1}{c^2[I^-]}$$

$$= 0.5355 + 0.05916 \times \lg\frac{1}{0.001} = 0.7131(V)$$

此状态下，$\varphi(I_2/I^-) > \varphi(Fe^{3+}/Fe^{2+})$

所以氧化还原反应以 I_2 为氧化剂，Fe^{2+} 为还原剂。上述反应逆向进行。

从上例可以看出，由于浓度对电极电位的影响，有时可导致整个氧化还原反应方向的改变，因此判断非标准态下的氧化还原反应进行的方向应根据其反应组成的电池电动势值的大小来判断。但由于标准电池电动势是决定电池电动势的主要因素，所以对于在非标准态下的氧化还原反应，在一般情况下，若已知其 $E^{\ominus} > +0.3V$，可粗略判断反应正向进行；若已知其 $E^{\ominus} < -0.3V$，反应逆向进行，在这两种情况下通过改变其浓度是不易改变反应方向的；但是若 $-0.3 < E^{\ominus} < 0.3V$，则有可能通过改变其浓度而改变其反应方向。

第四节　电位法测定溶液 pH

单个电极的电位是无法测量的，必须组成一个原电池。构成原电池的两个电极，若其中一个电极的电极电位不受待测离子的浓度的影响，具有恒定的数值，便可作为参照标准称为参比电极（reference electrode）。而另一个电极的电极电位随待测离子浓度而变化，并且它们之间符合 Nernst 方程式，能指示出待测离子的浓度变化，这种电极称为指示电极（indicator electrode）。因此可通过电极电位的测定，对物质的含量进行定量分析，这就是电位分析法的基本原理。

一、参比电极

标准氢电极是测量标准电极电位的基础，可作为参比电极。但由于其制作和纯化比较复杂，操作条件苛刻，在实际应用中很少使用。在实际测定时，往往采用甘汞电极（calomell electrode）作为参比电极。甘汞电极在室温下电极电势数值比较稳定，并且容易制备，使用方便。但其温度系数较大，即电极电位随温度变化较大。

甘汞电极　电极由两个玻璃套管组成，内管上部为汞，连接电极引线，中部为汞和氯化亚汞的糊状物，底部用棉球塞紧，外管盛有 KCl 溶液，下部支管端口塞有多孔素烧瓷。在测定中，盛有 KCl 溶液的外管还可起到盐桥的作用。

电极组成式　$Pt \mid Hg, Hg_2Cl_2(s) \mid Cl^-(c)$

电极反应　　$Hg_2Cl_2 + 2e^- \rightleftharpoons 2Hg + 2Cl^-$

电极的 Nernst 方程为

$$\varphi = \varphi^{\ominus} - \frac{RT}{2F}\ln\,[Cl^-]^2 \qquad (5\text{-}5)$$

甘汞电极的电极电位随 KCl 溶液的浓度变化而变化。若 KCl 为饱和溶液,则称为饱和甘汞电极(saturated calomel electrode,SCE),如图 5-6。298.15K 时,φ_{SCE} = 0.2412V。

二、指示电极

实际使用最广泛的 pH 指示电极为玻璃电极。

玻璃电极的结构见图 5-7,电极下部是用特殊的玻璃制成的半球形玻璃薄膜球(厚度约为 0.1 mm),膜内装有一定 pH 的盐酸溶液,并用氯化银-银电极作内参比电极。

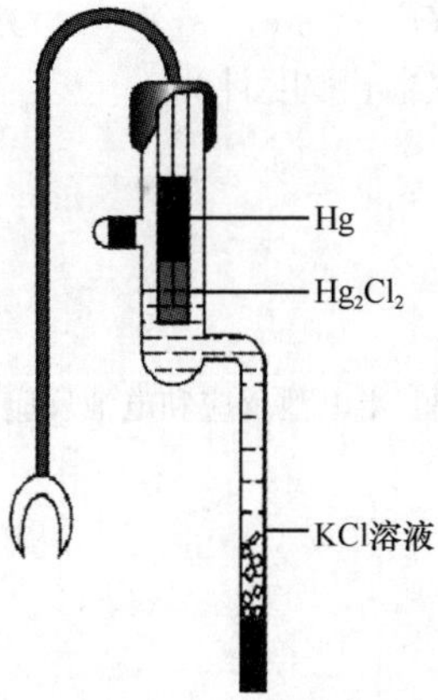

图 5-6　饱和甘汞电极

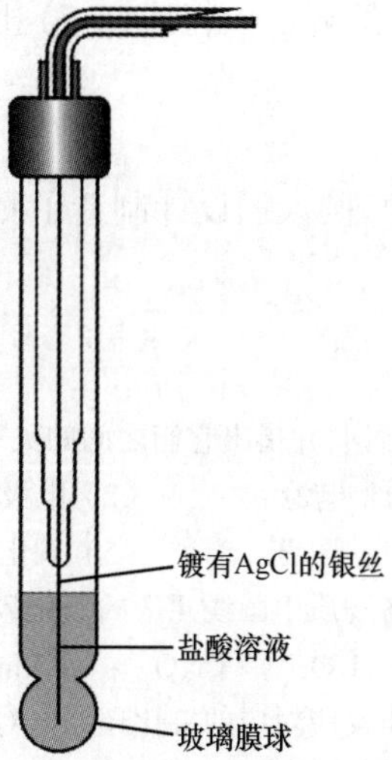

图 5-7　玻璃电极

玻璃电极能用于测定 pH 是与它的膜电位有关,在薄膜球两侧溶液的 pH 不同时,在膜内、外的固-液界面上的电荷分布不同,使得膜两侧产生一定的电位差,这种电位差称为膜电位。由于膜内盐酸的浓度固定,膜电位的数值就取决于膜外待测溶液的氢离子浓度(严格讲应为活度),即 pH 的数值,这就是玻璃电极可用作 pH 指示电极的基本原理。

玻璃电极的电极电位也符合 Nernst 方程。

$$\varphi = K + \frac{2.303RT}{F}\lg\alpha(H^+) = K - \frac{2.303RT}{F}pH \qquad (5\text{-}6)$$

三、电位法测定溶液 pH

电位法也称离子选择电极法,它是利用膜电极将被测离子的活度转换为电极电位而加以测定的一种方法。电位测量时,将一支指示电极与另一支合适的参比电极插入被测试液中,构成一个原电池,并通过离子计(或 pH 计)测定该试液的电极电位(或 pH),以求得被测物质的含量。测定溶液的 pH 时,通常用玻璃电极作 pH 指示电极,饱和甘汞电极作参比电极,组成原电池。

(−)玻璃电极｜待测 pH 溶液‖SCE(+)

电池电动势为

$$E = \varphi_{SCE} - \varphi = \varphi_{SCE} - (K - \frac{2.303RT}{F}pH)$$

一定温度下，φ_{SCE}为常数，令 $K_E = \varphi_{SCE} - K_{玻}$

$$E = K_E + \frac{2.303RT}{F}pH \tag{5-7}$$

式(5-7)中有两个未知数 K_E和 pH。操作时，首先将玻璃电极和饱和甘汞电极插入 pH 为 pH_s 的标准缓冲溶液中进行测定，测定的电池电动势为 E_s

$$E_s = K_E + \frac{2.303RT}{F}pH_s \tag{5-8}$$

然后将玻璃电极和饱和甘汞电极插入待测 pH 的溶液中进行测定，测定的电池电动势为 E，即式(5-7)所表示。将式(5-7)和式(5-8)合并，消去 K_E，即得待测溶液的 pH

$$pH = pH_s + \frac{(E - E_s)F}{2.303RT} \tag{5-9}$$

根据以上原理，人们设计制造了测定溶液 pH 的仪器(酸度计)。

习　　题

1. 解释下列名词，并指出它们之间的关系。

(1) 原电池和半电池　　(2) 电极和电对　　(3) 半电池反应和电池反应

(4) 氧化型和还原型　　(5) 氧化剂和还原剂

2. 指出下列各物质中画线元素的氧化数。

O_3　　H_2O_2　　I_2O_5　　$Cr_2O_7{}^{2-}$　　MnO^{4-}　　N_2H_4

3. 指出下列半反应对应的氧化还原电对。

(1) $Ag^+ + e^- \longrightarrow Ag$

(2) $2Cl^- + 2e^- \longrightarrow Cl_2$

(3) $MnO_4{}^- + 8H^+ + 5e^- \longrightarrow Mn^{2+} + 4H_2O$

4. 高锰酸钾与浓盐酸作用制取氯气的反应如下：

$2KMnO_4 + 16HCl \rightleftharpoons 2KCl + 2MnCl + 5Cl_2 + 8H_2O$。将此反应设计为原电池，写出电极反应、电池反应、电极组成式和电池组成式。

5. 试用原电池符号表明下列各组电对(在标准状态下)组成的原电池。写出电极反应和电池反应式。

(1) Cu^{2+}/Cu，Ni^{2+}/Ni

(2) Fe^{2+}/Fe，Cl_2/Cl^-

(3) Cu^{2+}/Cu，Ag^+/Ag

6. 根据标准电极电位表的数据，判断下列每一组中较强的氧化剂和较强的还原剂(均为标准状态)。

(1) $Hg^{2+}/Hg_2{}^{2+}$，Ni^{2+}/Ni，Zn^{2+}/Zn

(2) Cl_2/Cl^-，Br_2/Br^-，I_2/I^-

7. 当下列反应式中各有关物质均处于标准态时，哪些反应能正向自发进行？请利用标准电池电动势判断之。

(1) $2Ag + Cu(NO_3)_2 \rightleftharpoons 2AgNO_3 + Cu$

(2) $4Fe^{2+} + 4H^+ + O_2 \rightleftharpoons 4Fe^{3+} + 2H_2O$

8. 写出 298K 时下列电极反应的 Nernst 方程式。

(1) $Sn^{2+} + 2e^- \rightleftharpoons Sn$

（2）$Cr^{3+} + e^- \rightleftharpoons Cr^{2+}$

（3）$AgCl+e^- \rightleftharpoons Ag+Cl^-$

（4）$Cr_2O_7^{2-} + 14H^+ + 6e^- \rightleftharpoons 2Cr^{3+} + 7H_2O$

9. 计算 298K 时下列电对的电极电位。

（1）$Sn^{4+}(0.01mol \cdot L^{-1})/Sn^{2+}(1mol \cdot L^{-1})$

（2）$Br_2(l)/Br^-(0.01mol \cdot L^{-1})$

（3）$Cl^-(0.2mol \cdot L^{-1})$，$AgCl(s)/Ag$

（4）$Fe^{3+}(0.1mol \cdot L^{-1})/Fe^{2+}(0.5mol \cdot L^{-1})$

10. 由标准锌半电池和标准铜半电池组成原电池：

$(-)Zn \mid ZnSO_4(1mol \cdot L^{-1}) \parallel CuSO_4(1mol \cdot L^{-1}) \mid Cu(+)$，改变下列条件对原电池电动势有何影响？

（1）增加 $ZnSO_4$ 溶液的浓度；（2）在 $CuSO_4$ 溶液中加入 H_2S。

11. 用纯水代替构成标准氢电极的酸性水溶液，试计算该氢电极的电极电势。

12. 计算 298K 时下列电池的电动势。

（1）$(-)Pt \mid Sn^{4+}(0.1mol \cdot L^{-1}), Sn^{2+}(0.01mol \cdot L^{-1}) \parallel Cd^{2+}(0.1mol \cdot L^{-1}) \mid Cd(+)$

（2）$(-)Pt \mid Fe^{3+}(0.5mol \cdot L^{-1}), Fe^{2+}(0.05mol \cdot L^{-1}) \parallel Mn^{2+}(0.01mol \cdot L^{-1}), H^+(0.1mol \cdot L^{-1}), MnO_4^-(0.1mol \cdot L^{-1}) \mid Pt(+)$

（3）$(-)Pt \mid H_2(100kPa), HCl(0.01mol \cdot L^{-1}), AgCl(s) \mid Ag(+)$

（4）$(-)Pt \mid Fe^{3+}(1.0mol \cdot L^{-1}), Fe^{2+}(0.01mol \cdot L^{-1}) \parallel Hg^{2+}(1.0mol \cdot L^{-1}) \mid Hg(+)$

13. 已知 298.15K 下列原电池的电动势为 0.3884V：

$(-)Zn|Zn^{2+}(x mol \cdot L^{-1}) \parallel Cd^{2+}(0.20mol \cdot L^{-1})Cd(+)$，则 Zn^{2+} 离子的浓度应该是多少？

14. 判断标准状态下，反应 $MnO_2+2Cl^-+4H^+ = Mn^{2+}+Cl_2+2H_2O$ 能否正向自发进行？若改用 $c(HCl) = 12.0mol \cdot L^{-1}$ 的盐酸与 MnO_2 作用，假设 $c(Mn^{2+}) = 1.0mol \cdot L^{-1}$、$p(Cl_2) = 100KPa$，反应能否正向自发进行？已知：$\varphi^{\ominus}(MnO_2/Mn^{2+}) = 1.224V$，$\varphi^{\ominus}(Cl_2/Cl^-) = 1.358V$

15. 用下列反应组成原电池，写出电池组成式，计算 298K 时的电动势，并判断反应自发进行的方向。

（1）$2Ag + Cu(NO_3)_2(0.01mol \cdot L^{-1}) \rightleftharpoons 2AgNO_3(0.1mol \cdot L^{-1}) + Cu$

（2）$2Cr^{3+}(0.01mol \cdot L^{-1}) + 2Br^-(0.1mol \cdot L^{-1}) \rightleftharpoons 2Cr^{2+}(0.1mol \cdot L^{-1}) + Br_2$

16. 将铁片插入 $0.01mol \cdot L^{-1} Fe^{2+}$ 的溶液中，将铜片插入 $0.01mol \cdot L^{-1} Cu^{2+}$ 的溶液中组成电池。

（已知：$\varphi^{\ominus}(Fe^{2+}/Fe) = -0.447V$；$\varphi^{\ominus}(Cu^{2+}/Cu) = +0.3419V$）

（1）判断反应的正、负极，计算电池电动势。

（2）写出电极反应、电池反应和电池符号。

17. 根据以下电池求出胃液的 pH：

$(-)Pt, H_2(100KPa) \mid$ 胃液 $\parallel SCE(+)$，298.15K 时，$E = 0.420V$。

（张可青）

第六章　原子结构和共价键

不同的物质表现出不同的物理、化学性质，这与它们具有不同的微观结构密切相关。从结构上看，物质是由分子、原子、离子等微粒组成，分子由原子组成。物质的性质取决于分子的性质及分子间的作用力，而分子的性质又是由分子的内部结构决定的。因此，学习原子结构的基本知识，研究分子中的化学键及分子间的作用力是了解物质结构、性质及其变化规律的基础。目前，生命科学的发展已经深入到分子水平甚至是电子水平，学习有关原子结构和分子结构的知识已经成为现代医学研究必不可少的环节。

本章运用量子化学理论的观点讨论原子结构的特点，阐明元素周期性质的结构本质，并简要介绍共价键理论，共价分子的空间构型和氢键。

第一节　核外电子的运动状态

一、核外电子运动的特性

1911 年英国物理学家 Rutherford E 根据 α 粒子散射实验，说明绝大部分的原子质量集中在原子核上，建立了原子的有核模型。为了说明原子受激发后发射所得光谱是不连续的线状光谱，1913 年，丹麦科学家 Bohr N 将 Planck 关于热辐射的量子理论应用于研究原子中电子的运动，建立了氢原子模型。Bohr 的理论要点如下。

1. 能级假说　原子中的电子沿着固定轨道绕核运动，如同行星绕太阳旋转。电子在这些轨道上运动时，不吸收也不辐射能量，称为**定态**（stationary state）。轨道上的电子有特定的能量值，称为**能级**（energy level）。因此原子只能具有一定值的总能量。核外电子能量为

$$E = -\frac{R_H}{n^2}, n = 1,2,3,4,\cdots \tag{6-1}$$

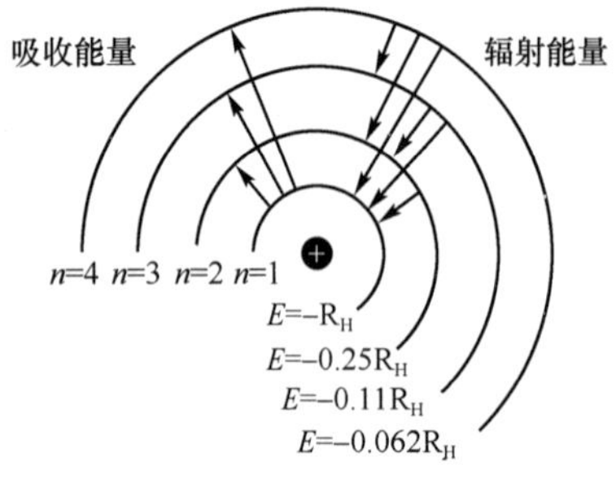

图 6-1　氢原子能级图

式中，R_H是常量，值为 2.18×10^{-18} J，n 称为**主量子数**（principal quantum number），取整数值。$n = 1$ 时能量最低，称为原子的**基态**（ground state），其他能量较高的状态都称为**激发态**（excited state）。图 6-1 表示氢原子的部分能级。

2. 能级间的跃迁　当电子的能量由一个能级改变到另一个能级，称为**跃迁**（transition）。电子跃迁所吸收或辐射光子的能量等于电子跃迁后的能级（E_2）与跃迁前的能级（E_1）的能量差：

$$h\nu = E_2 - E_1 \tag{6-2}$$

式中，ν 是光子的频率，h 为普朗克常量（Planck constant），等于 6.626×10^{-34} J · s。

Bohr 运用量子化观点，成功地解释了氢原子的稳定性和不连续光谱。但 Bohr 理论未

能冲破经典物理学的束缚,不能解释多电子原子光谱,甚至不能说明氢原子光谱的精细结构。

1923 年,法国物理学家 de Broglie L 在光的波粒二象性的启发下提出,微观粒子,如电子、原子等,也具有波粒二象性。他类比光的波粒二象性关系式,导出微观粒子具有波动性的 de Broglie 关系式:

$$\lambda = \frac{h}{p} = \frac{h}{mv} \tag{6-3}$$

式中,p 为粒子的动量,m 为质量,v 为速度,λ 为粒子波波长。微观粒子的波动性和粒子性通过普朗克常量 h 联系和统一起来。

de Broglie 关系式很快被证实。1927 年美国物理学家 Davisson C 和 Germer L 用电子束代替 X 射线,用镍晶体薄层作为光栅进行衍射实验,得到与 X 射线衍射类似的图像。同年英国 Thomson G 用金箔作光栅也得到电子衍射图。衍射现象证实了电子的波动性。

根据 1927 年德国科学家 Heisenberg W 指出的测不准原理,无法同时确定微观粒子的位置和动量,说明微观粒子的运动不存在确定的运动轨迹,不遵守经典力学规律。

因此,电子、原子和分子等微粒的运动与质量大、速度小的普通物体的运动规律截然不同。电子等微观粒子的运动不遵守经典物理学规律,具有其自身的特殊性——量子化特征和波粒二象性,它们的运动规律要用量子力学的理论和方法来描述,即表达它们在空间出现的概率及其他全部特征。

二、波函数与量子数

1926 年,奥地利物理学家 Schrödinger E 根据 de Broglie L 物质波的观点,推导出在力场作用下微观粒子运动的波动方程,称为**薛定谔方程**(Schrödinger's equation)。

$$\frac{\partial^2\psi}{\partial x^2} + \frac{\partial^2\psi}{\partial y^2} + \frac{\partial^2\psi}{\partial z^2} + \frac{8\pi^2 m}{h^2}(E - V)\psi = 0 \tag{6-4}$$

式中,m 是电子的质量,x、y、z 是电子在核外空间的坐标,E 是体系的总能量,V 是电子的势能,$(E-V)$ 表示电子的动能,h 是 plank 常数。

薛定谔方程的解是一个函数,用 ψ 表示,称为**波函数**(wave function),它是空间坐标的函数,表示为 $\psi(x、y、z)$ 为或 $\psi(r,\theta,\varphi)$。量子力学用波函数 ψ 来描述电子的运动状态。描述原子中单个电子运动状态的波函数 ψ 又常被称作原子轨道。波函数本身的物理意义并不明确,但是波函数绝对值的平方却有明确的物理意义。$|\psi|^2$ 表示在原子核外空间某点 $P(r,\theta,\varphi)$ 处电子出现的**概率密度**(probability density),即在该点处单位体积中电子出现的概率。

电子的概率密度 $|\psi|^2$ 经常用它的几何图形来直观地表现。图 6-2(a)是基态氢原子的 $|\psi|^2$ 的立体图形,图 6-2(b)是它的剖面图。图中黑色深的地方表示电子的概率密度大,浅的地方概率密度小。表现电子概率密度的几何图形称为**电子云**(electron cloud)。

薛定谔方程的解不止一个,可以解得一组合理的波函数,用以描述电子的一组不同的运动状态。每一个运动状态都有其特定的能量,称为定态。每一波函数都对应一定的能量值(或能级)。电子能量最低的状态称为基态,其余称为激发态。

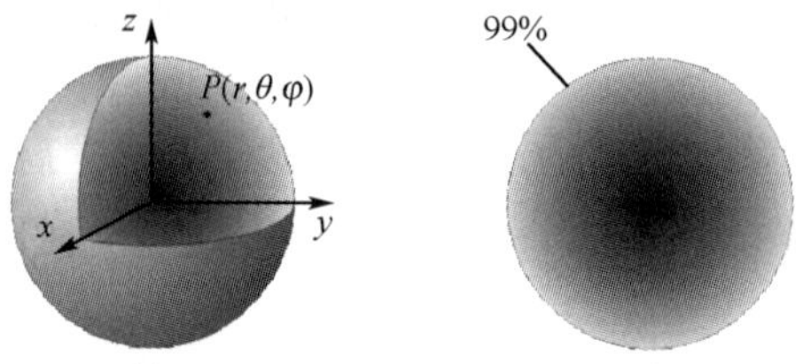

(a) (b)

图 6-2 基态氢原子的电子云

在求解薛定谔方程时,为得到合理的波函数,必须满足一些整数条件,这些整数用 n、l、m 表示,称为量子数。当 n、l 和 m 这三个量子数的取值一定时,就确定一个合理的波函数 $\psi_{n,l,m}(r,\theta,\varphi)$。各量子数的取值限制和物理意义如下。

1. 主量子数 主量子数(principal quantum number)用符号 n 表示。它是决定电子能量的主要因素,可以取任意正整数值,即 1,2,3,… n 越小,能量越低。$n = 1$ 时能量最低。氢原子核外只有一个电子,能量只由主量子数决定,即 $E = -\frac{R_H}{n^2}$。多电子原子由于存在电子间的静电排斥,电子的能量在一定程度上还取决于量子数 l。

主量子数还决定电子离核的平均距离,所以 n 也称为电子层。n 愈大,电子离核平均距离愈远,原子轨道也愈大。具有相同量子数 n 的轨道属于同一电子层。电子层用下列符号表示。

电子层符号	K	L	M	N	…
n	1	2	3	4	…

2. 轨道角动量量子数 轨道角动量量子数(orbital angular momentum quantum number)用符号 l 表示。它决定原子轨道的形状。它的取值受主量子数限制,只能取小于 n 的正整数和零,即 0、1、2、3 …(n-1),共可取 n 个值,n 种不同形状的轨道。

在多电子原子中,轨道角动量量子数还决定电子能量高低。当 n 一定,即在同一电子层中,l 愈大,原子轨道能量愈高。所以 l 又称为能级或电子亚层(subshell 或 sublevel)。按光谱学习惯,电子亚层用下列符号表示。

能级符号	s	p	d	f	g	…
l	0	1	2	3	4	…

某电子层中的亚层或能级,需用主量子数和亚层符号表示,如 2p 是指 $n = 2, l = 1$ 的电子亚层或能级。

3. 磁量子数 磁量子数(magnetic quantum number)用 m 表示。它决定原子轨道的空间取向。它的取值受轨道角动量量子数的限制,可以取从 $-l$ 到 $+l$ 共 $2l+1$ 个值,即 0、±1、±2,…,$\pm l$。所以,l 亚层共有 $2l+1$ 个不同空间伸展方向的原子轨道。例如,$l = 1$ 时,磁量子数可以有三个取值,即 $m = 0$、±1,说明 p 轨道有三种空间取向,或这个亚层有 3 个 p 轨道。这 3 个 p 轨道的能级相同,能量相等,称为简并轨道或等价轨道。

综上所述,n、l、m 三个量子数的取值是相互制约的。它们的每一个合理组合可确定一个原子轨道,其中 n 决定它所在的电子层,l 确定它的形状,m 确定它的空间取向,n 和 l 共同决定它的能量。同时可以看出,量子数 n、l、m 的组合很有规律。例如,$n = 1$ 时,l 和 m 只能等于 0,量子数组合只有一种,即(1,0,0),说明 K 电子层只有一个能级,也只有一个轨道

$\psi_{1,0,0}$或ψ_{1s}。$\psi_{1,0,0}$或ψ_{1s}也简作1s轨道。$n = 2$时，l可以等于0和1，所以L电子层有两个能级。当$n = 2$、$l = 0$时，m只能等于0，只有一个轨道$\psi_{2,0,0}$或ψ_{2s}；而当$n = 2$、$l = 1$时，m可以等于0、±1，有三个轨道：$\psi_{2,1,0}$、$\psi_{2,1,1}$、$\psi_{2,1,-1}$或ψ_{2p_z}、ψ_{2p_x}、ψ_{2p_y}。ψ_{2p_z}、ψ_{2p_x}和ψ_{2p_y}简写作$2p_z$、$2p_x$和$2p_y$轨道。L电子层共有4个轨道，其中s能级一个、p能级三个。由此类推，每个电子层的轨道总数应为n^2。

4. 自旋角动量量子数　自旋角动量量子数（spin angular momentum quantum number）用s表示。它不是通过解薛定谔方程得到的，而是为描述电子在原子轨道中的自旋方向引入的。可以取$+\frac{1}{2}$和$-\frac{1}{2}$两个值，分别表示电子自旋的两种相反方向。电子自旋方向也可用箭头符号↑和↓表示。两个电子的自旋方向相同称为平行自旋，方向相反称反平行自旋。

电子的运动状态由n、l、m、s四个量子数确定。n、l、m、s的每一个合理组合，代表核外电子的一种可能运动状态。由于一个原子轨道最多容纳自旋相反的两个电子，每电子层最多容纳的电子总数应为$2n^2$（表6-1）。

表6-1　量子数组合和轨道数

主量子数 n	轨道角动量量子数 l	磁量子数 m	波函数 ψ	同一电子层的轨道数(n^2)	同一电子层容纳电子数($2n^2$)
1	0	0	ψ_{1s}	1	2
2	0	0	ψ_{2s}	4	8
	1	0	ψ_{2p_z}		
		±1	ψ_{2p_x}, ψ_{2p_y}		
3	0	0	ψ_{3s}	9	18
	1	0	ψ_{3p_z}		
		±1	ψ_{3p_x}, ψ_{3p_y}		
	2	0	$\psi_{3d_{z^2}}$		
		±1	$\psi_{3d_{xz}}, \psi_{3d_{yz}}$		
		±2	$\psi_{3d_{xz}}, \psi_{3d_{x^2-y^2}}$		

三、波函数的角度分布图

为便于描绘原子轨道的空间图像，可将波函数$\psi_{n,l,m}(r,\theta,\varphi)$进行变量分离，写成函数$R_{n,l}(r)$和$Y_{l,m}(\theta,\varphi)$之积的形式，即

$$\psi_{n,l,m}(r,\theta,\varphi) = R_{n,l}(r) \cdot Y_{l,m}(\theta,\varphi) \tag{6-5}$$

式中，$R_{n,l}(r)$称为波函数的径向部分或**径向波函数**（radial wave function），它是电子与核的距离r的函数，与n和l两个量子数有关。$Y_{l,m}(\theta,\varphi)$称为波函数的角度部分或**角度波函数**（angular wave function），它是方位角θ和φ的函数，与l和m两个量子数有关，表示电子在核外空间的取向。

若以原子核为坐标原点，从原点引出方向为(θ,φ)的直线，长度取Y值，所有这些直线的端点连起来在空间形成一个曲面，即为原子轨道的角度分布图。原子轨道的角度分布图是角度波函数$Y_{l,m}(\theta,\varphi)$的图形，它描绘$Y_{l,m}(\theta,\varphi)$随方位角改变而变化的情况。

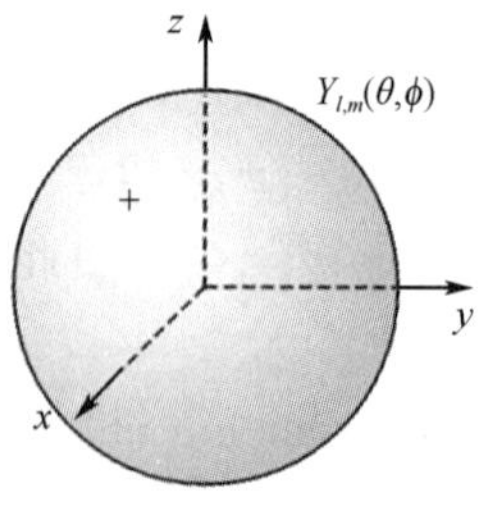

图 6-3　s 轨道的角度分布图

s 轨道的角度波函数是一个常数。原子核位于原点,离核距离相同的点上函数值处处相等,这些点在空间形成一个球面,球面所在的球体就是 s 轨道的图形,如图 6-3 所示。

p 轨道的角度波函数的值随方位角 θ 和 ϕ 的改变而改变。绘图得到双波瓣的图形,每一波瓣形成一个球体。p 轨道的轨道角动量量子数 l = 1,磁量子数 m 可取 0, +1, −1 三个值,轨道有三个空间伸展方向。m = 0 的 p_z 轨道在 z 轴方向伸展。m = ±1 时,可组合得到 p_x 和 p_y 轨道,其图形和 p_z 相同,但分别在 x 轴和 y 轴方向上伸展。图 6-4 是三个 p 轨道的角度分布图。

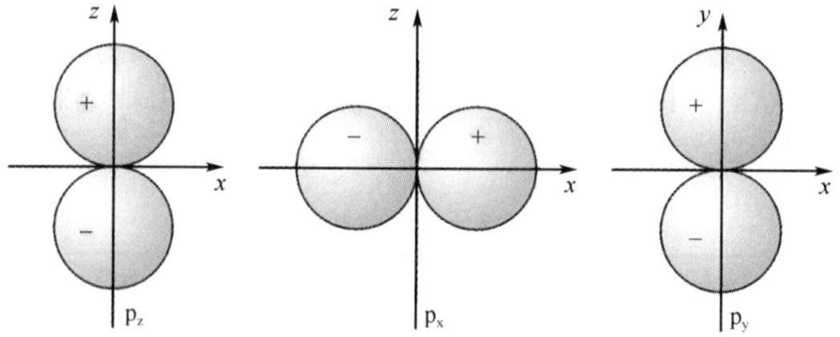

图 6-4　p 轨道的角度分布图

d 轨道的角度分布图如图 6-5 所示。这些图形的波瓣呈橄榄形。d_{z^2} 的图形看起来很特殊,负波瓣呈环状,但和其他 d 轨道是等价的。d_{xy}、d_{xz} 和 d_{yz} 的波瓣在坐标轴夹角 45°处伸展, $d_{x^2-y^2}$ 和 d_{z^2} 的伸展方向在坐标轴上。

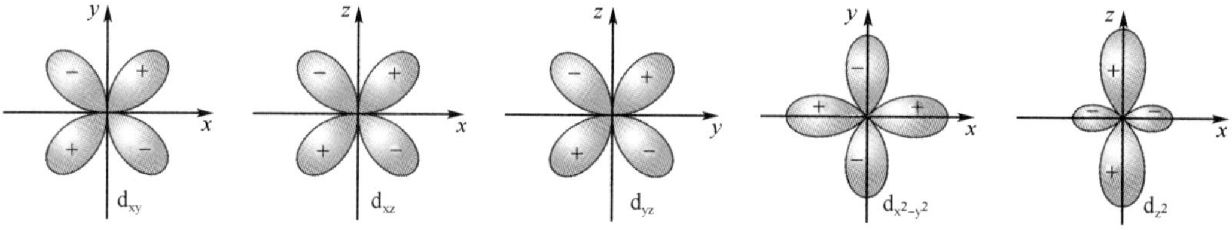

图 6-5　d 轨道的角度分布示意图

第二节　原子的电子组态及元素周期表

在多电子原子中,除原子核对电子的吸引外,还存在电子间的排斥,精确波函数迄今未解出,只能作近似处理。尽管如此,氢原子结构的结论仍然可近似地应用到多电子原子中,即:在多电子原子中的每个电子都有其对应的波函数,其具体形式也取决于一组量子数 n、l、m;各电子层中的轨道数与氢原子中各电子层轨道数相等;多电子原子各原子轨道角度分布图与氢原子各原子轨道的角度分布图相似;多电子原子的能量等于处于各能级的电子能量的总和。

一、多电子原子的能级

除氢原子外,其他元素原子核外电子都多于 1 个,统称为多电子原子。在多电子原子中，每个电子既受到原子核的吸引，又受到其他电子的排斥，这种排斥会削弱原子核对电子的吸引力，即电子的相互排斥部分抵消了核电荷的作用。这种由于电子的相互排斥而对核电荷的部分抵消作用，称为屏蔽效应。通常，当 n 不同，l 相同时，n 越大，其内层的电子数越多，内层电子对该层电子的屏蔽作用越强，原子核对该层电子的吸引力越弱，其能量越高。所以有 $E_{1s}< E_{2s}< E_{3s}\cdots, E_{2p}< E_{3p}< E_{4p}\cdots$

同时，外层电子为回避其他电子的屏蔽作用，会向内层渗透，这种现象称为电子的钻穿效应。各种电子的钻穿能力大小不同，其顺序为 $ns > np > nd > nf$。电子钻得越深，离核越近，它的能量就越低。因此当 n 相同，l 不同时，$E_{ns}< E_{np}< E_{nd}< E_{nf}$。

当 n、l 都不同时，一般 n 越大，轨道的能级越高。但有时也会出现反常现象，比如 3d 轨道和 4s 轨道，$E_{4s}<E_{3d}$，称为能级交错。这可以认为是 4s 电子比 3d 电子钻得更深所致。

美国化学家 Pauling L 根据光谱数据给出了多电子原子的原子轨道的近似能级顺序。

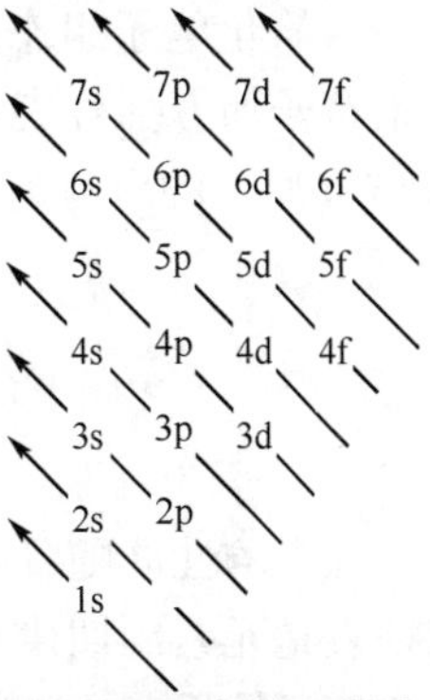

图 6-6　近似能级顺序

$$E_{1s}< E_{2s}< E_{2p}< E_{3s}< E_{3p}< E_{4s}< E_{3d}< E_{4p}<\cdots$$

该能级顺序可以借助图 6-6 来帮助掌握。图中下方的轨道能量低，上方的轨道能量高，沿斜线依次由下而上就可以得到近似能级顺序。

二、原子的电子组态

原子核外的电子排布又称为**电子组态**(electronic configuration)。原子核外电子的排布必须遵循下面三条原理，即：Pauli 不相容原理，能量最低原理和 Hund 规则。

1. Pauli 不相容原理　1925 年，奥地利物理学家 Pauli W 指出，在同一原子中不可能有 2 个电子具有 4 个完全相同的量子数，这就是 Pauli 不相容原理。即使 2 个电子的 n、l、m 三个量子数相同，但它们的自旋量子数 s 必然相反。也就是说，在同一个原子轨道中不可能存在自旋相同的 2 个电子。由此可推出，每个原子轨道最多只能容纳 2 个自旋方向相反的电子。

2. 能量最低原理　在符合 Pauli 不相容原理的前提下，原子核外电子的排布应遵循能量最低原理，即：电子排布时，总是尽可能先占据能量最低的轨道。当低能量轨道占满后，才排入能量较高的轨道，以使整个原子体系的能量最低。轨道能量的高低依据近似能级顺序。

3. Hund 规则　Hund 规则指出，电子在能量相同的几个原子轨道(即等价轨道或简并轨道)上排布时，总是尽可能以自旋相同的方向分占不同的轨道，因为这样的排布方式总能量最低。例如，氮原子核外有 7 个电子，其电子组态为 $1s^2 2s^2 2p^3$，2p 轨道上的 3 个电子遵循 Hund 规则，应该分占三个等价的 p 轨道，且自旋方向相同，即

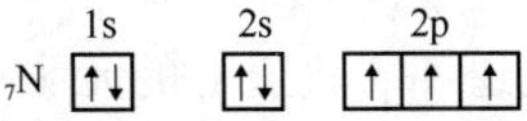

光谱实验结果还指出，简并(等价)轨道全充满(如 p^6、d^{10}、f^{14})、半充满(p^3、d^5、f^7)或全空(p^0、d^0、f^0)时，是能量较低的稳定状态。这个规律又称为 Hund 规则的补充规定。例如，Cr 原子核外有 24 个电子，其电子排布式应为 $1s^2 2s^2 2p^6 3s^2 3p^6 3d^5 4s^1$，而不能写成 $1s^2 2s^2 2p^6 3s^2 3p^6 3d^4 4s^2$。

在书写20号元素以后原子的电子组态时应注意,虽然电子填充按近似能级顺序进行,但电子组态必须按电子层排列。例如,填充电子时,由于4s比3d轨道能量低,电子先填4s轨道再填3d轨道,但3d轨道仍然是内层轨道。例如,Fe原子的电子组态为$1s^2 2s^2 2p^6 3s^2 3p^6 3d^6 4s^2$,而不能写成$1s^2 2s^2 2p^6 3s^2 3p^6 4s^2 3d^6$,且形成$Fe^{2+}$时,失去4s轨道上的2个电子,$Fe^{2+}$的电子排布式为$1s^2 2s^2 2p^6 3s^2 3p^6 3d^6$。

为简化电子组态的书写,通常把内层达到稀有气体电子层结构的部分,用稀有气体的元素符号加方括号表示,并称为原子芯。例如,前述Cr原子,其电子组态可写为[Ar]$3d^5 4s^1$,Cu原子的可写为[Ar]$3d^{10} 4s^1$,Fe原子的可写为[Ar]$3d^6 4s^2$,Ag原子的写为[Kr]$4d^{10} 5s^1$等。

三、元素周期表

元素的性质随着原子序数的递增而呈周期性的变化,这个规律称为元素周期律。元素周期表是元素周期律的具体表现形式,它反映了元素之间相互联系的规律。根据前面所学现代原子结构理论可以看出,元素性质的周期性变化实际上是元素原子核外电子组态的周期性变化的必然结果。

1. 原子的电子层结构和元素周期表

(1) 元素周期:元素周期表有7个横行,每一个横行为一周期,共有7个周期,元素所在的周期等于该元素原子最外层的主量子数 n。各周期的元素数目等于相应能级组中各原子轨道可容纳的电子总数,其关系如表6-2所示。

表6-2 各周期的元素数目

周期	元素数目	相应能级中原子轨道	电子最大容量
1	2	1s	2
2	8	2s 2p	8
3	8	3s 3p	8
4	18	4s 3d 4p	18
5	18	5s 4d 5p	18
6	32	6s 4f 5d 6p	32
7	20(未完)	7s 5f 6d (未完)	未满

由于能级交错,元素原子的最外层电子数最多不能超过8,次外层的电子数最多不能超过18,而不是各电子层最大容量$2n^2$。

(2) 价层电子组态与族:元素周期表根据原子的价层电子组态,把性质相似的元素归为一族(group)。元素周期表共有18列,除第8、9、10三列称为一族外,其余15列,每一列为一个族,因此共有16个族。

电子最后填充在最外层的s轨道和p轨道上的元素称为主族元素。共有8个主族,即ⅠA ~ ⅧA族,其中ⅧA族又称0族。主族元素的内层轨道是全充满的,外层电子结构即价层电子结构是ns^1到ns^2np^6。ⅠA ~ ⅦA族,元素所在族数等于原子的最外层电子数。0族元素的最外层电子数除He为2外,其余均为8。电子最后填充在d轨道或f轨道的元素称为副族元素。共有8个副族,即ⅠB ~ Ⅷ。副族元素的电子结构特征一般是次外层

$(n-1)$d 或外数第三层$(n-2)$f 轨道依次被电子填充,$(n-2)$f、$(n-1)$d 和 ns 电子都是副族元素的价层电子。ⅠB 和ⅡB 族元素,其族数等于最外层电子数;ⅢB ~ ⅦB 族元素,族数等于$(n-1)$d 及 ns 轨道上电子数的总和;Ⅷ族包括三列元素,其$(n-1)$d 及 ns 电子数的总和为 8~10。

(3) 元素分区:根据价层电子组态的特征,可将元素周期表中的元素分为 5 个区,如图 6-7所示。

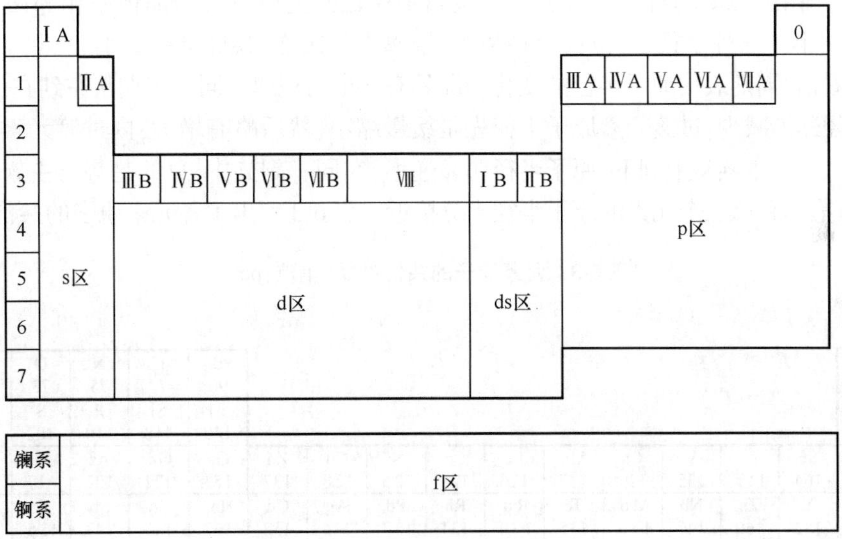

图 6-7　周期表中元素的分区

s 区元素:最后一个电子填充到 s 能级上的元素,价层电子组态为 ns^1 和 ns^2,包括ⅠA 和ⅡA 族元素。这些元素除氢元素外,都是活泼金属,在化学反应中容易失去电子形成+1 或+2 价离子。

p 区元素:最后一个电子填充在 p 能级上的元素,价层电子组态为 $ns^2np^{1\sim6}$(除 He 为 $1s^2$外),包括ⅢA ~ ⅦA 和 0 族元素。它们中有活泼的非金属元素、两性元素、活泼性较小的金属元素和稀有气体元素。第一周期的 He 在 p 区,其电子排布式为 $1s^2$,属稀有气体元素。

d 区元素:最后一个电子填充在 d 能级,且 d 能级未充满的元素。价层电子组态为 $(n-1)d^{1\sim8}ns^2$或$(n-1)d^9ns^1$或$(n-1)d^{10}ns^0$,包括ⅢB ~ ⅧB 元素,它们都是金属元素,每种元素都有多种氧化值。

ds 区元素:最后一个电子填充在 d 能级,且 d 能级为全充满的元素。其价层电子组态为$(n-1)d^{10}ns^{1\sim2}$,包括ⅠB 和ⅡB 族。它们都是金属元素,一般有可变氧化值。

f 区元素:最后一个电子填充在 f 能级上的元素,价层电子结构为$(n-2)f^{0\sim14}(n-1)d^{0\sim2}ns^2$,包括镧系和锕系元素。它们的最外层电子数、次外层电子数目大都相同,只有$(n-2)$f 层电子数目不同,所以每个系内各元素的化学性质极为相似。它们都是金属元素,也有可变氧化值。

通常把 d 区、ds 区和 f 区元素称为过渡元素,其中的镧系和锕系元素又称为内过渡元素。过渡元素原子的最外层电子数较少,除钯外都只有 1 ~ 2 个电子,所以它们都是金属元素。另外,它们的$(n-1)$d 轨道未充满或刚充满,或 f 轨道也未充满,所以在化合物中常有多种氧化值。它们的性质与主族元素有较大的差别。

2. 元素某些性质的周期性变化规律 原子电子层结构的周期性变化,导致元素性质的周期性变化。下面简要介绍原子半径、电负性两种性质周期性变化的情况。

(1) 原子半径:现在讨论的原子半径数据是在化合物分子、单质分子或金属晶体中测得的。一般有三种原子半径:共价半径、范氏半径和金属半径。共价半径是指以共价单键结合的两原子核间距离的一半;范德瓦耳斯(van der Waals)半径是指单质分子晶体中相邻分子间两个非键合原子核间距离的一半;金属半径是指金属单质的晶体中相邻两个原子核间距离的一半。三种半径中,范氏半径最大,金属半径次之,共价半径最小。

可以看出,周期表中原子半径的变化情况具有一定的规律。同一周期从左到右,主族元素的原子半径逐渐减少;过渡元素原子半径先是缓慢缩小,然后略有增大;内过渡元素原子半径几乎不变。同一主族从上到下,原子半径明显递增;在同一副族中,总的趋势与主族的情况大致相同,但第二和第三个元素的原子半径十分接近。表 6-3 列出了各元素原子的共价半径。

表 6-3 元素原子的共价半径(单位:pm)

H 37																	He 32
Li 157	Be 125											B 90	C 77	N 75	O 73	F 71	Ne 69
Na 191	Mg 160											Al 140	Si 118	P 110	S 102	Cl 99	Ar 95
K 235	Ca 197	Sc 164	Ti 147	V 135	Cr 129	Mn 137	Fe 126	Co 125	Ni 125	Cu 128	Zn 137	Ga 153	Ge 122	As 122	Se 117	Br 114	Kr 110
Rb 250	Sr 215	Y 182	Zr 160	Nb 147	Mo 136	Tc 135	Ru 134	Rh 134	Pd 137	Ag 144	Cd 152	In 167	Sn 140	Sb 143	Te 135	I 133	Xe 130
Cs 272	Ba 224		Hf 159	Ta 143	W 141	Re 138	Os 135	Ir 136	Pt 139	Au 144	Hg 155	Tl 171	Pb 175	Bi 182	Po 153	At 145	Rn 145

La 188	Ce 182	Pr 182	Nd 181	Pm 181	Sm 180	Eu 199	Gd 179	Tb 176	Dy 175	Ho 174	Er 173	Tm 173	Yb 194	Lu 172

(2)元素的电负性:电负性的概念首先是由 Pauling L 提出来的。他将电负性定义为:元素原子在分子中吸引成键电子的相对能力。并根据热化学数据,指定 F 的电负性等于 4,并依次对比而求出其他元素的相对电负性值,如表 6-4 所示。电负性大者,原子在分子中吸引成键电子的能力强,反之就弱。

表 6-4 元素电负性

H 2.18																	He
Li 0.98	Be 1.57											B 2.04	C 2.55	N 3.04	O 3.44	F 3.98	Ne
Na 0.93	Mg 1.31											Al 1.61	Si 1.90	P 2.19	S 2.58	Cl 3.16	Ar
K 0.82	Ca 1.00	Sc 1.36	Ti 1.54	V 1.63	Cr 1.66	Mn 1.55	Fe 1.80	Co 1.88	Ni 1.91	Cu 1.90	Zn 1.65	Ga 1.81	Ge 2.01	As 2.18	Se 2.55	Br 2.96	Kr
Rb 0.82	Sr 0.95	Y 1.22	Zr 1.33	Nb 1.60	Mo 2.16	Tc 1.90	Ru 2.28	Ru 2.20	Pd 2.20	Ag 1.93	Cd 1.69	In 1.73	Sn 1.96	Sb 2.05	Te 2.10	I 2.66	Xe
Cs 0.79	Ba 0.89	La 1.10	Hf 1.30	Ta 1.50	W 2.36	Re 1.90	Os 2.20	Ir 2.20	Pt 2.28	Au 2.54	Hg 2.00	Tl 2.04	Pb 2.33	Bi 2.02	Po 2.00	At 2.20	

从表 6-4 中可以看到,元素电负性的变化也具有明显的周期性。同一周期,从左到右元

素电负性递增；同一主族中，从上到下元素电负性递减。副族元素的电负性没有明显的变化规律。这些规律是与元素金属性或非金属性的递变规律相一致的，因此可以作为比较元素金属性和非金属性强弱的标准。一般来说，电负性越小的元素，金属性越强；电负性越大的元素，非金属性越强。电负性最大的元素即非金属性最强的元素，是元素周期表右上角的氟（F）；电负性最小的元素即金属性最强的元素，是周期表左下角的铯（Cs）和钫（Fr）。非金属元素的电负性一般大于2；金属元素的电负性一般小于2。但应注意，电负性小于2或大于2，并不是区分金属和非金属的严格界限。

第三节　共　价　键

在自然界中，除稀有气体外，物质都不是以单个原子的形式存在，而是以原子（或离子）相互结合成分子或晶体的形式存在。目前已经发现和人工合成的物质有一千多万种，它们形态迥异、变化万千。物质中的原子是怎样结合在一起而形成稳定的分子或晶体的呢？科学家们发现，分子或晶体中的原子或离子并不是简单地堆积在一起，在它们之间存在着强烈的相互作用。化学上把分子或晶体中相邻两原子或离子间强烈的相互作用力称为**化学键**（chemical bond）。根据化学键的成因和性质的不同，可将化学键分为离子键、共价键和金属键三种基本类型。本节介绍共价键有关理论。

一、现代价键理论

美国化学家 Lewis GN 早在1916年就提出了经典的共价键理论。他认为，共价键是由成键原子双方各自提供外层单电子组成共用电子对而形成的。形成共价键后，成键原子一般都达到稀有气体原子的外层电子组态，因而稳定。Lewis 的共价键理论初步揭示了共价键与离子键的区别，但无法解释为什么两个带负电荷的电子不互相排斥反而互相配对，也无法说明共价键具有方向性以及一些共价分子的中心原子最外层电子数虽少于8（如 BF_3）或多于8（如 PCl_5）但仍相当稳定等问题。

1927年德国化学家 Heitler W 和 London F 应用量子力学处理 H_2 分子结构，揭示了共价键的本质。Pauling L 和 Slater JC 等在此基础上加以发展，建立起现代**价键理论**（valence bond theory，简称 VB 法，又称为电子配对法）。

1. 现代价键理论要点　应用量子力学对 H_2 分子的研究表明，H_2 分子的形成是两个 H 原子 1s 轨道重叠的结果。只有两个 H 原子的单电子自旋方向相反时，两个 1s 轨道才会有效重叠。推广到其他双原子分子和多原子分子，便可归纳出现代价键理论的要点。

（1）两个原子接近时，只有自旋方向相反的单电子可以相互配对（两原子轨道重叠），使电子云密集于两核间，系统能量降低，形成稳定的共价键。

（2）共价键具有饱和性。自旋方向相反的单电子配对形成共价键后，就不能再和其他原子中的单电子配对。所以，每个原子所能形成共价键的数目取决于该原子中的单电子数目。

（3）共价键具有方向性。成键时，两原子轨道重叠愈多，两核间电子云愈密集，形成的共价键愈牢固，这称为原子轨道最大重叠原理。据此，共价键的形成将尽可能沿着原子轨道最大程度重叠的方向进行。原子轨道中，除 s 轨道呈球形对称外，p、d 等轨道都有一定的空间取向,它们在成键时只有沿一定的方向靠近达到最大程度的重叠,才能形成稳定的共价键,这就是共价键的方向性。例如,在形成 HCl 分子时,H 原子的 1s 轨道与 Cl 原子的 $3p_x$ 轨道是沿着 x 轴方向靠近,以实现它们之间的最大程度重叠,形成稳定的共价键[图 6-8(a)]。其他方向的重叠,如图 6-8(b)和图 6-8(c)所示,因原子轨道没有重叠或很少重叠,故不能成键。

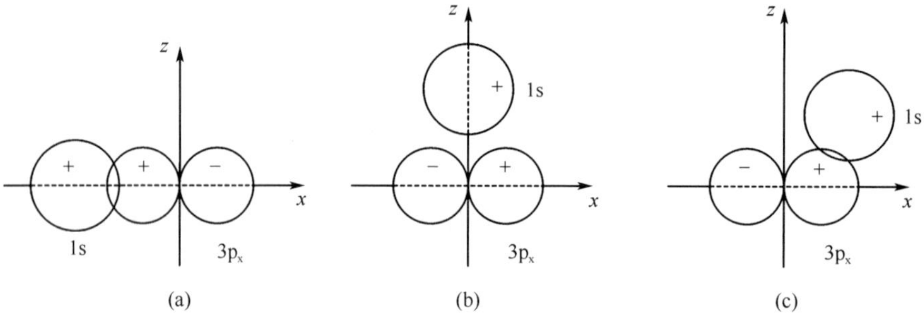

图 6-8 氯化氢分子的成键示意图

2. 共价键的类型 根据形成共价键时原子轨道重叠方式的不同,共价键可分为 σ 键和 π 键两种类型。

原子轨道沿键轴(成键两原子核间的连线)方向以"头碰头"的方式重叠而形成的共价键称为 σ 键。σ 键的特征是重叠程度大,重叠部分沿键轴呈圆柱形对称分布。因此,σ 键可沿键轴旋转而不被破坏,也不改变其形状和符号,如图 6-9(a)所示。

原子轨道以"肩并肩"的方式进行重叠而形成的共价键称为 π 键。π 键的特征是重叠程度较小,轨道的重叠部分垂直于键轴并呈镜面反对称,即重叠部分在镜面两侧的形状和大小完全相同,只是符号相反,如图 6-9(b)所示。

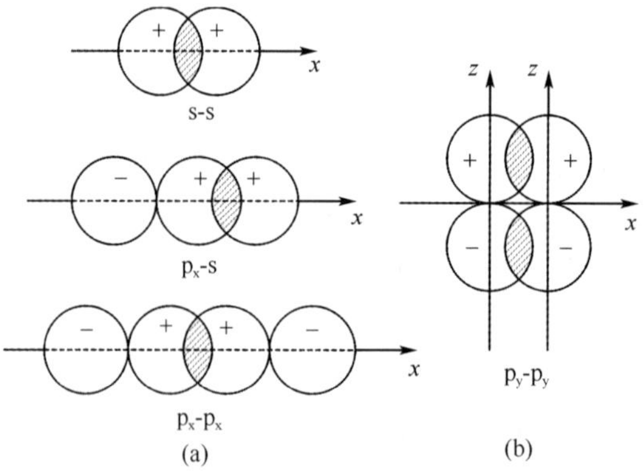

图 6-9 σ 键和 π 键

(a) σ 键;(b) π 键

由于 σ 键的轨道重叠程度比 π 键的轨道重叠程度大,因此 σ 键比 π 键牢固。σ 键构成分子的骨架,可单独存在于两原子间。而 π 键较易断开,化学活泼性强,不能单独存在于两原子间,只能与 σ 键共存于具有双键或叁键的分子中。所以,共价单键,一般是 σ 键,在双键或叁键中,一定有并且只有一个 σ 键,其余的则为 π 键。即双键中有 1 个 σ 键和 1 个 π 键,叁键中有一个 σ 键和 2 个 π 键。例如,在 N_2 分子中,2 个 N 原子之间有 1 个 σ 键和 2 个 π 键,如图 6-10 所示。

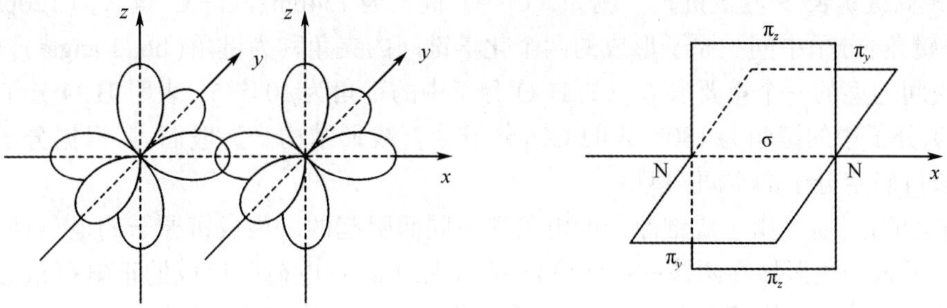

图 6-10　N_2分子形成示意图

3. 键参数　能表征化学键性质的物理量称为键参数。共价键的键参数主要有键能、键长、键角及键的极性。

(1) 键能:是从能量因素来衡量共价键强度的物理量。对于双原子分子,键能(E)就等于分子的解离能(D)。在 100kPa 和 298. 15K 下,将 1mol 理想气态分子 AB 解离为理想气态的 A、B 原子所需要的能量,称为 AB 的解离能,单位为 kJ · mol^{-1}。

例如,对于 H_2分子

$$H_2(g) \longrightarrow 2H(g) \qquad E\ (\text{H—H}) = D\ (\text{H—H}) = 436\text{kJ} \cdot \text{mol}^{-1}$$

对于多原子分子,键能和解离能不同。例如,H_2O 分子中有两个等价的 O—H 键,一个 O—H 键的解离能为 502kJ · mol^{-1},另一个 O—H 键的解离能为 423. 7kJ · mol^{-1},其 O—H 键的键能是两个 O—H 键的解离能的平均值。

$$E\ (\text{O—H}) = 463\text{kJ} \cdot \text{mol}^{-1}$$

同一种共价键在不同的多原子分子中的键能虽有差别,但差别不大。我们可用不同分子中同一种键能的平均值即平均键能作为该键的键能。一般键能愈大,键愈牢固。表 6-5 列出了一些双原子分子的键能和某些键的平均键能。

表 6-5　一些双原子分子的键能和某些键的平均键能 E(单位:kJ · mol^{-1})

分子名称	键能	分子名称	键能	共价键	平均键能	共价键	平均键能
H_2	436	HF	565	C—H	413	N—H	391
F_2	165	HCl	431	C—F	460	N—N	159
Cl_2	247	HBr	366	C—Cl	335	N═N	418
Br_2	193	HI	299	C—Br	289	N≡N	946
I_2	151	NO	286	C—I	230	O—O	143
N_2	946	CO	1071	C—C	346	O═O	495
O_2	493			C═C	610	O—H	463
				C≡C	835		

(2) 键长:分子中两成键原子的核间平衡距离称为键长。光谱及衍射实验的结果表明,同一种键在不同分子中的键长几乎相等。因而可用其平均值即平均键长作为该键的键长。例如,C—C 单键的键长在金刚石中为 154. 2pm;在乙烷中为 153. 3pm;在丙烷中为 154pm;在环己烷中为 153pm。因此将 C—C 单键的键长定为 154pm。

两原子形成的同型共价键的键长愈短,键愈牢固。就相同的两原子形成的键而言,单

键键长 > 双键键长 > 叁键键长。例如，C═C 键长为 134pm；C≡C 键长为 120pm。

(3)键角：分子中同一原子形成的两个化学键间的夹角称为键角(bond angle)。它是反映分子空间构型的一个重要参数。如 H_2O 分子中的键角为 104°45′，表明 H_2O 分子为 V 形结构；CO_2 分子中的键角为 180°，表明 CO_2 分子为直线形结构。一般而言，根据分子中的键角和键长可确定分子的空间构型。

(4)键的极性：是由于成键原子的电负性不同而引起的。当成键原子的电负性相同时，核间的电子云密集区域在两核的中间位置，两个原子核正电荷所形成的正电荷重心和成键电子对的负电荷重心恰好重合，这样的共价键称为非极性共价键。例如，H_2、O_2 分子中的共价键就是非极性共价键。当成键原子的电负性不同时，核间的电子云密集区域偏向电负性较大的原子一端，使之带部分负电荷，而电负性较小的原子一端则带部分正电荷，键的正电荷重心与负电荷重心不重合，这样的共价键称为极性共价键。例如，HCl 分子中的 H—Cl 键就是极性共价键。成键原子的电负性差值愈大，键的极性就愈大。当成键原子的电负性相差很大时，可以认为成键电子对完全转移到电负性很大的原子上，这时原子转变为离子，形成离子键。因此，从键的极性看，可以认为离子键是最强的极性键，极性共价键是由离子键到非极性共价键之间的一种过渡情况，见表 6-6。

表 6-6 键型与成键原子电负性差值的关系

物质	NaCl	HF	HCl	HBr	HI	Cl_2
电负性差值	2.1	1.9	0.9	0.7	0.4	0
键型	离子键		极性共价键			非极性共价键

二、杂化轨道理论

价键理论成功地说明了共价键的形成，解释了共价键的方向性和饱和性，但在阐明多原子分子的空间构型时却遇到了困难。例如，它不能解释 CH_4 分子的正四面体空间构型，也不能解释 H_2O 分子中 2 个 O—H 键的键角为什么不是 90° 而是 104°45′。为了解决价键理论无法解决的这类矛盾，1931 年 Pauling L 等在价键理论的基础上提出了杂化轨道理论(hybrid orbital theory)。

1. 杂化轨道理论的要点

(1) 在成键过程中，由于原子间的相互影响，同一原子中几个能量相近的不同类型的原子轨道(即波函数)进行线性组合，重新分配能量和确定空间方向，组成数目相等的新的原子轨道，这种轨道重新组合的过程称为杂化(hybridization)，杂化后形成的新轨道称为杂化轨道(hybrid orbital)。

(2)杂化轨道的角度波函数在某个方向的值比杂化前大得多，更有利于实现原子轨道的最大重叠，因此其成键能力更强。

(3)杂化轨道之间力图在空间取最大夹角分布，使彼此间的排斥能最小，故形成的键较稳定。不同类型的杂化轨道之间的夹角不同，成键后所形成的分子就具有不同的空间构型。

2. 轨道杂化类型及实例

(1) sp 杂化：由 1 个 s 轨道和 1 个 p 轨道组合成 2 个 sp 杂化轨道的过程称为 sp 杂

化,所形成的轨道称为 sp 杂化轨道。每个 sp 杂化轨道均含有 $\frac{1}{2}$ 的 s 轨道成分和 $\frac{1}{2}$ 的 p 轨道成分。为使彼此的排斥能最小,轨道间的夹角为 180°。当 2 个 sp 杂化轨道与其他原子轨道重叠成键后就形成直线形的分子。sp 杂化过程及 sp 杂化轨道的形状如图 6-11所示。

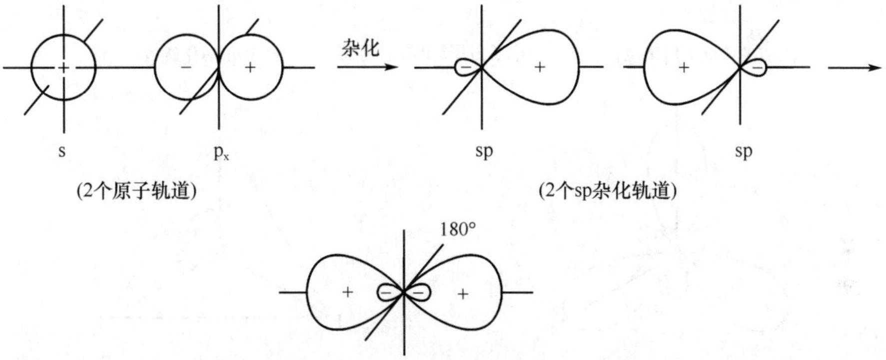

图 6-11　s 和 p 轨道组合成 sp 杂化轨道示意图

以 $BeCl_2$分子为例。Be 原子的价层电子组态为 $2s^2$。在形成 $BeCl_2$分子的过程中,Be 原子的 1 个 2s 电子被激发到 1 个空的 2p 轨道,价层电子组态变为 $2s^12p^1$。含有单电子的 1 个 2s 轨道和 1 个 2p 轨道进行 sp 杂化,组成夹角为 180° 的 2 个能量相等的 sp 杂化轨道。它们分别与 2 个 Cl 原子中含有单电子的 3p 轨道重叠,形成 2 个 σ 键,所以 $BeCl_2$分子的空间构型为直线,如图 6-12 所示。

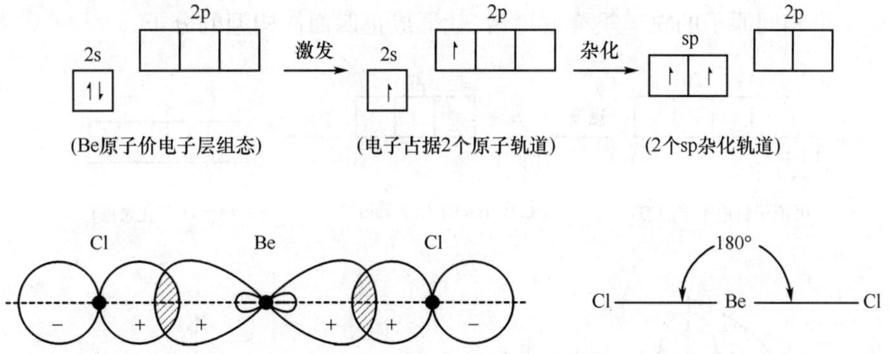

图 6-12　$BeCl_2$分子构型和 sp 杂化轨道的空间取向

(2)sp^2杂化:由 1 个 s 轨道与 2 个 p 轨道组合成 3 个 sp^2杂化轨道的过程称为 sp^2杂化。每个 sp^2杂化轨道含有 $\frac{1}{3}$ 的 s 轨道成分和 $\frac{2}{3}$ 的 p 轨道成分。为使轨道间的排斥能最小,3 个 sp^2杂化轨道呈正三角形分布,彼此之间夹角为 120°[图 6-13(a)]。当 3 个 sp^2杂化轨道分别与其他 3 个相同原子的轨道重叠成键后,就形成正三角形构型的分子。

以 BF_3分子为例。BF_3分子的中心原子是 B,其价层电子组态为 $2s^22p^1$。在形成 BF_3分子的过程中,B 原子 2s 轨道上的 1 个电子被激发到 2p 空轨道上。含有单电子的 1 个 2s 轨道和 2 个 2p 轨道进行 sp^2杂化,形成夹角均为 120° 的 3 个完全等同的 sp^2杂化轨道,它们分别与 3 个 F 原子的含有单电子的 2p 轨道重叠,形成 3 个 σ 键。所以 BF_3分子的空间构型是正三角形[图 6-13(b)]。

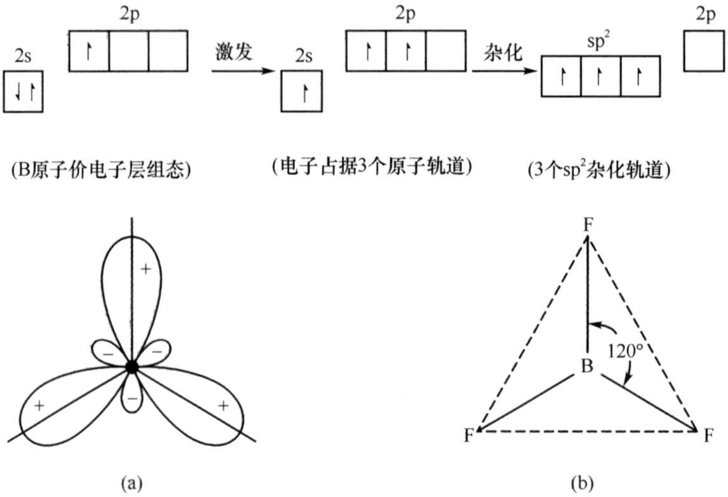

图 6-13 BF_3分子构型和 sp^2杂化轨道的空间取向

(a) 3 个 sp^2 杂化轨道;(b) 平面三角形构型的 BF_3 分子

(3)sp^3杂化:由 1 个 s 轨道和 3 个 p 轨道组合成 4 个 sp^3杂化轨道的过程称为 sp^3杂化。每个 sp^3杂化轨道含有 $\frac{1}{4}$ 的 s 轨道成分和 $\frac{3}{4}$ 的 p 轨道成分。为使轨道间的排斥能最小,4 个 sp^3杂化轨道间的夹角均为 109°28′,分别指向正四面体的顶角,如图 6-14(a),当它们分别与其他 4 个相同原子的轨道重叠成键后,就形成正四面体构型的分子。

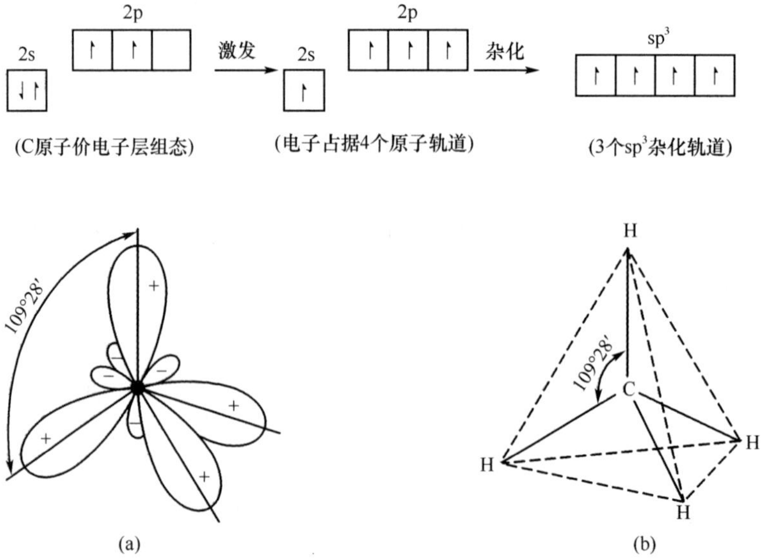

图 6-14 CH_4分子构型和 sp^3杂化轨道的空间取向

(a) 4 个 sp^3 杂化轨道;(b) 正四面体构型的 CH_4 分子

例如，CH_4分子。CH_4分子的中心原子是C，其价层电子组态为$2s^22p^2$。在形成CH_4分子的过程中，C原子2s轨道上的1个电子被激发到2p空轨道上。含有单电子的1个2s轨道和3个2p轨道进行sp^3杂化，形成夹角均为109°28′的4个完全等同的sp^3杂化轨道，它们分别与4个H原子的含有单电子的1s轨道重叠，形成4个σ键，分别指向正四面体的顶角，故CH_4分子的空间构型为正四面体，如图6-14(b)。

以上三种杂化均是能量相近的*n*s轨道和*n*p轨道之间的杂化，因此称为sp型杂化。现将上述三种杂化归纳于表6-7中。

表6-7　sp型的三种杂化

杂化类型	sp	sp^2	sp^3
参与杂化的原子轨道	1个s+1个p	1个s+2个p	1个s+3个p
杂化轨道数	2个sp杂化轨道	3个sp^2杂化轨道	4个sp^3杂化轨道
杂化轨道间夹角	180°	120°	109°28′
空间构型	直 线	正三角形	正四面体
实例	$BeCl_2$，C_2H_2	BF_3，BCl_3	CH_4，CCl_4

此外，能量相近的(*n*-1)d与*n*s、*n*p轨道或*n*s、*n*p与*n*d轨道亦可组合成新的dsp或spd型杂化轨道，这种杂化方式称为spd型杂化。此类型的杂化比较复杂，它们通常存在于过渡元素形成的化合物中(将在第七章配位化合物中介绍)。

3. 等性杂化和不等性杂化　根据杂化后形成的几个杂化轨道的能量是否相同，轨道的杂化可分为等性杂化和不等性杂化。

(1) 等性杂化：若杂化后形成的几个杂化轨道所含成分、能量完全相同，这种杂化称为等性杂化(equivalent hybridization)。通常，若参与杂化的原子轨道都含有单电子或都是空轨道，其杂化是等性的。例如，上述的三种sp型杂化，即$BeCl_2$、BF_3、CH_4分子中的中心原子分别为sp、sp^2和sp^3等性杂化。

(2)不等性杂化：若杂化后形成的几个杂化轨道所含成分、能量不完全相同，这种杂化称为不等性杂化(nonequivalent hybridization)。通常，若参与杂化的原子轨道中，有已被孤对电子占据的轨道，其杂化是不等性的，如NH_3分子、H_2O分子中N原子和O原子的杂化均为不等性杂化。

在NH_3分子中，中心原子为N原子，其价层电子组态为$2s^22p^3$。在形成NH_3分子的过程中，N原子的1个已被孤电子对占据的2s轨道与3个含有单电子的p轨道进行sp^3杂化。在其形成的4个sp^3杂化轨道中，有1个已被N原子的孤对电子占据，该sp^3杂化轨道含有较多的2s轨道成分，其余3个含有单电子的sp^3杂化轨道则含有较多的2p轨道成分，故N原子的sp^3杂化是不等性杂化。3个含有单电子的sp^3杂化轨道分别与H原子的1s轨道重叠，形成3个σ键。由于N原子中有1对孤对电子不参与成键，其电子云较密集于N原子周围，它对成键电子对产生排斥作用，使N—H键的夹角被压缩至107°(小于109°28′)，因此NH_3分子的空间构型为三角锥形，如图6-15(a)所示。

在H_2O分子中，中心原子为O原子，其价层电子组态为$2s^22p^4$。在形成H_2O分子的过程中，O原子以sp^3不等性杂化形成4个sp^3不等性杂化轨道，其中有单电子的2个sp^3杂化轨道含有较多的2p轨道成分,它们各与1个H原子的1s轨道重叠,形成2个σ键,而余下的2个含有较多2s轨道成分的sp^3杂化轨道各被1对孤对电子占据,它们对成键电子对的排斥作用比NH_3分子中的更大,使O—H键夹角压缩至104°45′(比NH_3分子的键角小),故H_2O分子具有V形空间构型,如图6-15(b)所示。

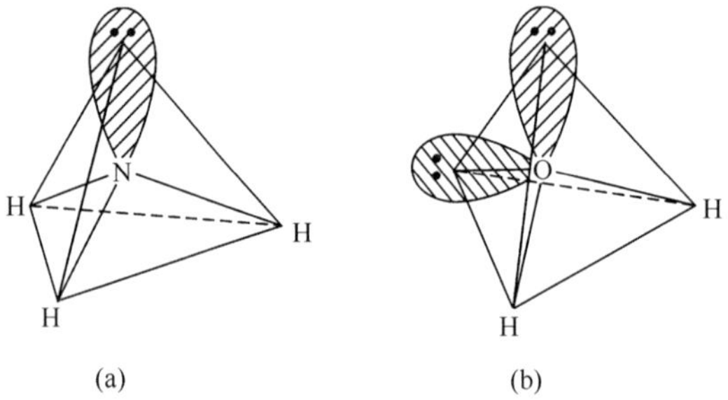

图 6-15　NH_3分子和H_2O分子的结构示意图
(a) NH_3 分子;(b) H_2O 分子

第四节　分子间的作用力

一、分子的极性与分子的极化

1. 分子的极性　根据分子中正、负电荷重心是否重合,可将分子分为极性分子(polar molecule)和非极性分子(nonpolar molecule)。非极性分子是指分子中电子的负电荷重心与原子核的正电荷重心相重合的分子。极性分子是指分子中正,负电荷重心不相重合的分子。

对于双原子分子,分子的极性与键的极性是一致的,即由非极性共价键形成的分子一定是非极性分子,如H_2、Cl_2、O_2等分子;由极性共价键形成的分子一定是极性分子,如HCl、HF等分子。

对于多原子分子,分子的极性不仅与分子中键的极性有关,而且还取决于分子的空间构型。若分子具有完全对称的结构,键的极性互相抵消,则这类分子称为非极性分子。如直线型的CO_2分子,平面正三角形的BF_3分子和正四体的CH_4、CCl_4分子都是由极性共价键所形成的非极性分子。反之,若多原子化合物分子的空间构型不是完全对称的,键的极性不能全部抵消,这类分子就是极性分子。如"V"形构型的H_2O分子、H_2S分子,三角锥形的NH_3分子、PH_3分子和四面体的$CHCl_3$分子都是由极性共价键所形成的极性分子。

分子极性的大小用偶极矩μ量度。偶极矩等于正、负电荷重心间距离d与正负电荷重心所带电量q的乘积,即

$$\mu = q \cdot d$$

偶极矩越大,分子的极性越大;偶极矩越小,分子的极性越小。偶极矩为0的分子是非极性分子,偶极矩大于0的分子是极性分子。偶极矩的单位一般用Debye(D)表示,(1D = 10^{-18}esu · cm)。

2. 分子的极化　在外电场作用下,无论分子是否有极性,它们的正、负电荷重心都将发生变化。对于非极性分子,正、负电荷重心本来是重合的,但在外电场作用下,会发生相对

位移引起分子变形,使正、负电荷的重心不重合而产生偶极。对于极性分子,正、负电荷的重心本来就不重合,分子中始终存在一个正极和一个负极,因此极性分子具有永久偶极,但在外电场作用下,分子的偶极按电场方向取向,同时使正、负电荷重心的距离增大,分子的极性因而增强。这种因外电场的作用,使分子变形产生偶极或增大偶极矩的现象,称为分子的极化(polarizing),由此产生的偶极称为诱导偶极(induced dipole)。

分子的极化不仅在外电场的作用下可以发生,分子间相互作用时也可发生,这正是存在分子之间作用力的重要原因。

二、van der Waals 力

氯气在常压下冷却到-36.6℃时,可变成黄绿色油状液体,继续冷到-101℃,则变成固体。CO_2气体经降温、加压后可变成干冰(固体 CO_2)。这些过程中,气体分子间的距离缩短,最后由气态分子的不规则运动状态转变为规则的固态。这说明,物质分子之间必定存在着某种作用力,才能将这些分子聚集在一起。人们把这种分子与分子之间的相互作用力称为分子间力,它最早由荷兰物理学家 van der Waals 提出,故又称为 van der Waals 力。这种力对物质的物理性质如沸点,溶解度、表面张力等有重要影响。

分子间力按产生的原因和特点分为取向力、诱导力和色散力三种。

1. 取向力　取向力(orientation force)发生在极性分子之间。极性分子具有永久偶极,当两个极性分子互相靠近时,因同极相斥、异极相吸而使分子相对转动,从而达到异极相邻的状态,如图 6-16 所示。极性分子的这种运动称为取向,由永久偶极的取向而产生的分子间作用力称为取向力。

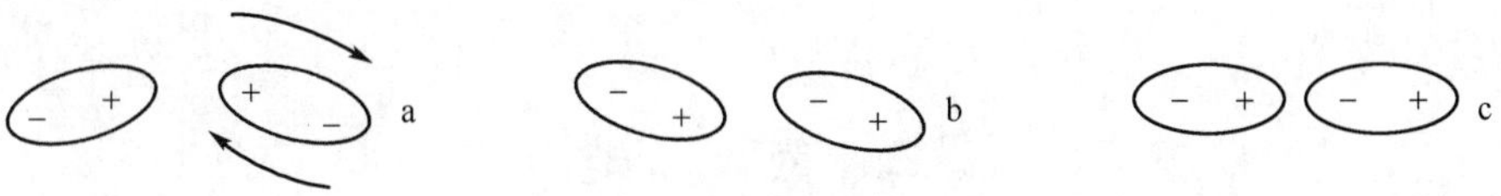

图 6-16　两个极性分子相互作用示意图

2. 诱导力　诱导力(induction force)发生在极性分子和非极性分子之间,以及极性分子之间。当极性分子与非极性分子靠近时,极性分子的永久偶极使非极性分子极化,导致它的正负电荷重心不相重合,从而产生诱导偶极。诱导偶极与永久偶极互相吸引,如图 6-17 所示。这种由极性分子的永久偶极与非极性分子所产生的诱导偶极之间的相互作用力称为诱导力。当两个极性分子相互接近时,在永久偶极的相互影响下,相互极化产生诱导偶极,从而导致偶极矩的增大,分子间作用力的增强。所以在极性分子之间既有取向力,又有诱导力的存在。

3. 色散力　非极性分子之间也存在相互作用力。通常情况下,非极性分子的正、负电荷的重心是重合的。但是,在核外电子的高速运动以及原子核的不断振动过程中,会使分子的正、负电荷重心不断发生瞬间相对位移,从而产生瞬时偶极。瞬时偶极又可诱使邻近的分子极化。因此非极性分子之间可靠瞬时偶极相互吸引而产生分子间作用力,这种作用力称为色散力(dispersion force),如图 6-18 所示。虽然瞬时偶极存在的时间很短,但是不断地重复发生,又不断地相互诱导和吸引,因此色散力始终存在,并且存在于各种分子之间。

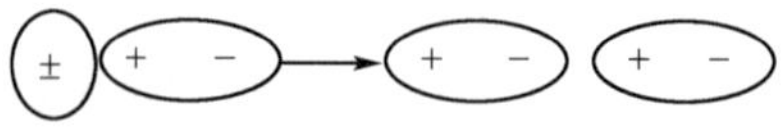

图 6-17 极性分子和非极性分子相互作用示意图

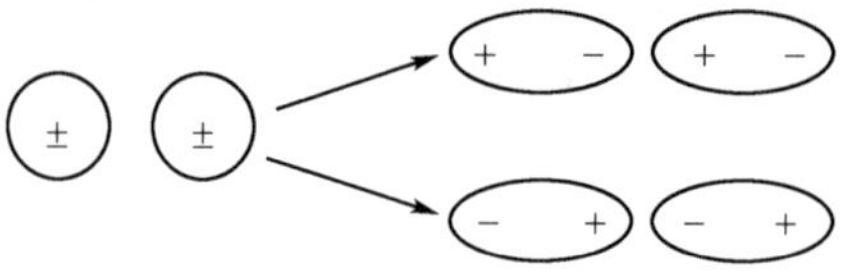

图 6-18 色散力产生示意图

综上所述，在非极性分子之间只有色散力；在极性分子和非极性分子之间，既有诱导力也有色散力；而在极性分子之间，取向力、诱导力、色散力都存在。

分子间力具有以下特征。

(1) 分子间力是静电引力，其作用能比化学键小 1~2 个数量级。

(2) 分子间力不具有饱和性和方向性。

(3) 分子间力是一种近程力，其作用范围只有几十到几百皮米。

(4) 对于大多数分子，色散力是主要的。只有极性大的分子，取向力才比较显著。诱导力通常都很小。

物质的沸点、熔点等物理性质与分子间的作用力有关。一般说来 van der Waals 力小的物质，其沸点和熔点都较低。例如，卤素从 F_2 到 I_2 的熔点沸点随分子量的增大而依次升高，其原因是分子量增大，分子的变形性增强，产生的瞬时偶极增大，色散力随之增强的缘故。

三、氢 键

当 H 原子与电负性大，原子半径小的元素原子 X(如 F、O、N 等) 以共价键结合成分子时，成键的电子对强烈地偏向于 X 原子，使 H 原子几乎成为裸露的质子而具有大的正电荷场强，因而这个 H 原子还能与另一个电负性大、半径小的 Y 原子(如 F、O、N 等) 相互吸引，形成 X—H…Y 结构，其中 H 原子与 Y 原子间的静电吸引作用称为氢键(hydrogen bond)。X、Y 可以是同种元素的原子，也可以是不同元素的原子。氢键的本质是静电吸引力，其强弱与 X、Y 原子的电负性大小和半径有关。X、Y 原子的电负性越大，原子半径越小，形成的氢键越强。各种氢键的强度顺序是：F—H…F > O—H…O > O—H…N > O—H…Cl 。

氢键具有以下两个特征。

(1) 氢键比 van der Waals 力稍强，而比化学键弱得多，其键能一般在 $42kJ \cdot mol^{-1}$ 以下。

(2) 氢键具有饱和性和方向性。饱和性是指与 X 原子以共价键结合的 H 原子通常只能再吸引一个 Y 原子，形成 1 个氢键。所谓方向性是指氢键中的 X、H、Y 3 个原子尽可能要在一条直线上，这样 X 原子与 Y 原子间距离较远，斥力较小，形成的氢键稳定。

氢键不仅在分子间形成，如氟化氢、氨水（图 6-19），也可以在同一分子内形成，如硝酸、邻硝基苯酚（图 6-20）。分子内氢键虽不在一条直线上，但形成了较稳定的环状结构。

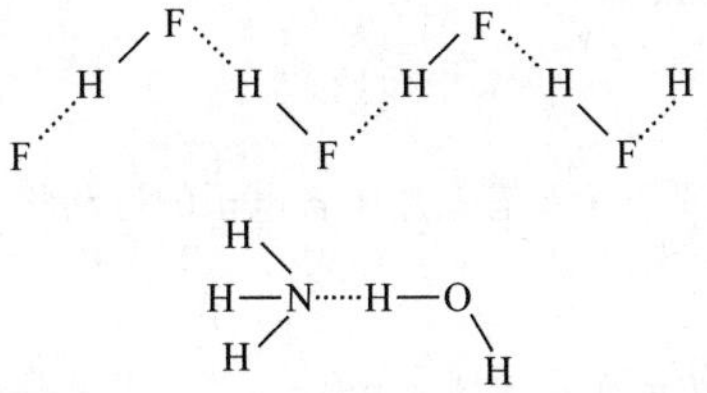

图 6-19　氟化氢、氨水中的分子间氢键

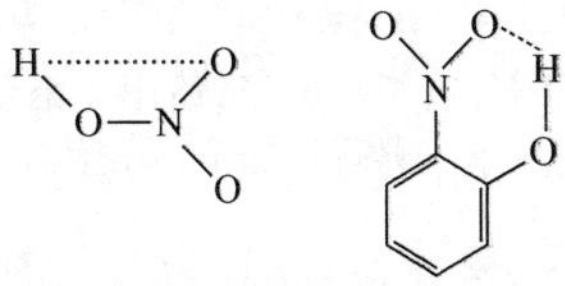

图 6-20　硝酸、邻硝基苯酚中的分子内氢键

氢键存在于许多化合物中，它的形成对物质的性质有一定影响。因为破坏氢键需要能量，所以分子间氢键的形成可使物质的沸点、熔点升高。例如，NH_3、H_2O 和 HF 的沸点比同族相应化合物的沸点高，这种反常行为是由于它们各自的分子间形成了氢键。分子内形成氢键，一般使化合物的沸点和熔点降低。氢键的形成也影响物质的溶解度，若溶质和溶剂间形成分子间氢键，可使溶解度增大；若溶质分子内形成氢键，则它在极性溶剂中的溶解度减小，而在非极性溶剂中溶解度增大。例如，邻硝基苯酚分子可形成分子内氢键，对硝基苯酚分子因硝基与羟基相距较远不能形成分子内氢键，但它能与水分子形成分子间氢键，所以邻硝基苯酚在水中的溶解度比对硝基苯酚的小。此外，当溶质与溶剂形成分子间氢键时，溶液的密度和黏度会增大。但分子内形成氢键对溶液的密度和黏度却几乎没有影响。

一些生物大分子物质如蛋白质、核酸中均有分子内氢键。这不仅能使生物大分子准确地保持形状，而且还能使它们具有生物化学方面的特殊功能。例如，在 DNA 脱氧核糖核酸分子中，两条多核苷酸链靠碱基（ C═O···H—N 和 C═N···H—N）之间形成氢键而相连。它们盘曲成双螺旋结构，各圈之间也是靠氢键维系而增强其稳定性。一旦氢键被破坏，分子的空间结构发生改变，生理功能就会丧失。因此对医学生来说，氢键的概念具有相当重要的意义。

习　题

1. 区别下列名词或概念。

（1）原子轨道与电子云　　（2）概率与概率密度

（3）σ 键和 π 键　　（4）等性杂化和不等性杂化

（5）永久偶极和瞬间偶极　　（6）van der Waals 力和氢键

2. 判断下列说法是否正确？为什么？

（1）s 轨道上的电子在离核一定距离的圆形轨道上运动，p 轨道上的电子在∞形的轨道上运动。

（2）波函数和电子云都表示核外电子运动的轨道。

（3）主量子数为 3 的电子层共有 3s、3p、3d 三个原子轨道。

（4）电子的能量高低只与主量子数 n 有关。

（5）最外层电子组态为 ns^1 或 ns^2 的元素都在 s 区。

（6）一个原子形成的共价键数目不能超过其基态的单电子数。

（7）AB_2 型的共价化合物，其中心原子均采用 sp 杂化轨道成键。

(8) 同一种原子在不同的化合物中形成不同的共价键时,可以是不同的杂化态。

(9) 以极性共价键形成的分子是极性分子,以非极性共价键形成的分子是非极性分子。

(10) 氢键是有方向性和饱和性的一类化学键。

3. 写出下列各能级或轨道的名称。

(1) $n = 2, l = 0$　　(2) $n = 4, l = 2$　　(3) $n = 5, l = 3$

(4) $n = 2, l = 1, m = -1$　　(5) $n = 3, l = 0, m = 0$

4. 氮原子核外有 7 个电子,请用 4 个量子数的组合分别表示基态氮原子各电子的运动状态。

5. 下列各组量子数哪些是不合理的? 为什么?

(1) $n = 2, l = 0, m = 0, s = \frac{1}{2}$　　(2) $n = 3, l = 0, m = 1, s = +\frac{1}{2}$

(3) $n = 2, l = -1, m = 0, s = -\frac{1}{2}$　　(4) $n = 3, l = 2, m = -2, s = -\frac{1}{2}$

(5) $n = 2, l = 3, m = -2, s = +\frac{1}{2}$。

6. 已知某元素原子的电子具有下列量子数,试排列出它们能量高低的次序。

(1) $3, 2, 1, +\frac{1}{2}$　　(2) $2, 1, 1, -\frac{1}{2}$　　(3) $2, 1, 0, +\frac{1}{2}$

(4) $3, 1, -1, -\frac{1}{2}$　　(5) $3, 1, 0, +\frac{1}{2}$　　(6) $2, 0, 0, +\frac{1}{2}$

7. 按所示格式填写下表(基态)。

原子序数	电子组态	价层电子组态	周期	族	区
19					
	$1s^2 2s^2 2p^6$				
		$3d^5 4s^1$			
26					
			6	ⅡB	

8. 写出下列离子的电子排布式(电子组态):Ag^+、Zn^{2+}、Fe^{3+}、Cu^+。

9. 基态原子价层电子排布满足下列条件之一的是哪一族或哪一个元素?

(1) 具有 3 个 p 电子。

(2) 有 2 个量子数为 $n = 4, l = 0$ 的电子,有 5 个量子数为 $n = 3$ 和 $l = 2$ 的电子。

(3) 3d 为全充满,4s 只有一个电子的元素。

10. 指出下列各分子中碳原子采取的杂化方式,并判断分子中各有几个 π 键?

C_2H_2　　C_2H_4　　CH_3OH　　HCHO　　CH_4

11. 试用杂化轨道理论说明下列分子或离子的中心原子可能采取的杂化类型,及分子或离子的空间构型。

(1) PH_3　(2) $HgCl_2$　(3) $SnCl_4$　(4) $SeBr_2$　(5) H_3O^+

12. 根据杂化轨道理论预测下列分子的空间构型,并判断分子的极性。

SiF_4, NF_3, BCl_3, H_2S, $CHCl_3$

13. 下列每组分子中,哪个分子的极性较强? 试简单说明原因。

(1) HCl 和 HI　　(2) H_2O 和 H_2S　　(3) NH_3 和 PH_3

(4) CH_4 和 SiH_4　　(5) CH_4 和 $CHCl_3$　　(6) BF_3 和 NF_3

14. 按沸点由低到高的顺序依次排列下列两组物质,并简要说明理由。

(1) H_2,CO,Ne,HF　　(2) CI_4,CF_4,CBr_4,CCl_4

15. 判断下列各组分子间存在着哪种分子间作用力。

(1) 苯和四氯化碳　　(2) 乙醇和水　　(3) 苯和乙醇　　(4) 液氨

16. 将下列每组分子间存在的氢键按照由强到弱的顺序排列。

(1) HF 与 HF　　(2) H_2O 与 H_2O　　(3) NH_3与 NH_3

(章小丽)

第七章 配位化合物

配位化合物(coordination compound)简称配合物,是一类组成复杂、发展迅速、应用极为广泛的化合物。自1798年法国化学家Tassaert获得钴氨配合物$[Co(NH_3)_6]Cl_3$以来,人们相继合成了成千上万种配合物,并在动植物的机体中发现了许多极为重要的配合物。

配合物与生物体和医学的关系十分密切。人体的生理及病理过程涉及许多金属元素的作用,这些金属元素大多与蛋白质、核酸等结合成配合物而发挥作用。人体的许多必需微量元素都是以配合物形式存在的。例如,担负着体内氧气运输作用的血红蛋白是Fe^{2+}与蛋白质结合而成的配合物;体内七十余种含锌的酶(如乳酸脱氢酶、核糖核酸和脱氧核糖核酸合成酶等)均是金属配合物,它们在体内起着支配生化反应的作用。临床上用于治疗和预防疾病的一些药物如治疗贫血症的枸橼酸铁铵、治疗血吸虫病的酒石酸锑钾、具有抗癌作用的顺式二氯二氨合铂(Ⅱ)等都是配合物。此外,在生化检验、环境监测及药物分析等领域,以配位反应为基础的分析方法也有极为广泛的应用。

20世纪70年代发展起来的新兴的边缘学科——生物无机化学,它的基本任务就是在分子水平上研究生命金属与生物配体之间的相互作用,从而揭示人体内某些疾病的发病机制,制备出新的药物——金属配合物,它是当代自然科学中最活跃、具有多个生长点的前沿学科之一。因此学习和掌握配合物的一些基本知识对医学生来说是非常必要的。

第一节 配位化合物的基本概念

一、配位化合物的定义

向盛有$CuSO_4$溶液的试管中加入6mol·L^{-1}的氨水,开始有天蓝色$Cu(OH)_2$沉淀生成,继续滴加氨水,沉淀消失,得到深蓝色的澄清溶液。在此溶液中加入适量乙醇,便会析出深蓝色的结晶。向这种结晶中加入NaOH溶液,既无氨气产生也无天蓝色$Cu(OH)_2$沉淀生成,但加入少量$BaCl_2$溶液时,则有白色$BaSO_4$沉淀析出。这说明溶液中存在着SO_4^{2-},却几乎检测不到Cu^{2+}离子和NH_3分子。经X线分析,该深蓝色结晶的化学组成是$[Cu(NH_3)_4]SO_4$,上述过程可用化学反应方程式表示如下

$$CuSO_4 + 4NH_3 = [Cu(NH_3)_4]SO_4$$

该化合物在水溶液中全部解离为$[Cu(NH_3)_4]^{2+}$和SO_4^{2-}。$[Cu(NH_3)_4]^{2+}$的稳定存在是由于在Cu^{2+}和NH_3间存在配位键。我们把由阳离子(或原子)与一定数目的阴离子或中性分子以配位键形成的不易解离的复杂离子(或分子)称为配离子(或配位分子)。含有配离子的化合物和配位分子统称为配合物。带正电荷的配离子称为配阳离子,如$[Cu(NH_3)_4]^{2+}$、$[Ag(NH_3)_2]^+$等;带负电荷的配离子称为配阴离子,如$[Fe(NCS)_4]^-$。配合物可以是酸、碱、盐,也可以是电中性的配位分子,如$[Cu(NH_3)_4]SO_4$、$[Cu(NH_3)_4](OH)_2$、$H_2[Pt(Cl)_6]$、$[Ni(CO)_4]$、$K_3[Fe(CN)_6]$等都是配合物。

二、配位化合物的组成

大多数配合物由配离子和与其带有相反电荷的离子组成。以 $Cu(NH_3)_4]SO_4$为例,其组成可表示为

$[Cu\ \ (NH_3)_4]\ \ SO_4$

中心原子 配体

内层 外层

配合物

1. 内层和外层 配离子是配合物的特征部分,由中心原子(离子)和配体组成,称为配合物的内层(inner sphere),通常写在方括号之内。配合物中与配离子带相反电荷的离子称为配合物的外层(outer sphere)。配合物的内层与外层之间以离子键结合,在水溶液中配合物易解离出外层离子,而配离子很难解离。配离子与外层离子所带电荷的总量相等,符号相反。

显然,配位分子如$[Ni(CO)_4]$等只有内层,没有外层。

2. 中心原子 在配离子(或配位分子)中,接受孤对电子的阳离子或原子统称为中心原子(central atom)。中心原子位于配离子的中心位置,是配离子的核心部分。中心原子一般为金属离子,大多为过渡元素,特别是第ⅧB 族元素及与它们相邻近的一些副族元素。某些副族元素的原子和高氧化值的非金属元素的原子也是比较常见的中心原子,如$[Ag(NH_3)]^+$、$[Ni(CO)_4]$和$[SiF_6]^{2-}$中的Ag^+、Ni 和Si^{4+}都是中心原子。

3. 配体和配位原子 在配合物中,与中心原子以配位键结合的阴离子或中性分子称为配体(ligand),如$[Ag(NH_3)_2]^+$、$[Ni(CO)_4]$和$[SiF_6]^{2-}$中的NH_3、CO 和F^-都是配体。配体中直接向中心原子提供孤对电子形成配位键的原子称为配位原子(ligating atom),如NH_3中的 N 原子、CO 中的 C 原子、F^-中的 F 原子等。配位原子的最外电子层中都含有孤对电子,常见的配位原子是电负性较大的非金属元素的原子,如 N、O、C、S、F、Cl、Br、I 等。

根据配体中所含配位原子数目的多少,可将配体分为**单齿配体**(monodentate ligand)和**多齿配体**(multidentate ligand)。只含有一个配位原子的配体称为**单齿配体**,如NH_3、H_2O、CN^-、F^-、Cl^-、Br^-、I^-等,其配位原子分别为 N、O、C、F、Cl、Br、I;含有两个或两个以上配位原子的配体称为**多齿配体**,如乙二胺 $H_2N—CH_2—CH_2—NH_2$(简写为 en)、草酸根(—OOC—COO—)是双齿配体,乙二胺四乙酸根(可用符号 Y^{4-}表示,其结构见表 7-1)是六齿配体。

一些常见的配体见表 7-1。

表 7-1 常见的配体

类型	配位原子	实例
单齿配体	C	CN^-,CO
	N	NH_3,NO,NR_3,RNH_2,C_5H_5N,NCS^-,NH_2^-,NO_2^-
	O	ROH,R_3RO,R_2O,H_2O,R_2SO,OH,$RCOO^-$,$C_2O_4{}^{2-}$,ONO^-,$SO_4{}^{2-}$,$CO_3{}^{2-}$
	P	PH_3,PR_3,PX_3,$PR_2{}^-$
	S	R_2S,RSH,SCN^-
	X	F^-,Cl^-,Br^-,I^-

续表

类型	配位原子	实例
双齿配体	N O	乙二胺 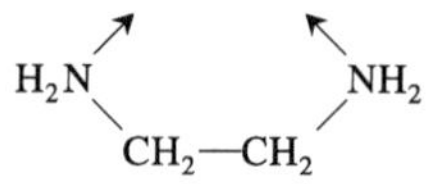 乙酰丙酮离子 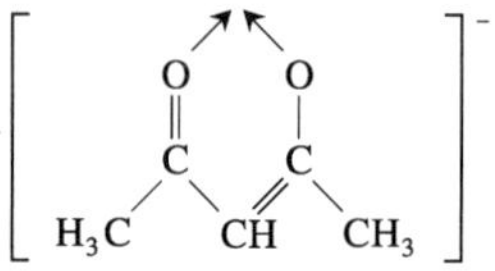
三齿配体	N	二乙基三胺 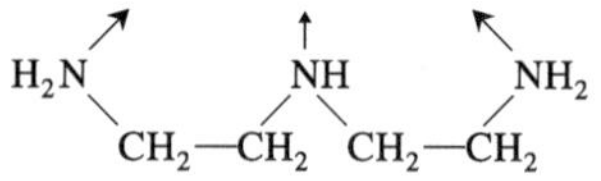
五齿配体	N,O	乙二胺三乙酸根离子 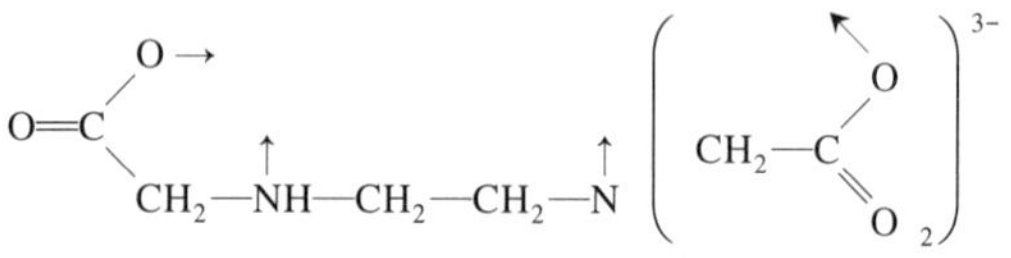
六齿配体	N,O	乙二胺四乙酸根离子 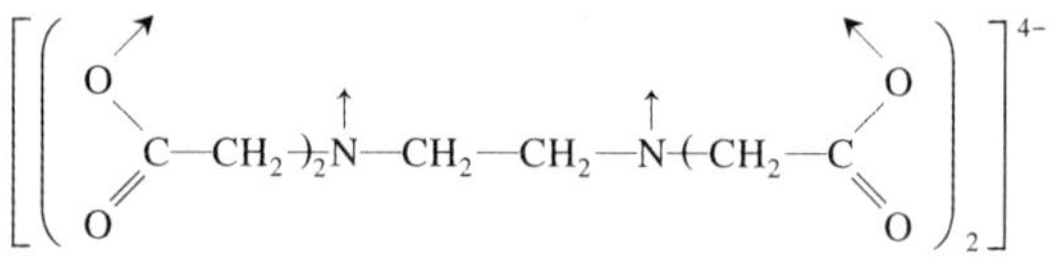

4. 配位数 配离子(或配位分子)中直接与中心原子以配位键结合的配位原子的数目称为配位数(coordination number)。从本质上讲,配位数就是中心原子与配体形成配位键的数目。如果配体均为单齿配体,则中心原子的配位数与配体的数目相等。例如,$[Zn(NH_3)_4]^{2+}$配离子中的配体是 NH_3,NH_3是单齿配体,则 Zn^{2+}离子的配位数是 4。如果配体中有多齿配体,则中心原子的配位数与配体的数目不相等。例如,$[Cu(en)_2]^{2+}$配离子中的配体 en 是双齿配体,一个 en 分子中有两个 N 原子与 Cu^{2+}形成配位键,因此 Cu^{2+}离子的配位数不是 2 而是 4,同理在$[Co(en)_2(NH_3)Cl]^{2+}$中 Co^{3+}的配位数不是 4 而是 6。应当着重指出,在计算配位数时,不能只看化合物的组成,更要看实际配位的情况,不能从表面观察,要根据实验事实来确定配位数。配合物中,中心原子的常见配位数是 2、4 和 6。某些金属离子常见的、较稳定的配位数见表 7-2。

表 7-2 金属离子的配位数

配位数	金属离子	实例
2	Ag^+、Cu^+、Au^+	$[Ag(NH_3)_2]^+$、$[Cu(CN)_2]^-$
4	Cu^{2+}、Zn^{2+}、Cd^{2+}、Hg^{2+}、Al^{3+}、Sn^{2+}、Pb^{2+}、Co^{2+}、Ni^{2+}、Pt^{2+}、Fe^{3+}、Fe^{2+}	$[HgI_4]^{2-}$、$[Zn(CN)_4]^{2-}$、$[Pt(NH_3)_2Cl_2]$
6	Cr^{3+}、Al^{3+}、Pt^{4+}、Fe^{3+}、Fe^{2+}、Co^{3+}、Co^{2+}、Ni^{2+}、Pb^{4+}	$[PtCl_6]^{2-}$、$[Co(NH_3)_2(H_2O)Cl_3]$、$[Fe(CN)_6]^{3-}$、$[Ni(NH_3)_6]^{2+}$、$[Cr(NH_3)_4Cl_2]^+$

中心原子的配位数主要取决于中心原子和配体的电子层结构、体积和电荷三个因素。

从中心原子的价电子层结构考虑,第二周期元素的价电子层空轨道为 2s、2p,最多只能容纳 4 对电子,其配位数最大为 4,如$[BeCl_4]^{2-}$、$[BF_4]^-$等;第三周期以后的元素,价电子层空轨道为$(n\text{-}1)$d、ns、np 或 ns、np、nd,它们的配位数可超过 4,如$[AlF_6]^{3-}$、$[SiF_6]^{2-}$等。

中心原子的体积愈大,配体的体积愈小,中心原子能结合的配体愈多,愈有利于生成配位数大的配离子。例如,Al^{3+}与半径较小的 F^-可形成配位数为 6 的$[AlF_6]^{3-}$,而与半径较大的 Cl^-只能形成配位数为 4 的$[AlCl_4]^-$;中心原子 B(Ⅲ)的半径比 Al^{3+}小,所以 B(Ⅲ)只能形成配位数为 4 的$[BF_4]^-$。

从静电作用考虑,中心原子的电荷愈多,对配体的吸引力愈强,愈有利于形成配位数大的配离子。例如,Ag^+与 NH_3形成$[Ag(NH_3)_2]^+$,而 Cu^{2+}与 NH_3可形成$[Cu(NH_3)_4]^{2+}$。中心原子相同时,配体所带电荷愈多,配体间的排斥力就愈大,不利于配体与中心原子的结合,配位数相应变小。例如,Ni^{2+}与 NH_3可形成配位数为 6 的$[Ni(NH_3)_6]^{2+}$,而与 CN^-只能形成配位数为 4 的$[Ni(CN)_4]^{2-}$。

此外,中心原子的配位数还与配合物形成时的外界条件有关,特别是与温度和溶液的浓度有关。通常,增大配体浓度和降低温度有利于形成配位数大的配合物。

5. 配离子的电荷　配离子的电荷数等于中心原子和配体总电荷的代数和。例如,在$[Zn(NH_3)_4]^{2+}$中,NH_3是中性分子,所以配离子的电荷就等于中心原子的电荷数,为+2。而在$[HgI_4]^{2-}$中,配离子的电荷数 $= 1\times(+2)+4\times(-1)=-2$。由于配合物是电中性的,因此,外层离子的电荷总数和配离子的电荷总数相等,而符号相反。所以可由外层离子的电荷推断出配离子的电荷及中心原子的氧化值。例如,$K_3[Fe(CN)_6]$中,外层是三个 K^+,外层离子电荷为+3,则配离子$[Fe(CN)_6]^{3-}$的电荷为-3,因此中心原子的氧化值为+3;而在$K_4[Fe(CN)_6]$中,中心原子的氧化值为+2。

三、配合物的命名

配位化合物的命名与一般无机化合物的命名原则相同。

(1) 阴离子在前、阳离子在后,像一般无机化合物中的二元化合物、酸、碱、盐一样命名为“某化某”“某酸”“氢氧化某”和“某酸某”。

(2) 配离子及配位分子的命名是将配体名称列在中心原子之前,配体的数目用二、三、四等数字表示,复杂的配体名称写在圆括号中,以免混淆,不同配体之间以中圆点“·”分开,在最后一种配体名称之后缀以“合”字,中心原子后以加括号的罗马数字表示其氧化值。即:配体数-配体名称-“合”-中心原子名称(氧化值)。

(3) 若与中心原子结合的配体有多种,则命名顺序为:无机配体在前,有机配体在后;在无机配体或有机配体中,先列出阴离子,后列出中性分子;在同类配体中(同为阴离子或同为中性分子),按配位原子的元素符号的英文字母顺序列出配体;配体的化学式相同,但配位原子不同时,则按配位原子的元素符号的英文字母顺序排列。

例如:

$[Cu(NH_3)_4]^{2+}$	四氨合铜(Ⅱ)离子
$[CoCl_2(NH_3)_4]^+$	二氯·四氨合钴(Ⅲ)离子
$[Cu(en)_2]Cl_2$	氯化二(乙二胺)合铜(Ⅱ)

$[Ag(NH_3)_2]Cl$	氯化二氨合银(Ⅰ)
$K_3[Fe(CN)_6]$	六氰合铁(Ⅲ)酸钾
$H_2[PtCl_6]$	六氯合铂(Ⅳ)酸
$[Co(ONO)(NH_3)_5]SO_4$	硫酸亚硝酸根·五氨合钴(Ⅲ)
$[Co(NH_3)_5(H_2O)]_2(SO_4)_3$	硫酸五氨·水合钴(Ⅲ)
$[Co(NH_3)_2(en)_2]Cl_3$	氯化二氨·二(乙二胺)合钴(Ⅲ)
$NH_4[Cr(NCS)_4(NH_3)_2]$	四(异硫氰酸根)·二氨合铬(Ⅲ)酸铵

没有外层的配合物,即配位分子,中心原子的氧化值可不必标明,例如:

$[Ni(CO)_4]$	四羰基合镍
$[PtNH_2(NO_2)(NH_3)_2]$	氨基·硝基·二氨合铂

第二节　配合物的价键理论

配合物的各种物理、化学性质取决于配合物的内层结构,特别是内层中配体与中心原子间的结合力。配合物的化学键理论,就是阐明这种结合力的本性,并用它解释配合物的某些性质,如配位数、几何构型、磁性等。最初的配位化学理论是由瑞士化学家 Alfred Werner 于 1893 年提出的,随着科学的发展,人们对配合物的研究越来越深入,相继提出了价键理论、晶体场理论、配位场理论和分子轨道理论等。其中价键理论简明清晰,使用方便,因此在研究配合物结构与性质时得到广泛应用。本节仅介绍价键理论。

一、价健理论的基本要点

1931 年,美国化学家 Pauling L 把杂化轨道理论应用到配合物上,提出了配合物的价键理论。其基本要点如下。

(1) 中心原子与配体中的配位原子之间以配位键结合,即配位原子提供孤对电子,填入中心原子的价电子层空轨道形成配位键。配体为电子对给予体,中心原子为电子对接受体。

(2) 为了增强成键能力和形成结构匀称的配合物,中心原子所提供的空轨道首先进行杂化,以杂化后的空轨道与配位原子的孤对电子轨道在键轴方向重叠成键。

(3) 配合物的空间构型、稳定性和中心原子的配位数,取决于中心原子所提供杂化轨道的数目和类型。其中杂化轨道类型决定于中心离子的价层电子结构和配体数目及配位能力的强弱。表 7-3 为中心原子常见的杂化轨道类型和配合物的空间构型。

表 7-3　中心原子常见的杂化轨道类型和配合物的空间构型

配位数	杂化轨道	空间构型	实例
2	sp	直线	$[Ag(NH_3)_2]^+$、$[AgCl_2]^-$、$[Au(CN)_2]^-$
4	sp^3	四面体	$[Ni(CO)_4]$、$[Cd(CN)_4]^{2-}$、$[ZnCl_4]^{2-}$、$[Ni(NH_3)_4]^{2+}$
	dsp^2	平面四方形	$[Ni(CN)_4]^{2-}$、$[PtCl_4]^{2-}$、$[Pt(NH_3)_2Cl_2]$
6	sp^3d^2	八面体	$[FeF_6]^{3-}$、$[Fe(NCS)_6]^{3-}$、$[Co(NH_3)_6]^{2+}$、$[Ni(NH_3)_6]^{2+}$
	d^2sp^3	八面体	$[Fe(CN)_6]^{3-}$、$[Co(NH_3)_6]^{3+}$、$[Fe(CN)_6]^{4-}$、$[PtCl_6]^{2-}$

在很多情况下,还不能用价键理论来预测配合物的空间构型和中心原子杂化类型,而往往是在取得了配合物的空间构型及磁性等实验数据后,再用价键理论来解释。

二、外轨配合物和内轨配合物

根据价键理论,在形成配合物的过程中,中心原子提供何种类型的杂化轨道,取决于中心原子的电子层结构和配体中配位原子的电负性。过渡元素作为中心原子时,其价电子空轨道往往包括次外层的 d 轨道,根据中心原子杂化时所提供的空轨道所属电子层的不同,配合物可分为两种类型。一种是中心原子全部用最外层价电子空轨道(ns、np、nd)进行杂化成键,所形成的配合物称为外轨配合物;另一种是中心原子用次外层 d 轨道,即$(n-1)$d 和最外层的 ns、np 轨道进行杂化成键,所形成的配合物称为内轨配合物。

三、价键理论的应用

1. 配位数为 2 的配合物　以$[Ag(NH_3)_2]^+$的形成为例。Ag^+的价层电子组态为 $4d^{10}$,当它与 NH_3分子形成$[Ag(NH_3)_2]^+$时,Ag^+用 1 个 5s 轨道和 1 个 5p 轨道进行杂化,形成的 2 个 sp 杂化轨道与 2 个 NH_3 中的 N 原子形成 2 个配位键,从而形成空间构型为直线的$[Ag(NH_3)_2]^+$。Ag^+ 是用最外层的空轨道 5s 和 5p 轨道进行杂化而成键的,因此$[Ag(NH_3)_2]^+$属外轨配离子。它的电子排布如下。

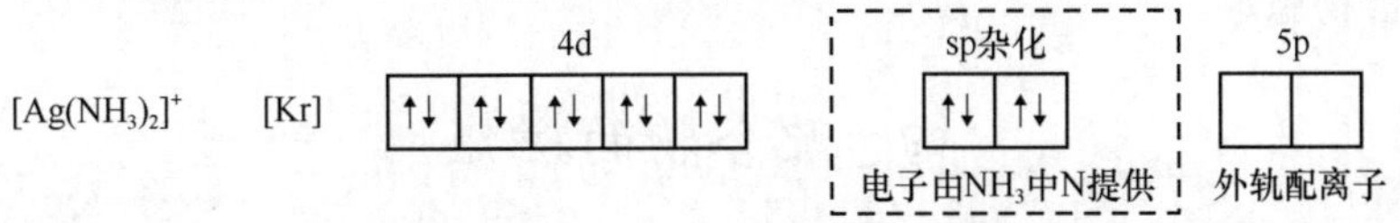

2. 配位数为 4 的配合物　配位数为 4 的配合物有两种空间构型,一种是四面体,如$[Ni(NH_3)_4]^{2+}$配离子;另一种是平面正方形,如$[Ni(CN)_4]^{2-}$ 离子。在$[Ni(NH_3)_4]^{2+}$配离子中,Ni^{2+}的价层电子组态为 $3d^8$,当 Ni^{2+}与 NH_3接近时,它用 1 个 4s 轨道和 3 个 4p 轨道进行 sp^3杂化,形成的 4 个 sp^3杂化轨道与 4 个 NH_3 中的 N 原子形成 4 个配位键,从而形成空间构型为正四面体的配离子$[Ni(NH_3)_4]^{2+}$,属外轨配离子。

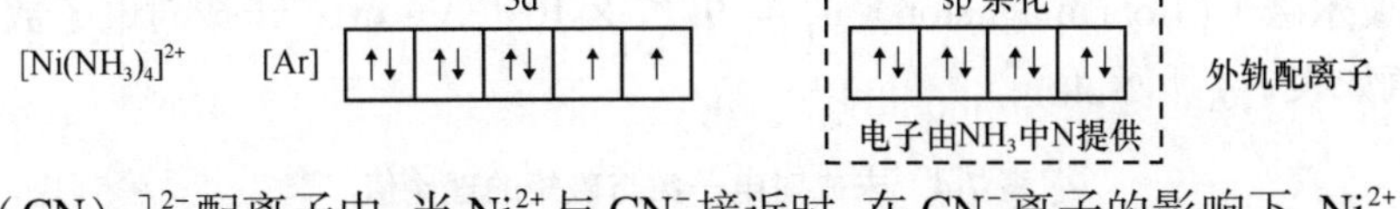

在$[Ni(CN)_4]^{2-}$配离子中,当 Ni^{2+}与 CN^-接近时,在 CN^-离子的影响下,Ni^{2+}离子 3d 电子发生重排,空出的 1 个 3d 轨道与 1 个 4s 轨道、2 个 4p 轨道进行杂化,形成 4 个能量相同的 dsp^2杂化轨道。Ni^{2+}离子用 4 个 dsp^2杂化轨道与 4 个 CN^-离子中的 C 原子形成配位键,从而形成空间构型为平面正方形的$[Ni(CN)_4]^{2-}$离子。Ni^{2+}是用次外层 d 轨道,即 3d 和最外层的 4s、4p 轨道进行杂化而成键的,因此$[Ni(CN)_4]^{2-}$离子属内轨配离子。

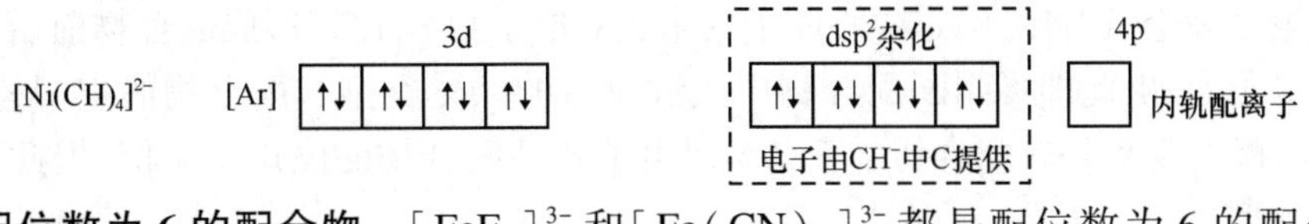

3. 配位数为 6 的配合物　$[FeF_6]^{3-}$和$[Fe(CN)_6]^{3-}$都是配位数为 6 的配合物。在$[FeF_6]^{3-}$配离子中,Fe^{3+}的价层电子组态为 $3d^5$,当它与 F^-离子形成$[FeF_6]^{3-}$时,外层 1 个

4s 轨道、3 个 4p 轨道和 2 个 4d 轨道进行杂化，形成 6 个能量相等的 sp^3d^2 杂化轨道，与 6 个 F^- 离子中的 F 原子形成 6 个配位键，从而形成空间构型为正八面体的配离子 $[FeF_6]^{3-}$。此时 Fe^{3+} 的杂化轨道全由最外层价电子空轨道杂化而成，故 $[FeF_6]^{3-}$ 属外轨配离子。

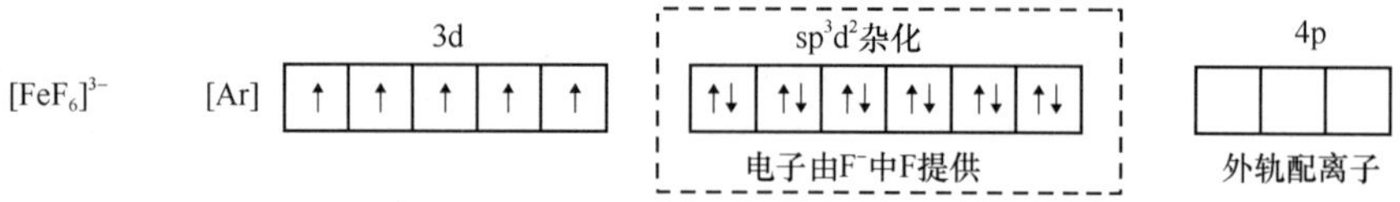

在 $[Fe(CN)_6]^{3-}$ 配离子中，当 Fe^{3+} 离子与 CN^- 形成 $[Fe(CN)_6]^{3-}$ 时，在 CN^- 离子的影响下，3d 轨道上的电子发生重排，5 个电子合并在 3 个 3d 轨道中，空出 2 个 3d 轨道，与 1 个 4s 轨道、3 个 4p 轨道进行 d^2sp^3 杂化，形成的 6 个能量相等的 d^2sp^3 杂化轨道，与 6 个 CN^- 中的 C 形成 6 个配位键，从而形成空间构型为正八面体的配离子 $[Fe(CN)_6]^{3-}$。此时 Fe^{3+} 采用次外层 3d 空轨道和最外层 4s、4p 空轨道进行杂化成键，故配离子 $[Fe(CN)_6]^{3-}$ 属内轨配离子。

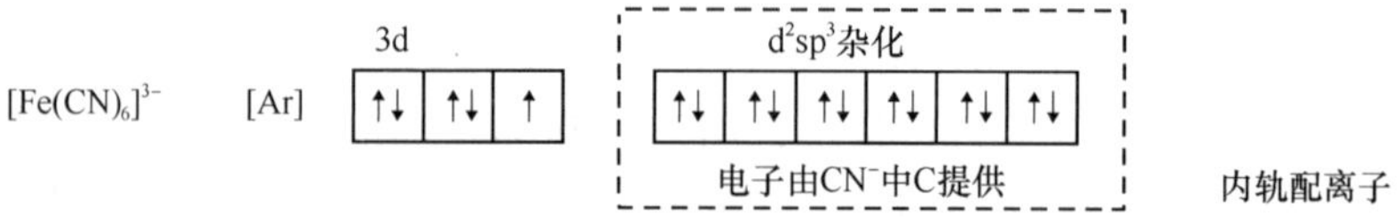

值得指出的是，在内轨配合物中，配位原子所提供的孤对电子深入到中心原子的 $(n-1)$d轨道，由于 $(n-1)$d 轨道的能量低于 nd 轨道，通常同一中心原子所形成的内轨配合物比外轨配合物稳定。

四、配合物的磁矩

根据磁学理论，配合物如有未成对电子，由于电子自旋产生的磁矩不能抵消（成对电子自旋相反，磁矩可以互相抵消），就表现出顺磁性，且未成对电子越多，磁矩就越大。配合物如果没有未成对电子，则表现为反磁性。因此可以通过测定配合物的磁矩（μ）来确定外轨配合物和内轨配合物。配合物的磁矩（μ）与未成对电子数（n）之间有如下近似关系。

$$\mu \approx \sqrt{n(n+2)}\,\mu_B \tag{7-1}$$

式中，μ_B 为玻尔磁子（Bohr magneton），$\mu_B = 9.27 \times 10^{-24}\ A \cdot m^2$。未成对电子数为1～5时的磁矩理论值如表 7-4 所示。

表 7-4　未成对电子数与磁矩的理论值

n	0	1	2	3	4	5
μ/μ_B	0.00	1.73	2.83	3.87	4.90	5.92

一般情况下，配合物的未成对电子数就是中心原子的未成对电子数。因此，将测得配合物的磁矩与理论值对比，确定中心原子的未成对电子数 n，比较形成配合物前后中心原子的未成对电子数，由此即可判断配合物中成键轨道的杂化类型和配合物的空间构型，从而区分出内轨配合物和外轨配合物。表 7-5 列出了几种配合物的磁矩实验值，据此可以判断配合物的类型。

表 7-5　几种配合物的未成对电子数与磁矩的实验值

配合物	中心原子的 d 电子	μ/μ_B	未成对电子数	配合物类型
$[Fe(H_2O)_6]SO_4$	6	4.91	4	外轨配合物
$K_3[FeF_6]$	5	5.45	5	外轨配合物
$Na_4[Mn(CN)_6]$	5	1.57	1	内轨配合物
$K_3[Fe(CN)_6]$	5	2.13	1	内轨配合物
$[Co(NH_3)_6]Cl_3$	6	0	0	内轨配合物

中心原子与配体究竟是形成外轨配合物还是内轨配合物,取决于中心原子的电子层结构和配体的性质。

当中心原子的$(n-1)$d 轨道全充满(d^{10})时,没有可利用的$(n-1)$d 空轨道,只能形成外轨配合物,如$[Ag(CN)_2]^-$、$[Zn(CN)_4]^{2-}$、$[CdI_4]^{2-}$、$[Hg(CN)_4]^{2-}$等均为外轨配离子。

当中心原子的$(n-1)$d 轨道电子数不超过 3 个时,至少有 2 个$(n-1)$d 空轨道,所以总是形成内轨配合物,如 Cr^{3+} 和 Ti^{3+} 所形成的$[Cr(H_2O)_6]^{3+}$和$[Ti(H_2O)_6]^{3+}$均为内轨配离子。

当中心原子的$(n-1)$d 轨道中的电子数为 4~7 个,既可以形成内轨配合物又可以形成外轨配合物,此时配体是决定配合物类型的主要因素。若配体中的配位原子的电负性较大(如卤素原子和氧原子等),不易给出孤对电子,则倾向于占据中心原子的最外层轨道形成外轨配合物,如 F^-、H_2O 与 Fe^{3+}离子形成$[FeF_6]^{3-}$和$[Fe(H_2O)_6]^{3+}$都是外轨配离子。若配体中的配位原子的电负性较小(如 C、N 原子等),容易给出孤对电子,对中心原子的$(n-1)$d 电子影响较大,使中心原子 d 电子重排,空出$(n-1)$d 轨道形成内轨配合物,如 CN^-离子与 Fe^{3+}离子形成的$[Fe(CN)_6]^{3-}$离子是内轨配离子。

价键理论认为,不论外轨配合物还是内轨配合物,配体与中心原子间的价键本质上均属共价键。

综上所述,价健理论较好地解释了配合物的形成、空间构型、配位数和磁性等,在配位化学的发展过程中起了很大的作用。但是,由于价键理论只孤立地看到配体与中心原子的成键,只讨论配合物的基态性质,对激发态却无能为力,忽略了成键时在配体电场影响下,中心原子 d 轨道能量的变化,因而它在解释配合物的颜色、吸收光谱及某些配合物的稳定性时遇到了困难。在这些方面,晶体场理论和其他配合物理论进行了成功的解释,在此不一一赘述。

第三节　配 位 平 衡

中心原子与配体生成配离子的反应称为配位反应,而配离子解离出中心原子和配体的反应称为解离反应。在水溶液中存在着配离子的生成反应与解离反应,生成反应速率等于解离反应速率时的状态称为配位平衡。化学平衡的一般原理完全适用配位平衡,而配位平衡不同于一般平衡的特点是配位反应的趋势远大于配离子解离的趋势。

一、配位平衡常数

在 $CuSO_4$ 溶液中加入过量氨水生成深蓝色的$[Cu(NH_3)_4]^{2+}$,同时,极少部分

$[Cu(NH_3)_4]^{2+}$发生解离。

$$Cu^{2+} + 4NH_3 \rightleftharpoons [Cu(NH_3)_4]^{2+}$$

当配位反应与解离反应达到平衡时，依据化学平衡原理，其平衡常数表达式为

$$K_s = \frac{[Cu(NH_3)_4{}^{2+}]}{[Cu^{2+}][NH_3]^4} \tag{7-2}$$

式中，$[Cu^{2+}]$、$[NH_3]$和$[Cu(NH_3)_4{}^{2+}]$分别为Cu^{2+}、NH_3和$[Cu(NH_3)_4]^{2+}$的平衡浓度。配位平衡的平衡常数用K_s表示，称为配合物的稳定常数(stability constant)，是配合物在水溶液中稳定程度的量度，对于配体个数相同的配离子，K_s愈大，表示形成配离子的倾向愈大，配离子就愈稳定。例如，298.15K时，$[Cu(CN)_4]^{2-}$和$[Cu(NH_3)_4]^{2+}$的K_s分别为2.0×10^{30}和2.0×10^{13}，所以$[Cu(CN)_4]^{2-}$比$[Cu(NH_3)_4]^{2+}$稳定。配体个数不等的配离子之间，要通过K_s的表示式计算才能比较配离子的稳定性。一般配合物的K_s数值均很大，为方便起见，常用$\lg K_s$表示。

配离子的形成或解离一般是分步进行的。例如，

$$Cu^{2+} + NH_3 \rightleftharpoons [Cu(NH_3)]^{2+} \qquad K_{s1} = \frac{[Cu(NH_3)^{2+}]}{[Cu^{2+}][NH_3]}$$

$$[Cu(NH_3)]^{2+} + NH_3 \rightleftharpoons [Cu(NH_3)_2]^{2+} \qquad K_{s2} = \frac{[Cu(NH_3)_2{}^{2+}]}{[Cu(NH_3)^{2+}][NH_3]}$$

$$[Cu(NH_3)_2]^{2+} + NH_3 \rightleftharpoons [Cu(NH_3)_3]^{2+} \qquad K_{s3} = \frac{[Cu(NH_3)_3{}^{2+}]}{[Cu(NH_3)_2{}^{2+}][NH_3]}$$

$$[Cu(NH_3)_3]^{2+} + NH_3 \rightleftharpoons [Cu(NH_3)_4]^{2+} \qquad K_{s4} = \frac{[Cu(NH_3)_4{}^{2+}]}{[Cu(NH_3)_3{}^{2+}][NH_3]}$$

若将第一、二两步平衡式相加，得

$$Cu^{2+} + 2NH_3 \rightleftharpoons [Cu(NH_3)_2]^{2+}$$

其平衡常数用β_2表示。

$$\beta_2 = \frac{[Cu(NH_3)_2^{2+}]}{[Cu^{2+}][NH_3]^2} = \frac{[Cu(NH_3)^{2+}]}{[Cu^{2+}][NH_3]} \times \frac{[Cu(NH_3)_2^{2+}]}{[Cu(NH_3)^{2+}][NH_3]} = K_{s1} \cdot K_{s2} \tag{7-3}$$

显然

$$\beta_3 = K_{s1} \cdot K_{s2} \cdot K_{s3} \tag{7-4}$$

$$\beta_4 = K_{s1} \cdot K_{s2} \cdot K_{s3} \cdot K_{s4} \tag{7-5}$$

若配合物为ML_n，溶液中存在n个平衡，K_{s1}、K_{s2}、K_{s3}、…、K_{sn}分别为各级配离子的逐级稳定常数，则

$$\beta_n = K_{s1} \cdot K_{s2} \cdot K_{s3} \cdots K_{sn} \tag{7-6}$$

β_n称为累积稳定常数，最后一级累积稳定常数β_n与K_s相等，称为总稳定常数。总稳定常数在处理配位平衡问题上较为方便，可利用总稳定常数K_s来计算体系中相关物种的浓度。

二、配位平衡的移动

配位平衡与其他化学平衡一样，也是一种相对的、有条件的动态平衡。若改变平衡系统的条件，平衡就会发生移动。溶液的酸度改变、沉淀剂、氧化剂或还原剂及其他配体的存在，都有可能引起配位平衡的移动甚至转化(即为其他平衡所取代)。

1. 溶液酸度的影响 根据酸碱质子理论，配离子中很多配体如F^-、CN^-、SCN^-、OH^-、NH_3等都是碱，可接受质子，生成难解离的共轭弱酸。若配体的碱性较强，溶液中H^+浓度又较大时，配体与质子结合，导致配离子解离。如

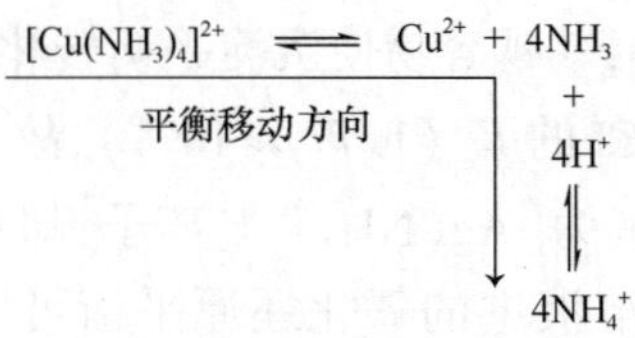

这种从配体方面考虑,因溶液酸度增大而导致配离子解离,稳定性降低的作用称为酸效应。溶液的酸度愈强,配离子愈不稳定。当溶液的酸度一定时,配体的碱性愈强,配离子愈不稳定。

另一方面,配离子的中心原子大多是过渡金属离子,它们在水溶液中往往发生水解,导致中心原子浓度降低,配位反应向解离方向移动。溶液的碱性愈强,中心原子愈容易发生水解。如

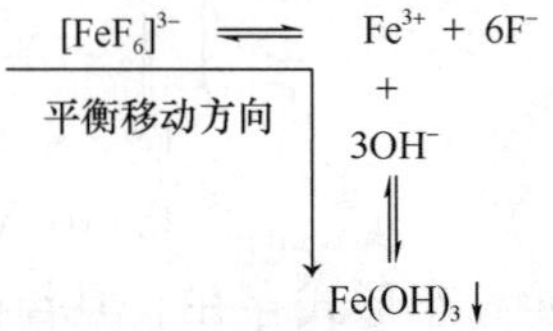

这种因金属与溶液中的 OH^- 结合而导致配离子解离,稳定性降低的作用称为水解作用。

从上面的讨论可知,酸度对于配位平衡的影响是复杂的,既要考虑配体的酸效应,又要考虑中心原子的水解作用。从避免中心原子水解的角度考虑,pH 愈低愈好;从配离子抗酸能力考虑,则 pH 愈高愈好。在一定酸度下,究竟是以配位反应为主,还是水解反应为主,或者是 H^+ 与配体结合成弱酸的酸碱反应为主,需要综合考虑到配离子的稳定性、配体碱性强弱和中心原子氢氧化物的溶解度等因素。一般做法是:在保证不生成氢氧化物沉淀的前提下提高溶液 pH,以保证配离子的稳定性。

2. 沉淀平衡的影响　若在 AgCl 沉淀中加入大量氨水,可使白色 AgCl 沉淀溶解生成无色透明的配离子 $[Ag(NH_3)_2]^+$。反之,若再向该溶液中加入 NaBr 溶液,立即出现淡黄色沉淀,反应如下。

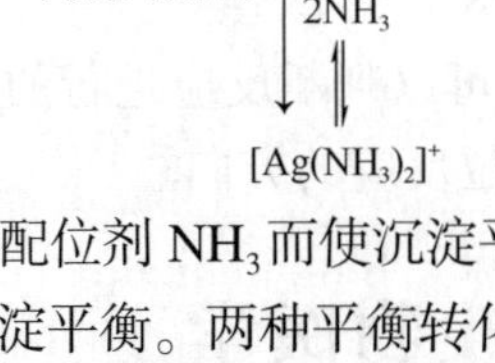

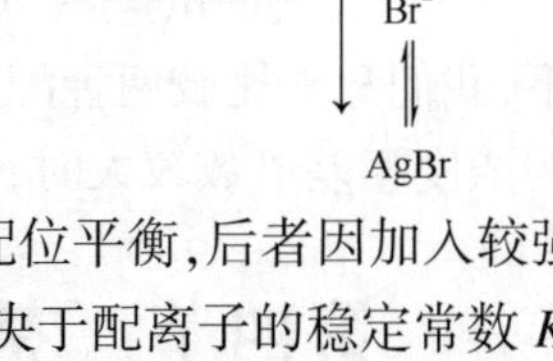

前者因加入配位剂 NH_3 而使沉淀平衡转化为配位平衡,后者因加入较强的沉淀剂而使配位平衡转化为沉淀平衡。两种平衡转化的方向,取决于配离子的稳定常数 K_s 及难溶物质溶度积常数 K_{sp} 的大小。例如,在 $[Ag(NH_3)_2]^+$ 溶液中加入 NaBr 溶液,体系中存在如下平衡。

$$[Ag(NH_3)_2]^+ + Br^- \rightleftharpoons AgBr + 2NH_3$$

根据化学平衡原理,则

$$K = \frac{[NH_3]^2}{[Ag(NH_3)_2{}^+][Br^-]}$$

分子分母同乘以 $[Ag^+]$,得

$$K = \frac{[Ag^+][NH_3]^2}{[Ag(NH_3)_2{}^+][Ag^+][Br^-]} = \frac{1}{K_{s,[Ag(NH_3)_2]^+} \cdot K_{sp,AgBr}}$$

从上式可以看出,配离子稳定性越差,K_s 越小,沉淀剂与中心原子形成沉淀的 K_{sp} 越小,则 K 越大,配位平衡就愈容易转化为沉淀平衡,配离子越容易解离;相反,配离子越稳定,K_s

越大,沉淀的 K_{sp}越大,则 K 越小,就越容易使沉淀平衡转化为配位平衡。上述例子中 AgBr 的 $K_{sp}(5.35 \times 10^{-13})$远小于 AgCl 的 $K_{sp}(1.77 \times 10^{-10})$,故 Br^-可使$[Ag(NH_3)_2]^+$的配位平衡破坏,而氨水只能使 AgCl 溶解为$[Ag(NH_3)_2]^+$离子,却不能使 AgBr 溶解。

3. 氧化还原平衡的影响 溶液中的氧化还原平衡可以影响配位平衡,使配位平衡移动,配离子解离。反之,配位平衡可以使氧化还原平衡改变方向,使原来不能发生的氧化还原反应在配体的存在下得以进行。例如,I^-可将$[FeCl_4]^-$配离子中的 Fe^{3+}还原成 Fe^{2+},使配位平衡转化为氧化还原平衡,其反应如下。

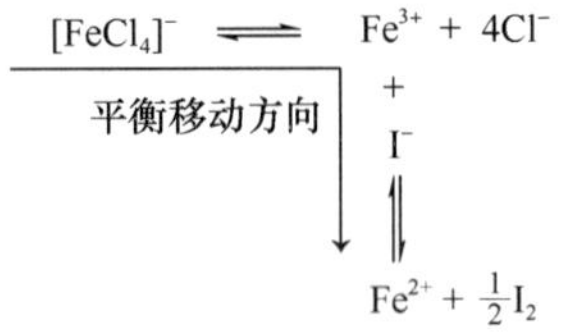

在水中,由于 $\varphi^{\ominus}_{Au^+/Au}(+1.692\ V) > \varphi^{\ominus}_{O_2/OH^-}(+0.401\ V)$,$O_2$不可能将 Au 氧化成 Au^+,所以金矿中的金十分稳定,可以以游离态形式存在。但若在金矿粉中加入稀 NaCN 溶液,再通入空气,由于生成十分稳定的$[Au(CN)_2]^-$,使电对 Au^+/Au 的电极电位降低,Au 与 O_2的反应便可进行。

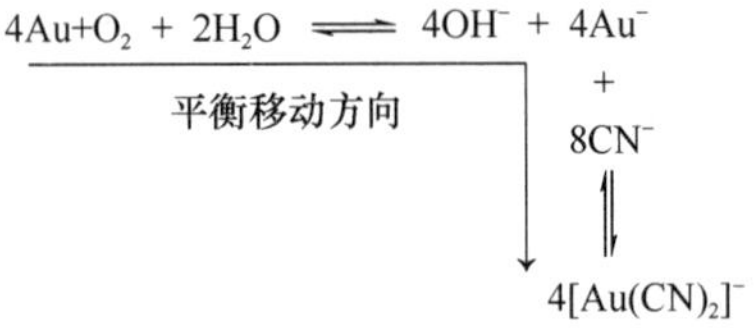

4. 其他配位平衡的影响 在某一配位平衡系统中,加入能与该中心原子形成另一种配离子的配位剂时,配离子可能会发生转化,判断能否转化的依据是两种配离子 K_s 的相对大小。其转化的方向总是由 K_s小的转化成 K_s大的配合物,即由较不稳定的转化成较稳定的配合物。例如,在$[Ag(NH_3)_2]^+$溶液中加入 CN^-,$[Ag(NH_3)_2]^+$会转化成更稳定的$[Ag(CN)_2]^-$。这是因为$[Ag(NH_3)_2]^+$的 K_s仅为 1.1×10^7,而$[Ag(CN)_2]^-$的 K_s为 1.0×10^{21}。

$$[Ag(NH_3)_2]^+ + 2CN^- \rightleftharpoons [Ag(CN)_2]^- + 2NH_3$$

在一般情况下,我们只需比较两种配离子的 K_s就可以判断反应进行的方向,但是,若溶液中两种配位剂的浓度相差倍数较大时,也会影响配位反应的方向。

第四节 螯合物与生物医学

一、螯合物与螯合效应

前已提及,含有两个或两个以上配位原子的配体称为多齿配体。由中心原子与多齿配体形成的环状配合物称为螯合物(chelate)。例如,一个 Cu^{2+}与两个乙二胺分子形成的具有两个五元环的配合物就是具有环状结构的螯合物(图 7-1)。乙二胺这种能与中心原子形成螯合物的多齿配体称为螯合剂(chelating agent)。常见的螯合剂是氨羧螯合剂,它们是一类具有氨基 N 和羧基 O 的有机化合物,如乙二胺四乙酸(EDTA)及其盐。EDTA 是一个六齿配体,其中 4 个羧基氧原子和 2 个氨基氮原子共提供 6 对孤对电子,因此配位能力很强,几乎能与所有金属离子形成十分稳定的螯合物,它的负离子与金属离子最多可形成有 5 个螯合环的螯合物，如 EDTA 与 Ca^{2+} 形成的螯合物，其结构如图 7-2 所示。

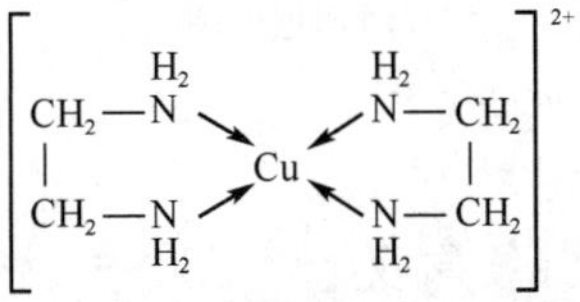

图 7-1　$[Cu(en)_2]^{2+}$ 的结构

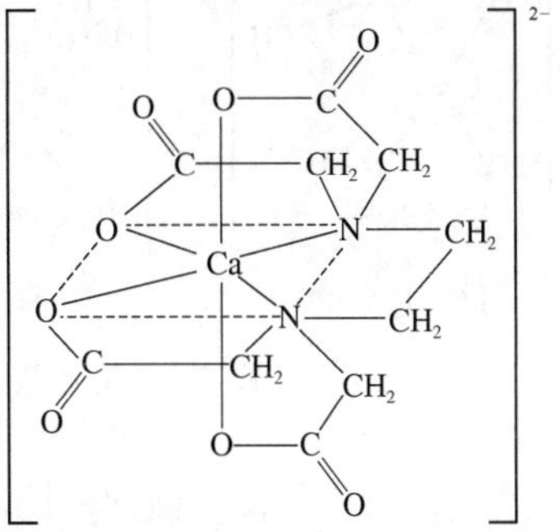

图 7-2　CaY^{2-} 的结构

螯合剂的结构特点如下：

(1) 含有两个或两个以上能给出孤对电子的配位原子。

(2) 配位原子之间应间隔两个或三个其他原子。

同一金属离子与多齿配体所形成的螯合物，比与单齿配体形成的配合物要稳定得多。例如，$[Cu(en)_2]^{2+}$ 的 K_s 为 1.0×10^{21}，而 $[Cu(NH_3)_4]^{2+}$ 的 K_s 仅为 2.1×10^{13}。这种由于生成螯合物而使配合物稳定性大大增加的作用称为螯合效应。

螯合物的稳定性与中心原子与配体所形成的螯合环的大小及螯合环的数目有关。绝大多数螯合物中，以五元环和六元环的螯合物最稳定，而小于五元环或大于六元环的螯合物不稳定，且很少见。这是因为组成螯合环的各原子在同一平面时，五元环和六元环这两种环的键角是 108° 和 120°，张力小，环稳定。例如，Ca^{2+} 与 EDTA 同系物 $(^-OOCCH_2)_2N(CH_2)_nN(CH_2COO^-)_2$ 所形成的螯合物，其稳定常数随着成环情况的不同而改变。

从表 7-6 可以看出，Ca^{2+} 与乙二胺四乙酸根离子形成了 5 个五元环，因此所形成的螯合物稳定常数很大，而与丁二胺四乙酸根离子和戊二胺四乙酸根离子形成七元环和八元环时，其稳定常数大大减小。

表 7-6　Ca^{2+} 与 EDTA 同系物配合物的 $\lg K_s$

配体名称	n	成环情况	$\lg K_s$
乙二胺四乙酸根离子	2	5 个五元环	11.0
丙二胺四乙酸根离子	3	4 个五元环，1 个六元环	7.1
丁二胺四乙酸根离子	4	4 个五元环，1 个七元环	5.1
戊二胺四乙酸根离子	5	4 个五元环，1 个八元环	4.6

实验表明，多齿配体与中心原子形成的螯合物中，螯合环越多，该螯合物越稳定。这是因为螯合环愈多，配体可动用的配位原子就愈多，同一种配体与中心原子所形成的配位键就愈多，配体脱离中心原子的机会就愈小，因此螯合物就愈稳定。图 7-3 说明了螯合环数目与螯合物稳定性的关系。

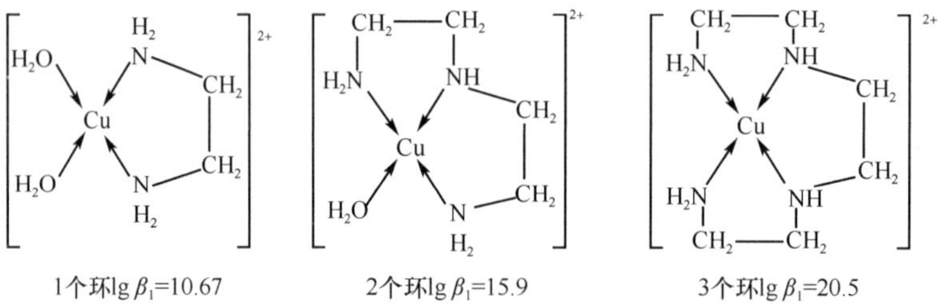

图 7-3 螯环数与螯合物稳定性的关系

二、配合物在医学上的意义

1. 配合物在维持机体正常生理功能中的作用 生物体内的微量金属元素，尤其是过渡金属元素，主要是通过形成配合物来完成生物化学功能的。人体必需的金属离子，绝大多数也是以螯合物的形式存在于体内，参与重要的生化反应和生命的各个代谢过程，发挥着极为重要的作用。现在已知的1000多种生物酶中，约有1/3是金属配合物。例如，人体必需的微量元素锌、铁、铜、锰、钴等常以生物配合物的形式存在于体内，成为酶的活性中心或酶激活剂。目前，已知近100种酶的活性与锌有关，如羧肽酶系、氨肽酶系、二肽酶、碳酸酐酶、醇脱氢酶、碱性磷酸酶、DNA聚合酶、RNA聚合酶等的活性部分均含有锌。超氧化物歧化酶(SOD)及参与造血过程及铁的代谢的血浆铜蓝蛋白都是含铜的酶等。这些酶在维持体内正常代谢活动中发挥着非常重要的作用。

生物体中能与这些金属元素配位形成稳定性较大的配合物或螯合物的离子和分子称为生物配体，通常指蛋白质、核酸、多糖、磷脂及其各级降解产物(如氨基酸、肽、核苷、核苷酸和低聚糖等)，以及机体中的其他活性物质(如激素等)。它们都具备螯合剂的条件，能与生物体中有重要生物活性的金属离子配位生成稳定的螯合物而发挥作用。例如，植物赖以生存的光合作用的催化剂——叶绿素是Mg^{2+}与卟啉环生成的螯合物；维生素B_{12}是咕啉(类卟啉化合物)和钴(Ⅱ)的配合物(图7-4)；人体内传输氧气的血红蛋白中的亚铁血红素是卟啉与Fe^{2+}的螯合物(图7-5)等。

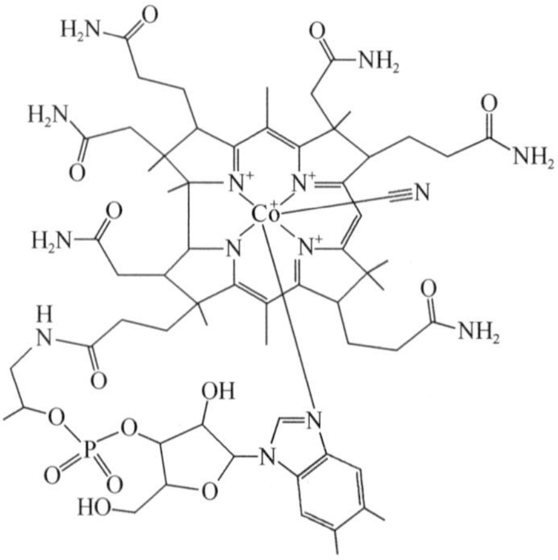

图 7-4 维生素 B_{12} 的结构

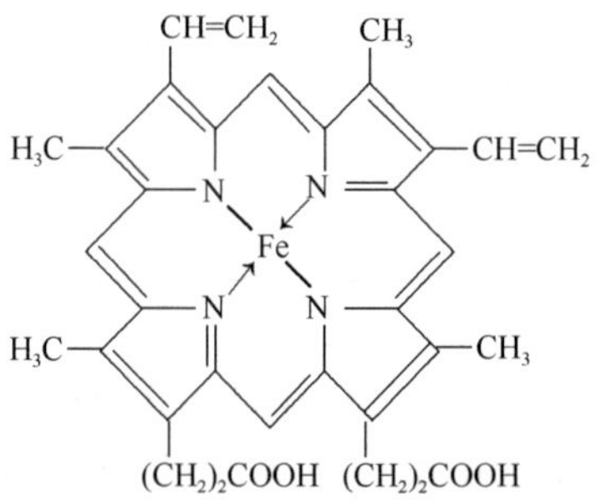

图 7-5 血红素的结构

除了卟啉类化合物，蛋白质也是非常重要的生物配体。蛋白质是由20多种氨基酸按不同的比例和顺序通过肽键(下图虚线框中)连结而成。其结构复杂(有四级结构),具有专一的活性。结构变形,活性便遭破坏。

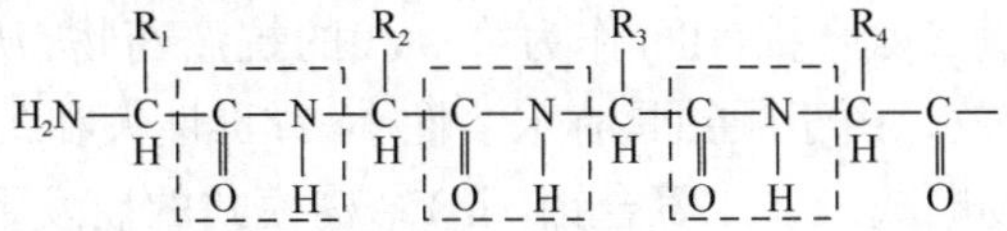

蛋白质作为多齿配体与金属离子结合时,主要靠分子中肽键上的羰基和亚氨基,以及氨基酸残基上的羟基、氨基、羧基、杂环氮。由于蛋白质的多级结构,蛋白质分子中两个配位原子之间往往间隔很多个氨基酸残基,使有关基团有一定的取向和顺序,一般以扭曲多面体构型与金属离子配位,形成具有一定结构和特定功能的金属蛋白和金属酶。

核苷酸和核酸均为重要的生物配体,它们通过磷酸根和碱基上 O 及 N 与金属离子配位,形成稳定的螯合环(图 7-6)。

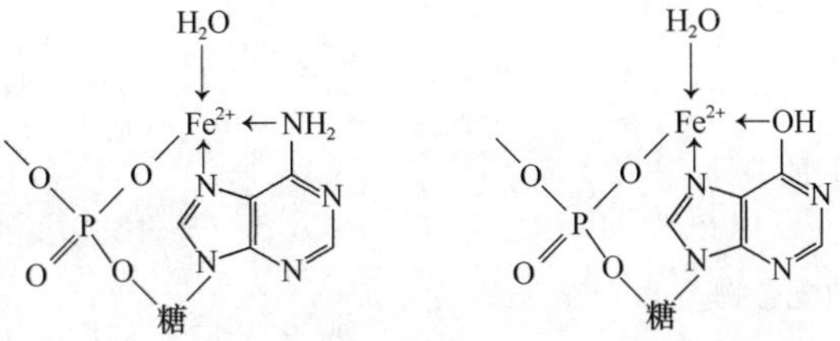

图 7-6　核苷酸和核酸与 Fe^{2+} 形成的配位键

当人体必需的金属元素严重缺乏或过量时,对人体健康都有危害。例如,缺铁时,可出现贫血;铬缺乏时,可引起糖尿病、动脉硬化;缺锌可致发育停滞,抑制性成熟,降低免疫功能等。为了弥补生命必需金属的缺乏,必须从体外及时予以补充。在补给金属元素时,选用不同的化合物形式将直接影响机体的摄取效果。大量动物实验研究表明,以金属配合物或螯合物形式补给,可大大提高生物利用率,减小或消除刺激性。例如,缺铁可以直接服用乳酸亚铁,但更好的补铁形式是补充铁与卟啉配体所形成的螯合物制剂,这样生物利用率可提高数百倍;钴的不足可用维生素 B_{12} 进行补充。

2. 配合物的解毒作用　在临床上常会遇到重金属或类金属(汞、砷)中毒的患者。现代医学依据配合物的特性及配位平衡原理,对于体内有毒、有害或过量的必需金属离子,常选择合适的配体或螯合剂与其结合生成无毒的可溶的配合物后排出体外,这种方法称为螯合疗法或配位疗法,所用的螯合剂称为促排剂或解毒剂。临床上已广泛应用了这类金属的解毒剂,如用枸橼酸钠治疗铅中毒,使铅转变为稳定的无毒的可溶性 $[Pb(C_6H_5O_7)]^-$ 配离子从肾排出体外。一些常用的金属解毒剂见表 7-7。

表 7-7　常用的金属解毒剂

解毒剂	促排的金属
2,3-二巯基丙醇(BAL)	Hg,Cd,As,Sb,Te 等
2,3-二巯基丙磺酸钠(DMPS)	Hg,Cd,As,Sb,Te 等
$Na_2[CaEDTA]$	Pb,U,Co,Zn 等
D-青霉胺	Cu
二苯硫腙	Tl,Zn
金黄素三羧酸	Be
二乙氨基二硫代甲酸钠	Ni
脱铁胺 B	Fe

3. 配合物的消炎抗癌作用 自 1969 年 Rosenberg 发现了强烈抑制细胞分裂、广谱性的无机抗癌药顺式二氯二氨合铂(Ⅱ)(顺铂)以后,以金属配合物为基础的抗癌药物的研制有了明显的进展。顺式二氯二氨合铂(Ⅱ)作为第一代的抗癌药物,从 1978 年开始正式应用于临床,取得了良好的疗效。由于顺铂具有水溶性小、肾毒性大和缓解期短的缺点,自 20 世纪 70 年代以来,在配合物顺式二氯二氨合铂(Ⅱ)结构模式的启发下,人们广泛开展了研制抗癌金属配合物的探索工作。相继开发了卡铂等第二代铂(Ⅱ)系抗癌药物及活性更高的铂系金属(Pd、Ru、Rh)配合物抗癌药。目前,第三代铂(Ⅱ)系抗癌药物正陆续进入临床试验阶段。

在铂族金属配合物的启发下,人们又研制出多种消炎抗菌、抗病毒的金属配合物和一些有生物功能的配合物药物,如 β-羟基喹啉和铁形成的配合物就有很强的抗菌作用;钒氧基皮考林配合物,具有与胰岛素相同的作用,对治疗糖尿病有广阔的应用前景。

习　题

1. 指出下列每组概念间的差异。

(1) 配位数与配体数。

(2) 内轨配合物与外轨配合物。

(3) 单齿配体与多齿配体。

(4) d^2sp^3杂化与 sp^3d^2杂化。

2. 命名下列配合物,并指出中心原子、配体、配位原子和配位数。

(1) $Na_3[Ag(S_2O_3)_2]$　　(2) $[Co(en)_3]_2(SO_4)_3$

(3) $H[Al(OH)_4]$　　(4) $K[PtCl_6]$

(5) $[Cr(H_2O)_2Cl_2]Cl$　　(6) $[Pt(NH_3)_4(NO_2)Cl]$

(7) $[CoCl_2(NH_3)_3H_2O]Cl$　　(8) $NH_4[Cr(NCS)_4(NH_3)_2]$

3. 写出下列配合物的化学式。

(1) 六氰合铁(Ⅱ)酸钾　　(2)三硝基·三氨合钴(Ⅲ)

(3) 三氯化五氨·一水合钴(Ⅲ)　　(4)四氯·二氨合铬(Ⅲ)酸钾

(5) 氨基·硝基·二氨合铂(Ⅱ)　　(6)四(异硫氰酸根)·二氨合铬(Ⅲ)酸铵

4. 请判断下列说法的对错。

(1) 中心原子的配位数即为配体的数目。

(2) 在配位化合物中只存在配位键。

(3) 外轨配合物的磁矩总是比内轨配合物的磁矩大。

(4) 一个配体中含有两个或两个以上可提供孤对电子的原子,这种配体即为多齿配体。

(5) 在 $0.1mol \cdot L^{-1}$ 的 $[Cu(NH_3)_4]SO_4$ 溶液中,各物质的浓度大小关系是 $c(SO_4^{2-}) > c\{[Cu(NH_3)_4]^{2+}\} > c(NH_3) > c(Cu^{2+})$。

(6)可利用 K_s 直接比较同种类型配离子的稳定性。

(7)溶液 pH 愈高,配离子愈稳定。

5. 什么是螯合物? 螯合物有何特点? 它的稳定性与哪些因素有关? 形成五元环和六元环的螯合物,要求配体应具备什么条件?

6. 已知$[Co(CN)_6]^{4-}$和$[Co(CN)_6]^{3-}$中,中心原子皆为 d^2sp^3杂化,试用配合物的价键理论解释为什么在空气中的$[Co(CN)_6]^{4-}$易氧化成$[Co(CN)_6]^{3-}$?

7. 已知$[PdCl_4]^{2-}$为平面四方形结构,$[Cd(CN)_4]^{2-}$为四面体结构,根据价键理论分析它们以何种杂化轨道成键。

8. 根据实测磁矩,推断下列配合物的中心原子的杂化类型和空间构型,并指出是内轨还是外轨配合物。

(1) $[Co(en)_3]^{2+}$　$\mu = 3.82\mu_B$　(2) $[Fe(C_2O_4)_3]^{3-}$　$\mu = 5.75\mu_B$

(3) $[Pt(NH_3)_4]^{2+}$　$\mu = 0\mu_B$　(4) $[MnCl_4]^{2-}$　$\mu = 5.87\mu_B$

9. 根据配合物的稳定常数,判断下列反应进行的方向。

(1) $[Ag(NH_3)_2]^{+} + 2CN^{-} \rightleftharpoons [Ag(CN)_2]^{-} + 2NH_3$

(2) $[Cu(NH_3)_4]^{2+} + Cd^{2+} \rightleftharpoons [Cd(NH_3)_4]^{2+} + Cu^{2+}$

(3) $[FeF_6]^{3-} + 3C_2O_4^{2-} \rightleftharpoons [Fe(C_2O_4)_3]^{3-} + 6F^{-}$

(姚家灿)

第八章　分析化学基础

分析化学是研究物质化学组成的分析方法及有关理论的一门科学，是化学的重要分支。研究内容包括定性分析和定量分析两部分，前者的任务是鉴定物质的化学组成，后者的任务是测定各组分的相对含量、确定物质的化学结构。

定量分析通常分为化学分析和仪器分析两大类。化学分析是以物质的化学反应为基础的分析方法，主要包括重量分析和容量（滴定）分析两部分。仪器分析是以物质的物理性质和物理化学性质为基础的分析方法，主要包括光学分析，电化学分析，色谱分析，质谱分析法等。本章将简要介绍医学上常用的分析测试技术：滴定分析法和可见-紫外分光光度法。

第一节　滴定分析方法概述

一、滴定分析的特点和分类

滴定分析法又称为容量分析法，是化学分析中最常用的方法。所谓滴定，是将已知准确浓度的溶液即标准溶液，通过滴定管加到待测溶液中的操作过程。待滴定进行到化学反应按化学计量关系完全作用为止，然后根据标准溶液的浓度和体积计算出待测组分的含量。这是一个完整的滴定分析过程。化学计量点是滴定分析的理论终点。通常需借助指示剂的颜色变化来确定计量点，指示剂的颜色转变点，称为滴定终点。滴定终点是滴定分析的实际终点，与计量点之间不可能恰好吻合，由此造成的分析误差称为终点误差。终点误差愈小，分析结果愈准确。

并非所有的化学反应都能用于滴定分析，适用于滴定分析的化学反应必须具备以下三个条件。

（1）反应必须定量完成，即按照反应方程式的化学计量关系进行，这是定量计算的基础。

（2）反应必须迅速完成，对反应速率较慢的反应，可通过加热或加催化剂来加快反应速率。

（3）必须有简便可靠的方法确定滴定终点。

根据滴定体系化学反应类型的不同，滴定分析可分为酸碱滴定法、沉淀滴定法、氧化还原滴定法和配位滴定法等。

二、滴定分析的操作过程

滴定分析过程包括三个主要内容：标准溶液的配制、标准溶液浓度的标定和待测组分含量的测定。

标准溶液的配制分为直接配制法和间接配制法。用于直接配制标准溶液的物质，称为基准物质。基准物质必须具备以下条件：① 物质组成与其化学式完全一致；② 纯度一般应在99.9%以上，且性质稳定，不发生副反应；③ 具有较大的摩尔质量。准确称取一定量基准物质，溶解后定量转移至容量瓶中，稀释至刻线，即可配得准确浓度的标准溶液。

如果无法得到合适的基准物质，则需用间接法配制标准溶液。先配制大致浓度的溶液，然后利用基准物质或其他已知准确浓度的溶液测定其准确浓度。这种利用基准物质滴定配制溶液以确定其准确浓度的方法，称为标定。大多数标准溶液都是通过标定来确定其准确浓度的。

三、滴定分析的浓度计算

对于任一滴定反应

$$aA + bB = dD + eE$$

由于反应是严格按照反应方程式的计量关系进行的，则在计量点时，有

$$\frac{1}{a}c_A V_A = \frac{1}{b}c_B V_B$$

上式是滴定分析中最基本的计算公式。

第二节　分析结果的误差和有效数字

任何定量分析过程都会受到分析方法、测量仪器、所用试剂和分析者的熟练程度等多个因素的影响，使得测量结果和真实值不可能完全一致，误差不可避免。进行定量分析时，应根据分析结果的要求，合理安排实验，尽可能减小误差；同时，还需要对实验结果的可靠性做出合理的判断，并给予准确表达。

本节将对误差产生的来源、分类、误差的减免、有效数字的表达和运算等基本内容做逐一介绍。

一、误差产生的原因和分类

根据误差的性质和产生的原因，可分为系统误差和偶然误差两大类。

1. 系统误差　也称可测误差，它是由分析时某些特定的原因所造成的，当测定条件一定时，其测定值会重复出现，使分析结果规律性地偏高或偏低。系统误差产生的原因主要有以下几个方面。

(1) 方法误差：这是由分析方法本身不完善造成的。例如，分析反应不完全或有副反应，指示剂选择不当造成滴定终点与计量点不相符合等，都会产生方法误差。

(2) 仪器和试剂误差：这种是由仪器不准或试剂不纯引起的，例如，砝码生锈、滴定管刻度不准、试剂或蒸馏水中存在微量杂质等，均可产生此种误差。

(3) 操作误差：主要是由于操作人员主观因素所造成的误差。例如，不同的分析人员对滴定终点颜色的判断，有的偏深，有的偏浅。该误差因操作人员不同而规律性地偏大或偏小。

2. 偶然误差　也称随机误差，是指测定值随各种因素随机变化而引起的误差。它是由难以控制的因素引起的，通常并不能确切地知道这些因素。既无法预知其是否发生，何时发生，又无法预知其大小和正负，因此，偶然误差纯粹是随机性的，如分析过程中测定条件

(温度、湿度、气压及仪器工作电压等)的微小变化都可产生此种误差。

二、准确度与误差

分析结果的准确度是指测定值与真实值的相符程度;测定值与真实值之间的差值称为误差。误差愈小,准确度愈高;反之,准确度愈低。

绝对误差(E)是指测定值(X)与真实值(T)之间的差值。

$$E = X - T$$

相对误差(E_r)是指绝对误差占真实值的百分率,即

$$E_r = \frac{E}{T} \times 100\%$$

例 8-1 用分析天平称取 $Na_2C_2O_4$两份,其质量分别为 1.5722g 和 0.1572g。若这两份 $Na_2C_2O_4$的真实值分别为 1.5720g 和 0.1570g,试分别计算它们的绝对误差和相对误差。

解:绝对误差分别为

$$E_1 = 1.5722g - 1.5720g = 0.0002g$$
$$E_2 = 0.1572g - 0.1570g = 0.0002g$$

相对误差分别为

$$E_{r1} = \frac{0.0002g}{1.5720g} \times 100\% = 0.01\%$$

$$E_{r2} = \frac{0.0002g}{0.1572g} \times 100\% = 0.1\%$$

由上述计算可知,在绝对误差相等时,测定值愈大,则相对误差愈小。这说明用相对误差表示测定结果的准确度较用绝对误差更为确切。

三、精密度与偏差

精密度是指在相同条件下多次重复测定结果彼此符合的程度。精密度的大小用偏差表示。偏差愈小,精密度愈高。

偏差分为绝对偏差、相对偏差、平均偏差($\bar{d}$)、相对平均偏差($\bar{d}_r$)和标准偏差(s)。

绝对偏差(d)是各次测定值与平均值的差值,定义如下。

$$d = X - \overline{X}$$

相对偏差($\overline{d_r}$)是指绝对偏差在平均值中所占的百分率,即

$$d_r = \frac{X - \overline{X}}{\overline{X}} \times 100\%$$

平均偏差($\bar{d}$)是各单个绝对偏差的平均值,即

$$\bar{d} = \frac{|d_1| + |d_2| + |d_3| + \cdots + |d_n|}{n}$$

相对平均偏差($\bar{d}_r$)定义式如下:

$$\overline{d_r} = \frac{\bar{d}}{\bar{X}} \times 100\%$$

标准偏差(s)定义式如下：

$$s = \sqrt{\frac{d_1^2 + d_2^2 + d_3^2 + \cdots + d_n^2}{n - 1}}$$

式中,n 为测定次数。

需要指出的是,精密度是保证准确度的前提条件。精密度高说明测定结果的稳定性好,但并不等于准确度就高。

举例说明定量分析中精密度和准确度的关系。有三个人练习打靶,结果如图 8-1 所示。可以看出,甲射击的精密度和准确度都较差,表明其射击技术欠佳;乙射击的精密度很好,但准确度较差,表明其射击技术很好,但枪械的瞄准系统显然存在系统误差;丙射击的精密度和准确度都很好,表明其射击技术很好,同时枪械的瞄准系统也不存在系统误差。

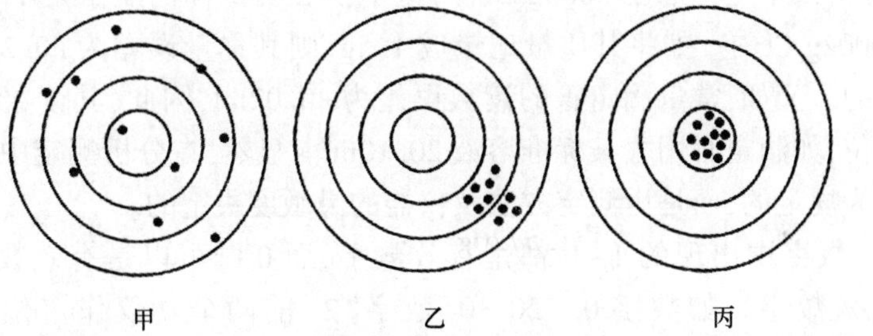

图 8-1　准确度与精密度示意图

从上述例子可以得出结论,要使分析结果的准确度高,必须在消除了系统误差的基础上,保证单次测量具有较高的精密度才行。精密度是保证准确度的先决条件。

四、提高分析结果准确度的方法

提高分析结果的准确度,就是要设法消除或减小分析过程中带来的各种误差,通常根据误差来源的不同采用不同的方法。

1. 系统误差的减免

(1) 对照试验:这是检验有无系统误差最有效的方法。常将已知准确含量的标准试样按与试样同样的测定方法进行分析,将其实测含量与已知含量进行对照比较,可知此分析方法有无系统误差,从而确定合适的分析方法。

(2) 校正仪器:分析测定中,具有准确体积和质量的仪器,如滴定管、移液管和分析天平的砝码等,都应进行校正,以消除仪器不准引起的系统误差。

(3) 空白试验:是指在不加试样的情况下,按试样分析规程在同样的操作条件下进行的测定。所得结果称为空白值。由试剂、蒸馏水及实验器皿引入的杂质所造成的系统误差,一般可用空白试验来加以校正。从试样的测定值中扣除空白值,即可得到较为准确的结果。

(4)减小测量误差:当用分析天平称量时,应尽可能选取摩尔质量较大的试样,以减小称量的相对误差。例如,为使滴定管读数引起的相对误差小于0.1%,标准溶液的滴定体积必须大于20ml。

2. 偶然误差的减免 根据偶然误差的分布规律,增加平行测定次数,可以有效地减小偶然误差。对同一试样,通常要求平行测定3~5次,取平均值进行计算。

五、有效数字及运算规则

在分析过程中,测量结果究竟应该保留到几位,才能与所使用的方法和仪器的精度相适应;不同来源的测量数据在综合处理时,应该遵循什么规则,才能保证结果的准确程度,这些问题是一个完整的分析过程必须要面对的问题。

1. 有效数字 是指在分析过程中实际上能够测量到的具有实际意义的数字,它包括所有的准确数字和与其相邻位的可疑数字。有效数字的保留位数,应根据分析方法与仪器的准确度来决定,使测得的数值中只有最后一位是可疑的。

例如,在分析天平上称取1.5000g试样,这不仅表明试样的质量是1.5000g,还表明称量误差在±0.0002g以内。如将其质量记录成1.5g,则其称量误差为±0.2g,表示该试样是在台秤上称量的。又如,常量滴定管的读数误差为±0.02ml,因此,其读数记录应记录到小数点后的第二位,如滴定时用去某标准溶液20.10ml。显然,在分析测定中应保留的有效数字位数不是人为规定的,而是由测定方法及仪器的灵敏度决定的。

一般来说,数字中出现的1~9都是有效数字,而0既可以是有效数字,也可以是只做定位用的无效数字。如数字0.020 30,数字"2"前两个0仅作定位用,不是有效数字;而其后两个0是有效数字,故此数为4位有效数字。在运算式中出现的倍数和分数,其有效数字位数不受限制。pH和pK等对数值,有效数字的位数仅取决于小数部分数字的位数。如pH = 10.35,有效数字为两位而不是四位。对4200这类数字,可表示成10的幂次形式,再判断其有效数字位数,如4.2×10^3(两位)、4.20×10^3(三位)、4.200×10^3(四位)。

2. 有效数字的运算规则 在定量分析中,测量值只保留一位可疑数字,但经运算后可能出现多位可疑数字,第二位可疑数字即所谓尾数必须进位或舍去,称为数字的修约,修约的基本规则为"四舍六入五成双"。其内容为:当尾数小于等于4时,舍去。大于等于6时,进位。尾数等于5,若进位后末位数为偶数,则进位;若进位后为奇数,则舍去。若5后还有非零数字,应进位。如0.664,0.266,0.2350,0.2349,1.650,0.9853几个数,若均保留两位有效数字时,则分别为:0.66,0.27,0.24,0.23,1.6,0.99。

在多次测量中,每一步的测量误差都会累积并传递到分析结果中去,所以必须按照误差传递规律,按照有效数字的运算法则合理取舍,才能保证结果准确性的表达。方法如下。

几个数相加减时,以小数点后位数最少的数(绝对误差最大的数)为依据,保留有效数字的位数。例如,0.0121 + 25.64 + 1.05782,由于25.64小数点后位数最少,相加得26.709 92,其修约成26.71,为四位有效数字。

几个数相乘除时,以有效数字位数最少的数(相对误差最大的数)为依据,保留有效数字的位数。例如,$0.0121 \times 25.64 \times 1.0578$,其中0.0121有效数字位数最少,将相乘结果修约为三位有效数字 0.328。

使用计算器进行计算时,连续传递未修约计算结果,最终计算结果按有效数字的运算规则保留合理的位数。

第三节　酸碱滴定法

酸碱滴定法是滴定分析中最为重要的方法之一,也是学习其他滴定分析方法的基础。酸碱滴定以酸碱反应为滴定和计算的基础。本节简要介绍酸碱滴定方法的基本原理和应用。

一、酸碱指示剂

1. 指示剂的变色原理　酸碱指示剂是一些有机弱酸或弱碱,在一定 pH 范围内,这些有机物的共轭酸或共轭碱具有不同的结构,呈现不同的颜色。

例如,以 HIn 代表弱酸指示剂,它在溶液中的电离平衡为

$$\underset{\text{酸式色}}{HIn} \rightleftharpoons \underset{\text{碱式色}}{In^-} + H^+$$

当溶液酸度增大时,平衡向逆反应方向移动,该弱酸指示剂以酸式存在,溶液即显酸式色;反之,溶液显碱式色。

显而易见,溶液的 pH 决定了平衡体系中指示剂的碱式与酸式的相对含量,溶液的颜色即取决于此。换言之,指示剂所呈现的颜色取决于溶液的 pH,pH 的变化必然导致溶液颜色的变化,这就是酸碱指示剂的变色原理。

2. 指示剂的变色范围　显然,在溶液中指示剂的颜色应是酸式和碱式两种颜色的混合色。当碱式浓度与酸式浓度相差不大时,人的视觉无法辨别指示剂呈现的是碱式色,还是酸式色,而只能观察到混合色。一般认为当 $\frac{[In^-]}{[HIn]} > 10$ 时,碱式(In^-)色能遮盖酸式色而人的视觉只能观察到碱式色;当 $\frac{[In^-]}{[HIn]} < \frac{1}{10}$ 时,溶液呈现的是酸式(HIn)色;而当 $10 > \frac{[In^-]}{[HIn]} > \frac{1}{10}$ 时,溶液呈现的颜色随溶液 pH 的变化而变化。由此可得酸碱指示剂的理论变色范围为 $pH = pK_{HIn} \pm 1$。当 $\frac{[In^-]}{[HIn]} = 1$ 时,即碱式与酸式浓度相等时,溶液的 $pH = pK_{HIn}$,此时指示剂变色最灵敏,称为指示剂的理论变色点。由于人的视觉对不同颜色的敏感程度不同,因而实际观察出的变色范围与理论变色范围并非完全一致,实际变色范围大多要窄于理论变色范围,即小于 2 个 pH 单位。例如,甲基橙的 $pK_{HIn} = 3.7$,其理论变色范围为 pH = 2.7~4.7,但实际变色范围为 pH = 3.1~4.4。一些常用酸碱指示剂的变色范围及其变色情况列于表 8-1。

表 8-1　常用酸碱指示剂的性质

指示剂	变色范围	酸色	过渡色	碱色	pK_{HIn}
百里酚蓝	1.2~2.8	红色	橙色	黄色	1.7
甲基橙	3.1~4.4	红色	橙色	黄色	3.7
溴酚蓝	3.1~4.6	黄色	蓝紫	紫色	4.1
溴甲酚绿	3.8~5.4	黄色	绿色	蓝色	4.9
甲基红	4.4~6.2	红色	橙色	黄色	5.0
溴百里酚蓝	6.0~7.6	黄色	绿色	蓝色	7.3
中性红	6.8~8.0	红色	橙色	黄色	7.4
酚酞	8.0~9.6	无色	粉红	红色	9.1
百里酚酞	9.4~10.6	无色	淡蓝	蓝色	10.0

二、滴定曲线和指示剂的选择

在酸碱滴定中,必须选择合适的指示剂,使滴定终点与计量点尽量吻合,滴定误差才可能最小。而指示剂的变色与溶液的 pH 有关,故必须了解滴定过程中溶液 pH 的变化情况,特别是在计量点附近加入 0.04ml(1 滴)酸或碱的标准溶液所引起溶液 pH 的变化情况。因为只有在这一 pH 变化范围内变色的指示剂,才能用来指示这一滴定终点。为此,下面讨论酸碱滴定曲线和指示剂的选择。

1. 强酸滴定强碱　强碱滴定强酸的基本反应为

$$H^+ + OH^- \rightleftharpoons H_2O$$

现以 $0.1000mol \cdot L^{-1}$ NaOH 溶液滴定 $0.1000mol \cdot L^{-1}$ HCl 溶液 20.00ml 为例,考察滴定过程中溶液 pH 的变化情况,可分为下面四个阶段。

(1) 滴定前:溶液的酸度等于 HCl 溶液的初始浓度。

$$[H_3O^+] = 1.00 \times 10^{-1} mol \cdot L^{-1}$$

$$pH = 1.00$$

(2) 滴定开始至计量点前:当滴入 NaOH 溶液 18.00ml 时,剩余 HCl 溶液为 2.00ml,此时溶液的酸度为

$$[H_3O^+] = \frac{0.1000mol \cdot L^{-1} \times 2.00ml}{20.00ml + 18.00ml} = 5.26 \times 10^{-3} mol \cdot L^{-1}$$

$$pH = 2.28$$

当滴入 NaOH 溶液 19.98ml 时,剩余 HCl 溶液为 0.02ml,溶液的酸度为

$$[H_3O^+] = \frac{0.1000mol \cdot L^{-1} \times 0.02ml}{20.00ml + 19.98ml} = 5 \times 10^{-5} mol \cdot L^{-1}$$

$$pH = 4.3$$

(3) 计量点时:20.00ml NaOH 溶液恰好与 20.00ml HCl 溶液完全反应,此时溶液的酸度为

$$[H_3O^+] = [OH^-] = 1.00 \times 10^{-7} mol \cdot L^{-1}$$

$$pH = 7.00$$

(4) 计量点后:当滴入 20.02ml NaOH 溶液时,NaOH 溶液过量 0.02ml,溶液的酸度为

$$[OH^-] = \frac{0.1000mol \cdot L^{-1} \times 0.02ml}{20.00ml + 20.02ml} = 5 \times 10^{-5}mol \cdot L^{-1}$$

$$pH = 9.7$$

按上述方法计算出的溶液的 pH，均列于表 8-2 中。

表 8-2　0.1000mol · L^{-1}NaOH 滴定 0.1000mol · L^{-1}HCl 溶液的 pH 变化情况

加入 NaOH /ml	加入 NaOH /%	剩余 HCl/ml	过量 NaOH/ml	pH	
0.00	0.00	20.00		1.00	
18.00	90.00	2.00		2.28	
19.80	99.00	0.20		3.30	
19.98	99.90	0.02		4.30	滴
20.00	100.00	0.00		7.00	定
20.02	100.10		0.02	9.70	突
					跃
20.20	101.00		0.20	10.70	
22.00	110.00		2.00	11.70	
40.00	200.00		20.00	12.50	

若以 NaOH 溶液的加入量为横坐标，溶液的 pH 为纵坐标作图，即得强碱滴定强酸的滴定曲线，如图 8-2 所示。

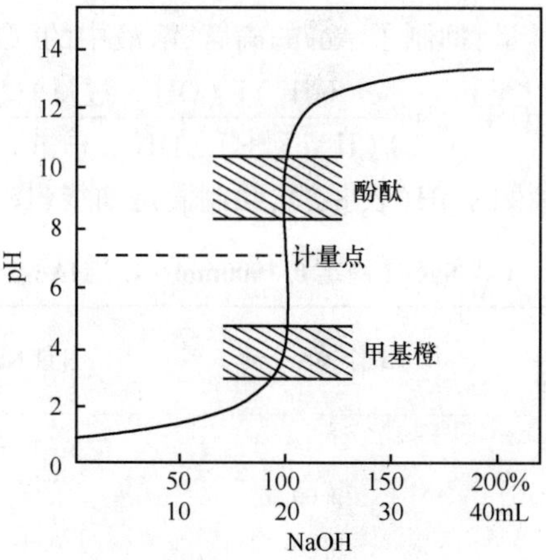

图 8-2　0.1000mol · L^{-1}NaOH 滴定 20.00ml 0.1000mol · L^{-1}HCl 的滴定曲线

可以看出，滴定曲线前段较为平缓，而在计量点前后，很少的 NaOH 溶液的加入引起溶液 pH 的突变，在滴定曲线上产生了滴定突跃。突跃所在的 pH 范围，称为突跃范围。此后继续加入 NaOH 溶液，溶液 pH 的变化越来越小，故曲线后段又转为平缓。

理想的指示剂应恰好在反应的计量点时变色，但实际中能满足这个条件的指示剂并不易得到，而且也是不必要的。通常只要在突跃范围内能发生颜色变化的指示剂，都能满足分析结果所要求的准确度。因此，选择指示剂的原则是：指示剂的变色范围应全部或部分落在滴定突跃范围之内。据此原则，当强酸强碱滴定的突跃范围为 4.3～9.7 时，可选择甲基橙（3.1～4.4）、甲基红（4.4～6.2）、酚酞（8.0～9.6）等指示剂。

在实际工作中，当溶液颜色由浅到深变化，人的视觉较为敏感。因此，选择指示剂时应选择颜色由浅变深的指示剂。例如，用强碱滴定强酸时，常选用酚酞作指示剂；而用强酸滴定强碱时，常选用甲基橙、甲基红作指示剂。

2. 强碱滴定弱酸 强碱滴定一元弱酸的基本反应为

$$OH^- + HB \rightleftharpoons B^- + H_2O$$

弱酸只能用强碱滴定，现以 0.1000mol · L^{-1}NaOH 溶液滴定 0.1000mol · L^{-1}HAc 溶液 20.00ml 为例，来说明这类滴定过程中溶液 pH 的变化情况。

（1）滴定前：溶液的酸度可用下列公式求得

$$[H_3O^+] = \sqrt{K_a c_A}$$

（2）滴定开始至计量点前：溶液中剩余的 HAc 和反应生成的 NaAc 组成缓冲系，溶液的 pH 可按下列公式求得

$$pH = pK_a + \lg\frac{c(Ac^-)}{c(HAc)}$$

（3）计量点时：溶液中的 HAc 与滴加的 NaOH 恰好反应完全，生成的 Ac^-在溶液中的质子转移反应为

$$Ac^- + H_2O \rightleftharpoons HAc + OH^-$$

溶液中的[OH^-]由弱碱 Ac^-所决定，可根据下列公式求得

$$[OH^-] = \sqrt{K_b c_B} = \sqrt{\frac{K_w}{K_a}c_B}$$

（4）计量点后：NaOH 过量，抑制了 Ac^-的离解，溶液中的[OH^-]可由下列公式求得

$$[OH^-] = \frac{c(OH^-)V(OH^-,过量)}{V(HAc) + V(OH^-,总量)}$$

根据上述方法计算出溶液的 pH（表 8-3），绘制滴定曲线（图 8-3）。

表 8-3 0.1000mol · L^{-1} NaOH 滴定 0.1000mol · L^{-1} HAc 溶液的 pH 变化情况

加入 NaOH /ml	加入 NaOH /%	剩余 HAc/ml	过量 NaOH/ml	pH	
0.00	0.00	20.00		2.88	
18.00	90.00	2.00		5.70	
19.80	99.00	0.20		6.75	
19.98	99.90	0.02		7.80	滴定突跃
20.00	100.00	0.00		8.73	滴定突跃
20.02	100.10		0.02	9.70	滴定突跃
20.20	101.00		0.20	10.70	
22.00	110.00		2.00	11.70	
40.00	200.00		20.00	12.50	

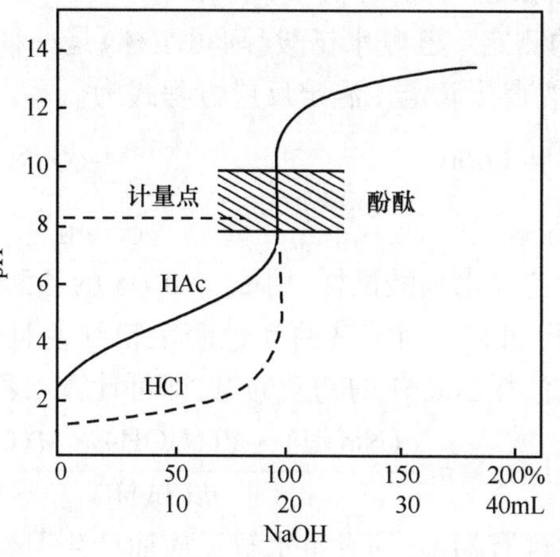

图 8-3　0. 1000mol · L^{-1}NaOH 滴定 0. 1000mol · L^{-1}HAc 的滴定曲线

可以看出，与强碱滴定强酸的滴定曲线明显不同，强碱滴定弱酸的突跃范围较窄，在 pH 为 7. 8~9. 7，与相同浓度强碱滴定强酸的突跃范围 pH 为 4. 3~9. 7 比较要小得多，符合条件的指示剂少，选择范围小。如上述体系中，只能选择酚酞为指示剂指示滴定终点。

容易证明，弱酸的滴定突跃范围不仅与酸、碱的浓度有关，而且还与其强度有关。从 0. 1000mol · L^{-1} NaOH 滴定 0. 1000mol · L^{-1}各种不同强度的弱酸的滴定曲线（图 8-4）可看出，对浓度相同而强度不同的弱酸，若 K_a 较大，则突跃范围较大，反之则较小。一般说来，只有当弱酸的 $K_a c_A \geqslant 10^{-8}$时，才有较为明显的滴定突跃，才能选择到合适的指示剂准确地指示终点，故以此作为弱酸能否用强碱直接进行滴定的判据。

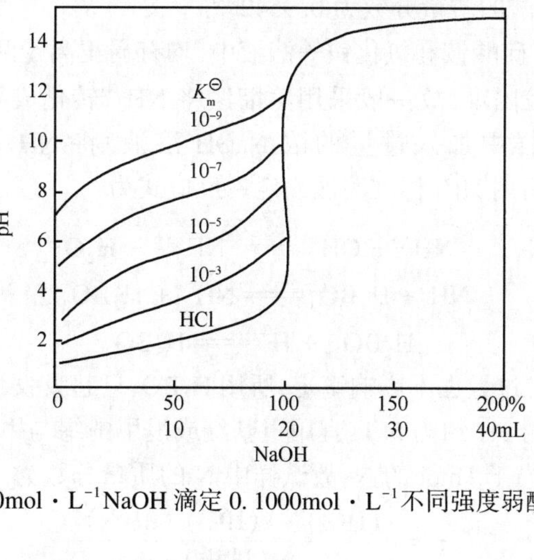

图 8-4　0. 1000mol · L^{-1}NaOH 滴定 0. 1000mol · L^{-1}不同强度弱酸的滴定曲线

同强碱滴定一元弱酸相类似，对于弱碱，只有当 $K_b c_B \geqslant 10^{-8}$时，才能用强酸直接准确滴定。

三、酸碱滴定法的应用

酸碱滴定法常用于测定酸或碱及其他能与酸或碱定量反应的物质的含量。下面介绍几个应用实例说明其测定原理和计算方法。

1. 乙酰水杨酸含量的测定 乙酰水杨酸(阿司匹林)是一种解热镇痛药,其分子中含一羧基,可用 NaOH 标准溶液直接滴定。滴定反应方程式为

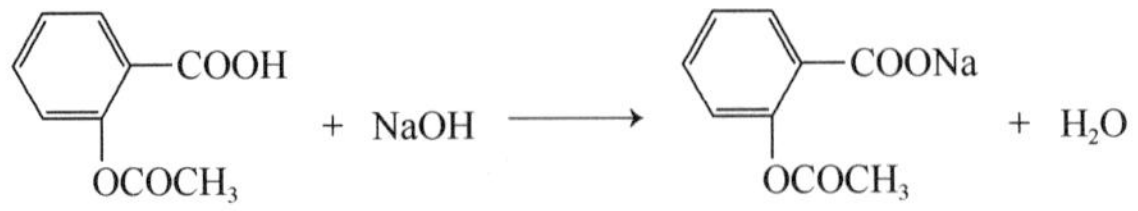

准确称量一定质量的乙酰水杨酸试样,用 $w = 0.95$ 的乙醇溶解后,加入 2 滴酚酞指示剂,用 NaOH 标准溶液进行滴定。当溶液由无色滴至粉红色且静置 30s 不褪色时,即达终点。根据试样的质量以及消耗 NaOH 的物质的量,即可计算出乙酰水杨酸的含量。

$$w(C_9H_8O_4) = \frac{c(NaOH) \cdot V(NaOH) \cdot M(C_9H_8O_4)}{m(\text{试样})}$$

因乙酰水杨酸分子中含有酯键,易发生水解反应而产生可与 NaOH 反应的游离的酚羟基,故为了防止乙酰水杨酸水解而使测定结果偏高,滴定应在乙醇溶液中进行,而且溶液温度应控制在 10°C 以下。

例 8-2 称取 0.4366g 乙酰水杨酸($C_9H_8O_4$)试样,加 25ml $w = 0.95$ 乙醇溶解后,加 2 滴酚酞指示剂,控制溶液的温度在 10°C 以下,用 $0.1021mol \cdot L^{-1}$ NaOH 标准溶液进行滴定。滴定至终点时消耗 22.65ml NaOH 溶液,计算该试样中乙酰水杨酸的质量分数。

解: $$w(C_9H_8O_4) = \frac{c(NaOH) \cdot V(NaOH) \cdot M(C_9H_8O_4)}{m(\text{试样})}$$

$$= \frac{0.1021mol \cdot L^{-1} \times 22.65 \times 10^{-3}L \times 180.15g \cdot mol^{-1}}{0.4366g}$$

$$= 0.9542$$

该试样中乙酰水杨酸的质量分数为 0.9542。

2. 含氮量的测定 硫酸铵和氯化铵等溶液中,均有弱正离子酸 NH_4^+ 存在,但由于其酸性太弱,用碱直接滴定较困难,故一般采用蒸馏法将 NH_4^+ 转化成易于测定的 NH_3,以测定其含氮量。即先在试样中加入过量的浓 NaOH 溶液,将 NH_3 加热蒸馏出来,用硼酸(H_3BO_3)溶液吸收,然后用 HCl 标准溶液滴定。反应式为

$$NH_4^+ + OH^- \xlongequal{\triangle} NH_3 \uparrow + H_2O$$

$$NH_3 + H_3BO_3 \xlongequal{} NH_4^+ + H_2BO_3^-$$

$$H_2BO_3^- + H^+ \xlongequal{} H_3BO_3$$

H_3BO_3 的酸性极弱,过量也不影响滴定,所用 H_3BO_3 只起吸收 NH_3 的作用,故不需定量。反应达计量点时,溶液的 pH 约为 5.1,宜用甲基红或溴甲酚绿与甲基红的混合物为指示剂。反应中 1mol 的 HCl 相当于 1mol 的 N,故试样中 N 的质量分数为

$$w = \frac{c(HCl) \cdot V(HCl) \cdot M(N)}{m(\text{试样})}$$

此法准确可靠,但比较费时。

如果要测定血浆蛋白质等有机含氮化合物的总含氮量,则应先加浓 H_2SO_4 和催化剂 $CuSO_4$ 于试样中,并加热消化分解,使含氮有机化合物中的氮转化成 NH_4^+,然后加入浓 NaOH 溶液把 NH_3 蒸馏出来,以测定含氮量。这一方法称为 Kjeldahl 定氮法,在生物化学和食品分析中常用。

例 8-3　某试样的质量为 0. 3254g，用浓 H_2SO_4 和催化剂消化后，加过量 NaOH，将蒸馏出的 NH_3 吸收于 25. 00ml HCl 溶液中。剩余的 HCl 用 0. 1045mol · L^{-1} NaOH 溶液滴定，计耗用 10. 53ml。若 25. 00ml HCl 溶液恰好与 13. 24ml NaOH 溶液反应，试计算试样中氮的含量。

解：有关的主要反应如下：

$$NH_3 + HCl = NH_4Cl$$

$$HCl(剩余) + NaOH = NaCl + H_2O$$

由反应式可知：

$$n(NH_3) = n(HCl) - n(NaOH)$$
$$= 0.1045 \times 13.24 \times 10^{-3} - 0.1045 \times 10.53 \times 10^{-3}$$
$$= 2.83 \times 10^{-4}(mol)$$

则试样中氮的质量分数为

$$w(N) = \frac{2.83 \times 10^{-4} \times 14.01}{0.3254}$$
$$= 1.22 \times 10^{-2}$$

第四节　分光光度法

分光光度法是利用物质对光的选择性吸收特性对物质的组成进行定性和定量及结构分析的一种方法。它包括可见分光光度法、紫外分光光度法和红外光谱法等。

分光光度法具有以下特点。

1. 灵敏度高　分光光度法测定物质的最低浓度一般可达 $10^{-3} \sim 10^{-6}$ mol · L^{-1}，适用于微量组分的测定。

2. 准确度较高　一般分光光度法的相对误差为 2% ~ 5%，其准确度虽不如滴定分析法及重量法，但对微量成分来说，还是比较满意的。因为在这种情况下，滴定分析法和重量法也不够准确了，甚至无法进行测定。

3. 仪器设备简单，测定速度快　近年来由于新显色剂和掩蔽剂的不断出现，提高了选择性，一般不需分离干扰物质就能测定。

4. 应用广泛　几乎所有的无机离子和有机化合物都可直接或间接地用分光光度法进行测定。

本节重点介绍可见分光光度法，并简单介绍紫外分光光度法的特点和应用。

一、物质对光的选择性吸收和吸收光谱

光是一种电磁波，光谱是按波长顺序排列的电磁波谱，见表 8-4。

表 8-4　电磁波谱表

光谱名称	波长范围	跃迁类型	分析方法
γ 射线	$<10^{-1}$ nm	原子核蜕变	γ 线光谱法
X 射线	$10^{-1} \sim 10$ nm	K 和 L 层电子	X 线光谱法

续表

光谱名称	波长范围	跃迁类型	分析方法
远紫外光	10~200nm	中层电子	真空紫外光谱法
近紫外光	200~400nm	价电子	紫外光谱法
可见光	400~760nm	价电子	可见光谱法
近红外光	760~25μm	分子振动	近红外光谱法
中红外光	25~50μm	分子振动	中红外光谱法
远红外光	50~1000μm	分子转动和低位振动	远红外光谱法
微波	0.1~100cm	分子转动	微波光谱法
无线电波	1~1000m	核自旋	磁共振光谱法

物质在不断地运动,构成物质的分子及原子具有一系列不连续的特征能级。分子中价电子能级间的能量差为1~20eV,这恰好是可见光和紫外光的能量范围。物质对光的吸收是物质的分子、原子或离子与辐射能相互作用的一种形式。在一般情况下,物质的分子都处于能量最低的能级(基态),当分子被光照射时吸收某个频率光的光能,基态跃迁到激发态。这两个能级间的能级差与某一波长范围内的光的能量相当。由于分子吸收的光能等于两个能级的能级差,所以当电子跃迁时所需的能量 ΔE 必须与电磁波中某一光子的能量相一致。ΔE 的大小由分子的组成和结构所决定,故一种分子只能吸收一定波长(或频率)的光,呈现出一定的吸收光谱。所以物质对光的吸收是有选择性的。通过吸收光谱可以对该物质进行定性和定量分析。

物质呈现何种颜色,与光的组成及物质本身的结构有关。对于固体物质,当用一束白光照射时,如果物质对各种波长的光全部吸收,则呈现出黑色;如果不吸收,全部反射,呈现白色;如果物质选择性地吸收某些波长的光,则呈现出所吸收光的互补色。可见光的互补关系如表8-5所示。

表8-5 可见光的波长范围与物质颜色的互补关系

物质颜色	黄绿	黄	橙	红	紫红	紫	蓝	绿蓝	蓝绿
吸收光颜色	紫	蓝	绿蓝	蓝绿	绿	黄绿	黄	橙	红
波长/nm	400~450	450~480	480~490	490~500	500~560	560~580	580~610	610~650	650~760

溶液所呈现出的不同颜色,是由溶液中的质点(分子或离子)选择性的吸收某种颜色的光所引起。如果用一束复色光照射溶液,其中一部分波长的光透过,其他波长的光被吸收,则溶液就呈现透过光的颜色,即溶液呈现的是其吸收光的互补色。例如,硫酸铜溶液吸收白光中的黄色光而呈现蓝色;高锰酸钾溶液吸收白光中的绿色光而呈现紫色。

用不同波长的单色光依次通过一定浓度的某有色溶液,考察该溶液对各种单色光的吸收程度。以波长对吸光度作图,可得到一条曲线,称为光吸收曲线或吸收光谱。吸收光谱是分光光度分析中选择波长的重要依据。

二、光的吸收定律

当一束平行单色光照射到任何均匀、非散射的介质(固体、液体或气体),光的一部分被吸收,一部分被透过、一部分被反射。通常把通过溶液的光强度(I_t)与通过溶剂的光强度(I_0)之比称为透光率,用 T 表示,即

$$T = \frac{I_t}{I_0}$$

给透光率 T 取负对数即得吸光度,用符号 A 表示,则有

$$A = -\lg T$$

当 $T = 0$ 时,$A \to \infty$,这表明入射光全部被吸收,透射光强度 $I_t = 0$,此时吸收程度最大。当 $T = 1$ 时,$A = 0$,此时 $I_t = I_0$,入射光全部透射过溶液,表明吸收程度为零。显然,透光率(T)愈大,则吸光度(A)愈小;反之,透光率愈小,溶液对光的吸收愈大。

实验表明:溶液对光的吸收程度与溶液的浓度、液层厚度及入射光的波长等因素有关。

1. Lambert-Beer 定律　1760 年 Lambert 指出:一束平行单色光通过吸光物质后,光的吸收程度与溶液的液层厚度成正比例关系,即

$$A = k_1 b$$

该关系称为 Lambert 定律,该定律对所有的均匀介质都是适用的。

1852 年 Beer 指出:一束平行单色光通过吸光物质后,光的吸收程度与吸光物质微粒的数目(溶液的浓度)成正比例关系,即

$$A = k_2 c$$

该关系称为 Beer 定律,该定律仅适用于单色光。

将两个定律合并起来,其数学表达式为

$$A = kbc$$

此式表明:当入射光波长、溶剂、吸光物质种类和溶液的温度一定时,溶液的吸光度与液层厚度及溶液浓度的乘积成正比。这就是 Lambert-Beer 定律——光的吸收定律。

若式中 b 的单位为 cm,c 用质量浓度 ρ($g \cdot L^{-1}$),则比例系数 k 用符号 a 表示,称为百分吸光系数,单位为 $L \cdot g^{-1} \cdot cm^{-1}$。若 b 的单位为 cm,c 为物质的量浓度($mol \cdot L^{-1}$),则比例系数 k 用符号 ε 表示,称为摩尔吸光系数,单位为 $L \cdot mol^{-1} \cdot cm^{-1}$。

$$A = ab\rho$$

$$A = \varepsilon bc$$

a(或 ε)表明物质对某一特定波长光的吸收能力。ε 的物理意义是:当入射光波长、溶剂、吸光物质种类和溶液的温度一定时,ε 在数值上等于厚度为 1cm、浓度为 $1mol \cdot L^{-1}$ 溶液的吸光度。a(或 ε)愈大,表示该物质对某波长光的吸收能力愈强,用分光光度法测定的灵敏度就愈高。

a 和 ε 可通过下式相互换算:

$$\varepsilon = aM$$

M 表示被测物质的摩尔质量。ε 通常多用于研究分子结构,a 多用于含量测定。

例 8-4　用邻二氮菲法测定铁,已知含 Fe^{2+} 的浓度为 $500\mu g \cdot L^{-1}$ 的溶液,以 2.00cm 的吸收池在波长 508nm 处测得吸光度 A 为 0.190,计算其摩尔吸光系数。

解:已知 Fe 的摩尔质量为 55.85,Fe^{2+} 的物质的量浓度为

$$c(Fe^{2+}) = \frac{500 \times 10^{-6}}{55.85} = 8.95 \times 10^{-6}(mol \cdot L^{-1})$$

根据 Lambert Beer 定律

$$A = \varepsilon bc$$

$$\varepsilon = \frac{0.190}{2.00 \times 8.95 \times 10^{-6}} = 1.06 \times 10^{4}(\mathrm{L \cdot mol^{-1} \cdot cm^{-1}})$$

例 8-5 若将某波长的单色光通过 b 为 1.00cm 的溶液，则透过光强度为入射光强度的 1/4，计算当 b 为 2.00cm 时，$T = ?$，$A = ?$

解： 当 b 为 1.00 时，$T_1 = \frac{I_t}{I_0} = 0.250$

吸光度为 $A_1 = -\lg T_1 = -\lg 0.250 = 0.602$

根据 Lambert Beer 定律

$$A_1 = ac \times 1.00$$

$$A_2 = ac \times 2.00 = 2.00 \times A_1 = 2.00 \times 0.602 = 1.20$$

浓度一定时，T 与 b 为指数函数关系，即

$$T_1 = 10^{-\varepsilon c \times 1.00}$$

$$T_2 = 10^{-\varepsilon c \times 2.00} \times (T_1)^2 = (1/4)^2 = 1/16$$

由计算可知，b 为 2.00cm 时，吸光度是 b 为 1.00cm 时的 2 倍，而 b 为 2.00cm 时的透光率是 b 为 1.00cm 时的 1/4。

2. 影响 Lambert-Beer 定律的因素 根据 Lambert-Beer 定律，以 A 对 c 作图，所得标准曲线应为通过原点的直线。但在实际工作中往往遇到标准曲线发生弯曲的情况，这种情况称为偏离 Lambert-Beer 定律。引起偏离的主要因素如下。

(1) 单色光纯度差引起的偏离：Lambert-Beer 定律仅适用于单色光。但一般分光光度计中的单色器由于其色散能力的限制和出口狭缝需要保持一定的宽度，所获得的光束不是严格的单色光。这样在测定时就造成标准曲线的上部发生弯曲。一般来说，单色光的纯度愈差，吸光物质的浓度愈大或吸收池的厚度愈大，则引起偏离标准曲线的程度愈大。

(2) 非平行入射光引起的偏离：非平行入射光将导致光束的平均光程 b 大于吸收池的厚度 b，实际测得的吸光度将大于理论值。

(3) 介质不均匀引起的偏离：如果被测溶液不均匀，入射光通过溶液时，除一部分被吸收外，还有一部分因反射、散射作用而损失，使透射比减少，因而实际测得的吸光度增大，使标准曲线偏离 Lambert-Beer 定律。

(4) 溶液浓度过高引起的偏离：Lambert-Beer 定律是建立在吸光质点之间没有相互作用的前提下。当溶液浓度较高时，吸光物质的分子或离子间的平均距离减小，从而改变物质对光的吸收能力，导致在高浓度范围内摩尔吸收系数不恒定，使标准曲线偏离 Lambert-Beer 定律。

(5) 吸光物质发生化学变化引起的偏离：由于被测物质在溶液中的解离、缔合或溶剂化、互变异构、配合物的逐级形成等化学原因，引起有色物质的浓度改变，导致标准曲线偏离 Lambert-Beer 定律。

3. 分析条件的选择 在分光光度法的分析应用中，为了提高测定的准确度，需要选择合适的分析条件、吸收波长、参比溶液及被测溶液的显色条件。

显色剂的选择：可见分光光度法只能测定有色溶液。如果被测试样溶液无色，必须加入显色剂与被测物质反应生成稳定有色物质，然后进行测定。应用于分光光度法测定时，显色剂必须具备下列条件。

(1) 选择性好。显色剂尽可能不与溶液中其他共存离子显色。

(2) 灵敏度高。显色反应中生成的有色化合物应有较大的摩尔吸光系数,此时该有色物质的吸光能力愈强,仪器的灵敏度愈高。

(3) 有色化合物组成恒定,化学性质稳定。

(4) 显色剂与有色化合物之间的颜色差别大。一般要求有色化合物的最大吸收波长与显示剂的最大吸收波长之差在60nm 以上。

波长的选择:入射光波长对分析的灵敏度、准确度和选择性有很大影响。溶液中无干扰物质存在时,为使测定有较高的灵敏度、准确度和选择性,应选择被测物质最大吸收波长(λ_{max})的光作为入射光。在 λ_{max} 下测定时,吸光系数愈大,灵敏度愈高。但是当有干扰物质存在时,应根据"吸收尽可能最大,干扰尽可能最小"的原则,选择适当的波长。

吸光度范围的选择:在分光光度分析中,除了各种化学条件所引起的测量误差之外,在不同吸光度范围内读数也可引入不同程度的误差,使测量准确度下降。因此控制测量仪器吸光度的读数范围是非常重要的。一般应使被测溶液的吸光度 A 为 0.2~0.7 为宜,可通过调节溶液的浓度和选择不同厚度的吸收池来达到此要求。

参比溶液的选择:在测定吸光度时,为了提高测定的抗干扰能力,必须采用参比溶液(亦称为空白溶液)作对照,来调节仪器零点,以消除吸收池壁及溶剂等对入射光的反射与吸收所带来的误差及影响,使测得的吸光度能真正反映被测物质的含量。常见的参比溶液及其作用如下。

(1) 溶剂参比:制备试样溶液的试剂与显色剂均无色,即溶液中除被测物质外其他物质对测定波长的光几乎没有吸收,可用溶剂作参比溶液,称为溶剂参比。

(2)试剂参比:显色剂或其他试剂有颜色,且在所测定波长略有吸收,除不加入试样外,可按显色反应的相同条件,加入同样所需的试剂与溶剂作为参比溶液,称为试剂参比。

(3)试样参比:试样基体有色(如试样溶液中混有其他有色离子),显色剂无色,且不与显色剂起反应。若在所测定波长处无吸收时,可按显色反应相同条件,除不加显色剂外,取相同量的试样溶液做参比溶液,称为试样参比。

三、分光光度计

分光光度计的主要结构可简要表示如下。

光源 ⟶ 单色光器 ⟶ 吸收池 ⟶ 检测器 ⟶ 讯号处理及显示器

对仪器各个组件的作用逐一介绍如下。

1. 光源　提供稳定的一定强度的入射光。常见的可见分光光度计以钨灯作光源,最适宜的波长范围为 400 ~ 760nm;紫外分光光度计以氢灯作光源,最适宜的波长范围为 200~400nm。

2. 单色光器　是一种将连续波长的光分解为单色光并能调节波长的装置。它的主要组成为进光狭缝、准直镜、色散元件和出光狭缝等。

3. 吸收池　用来盛放溶液的容器。其分为玻璃吸收池和石英吸收池两种,在可见光区测定时可用玻璃吸收池,在紫外光区测定时,必须用石英吸收池。

4. 检测器　一般采用光电效应检测器,它是将接收的辐射功率变成电流的转换器,如光电管、光电倍增管等。

5. 讯号处理与显示器　光电管输出的电讯号很弱、需经放大才能以某种方式将测量结果显示出来，讯号处理包括一些数学运算处理等过程。

图 8-5 为实验室常用的 721 型分光光度计的光学系统示意图。它的工作原理为：由光源 1 发出的复合光，经聚光镜 2 聚光后，由平面反射镜 7 转角 90°通过进光狭缝 6 照在准直镜 4 上，经准直后成为平行光照射在棱镜 3 上，由棱镜色散后，光束依原路返回投射到准直镜 4 上，经 4 聚焦后光束通过出光狭缝 6 成为单色光，单色光经过聚光镜 9 汇聚，通过吸收池 10 到达检测器光电管，光电管将光信号转为电信号经放大器放大后，信号转换成样品的吸光度或透光率显示在仪表上。

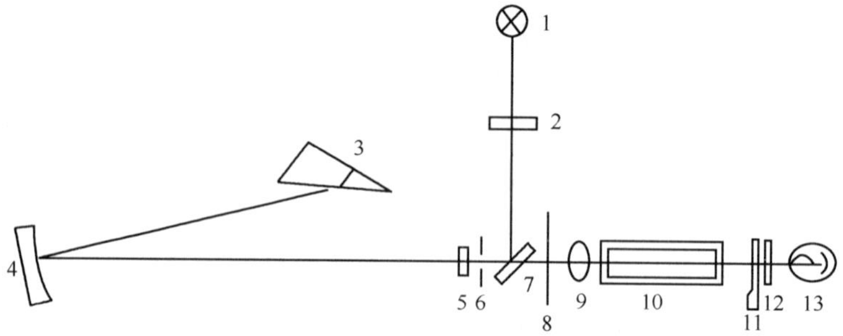

图 8-5　721 型分光光度计的光学系统示意图

1. 光源；2、9. 聚光镜；3. 棱镜；4. 准直镜；5、12. 保护玻璃；6. 狭缝；7. 反射镜；8. 光栏；10. 吸收池；11. 光闸；13. 光电管

四、定量分析方法

分光光度法不仅用于微量组分的测定，也能用于常量组分、多组分及配合物组成的测定等。利用 Lambert-Beer 定律进行定量测定的方法很多，应根据具体测定的对象和目的加以选择。

（一）标准对照法

在相同条件下，配制被测试样溶液（其浓度用 c_x 表示）及与其浓度相近的标准溶液（其浓度用 c_s 表示），在所选波长处分别测量标准溶液的吸光度 A_s 和试样溶液的吸光度 A_x。由于所测的是同一种物质，且在同一波长处测定，则有 $\varepsilon_s=\varepsilon_x$、$b_s=b_x$。根据式 $A_s=\varepsilon_s b_s c_s$ 及 $A_x=\varepsilon_x b_x c_x$ 进行比较可得

$$c_x=\frac{A_x}{A_s}\times c_s$$

（二）标准曲线法

根据光的吸收定律，如果液层厚度、入射光波长保持不变，则在一定浓度范围内，所测得的吸光度与溶液中待测物质的浓度成正比。先配制已知准确浓度的系列标准溶液，在测定波长处分别测其吸光度 A，然后以标准溶液的浓度 c 为横坐标，以相应的吸光度 A 为纵坐标，得到一条通过坐标原点的直线，称为标准曲线，又称为工作曲线（图 8-6）。在相同条件下测出试样溶液的吸光度，根据吸光度在标准曲线上查得其对应的浓度。使用此方法时，一定要注意使标准溶液与被测溶液在相同条件下进行测量，且溶液的浓度应在标准曲线的

线性范围内。

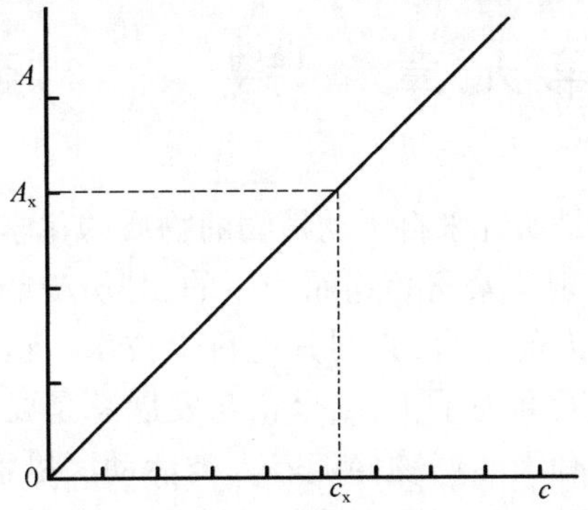

图 8-6　标准曲线图

习　题

1. 下列数据各有几位有效数字。

（1）$pK_a = 6.30$　（2）0. 01548　（3）23. 98

2. 应用有效数字运算规则计算下列式。

（1）0. 0121+25. 64+1. 05782

（2）0. 0121×25. 64×1. 05782

3. 0. 1965g 含 Na_2CO_3 的 NaOH 试样，用 0. 1000mol · L^{-1} HCl 标准溶液滴定至酚酞变色，消耗 24. 08ml HCl 标准溶液；继续滴定至甲基橙变色，消耗 12. 04ml HCl 标准溶液。计算试样中 Na_2CO_3 和 NaOH 的质量分数。

4. 用分光光度法测定某溶液的浓度，结果的相对误差为±0. 50%，吸光度为 0. 60，问吸光度误差应等于多少？

5. 分光光度计主要由哪些部分组成？各部分的功能如何？

6. 在入射光波长为 520nm 处，$KMnO_4$ 的摩尔吸光系数为 2235L · mol^{-1} · cm^{-1}，问在此波长下，用 2. 00cm 吸收池测定浓度为 $1.00×10^{-2}$ g · L^{-1} $KMnO_4$ 溶液的透光率是多少？

7. 已知透光率为 0. 20 和 0. 80，分别计算其吸光度；已知吸光度为 0. 25 和 0. 56，分别计算其透光率。

8. 有一化合物的相对分子质量为 125，摩尔吸光系数为 $2.5×10^5$ L · mol^{-1} · cm^{-1}，今欲准确配制该化合物溶液 1L，使其稀释 200 倍后，放入 1. 00cm 吸收池中，测得吸光度为 0. 60，问应称取该化合物多少克？

9. 0. 088 mg 的 Fe^{3+} 离子在酸性溶液中，以 KSCN 显色后，用水稀释到 50. 00ml，在 480nm 处用 1. 00cm 吸收池测得吸光度为 0. 220，试计算 $Fe(SCN)_3$ 的摩尔吸光系数。

10. 强心药托巴丁胺（M = 270）在 260nm 波长处有最大吸收，摩尔吸光系数 ε(260nm) = 703L · mol^{-1} · cm^{-1}，取该片剂 1 片，溶于水稀释成 2. 00L，静置后取上清液用 1. 00cm 吸收池于 260nm 波长处测得吸光度为 0. 687，计算这药片中含托巴丁胺多少克？

（乔　洁）

第九章　链　　烃

有机化学最初的意义就是研究来自于动植物的物质的化学,即以生物体中物质为研究对象。可见"有机"是同生命现象紧密相连而产生的,是历史的遗物。可是近200多年来,有机化学已经发展成一门庞大的学科,它同其他科学技术一道为创造人类的美好生活,已经把世界装点得五彩缤纷。人类为了生存、繁衍与发展总是要同自然界打交道,考古学证实历史长河流淌过的地方都有天然产物伴随着人类活动。尽管人类与有机物打交道的历史可追溯到远古时代,但有机物概念的形成却并不久远。

1806年瑞典化学家J. Berzelius定义有机化合物(organic, compound)是"生物体中的物质";把从地球上的矿物、空气和海洋中得到的物质定义为无机物(inorganic compound)。1828年德国化学家F. Wöhler在实验室里用加热方法无意将NH_4OCN转变为尿素。

$$NH_4OCN \xrightarrow[\triangle]{} (NH_2)_2CO$$

这是一个具有划时代意义的发现,它为近代有机化合物概念的确立奠定了基础。可是按着J. Berzelius对有机化合物的定义,尿素是不可能在实验室里制备出来的,所以这个实验结果在当时并不被化学家所认同。直到1848年L. Gmelin根据F. Wöhler的实验和越来越多的有机合成事实,确立了有机化合物的新概念,即有机化合物是含碳化合物。有机化学是研究碳化合物的化学。

当代对有机化学的定义是研究有机化合物的来源、制备、结构、性质、应用和功能及有关理论与方法的科学。

烃(hydrocarbon)是分子中仅含有碳和氢两种元素的有机化合物。其他各类有机化合物可视为烃的衍生物(derivative),如乙醇C_2H_5OH可认为是羟基(—OH)取代C_2H_6分子中的一个氢原子后的产物。烃的种类很多,根据氢分子中碳原子相互连接的方式不同,可将烃分为两大类:链烃(chain hydrocarbon)和环烃(cyclic hydrocarbon)。

链烃分子中,根据碳原子之间化学键的不同,又分为饱和链烃(saturated hydrocarbon)和不饱和链烃(unsaturated hydrocarbon);饱和链烃称为烷烃(alkane),不饱和链烃包括烯烃(alkene)和炔烃(alkyne)。

链烃主要来源于石油和天然气,是重要的燃料,也是现代化学工业、医药工业的重要原材料。链烃可以用于合成高分子材料;医药中常用烷烃的混合物作为药物的基质材料,如液体石蜡、固体石蜡及凡士林等。随着生物技术的发展,链烃还可以作为某些微生物的食物,通过生物转化生产出许多更有价值的有机化合物。

第一节　链烃的结构

一、烷烃的结构

烷烃的C原子都是sp^3杂化,各原子之间都以σ键相连,键角接近109.5°,C—C键平均键长约为154pm,C—H键平均键长约为109pm,由于σ键电子云沿键轴近似于圆柱形对称分布,所以,两个成键原子可绕键轴“自由”旋转。

甲烷是烷烃中最简单的分子,分子中的 C 原子以 4 个 sp^3 杂化轨道分别与 4 个 H 原子的 s 轨道重叠,形成 4 个 C—H σ 键,在空间成正面体排布,在空间 H 原子之间相互间距离最远,排斥力最小,能量最低,体系最稳定,如图 9-1 所示。

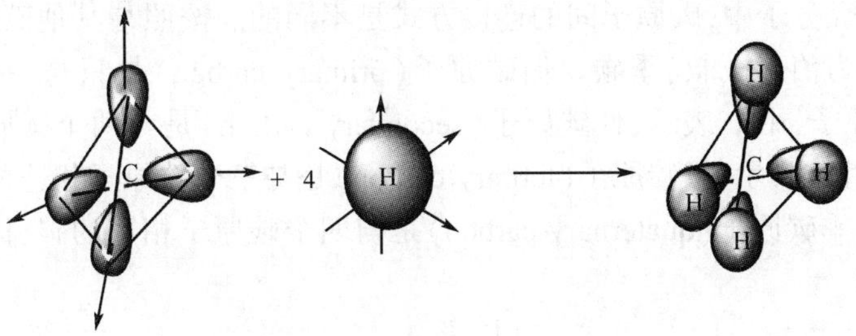

图 9-1　甲烷分子形成示意图

乙烷分子中两个 C 原子各以 sp^3 杂化轨道重叠形成 C—C σ 键,余下的杂化轨道分别和 6 个 H 原子的 1s 轨道重叠形成 C—H σ 键,如图 9-2 所示。

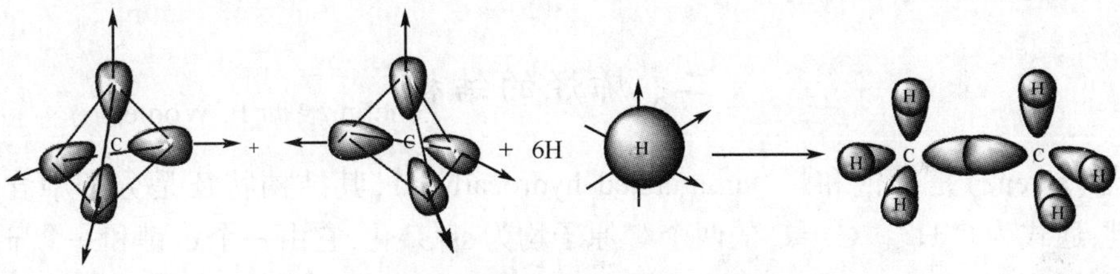

图 9-2　乙烷分子的形成示意图

从 CH_4、C_2H_6 及 C_3H_8 等烷烃的分子式来看,烷烃中每增加一个碳原子,同时增加两个氢原子,不难推出烷烃分子可用通式 C_nH_{2n+2} 表示,其中 n 为碳原子的个数。这样不同碳原子数的烷烃就形成了链状烷烃的同系列(homologous series);同系列中的各化合物互称为同系物(homology);相邻两个同系物在组成上的不变差数 CH_2 称为同系差(homologous difference)。同系列是有机化合物中普遍存在的现象,同系物结构相似,化学性质相近,化学反应速率往往有较大的差异,物理性质随碳原子数增加而呈现规律性变化。

CH_4、C_2H_6 及 C_3H_8 都只有一种结构,但从 C_4H_{10} 起,C 原子之间不仅可以连接成直链,也可以有碳链的分支。这种由于碳骨架不同而产生的异构体叫碳链异构体(carbon chain isomer)。例如,丁烷的分子式为 C_4H_{10},符合此分子式的结构有两种(正丁烷和异丁烷),C_5H_{12} 则有 3 种碳链异构体,C_6H_{14} 有 5 种异构体,$C_{10}H_{22}$ 有 75 种异构体,异构体的数目远比碳原子数增加得快。

```
                                        CH3
                                        |
C4H10     CH3CH2CH2CH3           CH3—CH—CH3
              正丁烷                   异丁烷
          (b. p. -0. 5℃)          (b. p. -10. 2℃)
```

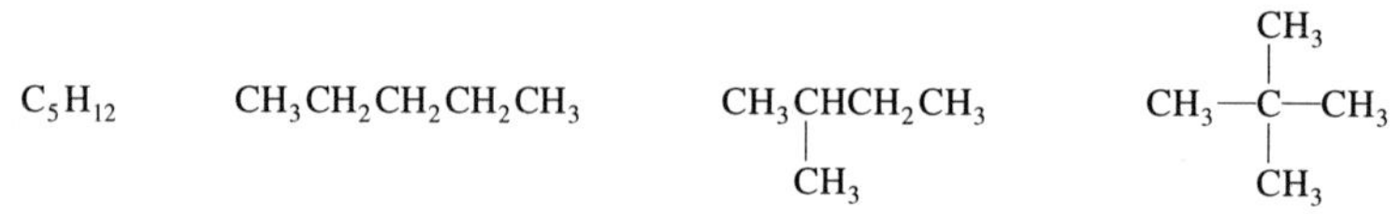

正戊烷 (b. p. 36℃)　　异戊烷 (b. p. 28℃)　　新戊烷 (b. p. 9.5℃)

在大多数烷烃分子中,碳原子间的连接方式是不同的。按照与其他碳原子相连数目的不同碳原子可分为伯、仲、叔、季碳。伯碳原子(primary carbon)是只与一个碳原子相连的碳,称为一级碳原子,用1°表示;仲碳原子(secondary carbon)是与两个碳原子相连的碳,称为二级碳原子,用2°表示;叔碳原子(tertiary carbon)是与三个碳原子相连的碳,称为三级碳原子,用3°表示;季碳原子(quaternary carbon)是与四个碳原子相连的碳,称为四级碳原子,用4°表示。例如

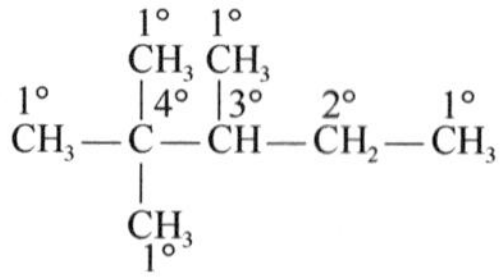

连接在伯、仲、叔碳原子上的氢分别称为伯(1°)、仲(2°)、叔(3°)氢原子。不同类型氢原子相对的反应活性各不相同。

二、烯烃的结构

烯烃(alkene)是不饱和烃(unsaturated hydrocarbon),其结构特征是分子中含有一个C═C键,通式为C_nH_{2n}。C═C的两个C原子均为sp^2杂化,它由一个σ键和一个π键组合而成,经测定C═C的键能为611kJ·mol^{-1},与C—C的键能(347kJ·mol^{-1})比较,C═C大于C—C键,但又小于C—C键能的2倍,由此推断,π键的键能小于σ键的键能。π键不如σ键牢固,比较容易断裂,易发生化学反应,从而表现出π键比σ键活泼,烯烃比烷烃易发生加成反应。

C_2H_4是最简单的烯烃,现以C_2H_4为例介绍烯烃的结构。近代物理学方法已证明,C_2H_4是一个平面结构,分子中所有的C原子和H原子都在一个平面内,键角接近120°,C═C键长约为134pm,比C—C键(154pm)短,C—H键长为110pm,如图9-3所示。

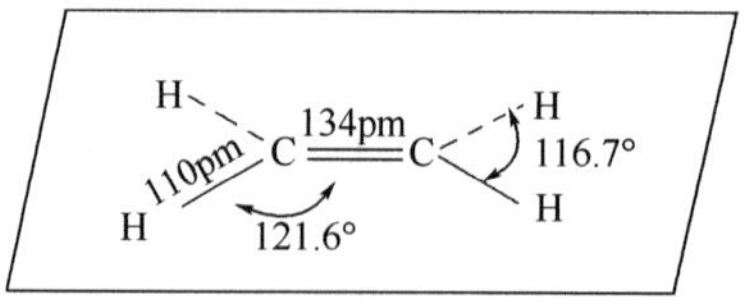

图9-3　乙烯分子示意图

在C_2H_4分子中,两个C原子各以一个sp^2杂化轨道重叠形成一个C—Cσ键,又分别各以两个sp^2杂化轨道与两个H原子的1s轨道形成C—H σ键。这5个σ键都处于同一平面上。另外,每个C原子的一个垂直于平面的p轨道,彼此平行地侧面重叠,形成C—C间的另一个键即π键,如图9-4所示。

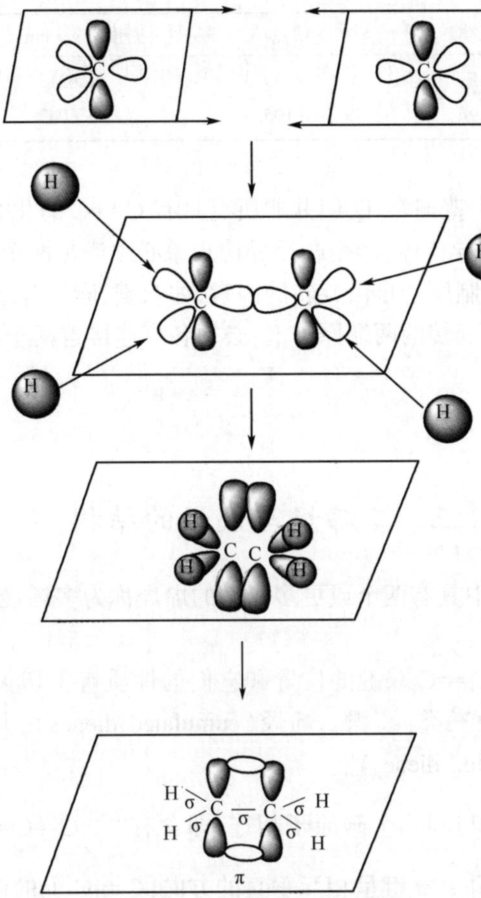

图 9-4 乙烯分子形成示意图

π 键是由 p 轨道“肩并肩”形式重叠形成的,因此 π 键不像 σ 键那样能自由旋转,因为旋转的结果会使两个 p 轨道的平行关系破坏,以致不能重叠。

π 键的电子云呈块状垂直并对称的分布在分子平面的上、下两方,离成键的原子核较远,π 电子受原子核的束缚力较小,因此 π 电子有较大的流动性,容易受外界影响而发生变形,极化度比 σ 键大,容易发生反应。

含有 4 个 C 原子以上的烯烃,除存在碳架异构外,还存在 C═C 位置异构。另外,由于 π 键不能自由旋转,当 C═C 中 C 上分别连有两个不同取代基时,烯烃出现顺反异构,如

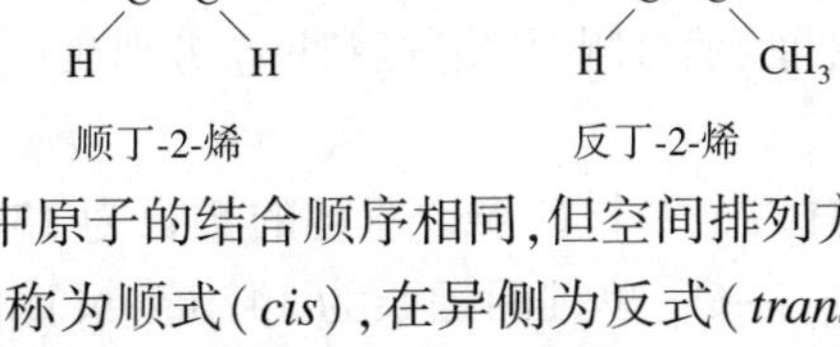

顺丁-2-烯　　反丁-2-烯

两种丁-2-烯虽然分子中原子的结合顺序相同,但空间排列方式却不同,两个甲基(或两个氢原子)在双键同一侧的称为顺式(*cis*),在异侧为反式(*trans*),这种由于双键上所连接的原子或基团不同,而形成的同分异构体叫做顺反异构体(cis-trans isomers)。顺反异构现象是立体异构现象。顺反异构体分子式相同,但由于结构不同,两者的物理常数也不相同,如表 9-1 所示。

表 9-1 顺、反丁-2-烯的物理常数

化合物	沸点/℃	熔点/℃	密度/($g\cdot cm^{-3}$)	偶极矩/($C\cdot m$)
顺丁-2-烯	3. 5	−139. 3	0. 6213	1.10×10^{-30}
反丁-2-烯	0. 9	−105. 5	0. 6042	0

顺反异构现象在烯烃中普遍存在,但并非所有具有 C ═C 的化合物都存在顺反异构物体,如丁-1-烯就不存在顺反异构体,产生顺反异构现象必须满足两个条件。

其一,分子中存在着限制原子自由旋转的因素,如双键、脂环等结构。

其二,在每个不能自由旋转的两端原子上,必须各自连接着两个不同的原子或基团,即

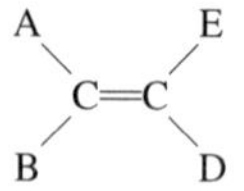

A≠B
D≠E

三、二烯烃与炔烃的结构

1. 二烯烃结构 分子中具有两个或更多双键的烯烃称为多烯烃,只含有两个双键的烯烃称为二烯烃。

二烯烃分子中的两个 C ═C 双键的位置和它们的性质有密切关系。根据 C ═C 双键的相对位置,把二烯烃分为三类:累积二烯烃(cumulated dienes)、共轭二烯烃(conjugated dienes)和隔离二烯烃(isolated dienes)。

累积二烯烃,两个双键与同一个碳原子相连,即含有"C═C═C"结构的二烯烃。其中心 C 原子呈 sp 杂化,两个 π 键呈相互垂直的方向,C ═C 上的四个取代基处于相互垂直的两个平面上,如丁-1,2-二烯的结构(图 9-5)。

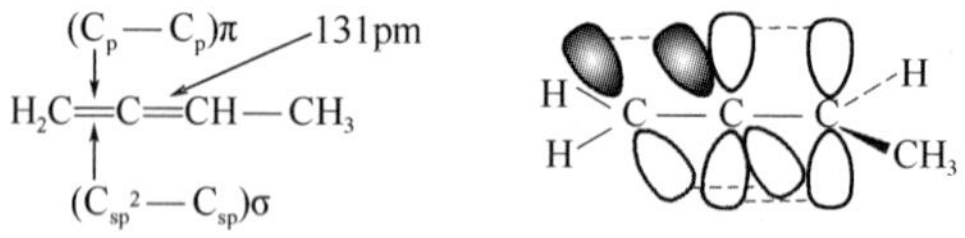

图 9-5 丁-1,2-二烯的结构

在累积二烯烃中 C ═C 键长(131pm)比单烯烃中 C ═C 键(134pm)要短。这是因为中心碳 sp 杂化 C_{sp}—C_{sp^2}的键长短于 C_{sp^2}—C_{sp^2}的键长。这类化合物不够稳定,自然界存在不多。

共轭二烯烃,两个 C ═C 双键中间隔一个单键,即单、双键交替排列的二烯烃。例如,1,3-丁二烯,其分子中四个 C—C σ 键和六个 C—H σ 键在一个平面上。四个 C 原子均为 sp^2杂化,各有一个 p 轨道垂直于 σ 键所在平面,通过侧面"肩并肩"重叠分别在 C_1和 C_2及 C_3和 C_4之间形成 π 键(图 9-6)。

在 CH_2═CH—CH ═CH_2 中,两个 C ═C 双键的键长为 135pm,比一般烯烃分子中的 C ═C双键的键长要长;而 C_{sp^2}—C_{sp^2}单键的键长为 147pm,又比一般的烷烃 C_{sp^3}—C_{sp^3}单键的键长短;出现了键长平均的现象。共轭二烯烃中的两个双键存在着相互影响,导致某些独特的性质及反应,是最重要的二烯烃。

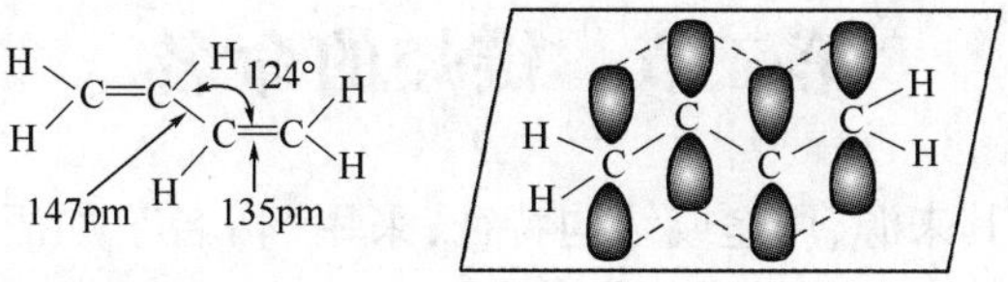

图 9-6　丁-1,3-二烯的结构

隔离二烯烃,也称孤立二烯烃。此类二烯烃的两个双键被两个或两个以上的单键隔开,是含有“$\rangle C{=}C{-}(CH_2)_n{-}C{=}C\langle$”($n \geqslant 1$)结构的二烯烃。例如,$CH_2{=}CH{-}CH_2{-}CH{=}CH_2$和$CH_2{=}CH{-}(CH_2)_2{-}CH{=}CH_2$都是隔离二烯烃。这类二烯烃中两个双键彼此相隔较远,相互间基本上没有影响,各自表现烯烃的通性。

2. 炔烃的结构　含有 C≡C 键的烃称为炔烃(alkyne),单炔烃的通式为 C_nH_{2n-2},单炔烃与链状二烯烃为同分异构体, C≡C 是炔烃的官能团,与 C=C 一样,是一个具有很高反应活性的官能团,许多能与烯烃发生反应的试剂,也能与炔烃发生反应。此外炔烃还有自己独特的反应。

炔烃的结构特征是 C≡C 中的 C 原子均为 sp 杂化,以最简单炔烃——乙炔为例,电子衍射和光谱实验数据已证实乙炔分子具有线型结构,即四个原子排列在一条直线上。

在乙炔分子中,两个碳原子 sp 杂化轨道沿轴向互相重叠,形成一个 C—Cσ 键,又各用一个 sp 杂化轨道分别与两个氢原子的 1s 轨道重叠,形成两个 C—Hσ 键。未参与杂化的 p 轨道,两两平行侧面重叠,形成两个相互垂直的 π 键,如图 9-7、图 9-8 所示。

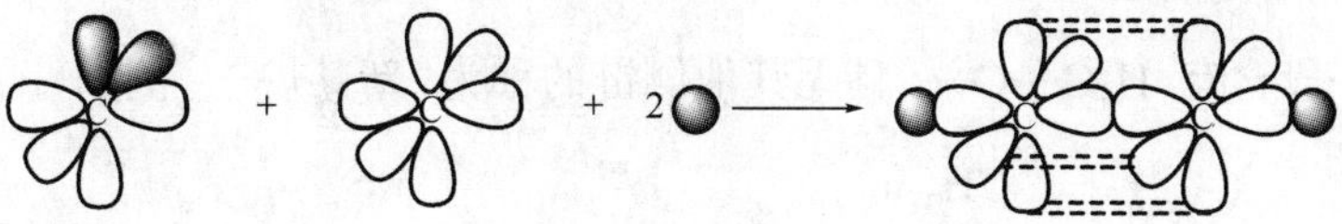

图 9-7　乙炔分子形成

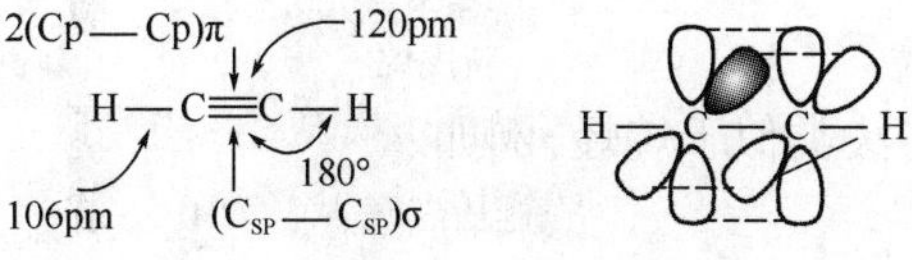

图 9-8　乙炔的结构

这两个 π 键的电子云呈圆筒形对称地分布在 σ 键的周围,如图 9-9 所示。

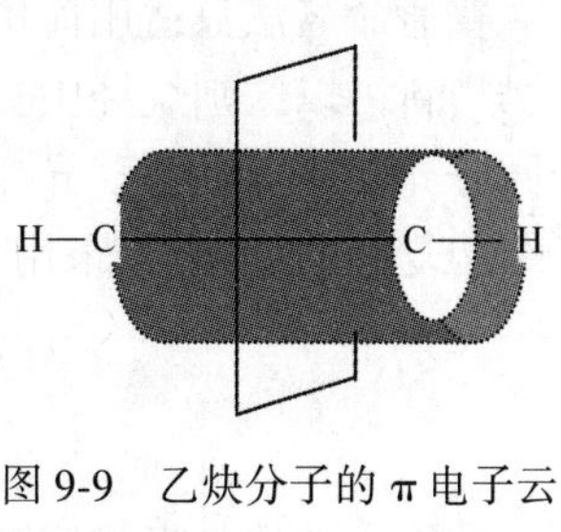

图 9-9　乙炔分子的 π 电子云

乙炔 C≡C 键长为 120pm,是最短的碳碳键;C—H 键长为 106pm,比乙烯和乙烷中的 C—H 键长(108pm 和 110pm)都短。 C≡C 的键能 $835kJ \cdot mol^{-1}$,比 C=C、C—C 的键能要大。这说明乙炔分子中两个碳原子的 p 轨道重叠程度大。同时,在乙炔分子中由于 C≡C 的两个碳原子 sp 杂化,与烯烃和烷烃比较,s 成分多,从而增加了对双方原子核的吸引力,使两个原子更加靠近。

第二节　链烃的命名

有机化合物常根据其来源、用途或结构特征，采用“俗名”，如酒精、柠檬酸、血红素、胆固醇和吗啡等。但有机化合物的结构复杂、数目庞大、种类繁多，为了便于交流，避免误解，准确地反映出化合物的结构和名称的一致性，就必须有完善的命名法(nomenclature)。链烃的命名方法较多，常用的有普通命名法(common nomenclature)和系统命名法(systematic nomenclature)。

一、普通命名法

直链烷烃按碳原子数叫“正某烷”。十个以下碳原子的烷烃，其碳原子数用天干数字(甲、乙、丙、丁、戊、己、庚、辛、壬、癸)表示。十个以上碳原子的烷烃用汉语数字命名。烷烃的英文名称，“正”字由英文“*n*-”(normal 的第一个字母，*n* 后面有一短横线)表示，例如

CH_4	C_2H_6	C_3H_8
甲烷	乙烷	丙烷

C_4H_{10}	$C_{11}H_{26}$
丁烷	十一烷

若在链的一端含有 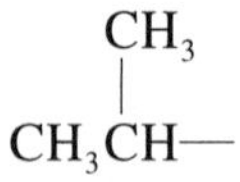 基团且无其他侧链的烷烃，则按碳原子总数叫做“异某烷”。在链的一段含有 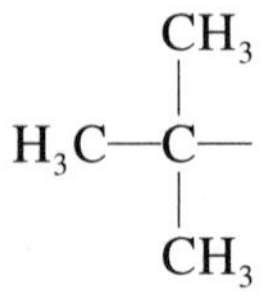 且无其他侧链的称为“新某烷”。例如

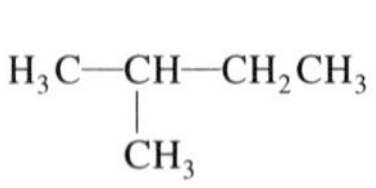
异戊烷

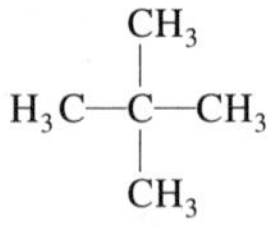
新戊烷

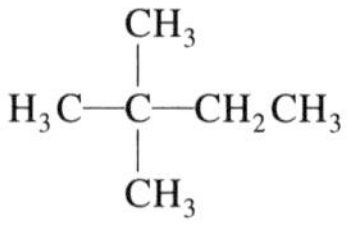
新己烷

烯烃、炔烃的普通命名法类似于烷烃，例如

$CH_3CH_2CH{=}CH_2$
正丁烯

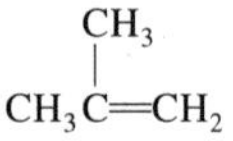
异丁烯

普通命名法只适用简单的化合物，对于结构较复杂的烃，则有一定的局限性。例如，用正、异、新可以区别烷烃中具有五个碳原子以下的同分异构体，而六个碳原子链状烷烃有五个同分异构体，除用正、异、新表示其中三个化合物以外，尚有两个无法加以区别。所以，对于结构复杂的烃，必须采用系统命名法。

二、系统命名法

系统命名法是根据国际纯粹与应用化学联合会(International Union of Pure and Applied Chemistry，简称 IUPAC)而定的命名法。我国根据 IUPAC 法的命名原则并结合汉字的特点

而制定出我国的有机化学系统命名法。本教材以我国 2017 年推荐的《有机化合物命名原则》为主要依据，由于历史过渡因素，有些教材和参考书中其他的命名方法还在使用。

1. 烷烃的命名

烷烃系统命名法的要点如下：

（1）选主链：选择含有取代基最多的、连续的最长碳链为主链，以此作为"母体烷烃"，并按主链所含碳原子数命名为某烷；例如

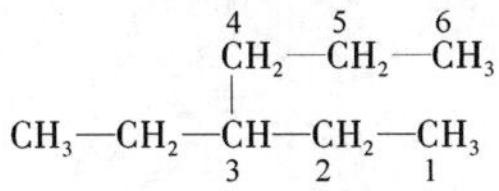

母体是己烷，不是戊烷

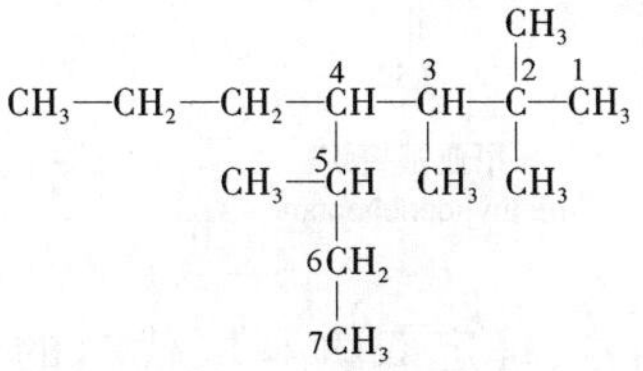

母体是庚烷

（2）编号：主链上若有取代基，则从靠近取代基的一端开始，给主链上的碳原子依次用 1、2、3、4、5…标出位次。两个不同的取代基位于相同位次时，按照各支链取代基名称在 IUPAC 英文命名中按首字母顺序在前缀中依次排列。当两个相同取代基位于相同位次时，应使第三个取代基的位次最小，以此类推。例如

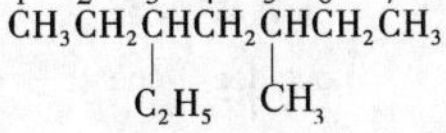

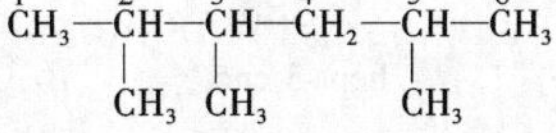

（3）命名：主链为母体化合物，若连有相同的取代基时，则合并取代基，并在取代基名称前，用二、三、四……数字表明取代基的个数。各取代基的位次都应标出，表示各位次的数字间用","隔开。取代基的位次与名称之间用半字线连接起来，写在母体化合物的名称前面。例如

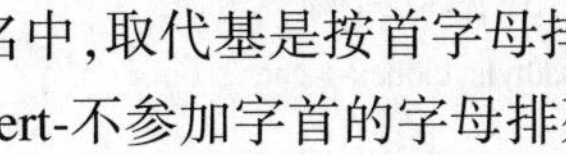

3-乙基己烷

3-ethylhexane

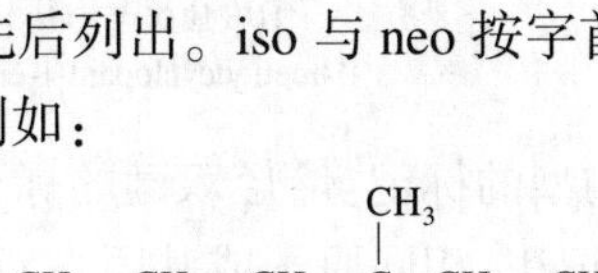

2,3,3,5-四甲基己烷

2,3,3,5-tetramethylhexane

主链上若连有不同的取代基，应按英文字母顺序将取代基先后列出。

在英文命名中，取代基是按首字母排列顺序先后列出。iso 与 neo 按字首的字母排列顺序，而 n-，sec-，tert-不参加字首的字母排列顺序，例如：

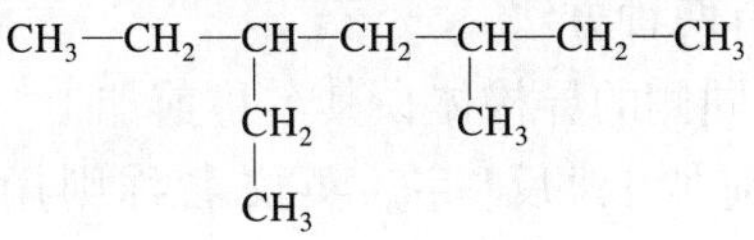

3-乙基-5-甲基庚烷

3-ethyl-5-methylheptane

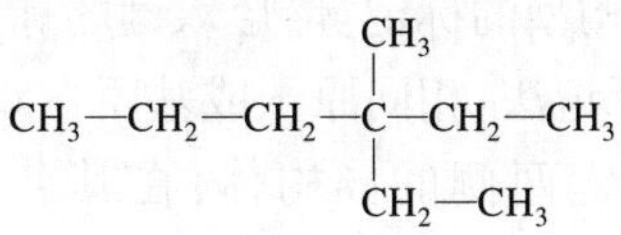

3-乙基-3-甲基己烷

3-ethyl-3-methylhexane

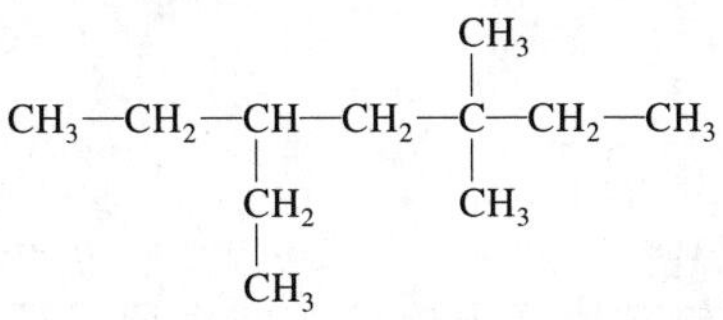

5-乙基-3，3-二甲基庚烷

5-ethyl-3，3-dimethylheptane

2. 烯烃的命名

烯烃的系统命名法基本原则如下：

（1）选择主链，确定母体：选择最长碳链作主链，依主碳链所含碳原子数命名为某烃，十个碳原子以上的烯烃用小写中文数字，加“碳烯”命名。英文名称以“-ene”作词尾。

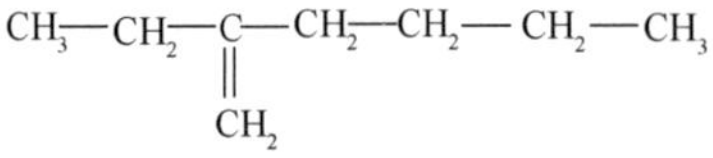

3-甲亚基庚烷
3-methylideneheptane

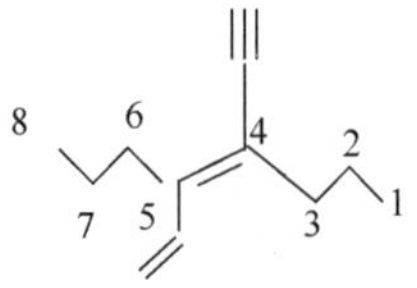

4-乙炔基-5-乙烯基辛-4-烯
4-ethynyl-5-vinyloct-4-ene

（2）主碳链编号，确定双键和取代基的位置：从靠近双键的一端开始，若双键居于主碳链中央，则从靠近取代基的一端开始。双键的位次以两个双键碳原子中编号较小的表示。

（3）双键的位次写在“烯”前，用半字线“-”隔开，再将取代基的位次、数目及名称写在双键位次之前，取代基排列按照其英文名称的首字母顺序排列。例如：

$CH_3CH_2CH{=}CHCH_2CH_2CH_3$
庚-3-烯
hept-3-ene

$CH_3CH{=}CH(CH_2)_{14}CH_3$
十八碳-2-烯
octadec-2-ene

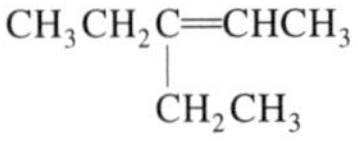

3-乙基戊-2-烯
3-ethylpent-2-ene

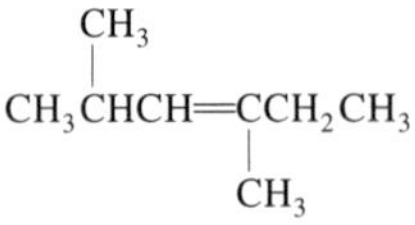

2,4-二甲基己-3-烯
2,4-dimethylhex-3-ene

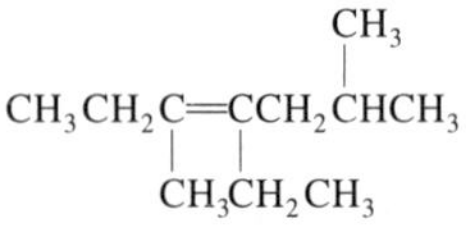

4-乙基-3,6-二甲基庚-3-烯
4-ethyl-3,6-dimethylhept-3-ene

（4）取代环烯的编号将双键碳原子编号为 1 和 2，并使取代基具有尽可能小的位次。例如：

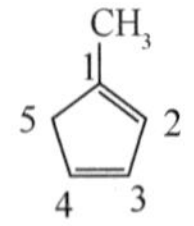

1-甲基环戊-1-烯
1-methylcyclopent-1-ene

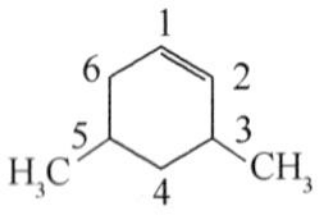

3,5二甲基环己-1-烯
3,5-dimethylcyclohex-1-ene

（5）双键构型的标记：烯烃双键的标记有两种方法。

A. 顺反标记法：相同原子或基团在双键同侧的异构体在其名称前加上“顺”字，相同原子或基团在双键两侧的异构体，在其名称前加上“反”字。英文名称则用词头“cis-”和“trans-”表示顺和反。例如：

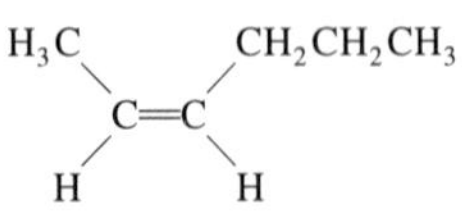

顺己-2-烯
cis-hex-2-ene

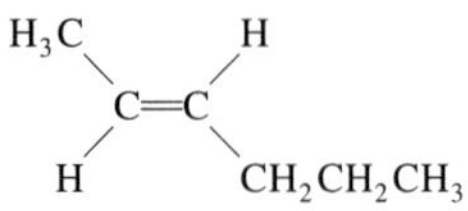

反己-2-烯
trans-hex-2-ene

B. *Z/E* 标记法：如两个双键碳原子上连接的四个原子或基团都不相同，则无法用顺反来标记构型，而是采用 *Z/E* 法来标记构型。

Z/*E* 法是按照基团顺序规则来标记的：

顺序规则最主要的原则是比较原子序数，首先是比较与主链直接相连的原子的原子序数，原子序数大的原子优先于原子序数小的原子。具体比较方法如下：

a. 与主链碳直接相连的原子不同时，原子序数由大到小的排列顺序，即为其先后顺序。对同位素，质量较重的优先于较轻的。例如：

$$—I>—Br>—Cl>—SH>—OH>—NH>—CH_3>—D>—H$$

b. 若几个取代基中与主链相连的原子相同时，则须比较与该原子相连的后面的原子，直到比较出大小为止。例如，$—CH_3$ 和 $—CH_2CH_3$，第一 C、H、H，第二 C、C、H，所以 $—CH_2CH_3$ 优先于 $—CH_3$。

c. 若取代基中第一个原子以双键或叁键与其他原子相连时，则把它看作与两个或三个其他原子以单链相连。如：

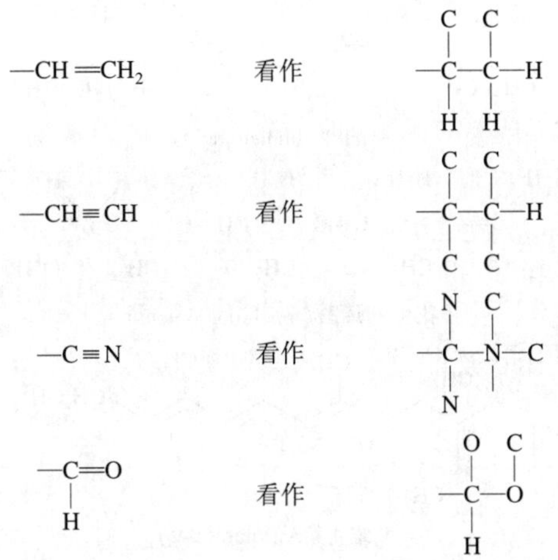

若遇到苯基，我们规定用 Kekulé 式来进行比较。

步骤：首先按照"次序规则"确定每个双键碳原子上所连的两个原子或基团的优先次序，再用 *Z* 和 *E* 两个字母标记双键的构型。若两个较优原子或基团位于双键同侧的则标记为 *Z*，*Z* 源自德文 Zusammen，意为"在一起"；若两个较优的原子或基团位于双键两侧的则标记为 *E*，*E* 源自德文 Entgegen，意为"相反"。

Z　　*E*

（假设：A、B、D、E 基团的优先次序为 A>B，D>E）

(*E*)-3-异丙基己-2-烯　　(*Z*)-2-氯-3-氟戊-2-烯

(*E*)-3-isopropyl-hex-2-ene　　(*Z*)-2-chloro-3-fluoro-pent-2-ene

Z/E 标记法适用于所有双键构型的标记，与顺反标记法没有必然的对应关系。例如：

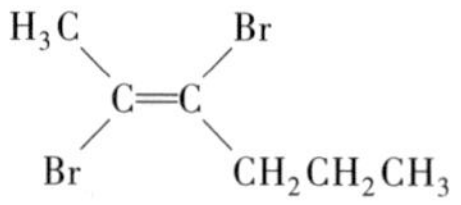

(*E*)-2,3-二溴己-2-烯
反-2,3-二溴己-2-烯
(*E*)-2,3-dibromohex-2-ene
trans-2,3-dibromohex-2-ene

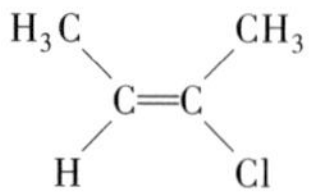

(*E*)-2-氯丁-2-烯
顺-2-氯丁-2-烯
(*E*)-2-chlorobut-2-ene
cis-2-chlorobut-2-ene

此外,顺反异构体与生物体中的受体作用方式和强弱的不同,也会造成它们在生物活性上差异。例如,反丁烯二酸参与生物体内的新陈代谢,而顺丁烯二酸则无活性;油脂中的不饱和脂肪酸(如油酸、亚油酸)中的碳-碳双键多为顺式构型,并具有重要的生理功能;人工合成的己烯雌酚是雌性激素类药物,反式构型的生理活性很强,是顺式异构体的 7~10 倍,故反式异构体供临床药用。

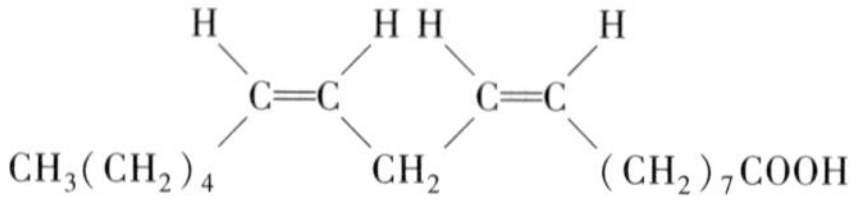

亚油酸(linoleic acid)

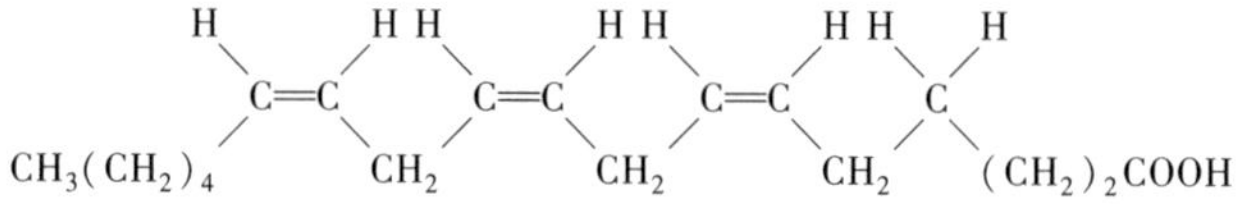

花生四烯酸(arachidonic acid)

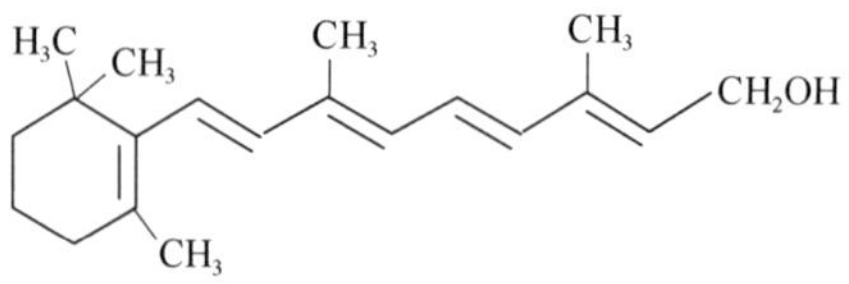

维生素A_1(vitamin A_1)

造成顺反异构体性质差异的原因,是由于两者相应的基团在分子内空间距离不同,这种不同使顺反异构体分子中原子或基团之间的相互作用力不一样。就化学稳定性而言,一般是反式异构体较顺式异构体稳定,如顺式油酸很容易转变为反式油酸;同样道理,顺反异构由于相应基团间距离不同,也造成药物与受体表面作用的强弱不同,使药效不同。大多数具有顺反异构体的药物,在生物体内的作用强度常常是有所差别的,因此,从分子水平研究药物的作用时,考虑到药物分子的构型至关重要。

3. 炔烃的命名 炔烃的命名法和烯烃相似,选择主链时要选择包含叁键在内的最长的连续碳链作为主链。命名只需将"烯"改为"炔",例如

$CH_3CH_2C\equiv CH$ 丁-1-炔

$CH_3C\equiv CCH_3$ 丁-2-炔

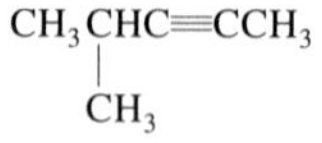

4-甲基-戊-2-炔

$CH_3—C\equiv C—C\equiv C—C\equiv C—CH_3$

辛-2,4,6-三炔

当分子中同时存在双键和叁键时,则首先选出既含有双键也含有叁键的最长碳链作为主链,称为"烯炔"。碳链编号应从最先遇到 C═C 或 C≡C 的一端开始,若在主链两端等距离处遇到 C═C 和 C≡C 时,编号要从靠近 C═C 的一端开始。命名时遵循"烯"在前"炔"在后的原则,英文名称用 enyne。例如

$CH_3CH=CHC\equiv CH$　　$HC\equiv CCH_2CH=CH_2$

戊-3-烯-1-炔　　戊-1-烯-4-炔

$CH_3-C\equiv C-CH_2-CH(CH_3)-CH=CH_2$

3-甲基庚-1-烯-5-炔

$CH_3-C\equiv C-CH(CH_3)-CH_2-CH=CH-CH_3$

5-甲基辛-2-烯-6-炔

三、烃基的命名

烃分子中去掉一个氢原子,所剩下的基团叫烃基。脂肪烃去掉一个氢原子后所剩下的基团,叫脂肪烃基,用 R-表示。芳香烃去掉一个氢原子后所剩下的基团叫芳香烃基,用 Ar-表示。表 9-2 列出一些常见的烷基的名称。

表 9-2 一些常见烷基的名称

烷基	普通命名法			系统命名法		
	中文名	英文名	简写	中文名	英文名	简写
CH_3-	甲基	methyl	Me	甲基	methyl	Me
CH_3CH_2-	乙基	ethyl	Et	乙基	ethyl	Et
$CH_3CH_2CH_2-$	丙基	*n*-propyl	*n*-Pr	丙基	propyl	Pr
$CH_3CH(CH_3)-$	异丙基	isopropyl	*i*-Pr	1-甲(基)乙基	1-methylethyl	
$CH_3(CH_2)_2CH_2-$	丁基	*n*-butyl	*n*-Bu	丁基	butyl	Bu
$CH_3CH_2CH(CH_3)-$	仲丁基	sec-butyl	sec-Bu	1-甲(基)丙基	1-methylpropyl	
$CH_3CH(CH_3)CH_2-$	异丁基	isobutyl	*i*-Bu	2-甲(基)丙基	2-methylpropyl	
$(CH_3)_3C-$	叔丁基	*tert*-butyl	tert-Bu	1,1-二甲(基)乙基	1,1-dimethylethyl	
$CH_3(CH_2)_3CH_2-$	正戊基	*n*-pentyl (*n*-amyl)		戊基	pentyl	
$CH_2(CH_3)CHCH_2CH_2-$	异戊基	isopentyl		3-甲(基)丁基	3-methylbutyl	
$(CH_3)_3CCH_2-$	新戊基	neopentyl		2,2-二甲(基)乙基	2,2-dimethylpropyl	

此外,两价的烷基称为亚基,三价的烷基称为次基,例如

$>CH_2$　　$>CHCH_3$　　$(CH_3)_2C<$

亚甲基(甲叉基)　　乙亚基　　异丙亚基(丙-2-亚基)

$-CH<$　　$-C(-)(-)-CH_3$

次爪基　　乙次基

烯烃分子中去掉一个氢原子后余下的基团称为烯基,烯基的命名编号是以有游离价键的碳为 1 位,例如

$CH_2{=}CH—$	$CH_3{=}CHCH_2—$	$CH_3—CH{=}CH—$	$CH_2{=}C(CH_3)—$
乙烯基	烯丙基(丙-2-烯基)	丙烯基(丙-1-烯基)	异丙烯基

对于某些复杂的炔烃,有时也将分子中炔键结构部分作为取代基来命名,常见的炔基有

$HC{\equiv}C—$	$CH_3—C{\equiv}C—$	$HC{\equiv}C—CH_2—$
乙炔基	丙-1-炔基	丙-2-炔基

第三节 链烃的物理性质

有机化合物的物理性质,一般是指物态、沸点、熔点、密度、溶解度、折射率、旋光度和光谱性质等;烷、烯、炔烃一些物理常数如下。

一、烷烃的物理性质

烷烃同系物的物理性质常随碳原子数的增加,而呈现规律性的变化。在室温和常压下,C_1~C_4的正烷烃是气体,C_5~C_{17}的正烷烃是液体,C_{18}和更高级的正烷烃是固体。

正烷烃的沸点随着碳原子的增多而呈现出有规律的升高。除了很小的烷烃外,链上每增加1个碳原子,沸点升高20~30℃。在碳原子数相同的烷烃异构体中,取代基越多,沸点就降低越多。这是由于液体的沸点高低主要取决于分子间引力的大小。烷烃的碳原子数越多,分子间作用力越大,使之沸腾就必须提供更多的能量,所以沸点就越高。但在含取代基的烷烃分子中,随着取代基的增加,分子的形状趋于球形,减少了分子间有效接触的程度,使分子间的作用力变弱而降低沸点。例如,在3种戊烷异构体中,正戊烷的沸点是36.1℃;而有1个取代基的异戊烷是28℃;有2个取代基的新戊烷则是9.5℃。

正烷烃的熔点随着碳原子数的增多而升高,但其变化并不像沸点那样规则。在具有相同碳原子数的烷烃异构体中,取代基对称性较好的烷烃比直链烷烃的熔点高,这是由于对称性较好的烷烃分子,晶格排列较紧密,使链间的作用力增大而熔点升高。例如,3种戊烷异构体中,正戊烷的熔点是-129.7℃;对称性最差的异戊烷,熔点最低,为-160℃;而分子对称性最好的新戊烷,则熔点最高,为-17℃。

随着碳原子数的增多,含偶数碳原子的正烷烃比含奇数碳原子的正烷烃的熔点升高幅度大,并形成一条锯齿形的熔点曲线。将含偶数和奇数碳原子的烷烃分别画出熔点曲线,则可得偶数烷烃在上、奇数烷烃在下的两条平行曲线(图9-10)。通过X线衍射研究证明:含偶数碳原子的烷烃分子具有较好的对称性,导致其熔点高于相邻的两个含奇数碳原子烷烃的熔点。

正烷烃的密度随着碳原子数的增多而增大,但在0.8g·cm^{-3}左右时趋于稳定。所有烷烃的密度都小于1g·cm^{-3},烷烃是所有有机化合物中密度最小的一类化合物。

烷烃分子是非极性或弱极性的化合物。根据"极性相似者相溶"的规律,烷烃易溶于非极性或极性较小的苯、氯仿、四氯化碳、乙醚等有机溶剂,而难溶于水和其他强极性溶剂。液态烷烃作为溶剂时,可溶解弱极性化合物,但不溶解强极性化合物。其物理常数见表9-3。

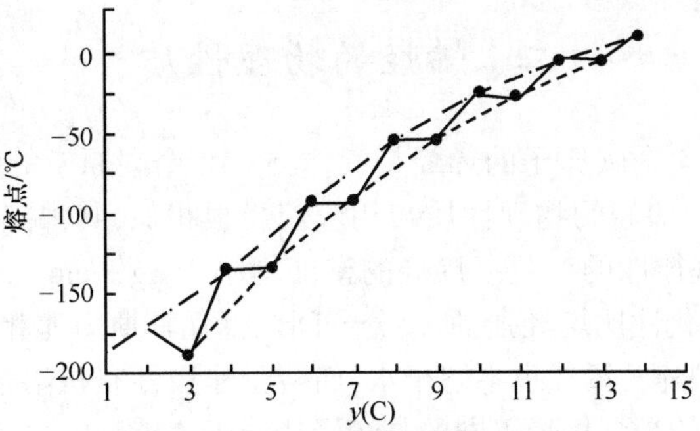

图 9-10 正烷烃的熔点曲线

表 9-3 一些烷烃的物理常数

烷烃		结构式	熔点/℃	沸点/℃	密度/(g·cm^{-3})
甲烷	methane	CH_4	-182.6	-161.6	0.424(-160℃)
乙烷	ethane	CH_3CH_3	-183.0	-88.5	0.546(-88℃)
丙烷	propane	$CH_3CH_2CH_3$	-187.1	-42.1	0.582(-42℃)
丁烷	butane	$CH_3(CH_2)_2CH_3$	-138.0	-0.5	0.597(0℃)
戊烷	pentane	$CH_3(CH_2)_3CH_3$	-129.7	36.1	0.626(20℃)
己烷	hexane	$CH_3(CH_2)_4CH_3$	-95.0	68.8	0.659(20℃)
庚烷	heptane	$CH_3(CH_2)_5CH_3$	-90.5	98.4	0.684(20℃)
辛烷	octane	$CH_3(CH_2)_6CH_3$	-56.8	125.7	0.703(20℃)
壬烷	nonane	$CH_3(CH_2)_7CH_3$	-53.7	150.7	0.718(20℃)
癸烷	decane	$CH_3(CH_2)_8CH_3$	-29.7	174.1	0.730(20℃)
十一烷	undecane	$CH_3(CH_2)_9CH_3$	-25.6	195.9	0.740(20℃)
十二烷	dodecane	$CH_3(CH_2)_{10}CH_3$	-9.7	216.3	0.749(20℃)
十三烷	tridecane	$CH_3(CH_2)_{11}CH_3$	-5.5	235.4	0.756(20℃)
十四烷	tetradecane	$CH_3(CH_2)_{12}CH_3$	6.0	253.5	0.763(20℃)
十五烷	pentadecane	$CH_3(CH_2)_{13}CH_3$	10.0	270.5	0.769(20℃)
十六烷	hexadecane	$CH_3(CH_2)_{14}CH_3$	18.0	287.0	0.773(20℃)
十七烷	heptadecane	$CH_3(CH_2)_{15}CH_3$	22.0	303.0	0.778(20℃)
十八烷	octadecane	$CH_3(CH_2)_{16}CH_3$	28.0	316.7	0.777(20℃)
十九烷	nonadecane	$CH_3(CH_2)_{17}CH_3$	32.0	330.0	0.777(20℃)
二十烷	eicosane	$CH_3(CH_2)_{18}CH_3$	36.4	343.0	0.789(20℃)
异丁烷	isobutane	$(CH_3)_2CHCH_3$	-159.0	-12.0	0.603(0℃)
异戊烷	isopentane	$(CH_3)_2CHCH_2CH_3$	-160.0	28.0	0.620(20℃)
新戊烷	neopentane	$(CH_3)_4C$	-17.0	9.5	0.614(20℃)
异己烷	isohexane	$(CH_3)_2CH(CH_2)_2CH_3$	-154.0	60.3	0.654(20℃)
环己烷	cyclohexane	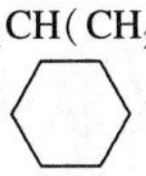	6.5	80.7	0.773(20℃)
3-甲基戊烷	3-methylpentane	$CH_3CH_2CH(CH_3)CH_2CH_3$	-118.0	63.3	0.676(20℃)
2,2-二甲基丁烷	2,2-dimethylbutane	$(CH_3)_3CCH_2CH_3$	-98.0	50.0	0.649(20℃)
2,3-二甲基丁烷	2,3-dimethylbutane	$(CH_3)_2CHCH(CH_3)_2$	-129.0	58.0	0.662(20℃)

二、烯烃的物理性质

在常温常压下，2～4 个碳原子的烯烃是气体，5～18 个碳原子的烯烃是液体，19 个碳原子以上的烯烃是固体。烯烃的物理性质与相应烷烃很相似，其沸点、溶解度、密度、熔点随着碳原子数递增而有规律性的变化。烯烃的密度均小于 1g · cm^{-3}，比相应烷烃略大，烯烃中由于 π 键的存在，极化性比烷烃强，所以分子间范德瓦耳斯力比相应的烷烃稍强，故沸点比烷烃略高，折射率也略高，烯烃也不溶于水，而溶于非极性有机溶剂（如苯、乙醚、氯仿、四氯化碳等）。值得注意的是与烷烃不同的是烯烃能溶于浓硫酸中。

与烷烃另一不同之处是烯烃能形成顺反异构体，在顺反异构体中，由于顺式异构体极性较大，通常其沸点比反式沸点高；反式异构体比顺式异构体有较高的对称性，分子能较规则地排入晶体结构中，分子间力作用较大，所以反式异构体通常有较高熔点和较小的溶解度。例如，顺-丁烯二酸的熔点为 130℃，溶解度为 77.8g，反-丁烯二酸的熔点为 300℃，溶解度为 0.7g。其物理常数见表 9-4。

表 9-4 一些烯烃的物理常数

烯烃		结构式	熔点/℃	沸点/℃	密度/(g · cm^{-3})
乙烯	ethene	$CH_2{=}CH_2$	-169.4	-102.40	0.5790
丙烯	propene	$CH_3CH{=}CH_2$	-185.3	-47.40	0.5193
1-丁烯	1-butene	$CH_3CH_2CH{=}CH_2$	-185.4	-6.30	0.5951
异丁烯	isobutene	$(CH_3)_2C{=}CH_2$	-140.4	-6.90	0.5902
(Z)-2-丁烯	(Z)-2-butene	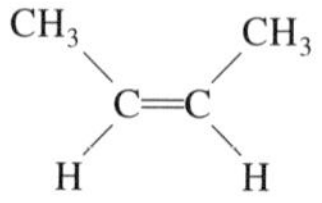	-138.9	3.70	0.6213
(*E*)-2-丁烯	(*E*)-2-butene	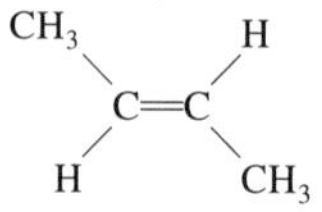	-105.6	0.88	0.6042
1-戊烯	1-pentene	$CH_3(CH_2)_2CH{=}CH_2$	-165.2	30.00	0.6405
1-己烯	1-hexene	$CH_3(CH_2)_3CH{=}CH_2$	-139.8	63.40	0.6731
1-庚烯	1-heptene	$CH_3(CH_2)_4CH{=}CH_2$	-119.0	93.60	0.6970
1-辛烯	1-octene	$CH_3(CH_2)_5CH{=}CH_2$	-101.7	121.30	0.7149
1-壬烯	1-nonene	$CH_3(CH_2)_6CH{=}CH_2$		146.00	0.7300
1-癸烯	1-decene	$CH_3(CH_2)_7CH{=}CH_2$	-66.3	172.60	0.7408
十四碳烯	1-tetradecene	$CH_3(CH_2)_{11}CH{=}CH_2$	-12.0	246.00	0.1852
二十碳烯	1-eicosene	$CH_3(CH_2)_{17}CH{=}CH_2$	28.0	341.00	0.7882

三、炔烃的物理性质

与烯烃和烷烃相似，它们仍是以非极性或极性极小的碳碳键和碳氢共价所组成的非极性分子。分子之间的主要作用力是较弱的范德瓦耳斯力。与烯烃、烷烃比较炔键中由于 π

电子增多,同时炔键成直线型结构,分子间较易靠近,分子间作用略增大,沸点、熔点、密度均略高。在室温条件下,乙炔、丙炔和1-丁炔为气体。炔烃的 C≡C 在中间的比 C≡C 在末端的沸点和熔点都高。炔烃在水中的溶解度较小,易溶于石油醚、四氯化碳、苯等有机溶剂。其物理常数见表9-5。

表9-5 一些炔烃的物理性质

炔烃		结构式	熔点/℃	沸点/℃	密度/(g·cm^{-3})
乙炔	ethyne	HC≡CH	-81.8	-75.0	0.6179(1)
丙炔	propyne	$HC \equiv CCH_3$	-101.5	-23.3	0.6714(1)
1-丁炔	1-butyne	$HC \equiv CCH_2CH_3$	-122.5	8.6	0.6682(1)
2-丁炔	2-butyne	$CH_3C \equiv CCH_3$	-24.0	27.0	0.6937
1-戊炔	1-pentyne	$HC \equiv C(CH_2)_2CH_3$	-98.0	39.7	0.6950
2-戊炔	2-pentyne	$CH_3C \equiv CCH_2CH_3$	-101.0	55.5	0.7127
3-甲基-1-丁炔	3-methyl-1-butyne	$HC \equiv CCH(CH_3)_2$		28.0	0.6650
1-己炔	1-hexyne	$HC \equiv C(CH_2)_3CH_3$	-124.0	71.0	0.7195
2-己炔	2-hexyne	$CH_3C \equiv C(CH_2)_2CH_3$	-92.0	84.0	0.7305
3-己炔	3-hexyne	$CH_3CH_2C \equiv CCH_2CH_3$	-51.0	82.0	0.7255
3,3-二甲基-1-丁炔	3,3-dimethyl-1-butyne	$HC \equiv CC(CH_3)_3$	-81.0	38.0	0.6686
1-庚炔	1-heptyne	$HC \equiv C(CH_2)_4CH_3$	-80.0	100.0	0.7330
1-辛炔	1-octyne	$HC \equiv C(CH_2)_5CH_3$	-70.0	126.0	0.7470
1-壬炔	1-nonyne	$HC \equiv C(CH_2)_6CH_3$	-65.0	151.0	0.7630
1-癸炔	1-decyne	$HC \equiv C(CH_2)_7CH_3$	-36.0	182.0	0.7700

纯净的乙炔是无色无臭的气体。常用的乙炔有难闻的鱼腥味,是因为它含有磷化氢、硫化氢等杂质。乙炔是工业上最重要的炔烃,自然界中没有乙炔存在。乙炔的工业来源主要是水解电石(碳化钙)制备;在常压下,15℃时,1体积丙酮可溶25体积的乙炔。乙炔在压力下很容易发生爆炸。所以储存乙炔的钢瓶中常填以丙酮饱和的多孔物质,这样在较小的压力下就能溶解大量的乙炔。乙炔在氧气中燃烧的火焰温度高达3500℃,可用于金属焊接。

第四节 链烃的化学性质

链烃的种类不同,分子结构不同,导致了链烃具有不同的化学性质,饱和链烃主要发生取代反应,不饱和链烃主要发生加成和氧化反应。

一、烷烃的化学反应

烷烃是饱和烃,分子中只存在牢固的 C—Cσ 键 和 C—Hσ 键,所以烷烃具有高度的化学稳定性。在室温下,烷烃与强酸、强碱、强氧化剂、强还原剂一般情况下都不发生反应。但在适宜的反应条件下,如光照、高温或在催化剂的作用下,烷烃也能发生共价键均裂的自由基反应,如烷烃的卤代、硝化、氧化和裂解等。

1. 卤代反应 在紫外光照射或温度在250~400℃的条件下，甲烷和氯气混合物可发生氯代反应，得到氯化氢和一氯甲烷、二氯甲烷、三氯甲烷（氯仿）及四氯甲烷（四氯化碳）的取代混合物。

$$\underset{\text{甲烷}}{CH_4} \xrightarrow[\text{光}]{Cl_2} \underset{\text{一氯甲烷}}{CH_3Cl} \xrightarrow[\text{光}]{Cl_2} \underset{\text{二氯甲烷}}{CH_2Cl_2} \xrightarrow[\text{光}]{Cl_2} \underset{\text{三氯甲烷}}{CHCl_3} \xrightarrow[\text{光}]{Cl_2} \underset{\text{四氯化碳}}{CCl_4}$$

bp： -161.5℃　-24.2℃　40.0℃　61.7℃　76.5℃

有机化合物分子中的氢原子（或其他原子）或基团被另一原子或基团取代的化学反应称为取代反应（substitution reaction）。烷烃分子中的氢原子被卤素原子取代的反应称为卤代反应（halogenation reaction）。

卤素与甲烷的反应活性顺序为：$F_2>Cl_2>Br_2>I_2$。此反应活性顺序适用于卤素对其他烷烃的反应，也适用于卤素对大多数其他有机化合物的反应。

甲烷的氟代反应十分剧烈，难以控制，强烈的放热反应所产生的热量可破坏大多数的化学键，以致发生爆炸。碘最不活泼，碘代反应难以进行。因此，卤代反应一般是指氯代反应和溴代反应，溴代反应比氯代反应进行得稍慢一些，也需在紫外光或高温下进行。

2. 卤代反应的机制 反应机制就是对某个化学反应逐步变化过程的详细描述。反应机制又称反应历程。

烷烃卤代反应是自由基链反应（free radical chain reaction）。在高温或紫外光的作用下，氯气发生均裂生成氯自由基，由于自由基外层没有满足八电子稳定构型，是一个活泼的中间体，可以引发一系列自由基的连锁反应，主要分为链引发（chain-initiating step）、链增长（chain-propagating step）和链终止（chain-terminating step）三个阶段。

（1）链引发

$$Cl:Cl \xrightarrow{\text{热或光}} Cl\cdot + Cl\cdot \quad \Delta_r H_m = +243kJ\cdot mol^{-1} \qquad ①$$

氯分子从光或热中获得能量，使 Cl—Cl 键均裂，生成高能量的氯原子 Cl·，即氯自由基。

（2）链增长：形成的氯自由基使甲烷分子中的 C—H 键均裂，并与氢原子生成氯化氢分子和新的甲基自由基 $CH_3\cdot$。

$$CH_3—H + Cl\cdot \longrightarrow CH_3\cdot + HCl \quad \Delta_r H_m = +4kJ\cdot mol^{-1} \qquad ②$$

$$CH_3\cdot + Cl_2 \longrightarrow Cl\cdot + CH_3Cl \quad \Delta_r H_m = -108kJ\cdot mol^{-1} \qquad ③$$

反应③是放热反应，所放出的能量足以补偿反应②所需吸收的能量，因而可以不断地进行反应，将甲烷转变为一氯甲烷。

当一氯甲烷达到一定浓度时，氯原子除了与甲烷作用外，也可与一氯甲烷作用生成 $\cdot CH_2Cl$ 自由基，它再与氯分子作用生成二氯甲烷 CH_2Cl_2 和新的 Cl·。反应就这样继续下去，直至生成三氯甲烷和四氯甲烷。

$$CH_3Cl + Cl\cdot \longrightarrow \cdot CH_2Cl + HCl$$
$$\cdot CH_2Cl + Cl_2 \longrightarrow CH_2Cl_2 + Cl\cdot$$
$$CH_2Cl_2 + Cl\cdot \longrightarrow \cdot CHCl_2 + HCl$$
$$\cdot CHCl_2 + Cl_2 \longrightarrow CHCl_3 + Cl\cdot$$
$$CHCl_3 + Cl\cdot \longrightarrow \cdot CCl_3 + HCl$$
$$\cdot CCl_3 + Cl_2 \longrightarrow CCl_4 + Cl\cdot$$

甲烷的氯代反应，每一步都消耗一个活泼的自由基，同时又为下一步反应产生另一个活泼的自由基，所以这是自由基的连锁反应。

(3) 链终止:两个活泼的自由基相互结合,生成稳定的分子,而使链反应终止。

$$Cl\cdot + Cl\cdot \longrightarrow Cl_2$$
$$CH_3\cdot + CH_3\cdot \longrightarrow CH_3CH_3$$
$$CH_3\cdot + \cdot Cl \longrightarrow CH_3Cl$$

3. 烷烃卤代反应的活性　碳链较长的烷烃卤代时,可生成各种异构体的混合物。例如

$$CH_3CH_2CH_3 + Cl_2 \xrightarrow[25℃]{光照} \underset{1\text{-氯丙烷}(43\%)}{CH_3CH_2CH_2Cl} + \underset{2\text{-氯丙烷}(57\%)}{CH_3-\underset{\underset{\displaystyle Cl}{|}}{CH}-CH_3}$$

丙烷分子中有 6 个 1°氢原子和 2 个 2°氢原子,按每个被卤素原子取代的概率之比应为 3∶1,但在室温条件下这两种产物得率之比为 43∶57,说明 2°氢原子比 1°氢原子的反应活性大。2°氢原子与 1°氢原子的相对反应活性为

$$\frac{2°\ 氢原子}{1°\ 氢原子} = \frac{57/2}{43/6} = \frac{4}{1}$$

许多氯代反应的实验结果表明:室温下 3°、2°、1°氢原子的相对活性之比为 5∶4∶1,并与烷烃的结构基本无关。

二、烯烃的化学性质

碳碳双键是由一个 σ 键和一个 π 键所组成,它是烯烃分子中较容易发生反应的活泼位置,是烯烃的官能团。所以烯烃的化学性质主要是碳碳双键的性质。

碳碳双键中的 π 键比 σ 键弱得多,容易发生断裂,然后双键两端的碳原子分别与其他试剂结合,形成产物,这种反应称为加成反应。根据反应条件和作用试剂的不同,π 键可以均裂而发生自由基加成反应,也可以异裂而发生离子型的加成反应。由于 π 键的电子云不是集中在两个碳原子之间,而是分布在分子的上下两方,所以在异裂的加成反应中,总是容易受带正电的试剂(亲电试剂)进攻。加之因为 π 键的极化性强,当亲电试剂接近 π 键时,容易使 π 键中的电子云加剧极化,发生异裂。这种由亲电试剂进攻而发生的加成反应称为亲电加成反应。它是烯烃的典型反应之一。

亲电加成反应:

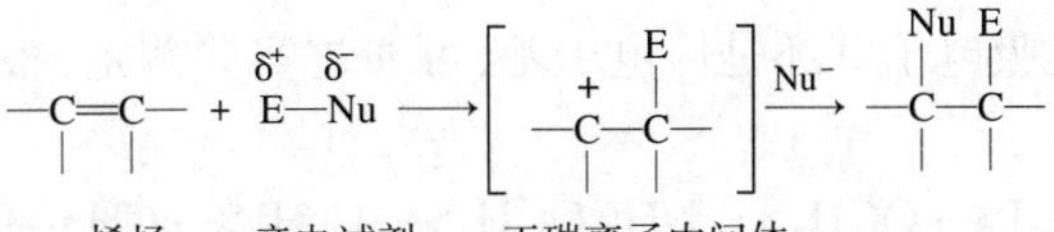

烯烃　　亲电试剂　　正碳离子中间体

这种加成反应,断裂了一个较弱的 π 键,形成了两个较强的 σ 键,所以往往是热力学上的放热反应。

1. 催化加氢反应　烯烃与氢气在金属 Pt、Pd、Ni 等催化剂存在下能发生加成反应

$$R—CH═CH—R' + H_2 \xrightarrow{Pt} RCH_2CH_2R'$$

值得注意的是,铂、钯、镍等金属催化剂均不溶于有机溶剂,称为异相催化。近年来又发展了一些可溶于有机溶剂的均相催化剂,如氯化铑与三苯基膦的配合物。国内外学者在本世纪又通过改进溶剂事先均相催化,如使用"离子液"等方法。

一个定量反应,可通过测定反应中所消耗氢气的体积,算出化合物中所含的双键数,由此推测出未知物的结构。

2. 烯烃的亲电加成反应

（1）诱导效应：烯烃的化学反应及表现出的性质，主要与 C ═C 碳原子之间的电子云密度有关，电子云的分布不但取决于成键原子的性质，而且也受到不直接相连的原子间的相互影响，这种影响称为电子效应（electric effect），电子效应又可分为诱导效应（inductive effect）和共轭效应（conjugative effect），电子效应说明分子中电子云密度的分布对分子性质产生的影响，诱导效应和共轭效应在推测化合物性质和分析化合物结构等方面起着重要作用。

在多原子分子中由于成键原子或基团之间电负性不同，不仅使成键原子间电子云密度呈不对称分布，键上产生极性，而且会引起分子中其他原子之间的电子云沿着碳链向电负性大的原子一方偏移，往往使共价键的极性也发生变化，把这种不直接相连原子之间的相互影响称为诱导效应，用符号 I 表示，例如 1-氟丙烷分子的诱导效应：

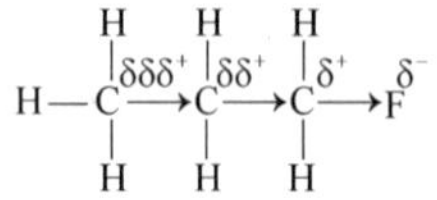

在上式 1-氟丙烷分子中直箭头所指方向是 σ 电子云偏移方向，是由电负性小的原子指向电负性大的原子。电子靠近电负性较大的氟原子，使其带部分负电荷，用“δ^-”表示；与此相反，电负性较小的碳原子则带部分正电荷，用“δ^+”表示。诱导效应以静电诱导的形式沿着碳链朝向一个方向由近及远依次传递，并随传递距离的增加，其效应迅速降低，δ^+、$\delta\delta^+$、$\delta\delta\delta^+$分别表示在碳链中连续碳原子 C_1、C_2、C_3上所引起的部分正电荷的量依次降低。一般经过 3 个碳原子以后，诱导效应的影响已属极微，可以忽略不计，可见诱导效应是短程的。

诱导效应的方向是以 C—H 键中的 H 作为比较标准，如果某原子或基团（X）的电负性大于 H，当氢被取代后，则 C—X 键间电子云偏向 X，与 H 相比，X 具有吸电性，X 称为吸电子基团，由它引起的诱导效应称为吸电子诱导效应，用符号-I 表示，如果以电负性小于 H 的原子或基团（Y）取代氢原子后，则 C—Y 键间电子云偏向碳原子，与 H 相比，Y 具有斥电子性，Y 称为斥电子基团，由它所引起的诱导效应称为斥电子诱导效应，用符号+I 表示：

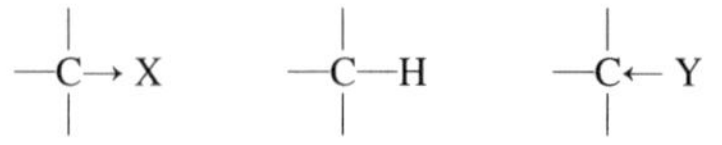

-I　　　　　　　　+I

一个原子或基团是吸电子基还是斥电子基，可通过实验测定，根据实验结果，一些取代基的电负性大小如下。

—F>—Cl>—Br>—I>—OCH_3>—$NHCOCH_3$>—C_6H_5>—CH ═CH_2>—H>—CH_3
>—C_2H_5>—CH(CH_3)$_2$>—C(CH_3)$_3$

位于 H 前面的是吸电子基团，位于 H 后面的是斥电子基团。

（2）与卤化氢的加成：双键平面的两侧是 π 电子云密度高的区域，易与带正电荷的亲电试剂反应，烯烃与卤化氢的加成是分两步进行，第一步是 H^+用外电子层的空轨道与烯烃的 π 轨道相互作用，并形成碳正离子中间体，这一步反应速率慢，是决定整个反应速率的一步。第二步是碳正离子中间体很快与负离子结合形成加成产物。

$$HX \rightleftharpoons X^- + H^+$$

第一步：

第二步：

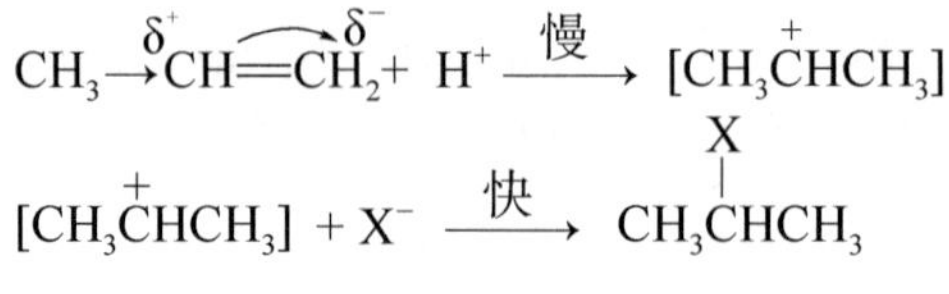

丙烯中的"→"表示 σ 电子云的偏移,弯箭头"⌒"表示 π 电子云的转移。

在此反应中,卤化氢的反应活性与它们的酸性顺序一致:HI>HBr>HCl。对于烯烃来讲主要决定于烯烃的结构,双键碳原子上有斥电子基团时,可使 π 电子云密度提高而有利于反应;当有吸电子基团时,π 电子云密度降低,反应活性降低。对于较复杂的烯烃,可以分析过渡状态的稳定性,以判断它们的反应活性。

各种烷基碳正离子的稳定性顺序为:叔碳正离子>仲碳正离子>伯碳正离子>甲基碳正离子。

当丙烯与 HX 发生加成反应时,可能形成两种碳正离子

$$CH_3CH{=}CH_2 + H^+ \begin{cases} \longrightarrow CH_3\overset{+}{C}HCH_3 \\ \longrightarrow CH_3CH_2\overset{+}{C}H_2 \end{cases}$$

因为 $CH_3\overset{+}{C}HCH_3$(仲碳正离子)比 $CH_3CH_2\overset{+}{C}H_2$(伯碳正离子)稳定,所以整个反应的主要产物是 $CH_3\underset{\displaystyle X}{\underset{|}{C}}HCH_3$。

从以上不对试剂(HX)与不对称烯烃加成的产物可以看出:"当烯烃与酸性试剂发生加成反应时,酸分子中的质子主要加到双键两端含氢较多的碳原子上,其余部分则加到另一个碳原子上。"这个反应规律是 1866 年著名的俄国化学家马尔科夫尼科夫(V. V. Markovnikov)总结出来的,故称为马尔科夫尼科夫加成规则。

其他无机酸(如硫酸、硝酸、磷酸、次卤酸)及有机弱酸(如乙酸)在酸作催化剂作用下都可与烯烃进行亲电加成,其反应规律及产物与HX加成时相似。例如

$$CH_2{=}CH_2 + H_2SO_4 \longrightarrow \underset{\text{硫酸乙酯}}{CH_3CH_2OSO_3H} \xrightarrow[90℃]{H_2O} \underset{\text{乙醇}}{CH_3CH_2OH} + H_2SO_4$$

$$CH_2{=}CH_2 + \overset{\delta^-\delta^+}{HOCl} \longrightarrow \underset{\text{氯乙醇}}{\underset{Cl\qquad OH}{CH_2{-}CH_2}}$$

$$CH_2{=}CH_2 + CH_3\overset{O}{\overset{\|}{C}}{-}OH \xrightarrow{H^+} \underset{\text{乙酸乙酯}}{CH_3CH_2O{-}\overset{O}{\overset{\|}{C}}{-}CH_3}$$

(3) 烯烃与卤素的亲电加成反应:烯烃容易与氯或溴发生加成反应,生成邻二卤代烷。例如,在室温条件下,将乙烯通入溴的四氯化碳溶液中溴的红棕色立即褪去,生成无色的1,2-二溴乙烷。

$$CH_2{=}CH_2 + Br_2(CCl_4) \longrightarrow \underset{Br\qquad Br}{CH_2{-}CH_2}$$

碘不活泼,难以发生加成反应,氟太活泼,与烯烃反应太剧烈,难以控制,产物复杂。实验室中常用溴的四氯化碳溶液区别烷烃和烯烃。

烯烃与卤素的亲电加成反应也是分步进行的离子型反应,例如,乙烯与溴加成时,第一步是溴分子受 π 电子云的影响而被极化成一端带部分正电荷,一端带部分负电荷的极性分子。溴分子中带部分正电荷的一端与乙烯 C=C 的 π 电子相互作用形成不稳定的 π 配合物,受到 π 电子的极化,使 Br—Br 键发生异裂而形成溴鎓离子(bromoniumion)。

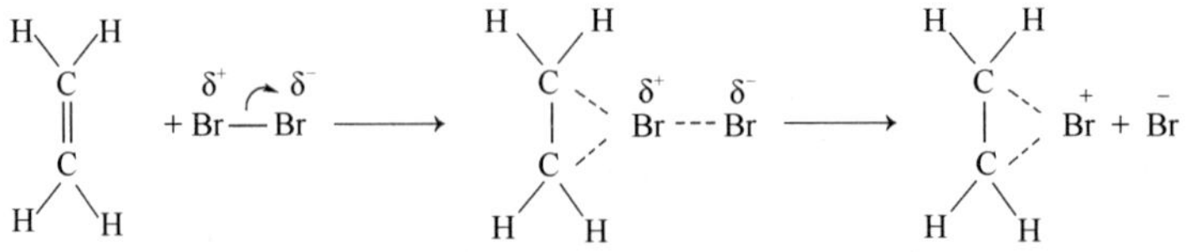

π配合物　　　　溴鎓离子

第二步反应是溴负离子从带有正电荷溴的相反一侧进攻溴鎓离子的一个碳原子，将环打开生成邻二溴乙烷。从加成产物来看，溴是从双键两侧分别加在烯烃双键碳原子上。

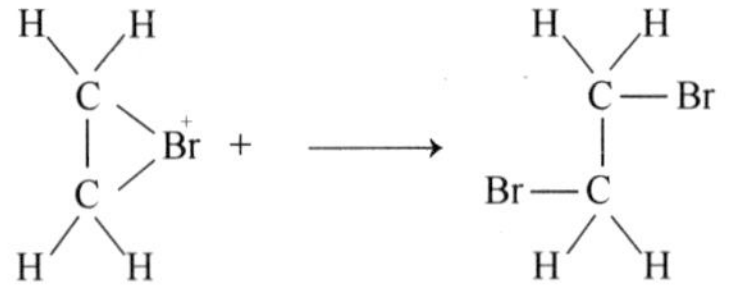

卤素虽然都有未共用电子对，但它们的原子半径和电负性各异，与烯烃加成时，形成环状正离子的难易程度不同。一般认为，烯烃与碘和溴加成时，首先形成环状鎓离子中间体，而与氯加成时，有时形成环状氯鎓离子中间，有时则经过链状碳正离子中间体。

3. 氧化反应 烯烃与某些氧化剂作用可使烯烃 C ═C 中的 π 键断裂，如果反应条件剧烈一些除了使 π 键断裂外，也能使 σ 断裂，如烯烃在冷的碱性高锰酸钾水溶液或过氧酸中反应，能生成邻二醇。

$$CH_2{=}CH_2 + (稀冷)KMnO_4 \longrightarrow \underset{OH}{\underset{|}{CH_2}}{-}\underset{OH}{\underset{|}{CH_2}}$$

当用热而浓的高锰酸钾溶液或酸性高锰酸钾溶液氧化烯烃时，反应并不停留在邻二醇阶段，而是继续氧化，使 C ═C 断裂。氧化产物随烯烃结构不同而得到不同的氧化产物。

$$RCH{=}CH_2 + KMnO_4 \xrightarrow{H^+} RCOOH + CO_2 + H_2O$$

$$RCH{=}CHR' + KMnO_4 \xrightarrow{H^+} RCOOH + R'COOH$$

$$R{-}\underset{R'}{\underset{|}{C}}{=}CH_2 + KMnO_4 \xrightarrow{H^+} R{-}\overset{O}{\overset{\|}{C}}{-}R' + CO_2 + H_2O$$

反应中，$\gt C{=}C\lt$ 氧化为 $\gt C{=}O$，双键碳上的氢被氧化为—OH，通过对反应最终产物的分析，可以确定原来烯烃的结构。

重铬酸钾也是一种强氧化剂，当它和烯烃作用时，与酸性高锰酸钾一样，在 C ═C 处发生氧化开裂，生成羧酸和酮。

$$R\underset{R'}{\underset{|}{C}}H{=}CR + K_2Cr_2O_7 \xrightarrow{H^+} RCOOH + R\overset{O}{\overset{\|}{C}}{-}R'$$

三、炔烃的化学性质

炔烃分子中含有 C C≡C C，C C≡C C 中含有两个 π 键，因此和烯烃类似，亦可以发生加成，氧化等反应，不同的是，炔烃分子 C C≡C C 的碳原子 sp 杂化，使得 C≡C —H 上的 C—H 键的极性增大。C C≡C C—H 的氢具有微弱酸性，可以与金属作用生成金属炔化物。金属炔化物与卤代烃作用可进行烷基化反应。

1. 炔烃的亲电加成反应　炔烃与烯烃相似,能与 X_2、HX 等亲电试剂发生反应,但炔烃对亲电试剂的反应活性比烯烃低,若分子中同时存在 C═C 和 C≡C 时,则加成反应首先在 C═C 上进行。炔烃与亲电试剂发生亲电加成反应遵守马尔科夫尼科夫加成规则。

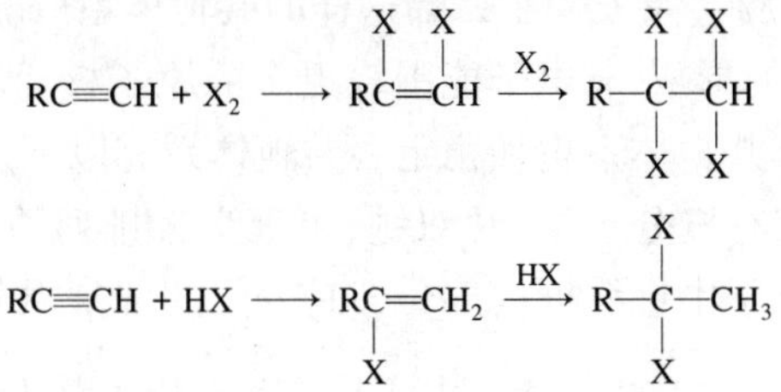

炔烃与溴加成,也能使溴水的颜色褪去,利用此方法可以鉴定不饱键的存在。

碘与炔烃加成较难,通常只加一分子碘而得到 1,2-二碘乙烯。炔烃与 HX 反应是分两步进行的,例如

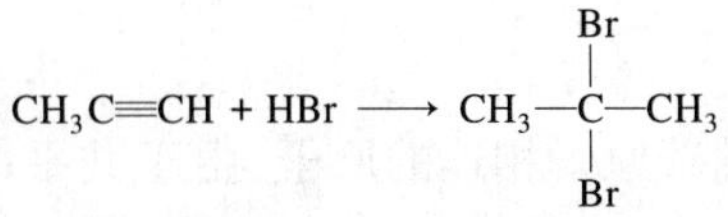

第一步:

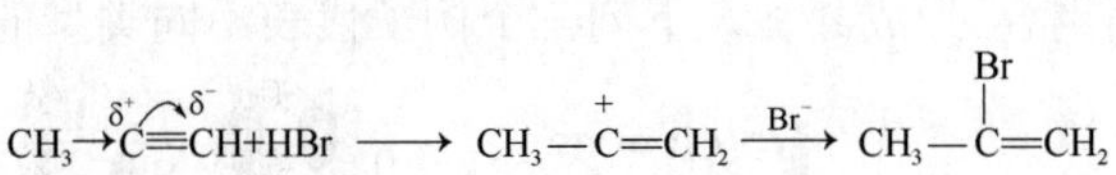

第二步:

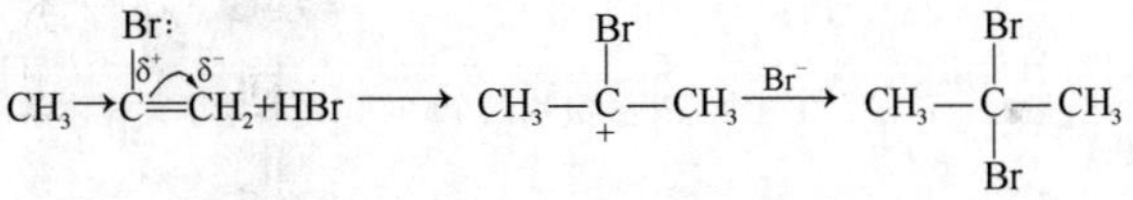

炔烃与第一分子 HX 加成后,由于电负性较强的卤素直接连接在双键上,有可能降低双键亲电加成反应活性。所以只要适当控制反应条件,可使反应停留在卤代烯烃阶段。

2. 炔的氧化反应　炔烃与烯烃相似,能发生氧化反应,在适当条件下,用 $KMnO_4$ 氧化炔烃(末端炔烃除外),可以得到二酮。

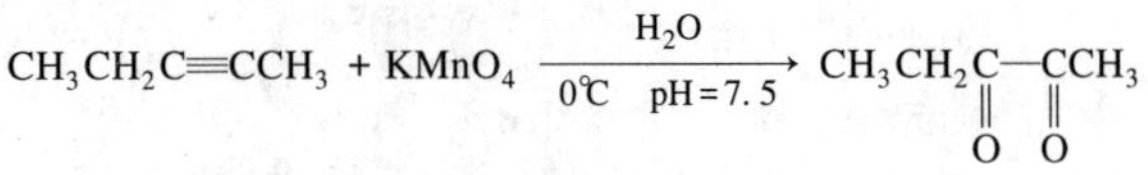

在较高温度或酸性条件下,$KMnO_4$ 将使炔键全部断裂,得到羧酸或二氧化碳。

$$CH_3CH_2C{\equiv}CCH_3 + KMnO_4 \xrightarrow[100℃]{H_2O} CH_3CH_2COOK + CH_3COOK$$

$$CH_3CH_2C{\equiv}CH + KMnO_4 \xrightarrow[25℃]{H^+} CH_3CH_2COOH + CO_2$$

3. 末端炔烃的酸性　与末端炔键碳直接相连的氢原子,表现出一定的弱酸性。末端炔烃的氢原子也能被一些重金属离子取代,生成不溶性的盐,又称为炔淦。此反应较灵敏,现象明显,可用作末端炔烃的鉴别反应。例如,将乙炔通入硝酸银氨溶液或氯化亚铜的氨溶液中,则分别生成白色的乙炔银和砖红色的乙炔亚铜沉淀。

$$CH{\equiv}CH + 2[Ag(NH_3)_2]NO_3 \longrightarrow \underset{\text{乙炔银(白色)}}{AgC{\equiv}CAg\downarrow} + NH_3 + 2NH_4NO_3$$

$$CH{\equiv}CH + 2[Cu(NH_3)_2]Cl \longrightarrow \underset{\text{乙炔亚铜(砖红色)}}{CuC{\equiv}CCu\downarrow} + 2NH_3 + 2NH_4Cl$$

重金属炔化物在湿润时比较稳定,在干燥状态下易爆炸,不宜保存,所以在实验完毕后,应及时用盐酸或硝酸等把它分解掉。

四、共轭二烯烃的化学性质

1. 共轭体系和共轭效应 像1,3-丁二烯这样的共轭体系(conjugated system)是由两个π键组成。由于共轭π键的形成,π电子能围绕更多的原子核运动,电荷分散,体系的能量降低,共轭体系比相应的非共轭体系更加稳定。共轭体系有以下几种类型。

(1) π-π共轭体系:在有机分子中,凡双键、单键交替排列的结构都属此类。1,3-丁二烯是最典型的例子,下列例子中虚线框内部分即是分子的π-π共轭体系。

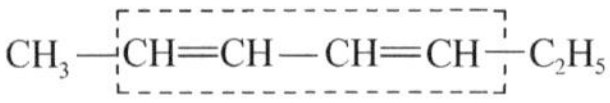

2,4-庚二烯

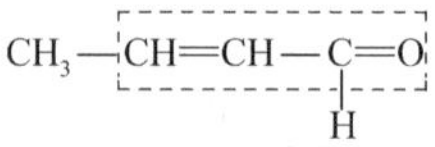

2-丁烯醛

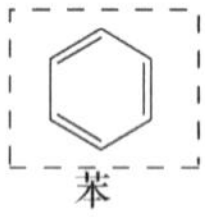

苯

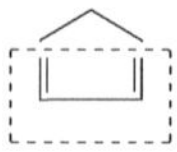

环戊二烯

(2) p-π共轭体系:与双键碳原子相连的原子,由于共平面,其p轨道与双键的π轨道平行并发生侧面重叠,形成共轭。下列三个例子代表不同类型的p-π共轭体系。

$\ddot{Br}—CH═CH_2$

溴乙烯

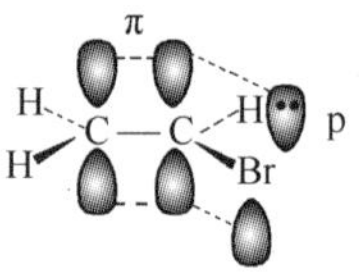

(三个原子核吸引四个π电子,是多电子共轭体系)

$CH_2═CH—\overset{+}{C}H_2$

烯丙基碳正离子

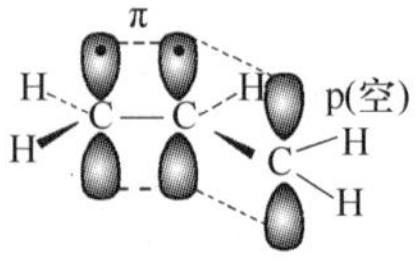

(三个原子核吸引两个π电子,是缺电子共轭体系)

$CH_2═CH—\dot{C}H_2$

烯丙基自由基

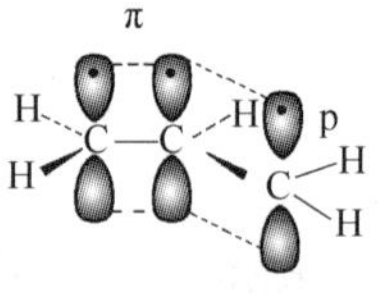

(三个原子核吸引三个π电子,是等电子共轭体系)

(3) 超共轭体系:超共轭是C—Hσ键参与的共轭,由于氢原子的体积很小,像是嵌在C—Hσ电子云中,因此,C—Hσ键似未共用电子对。C—H的σ轨道与毗邻的π键或p轨道虽不平行,但仍可以发生一定程度的侧面重叠,形成σ-π或σ-p超共轭。例如,丙烯或乙基碳正离子中都存在越共轭。

$CH_3—CH═CH_2$

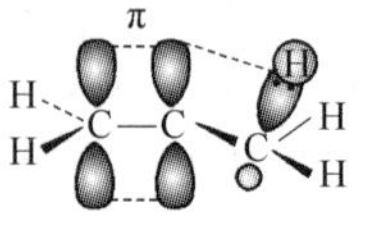

σ-π超共轭

$CH_3—\overset{+}{C}H_2$

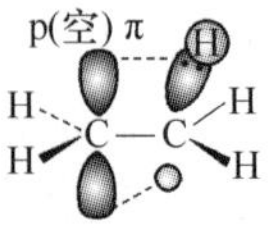

σ-p超共轭

由于C—C单键可以自由旋转，甲基上三个C—Hσ键在分子结构中处于等同的地位，每个C—H键均有可能在其最佳位置上形成完全相同的超共轭。这种体系之所以称为超共轭（hyperconjugation），是因为σ轨道与π键或p轨道并不平行，轨道之间重叠程度较小，不同于π-π和p-π的共轭效应。

通过以上例子，我们不难看出，共轭体系有以下特点。

（1）形成共轭体系的原子都在同一个平面上。

（2）必须有可以实现平行重叠的p轨道，还要有一定数量的供成键用的p电子。

（3）键长平均化。

共轭效应是一类重要的电子效应，它和诱导效应在产生原因和作用方式上是不同的。诱导效应建立在定域键基础上，所以是短程作用，不出现交替极化现象；共轭效应则建立在离域的基础上，所以是远程作用。一个分子可同时存在这两种电子效应。

2. 共轭二烯烃的加成反应 共轭二烯烃的化学性质和烯烃相似，可以发生加成、氧化等反应，但由于两个双键共轭的影响，又显示出一些特殊的性质。例如，1,3-丁二烯的加成反应，当1,3-丁二烯与等物质的量的Br_2加成时，可发生1,2-加成和1,4-加成两种反应，两种加成产物的比例取决于反应温度，低温条件下主要发生1,2-加成，升高温度则有利于1,4-加成。

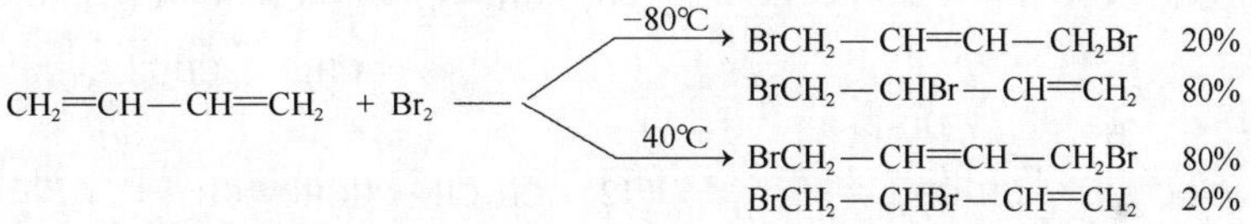

该反应是溴分子受二烯烃π电子云的作用而极化，极化了的溴分子与二烯烃的π键形成π配合物。接着π配合物异裂为碳正离子，而不是形成环状溴鎓离子，这是因为生成的烯丙基型碳正离子比溴鎓离子更为稳定。

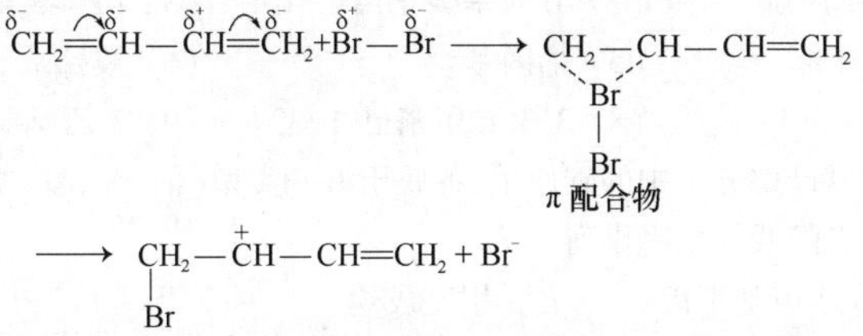

生成的烯丙基型碳正离子是个p-π共轭体系，由于π电子的离域，使正电荷分散，结果使C_2和C_4上均带有微量正电荷，于是Br^-离子可以进攻C_2或C_4两个位置，完成了1,2-加成或1,4-加成。

$$BrCH_2-\overset{+}{C}H-CH=CH_2 \longrightarrow BrCH_2\overset{\delta^+}{C}H{=\!=}CH{=\!=}\overset{\delta^+}{C}H_2$$

当共轭二烯分子不对称时，加成反应的第一步是生成更为稳定的碳正离子中间体。例如，2-甲基-1,3-丁二烯在60℃与HBr的1,4-加成反应，亲电试剂H^+在进攻C_1和C_4两种可能的取向中优先进攻C_1，所以反应的主产物是3-甲基-1-溴-2-丁烯

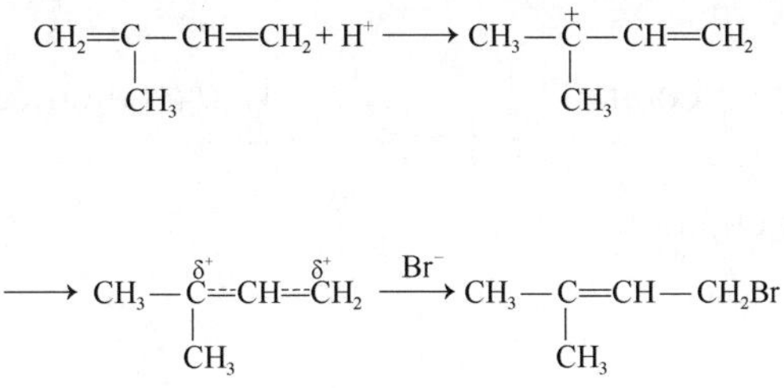

在室温条件下,1,4-加成反应是共轭二烯烃的特征加成反应。

习　　题

1. 用 IUPAC 法命名下列化合物或取代基。

(1) $(CH_3CH_2)_4C$

(2) 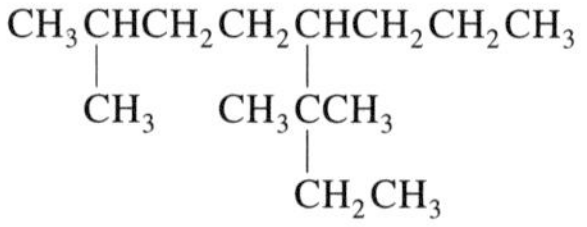

(3) 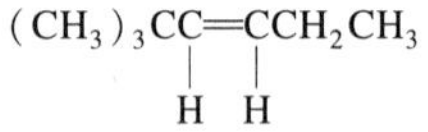

(4) 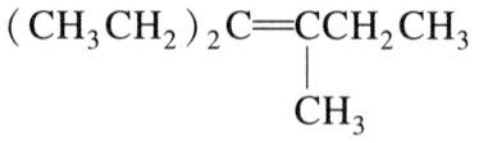

(5) 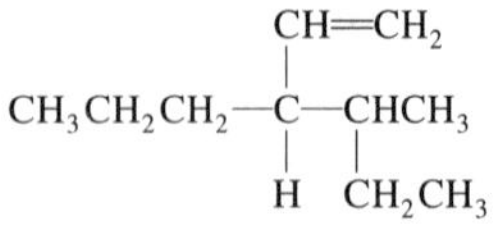

(6) $CH_3CH{=}CH{-}$

(7) 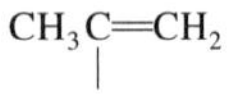

(8) 

(9) $(CH_3)_2CHC{\equiv}CH$

(10) 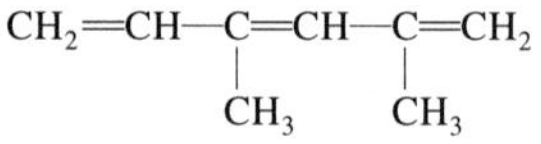

(11) 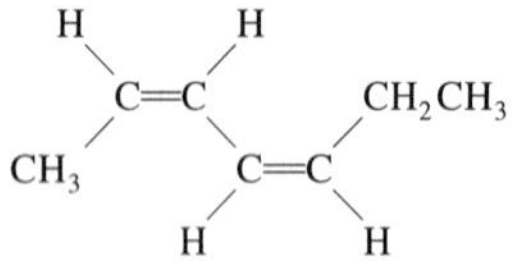

(12) 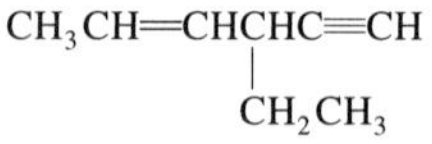

2. 写出下列化合物的结构式。

(1) 2,5-二甲基-3-乙基庚烷　(2) 异丙基碳正离子　(3) (*Z*)-3,4-二甲基己-2-烯

(4) 3-甲基环己-1,3-二烯　(5) 烯丙基　(6) 溴鎓离子

(7) 环丙基乙炔　(8) 3,3-二甲基己-1-炔　(9) 3-乙基戊-1-烯-4-炔

3. 化合物 2,2,4-三甲基己烷分子中的碳原子,各属于哪一类型(伯、仲、叔、季)碳原子?

4. 将下列化合物按沸点降低的顺序排列。

(1) a. 丁烷　b. 2-甲基丁烷　c. 3-甲基戊烷

(2) a. 己烷　b. 环己烷　c. 2,3-二甲基丁烷

5. 写出 4 碳烷烃一溴取代产物的可能结构式。

6. 下列化合物有无顺反异构现象?若有,写出它们的顺反异构体。

(1) 2-甲基己-2-烯　(2) 戊-2-烯

(3) 1-氯-1-溴己烯　(4) 1-溴-2-氯丙烯

(5) $CH_3CH{=}NOH$　(6) 3,5-二甲基-4-乙基己-3-烯

7. 经高锰酸钾氧化后得到下列产物,试写出原烯烃的结构式。

(1) CO_2 和 HOOC—COOH

(2) CO_2 和 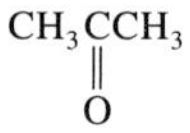

(3) 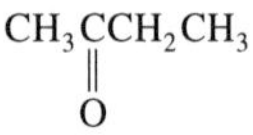 和 CH_3CH_2COOH

(4) 只有 CH_3CH_2COOH

(5) 只有 $HOOCCH_2CH_2CH_2CH_2COOH$

8. 完成下列反应式

(1) $CH_2{=}CH_2 + HBr$

(2) $CH_3CH_2C\equiv CH + HBr \xrightarrow{ROOR'}$

(3) $CH_3CH_2C\equiv CH + Br_2/CCl_4 \longrightarrow$

(4) 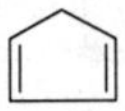 $+ HBr \longrightarrow$

(5) $CH_2=\underset{\displaystyle CH_3}{\underset{|}{C}}-CH=CH_2 + HCl \longrightarrow$

(6) 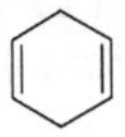 $+ KMnO_4 \xrightarrow{H^+}$

9. 用化学方法鉴别下列各组化合物。

(1)庚-1-炔　　己-1,3-二烯　　庚烷

(2)丁-1-炔　　丁-2-炔　　丁-1,3-二烯

(3)丙烷　　丙炔　　丙烯

(4)2-甲基丁烷、2-甲基丁烯和2-甲基丁-2-烯

10. 某化合物 A(C_7H_{14}),能使 Br_2/CCl_4 褪色,A 与冷的 $KMnO_4$ 稀溶液作用生成 B($C_7H_{16}O_2$)。在 500℃时,A 与氯气作用只生成 C($C_7H_{13}Cl$),试推断 A 的可能结构式,并写出有关反应。

(唐玉海)

第十章　环　　烃

环烃(cyclic hydrocarbon)是指碳原子相互连接成环状结构的烃。环烃及其衍生物广泛存在于自然界。通常根据是否含有芳香环将环烃分为脂环烃(alicyclic hydrocarbon)和芳香烃(aromatic hydrocarbon)两类。

第一节　脂　环　烃

一、脂环烃的分类和命名

根据分子中所含环的数目,脂环烃可分为单环、双环和多环脂环烃。根据环中是否含有不饱和键,脂环烃可分为环烷烃、环烯烃和环炔烃。单环环烷烃的分子通式为 C_nH_{2n}。

这里主要介绍单环环烷烃的命名。单环环烷烃的命名与烷烃相似,只是在相同数目碳原子的链状烷烃的名称前加“环”字。环上碳原子的编号,应使环上取代基的位次最小。例如

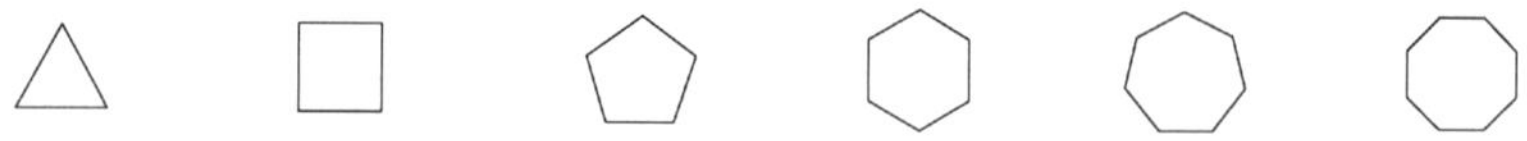

环丙烷　环丁烷　环戊烷　环己烷　环庚烷　环辛烷

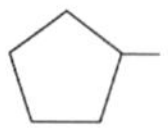

甲基环戊烷

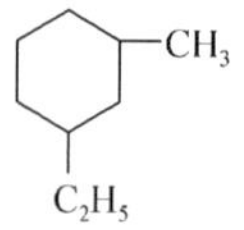

1-乙基-3-甲基己烷

当环上有复杂取代基时,可将环作为取代基,碳链作为母体来命名。例如

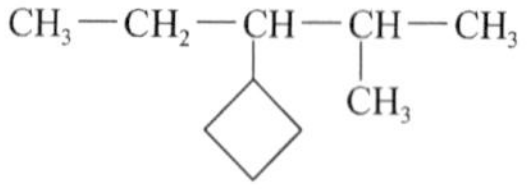

3-环丁基-2-甲基戊烷

环烷烃与烯烃类似存在顺反异构,这是因为环烷烃碳环的 C—C 单键受环的限制不能自由旋转而造成的。当环上的两个取代基位于环平面同侧时产生的异构体称为顺式异构体(cis-isomer);位于环平面异侧的,则称为反式异构体(trans-isomer)。例如,1,3-二甲基环戊烷,具有顺式和反式两种异构体。

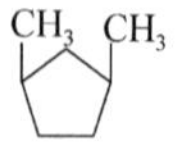

顺-1,3-二甲基环戊烷

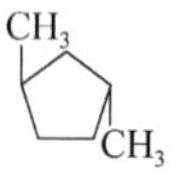

反-1,3-二甲基环戊烷

环烯烃的命名与链状烯烃相似,编号时环上双键的位次最小。例如

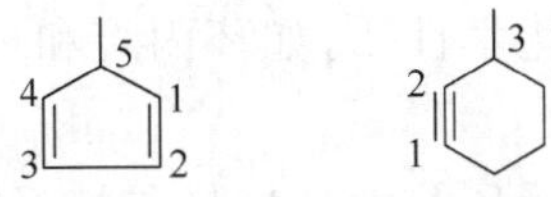

5-甲基环戊-1,3-二烯　　3-甲基环己炔

二、脂环烃的结构

历史上关于脂环烃的结构有多种学说和理论。拜尔(Baeyer)的张力学说常用来解释脂环烃的稳定性。张力学说认为键角越接近 109.5°,环越稳定。环丙烷在形成时每个键向内偏转产生较大的张力,环的稳定性差。发生化学反应时,环丙烷有解除张力生成较稳定开链化合物的倾向,因此很容易开环。现代价键理论认为当键角为 109.5°时,碳原子的 sp^3 杂化轨道达到最大重叠,而实际测得环丙烷的 C—C—C 键角约为 105.5°,成键时杂化轨道以弯曲方向进行部分重叠,所形成的这种"弯曲键"比正常形成的 σ 键弱,导致分子不稳定而开环(图 10-1)。

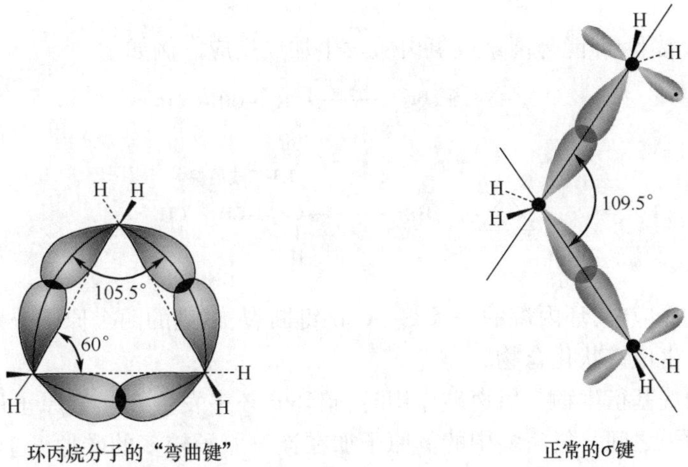

图 10-1　环丙烷分子的"弯曲键"与正常的 σ 键

环丁烷与环丙烷类似,其环内键角略大于环丙烷,因此也容易发生开环反应。可见,环内键角越小,成键电子云重叠程度越小,角张力就越大。由此不难得出结论:三元环最容易发生开环反应,其次是四元环。

实际上除环丙烷的三个碳原子共平面外,其他环烷烃构成环的碳原子都不在同一平面内,如环丁烷、环戊烷及环己烷具有空间构象,使键角尽量接近 109.5°,从而减少了角张力,增大了稳定性。最稳定的是环己烷,其次是环戊烷,它们很难发生开环反应。

三、环烷烃的性质

1. 环烷烃的物理性质　环烷烃的物理性质与烷烃相似。在常温下,小环烷烃是气体,常见环烷烃是液体,大环烷烃呈固态。环烷烃和烷烃都不溶于水,而溶于苯、四氯化碳、氯仿等低极性的有机溶剂。由于环烷烃分子中单键旋转受到一定的限制,分子运动幅度较小,并具有一定的对称性和刚性。因此,环烷烃的沸点、熔点和密度都比同碳原子数的烷烃高。

2. 环烷烃的化学性质　与链状烷烃相似,能发生自由基取代反应;不与强酸(如硫酸)、强碱(如氢氧化钠)、强氧化剂(如高锰酸钾)等试剂反应。但由于环烷烃具有环状结构,所以还具有与链状烷烃不同的特殊化学性质，如环丙烷和环丁烷不稳定，易开环发生加成反应而破坏环系，生成开链产物。

（1）自由基取代反应：五、六元环及大环烷烃与烷烃相似，在光照或高温条件下，可发生自由基取代反应。例如：

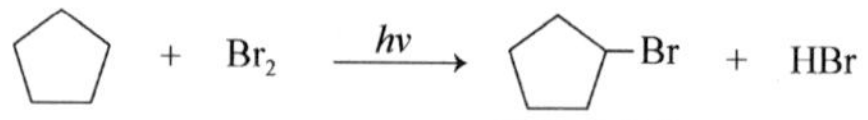

溴代环戊烷

（2）加成反应：三、四元环与烯烃相似，可发生加成反应，加成时开环并与氢、卤素或氢卤酸反应生成链状产物。环丙烷比环丁烷易发生加成反应。

例如，环丙烷在 80℃时即可催化加氢生成丙烷；环丁烷则要在 120℃才反应。

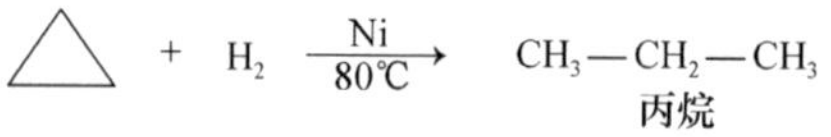

丙烷

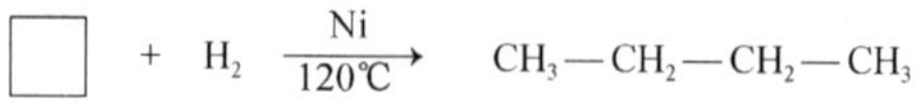

丁烷

环丙烷在常温下，即能与卤素或氢卤酸发生加成反应。例如，

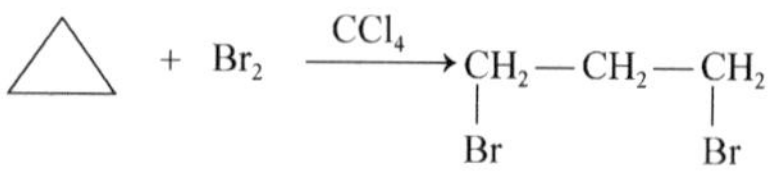

1,3-二溴丙烷

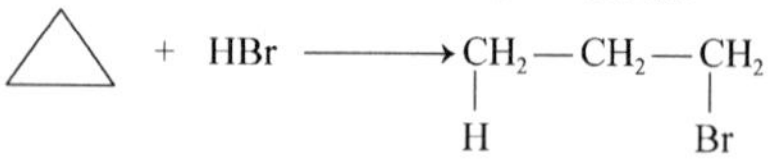

1-溴丙烷

在这些加成反应中，环丙烷的一条 C—C σ 键断裂，试剂的两个原子分别与碳链两端的两个碳原子结合生成链状化合物。

当环丙烷的烷基衍生物与氢卤酸作用时，碳环开环多发生在连氢原子最多和连氢原子最少的两个碳原子之间。氢卤酸中的氢原子加在连氢原子较多的碳原子上，而卤原子则加在连氢原子较少的碳原子上，加成遵循马尔科夫尼科夫加成规则。例如

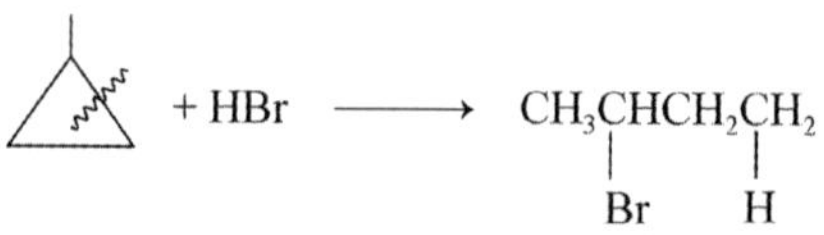

2-溴丁烷

环丁烷的反应活性比环丙烷略低，常温下环丁烷与卤素或氢卤酸不发生加成反应，在加热条件下才能发生反应。

环戊烷、环己烷及高级环烷烃则与开链烷烃相似，难发生开环加成反应。

第二节　芳　香　烃

芳香族碳氢化合物简称芳香烃或芳烃，因最初从天然香树脂、香精油中提取得到，具有芳香气味而得名。芳香烃一般指含有苯环结构的碳氢化合物，因为这类化合物中大多数含有苯环结构。从组成上看是高度不饱和的但性质却与烯烃、炔烃或多烯烃等不饱和烃有很大差异，如容易发生亲电取代反应，难发生加成或氧化反应，环状结构具有特殊的稳定性等，这些特性称为芳香性（aromaticity）。具有芳香性的化合物称为芳香烃（aromatic hydrocarbon）。

一、芳香烃的分类和命名

1. 芳香烃的分类 可通过下表对芳香烃的分类作大概的了解。

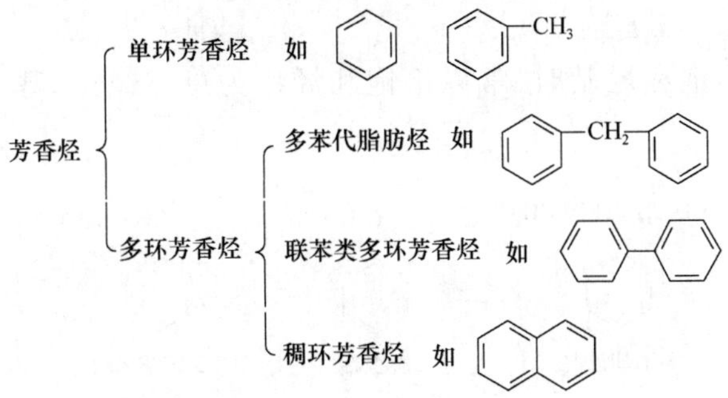

本教材主要讨论单环芳香烃的结构和性质。

2. 苯的同系物命名 苯的同系物指苯分子中的氢原子被烃基取代的衍生物。常见的有一烃基苯、二烃基苯和三烃基苯等。

一烃基苯的命名多以苯环作母体,烃基作取代基,称为"某苯"。例如

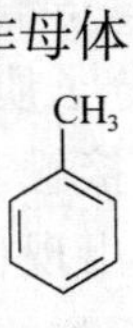

甲苯

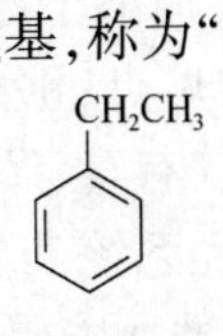

乙苯

二烃基苯有三种异构体,常用邻(o)、间(m)、对(p)或 1,2-、1,3-、1,4-表示取代基在苯环上的位置。例如

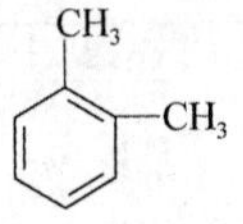

邻二甲苯
1,2-二甲苯或*o*-二甲苯

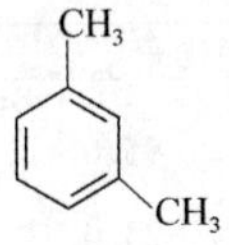

间二甲苯
1,3-二甲苯或*m*-二甲苯

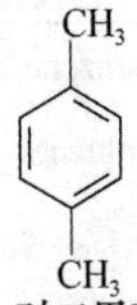

对二甲苯
1,4-二甲苯或*p*-二甲苯

三个烃基相同的烷基苯分别用连、偏、均表示三种位置异构体。例如

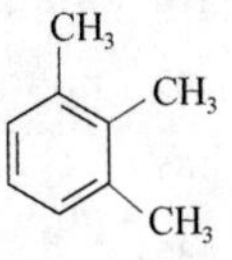

连三甲苯
1,2,3-三甲苯

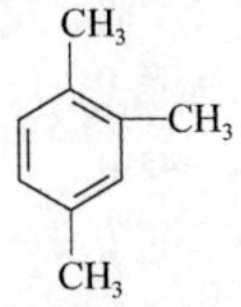

偏三甲苯
1,2,4-三甲苯

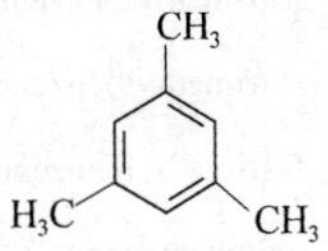

均三甲苯
1,3,5-三甲苯

此外,IUPAC 命名原则规定:甲苯、邻二甲苯、异丙苯和苯乙烯等少数几个芳烃也可作母体来命名;当两个取代基相同时,可作为苯的衍生物来命名。例如

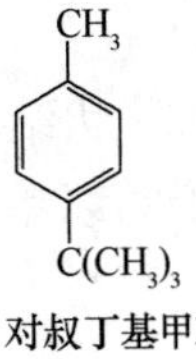

对叔丁基甲苯

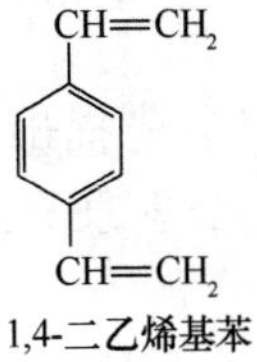

1,4-二乙烯基苯

芳香烃分子中去掉 1 个氢原子后剩下的基团称为芳烃基(aryl group),常用“Ar-”来表示。常见的芳烃基有:

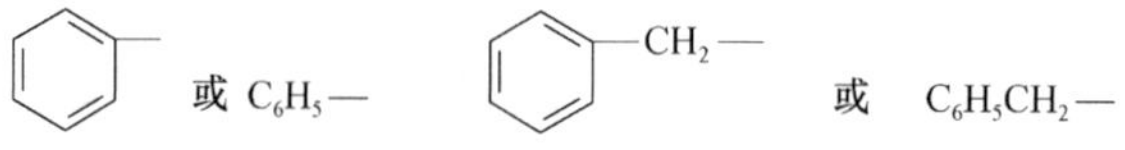

苯基或Ph-　　　　苄基或苯甲基

当苯环上连有不饱和烃基时,常以不饱和烃作为母体,将苯基作为取代基来命名。例如,

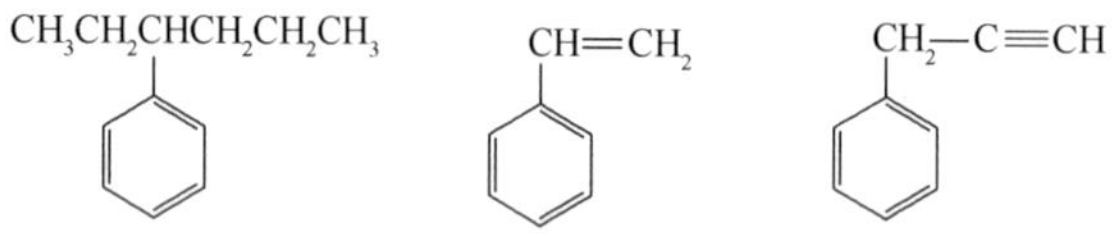

3-苯基己烷　　　　苯乙烯　　　　3-苯基丙炔

二、苯及其同系物的物理性质

苯及其同系物都不溶于水,而溶于乙醚、四氯化碳等有机溶剂;它们比水轻;一般为液体,结构对称的异构体有较高的熔点;沸点随着相对分子质量的增加而升高。苯及其同系物具有特殊的气味。它们的蒸气有毒,苯蒸气或皮肤接触苯而引起的中毒有急性、慢性之分。急性苯中毒主要对中枢神经系统产生麻醉作用,出现昏迷和肌肉抽搐;长期接触低浓度的苯可引起慢性苯中毒,出现造血障碍。苯及其同系物的部分物理常数列于表 10-1。

表 10-1　苯及其同系物的物理常数

中文名称	英文名称	熔点/℃	沸点/℃	密度/(g · cm^{-3})
苯	benzene	5.5	80	0.879
甲苯	toluene	-95.0	111	0.866
邻二甲苯	*o*-xylene	-25.0	144	0.881
间二甲苯	*m*-xylene	-48.0	139	0.864
对二甲苯	*p*-xylene	13.0	138	0.861
1,2,3-三甲苯	1,2,3-trimethylbenzene	-25.0	176	0.894
1,2,4-三甲苯	1,2,4-trimethylbenzene	-44.0	169	0.889
1,3,5-三甲苯	1,3,5-trimethylbenzene	-45.0	165	0.864
乙苯	ethylbenzene	-95.0	136	0.867
正丙苯	*n*-propylbenzene	-99.0	159	0.862
异丙苯	isopropylbenzene	-96.0	152	0.864

三、苯的结构

1865 年德国化学家 A. Kekulé 首先提出了苯的环状结构,认为 6 个碳原子组成闭合的六元环,每一个碳原子上都连接一个氢原子,碳原子间以单双键交替相连,苯的这种结构式称为 Kekulé 式:

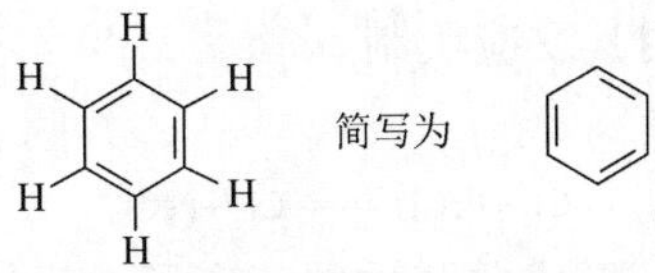

近代物理方法证明,苯分子6个碳原子和6个氢原子都在同一平面上,6个碳组成一个正六边形,所以键角都是120°,各C—C键键长均为139pm,如图10-2(a)所示。

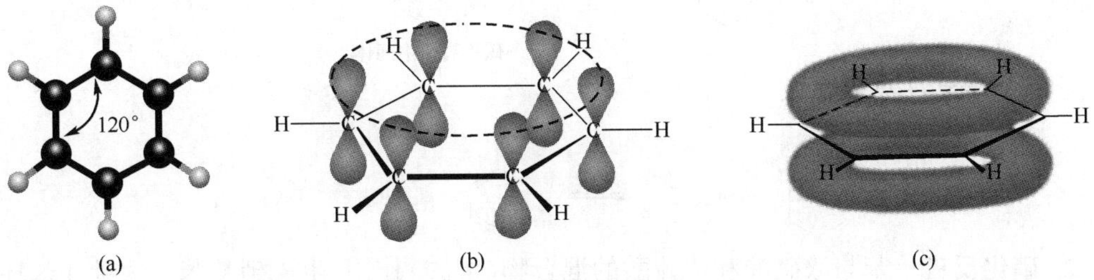

图10-2 苯分子结构

轨道杂化理论认为苯的6个碳原子都是sp^2杂化,碳原子间以sp^2杂化轨道互相重叠形成C—C σ键,又各自以sp^2杂化轨道与氢原子的1s轨道相重叠形成6个C—H σ键,由于碳原子的三个sp^2杂化轨道处在同一平面内,夹角为120°,所以6个碳原子正好形成一个正六边形,所有的碳原子和氢原子都在同一平面上,如图10-2(a)所示。

碳原子除以sp^2杂化轨道形成两个C—C σ键和一个C—H键外,还有一个没有参与杂化的p轨道,这六个p轨道均垂直于苯环平面而相互平行,见图11-2(b)。每个p轨道都与相邻碳原子的p轨道侧面重叠,形成一个包含6个碳原子的闭合π-π共轭体系,π电子离域,电子云密度完全平均化,环上没有单键和双键的区别,键长均为139pm,如图10-2(c)。

关于苯结构的书写方法,近年来除仍沿用Kekulé结构式外,还采用正六边形中加一个圆圈表示苯的结构,圆圈代表苯分子中的大π键。

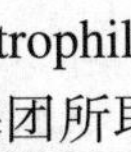

四、苯的亲电取代反应

苯环是一个非常稳定的体系,所以苯与烯烃性质有显著区别,具有特殊的“芳香性”,主要表现为易发生取代反应,不易发生加成反应和氧化反应。

苯最重要的反应是亲电取代反应(electrophilic substitution)。在反应中苯环上的氢原子被—X、—NO_2、SO_3H、—R等原子或原子基团所取代。

1. 卤代反应 在卤化铁或铁粉等催化剂存在下,苯与氯或溴作用,生成氯苯或溴苯,并放出氯化氢或溴化氢。

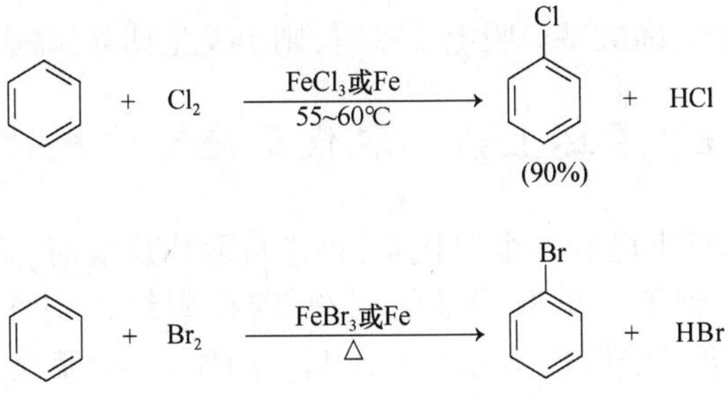

现以苯的氯代反应为例说明其反应机制。

(1) 产生亲电试剂 Cl^+。

$$Cl_2 + FeCl_3 \rightleftharpoons Cl^+ + FeCl_4^-$$

(2) 亲电试剂 Cl^+进攻苯环，形成非芳香碳正离子中间体。这是决定反应速率的一步。

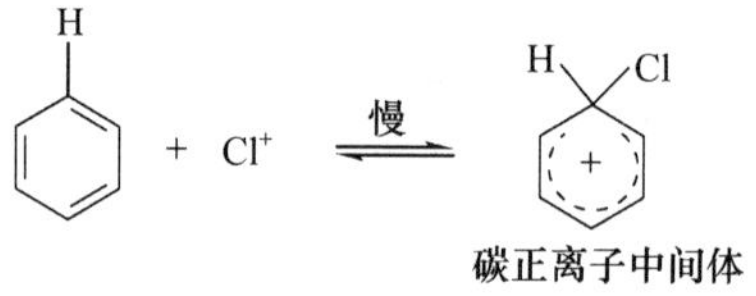

(3) 脱去质子生成氯苯。

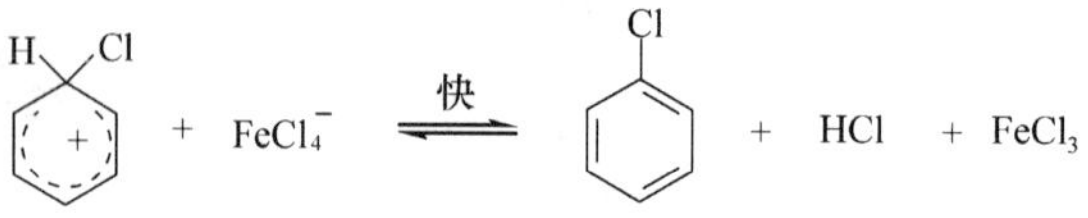

2. 硝化反应 苯与浓硝酸和浓硫酸的混合物(混酸)作用，生成硝基苯。这种往苯环中引入硝基的反应称为硝化反应(nitration)。

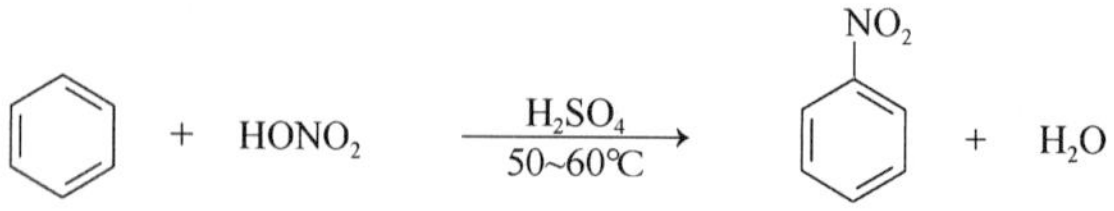

3. 磺化反应 苯和浓硫酸在常温下难进行反应，若加热或与发烟硫酸作用时，苯环上氢原子被磺酸基(—SO_3H)取代，生成苯磺酸。这种往苯环中引入磺酸基的反应称为磺化反应(sulfonation)。苯磺酸与过热水蒸气作用时，可以发生水解反应，脱去磺酸基又生成苯。磺化反应是一个可逆反应。

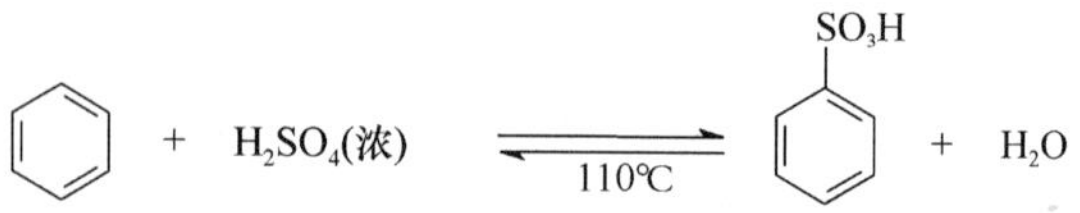

苯磺酸易溶于水。有些芳香族类药物难溶于水，可通过磺化使其增加水溶性。

4. 傅-克反应 苯在无水三氯化铝等催化剂作用下与卤代烃或酰卤反应，生成烷基苯或酰基苯并放出卤化氢。

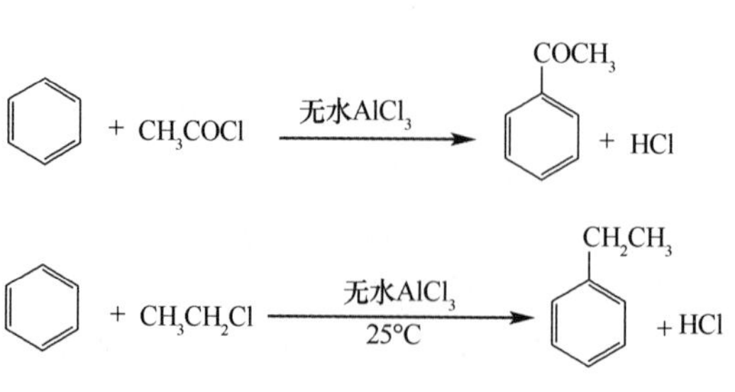

此反应又称 Friedel-Crafts 反应，简称傅-克反应。该反应可在苯环上引入烷基。

当苯环上已连有硝基、磺酸基等吸电子基时，则不发生傅-克烷基化反应。

五、苯环上亲电取代反应定位规律

1. 定位效应 当苯环上已有一个取代基，再进行取代反应时，第二个取代基进入苯环的位置及反应的活性受到第一个取代基的制约，这种制约作用称为定位效应(orienting effect)。苯环上原有的第一个取代基称为定位基。例如，甲苯硝化，反应温度只需控制在

30℃,且主要得到邻位和对位取代产物,因此常把甲基称为活化基,一般活化基属于邻、对位定位基(卤素除外)。类似甲基这样的邻、对位定位基还有—NH_2、—OH 等(表 10-2)。

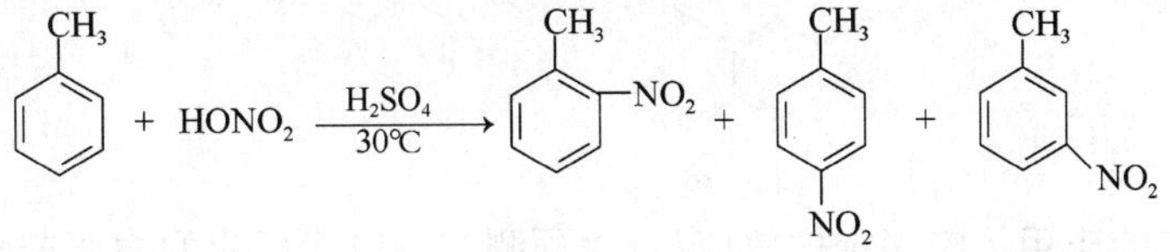

58%　　38%　　4%

又比如硝基苯硝化时需提高温度,并增加硝酸的浓度,主产物是间位产物,因此常把硝基称为钝化基,钝化基属于间位定位基。类似硝基这样的间位定位基还有—SO_3H、—CHO 等(表 10-2)。

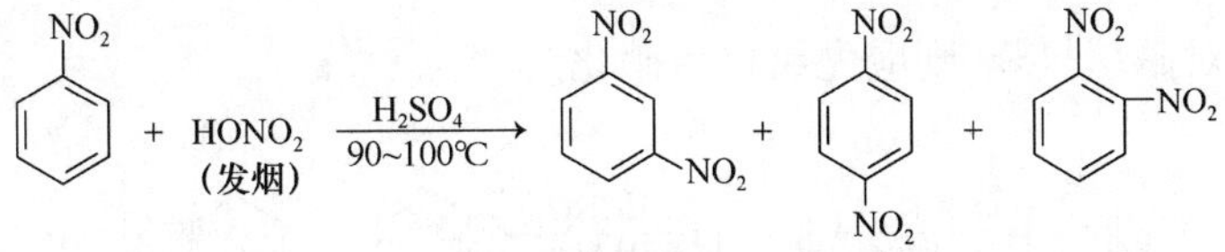

93%　　1%　　6%

表 10-2　苯环亲电取代反应的定位基

邻、对位定位基	定位效应	间位定位基	定位效应
—NH_2 —NHR —NR_2 —OH	强致活	—N^+R_3 —NO_2	强致钝
—OR —NHCOR	中等致活	—CN —SO_3H	中等致钝
—CH_3 —C_2H_5 —R —C_6H_5	弱致活	—$COCH_3$ —COOH —CHO	弱致钝
—X(Cl,Br,I)	钝化		

邻、对位定位基的结构特征是与苯环直接相连的原子不含重键,多数含有未共用电子对。而间位定位基的结构特征是与苯环直接相连的原子一般含有重键或带有正电荷。

苯环是一个电子云分布均匀的闭合体系,当苯环上有一个取代基时,取代基就能使苯环的电子云分布发生改变。邻、对定位基(除卤素外)一般都是供电子基团,能使苯环电子云密度增高,尤其是定位基的邻位和对位电子云密度增加更为显著,所以这一取代基有利于苯环的亲电取代反应,对苯环有致活作用,亲电试剂易进攻邻、对位碳原子。间位定位基则对苯环起吸电子作用,使苯环电子云密度降低,特别是邻位和对位降低得更显著,而间位的电子云密度降低得少些,使间位电子云密度相对地高一些,因此,进行亲电取代反应比苯困难,亲电试剂易进攻间位碳原子,即取代基对苯环起钝化作用,不利于苯环的亲电取代反应。

当苯环上有两个取代基(又称二元取代苯)并再进行亲电取代时,其定位效应有以下规律。

(1) 当两个取代基的定位效应一致时,第三个取代基进入的位置由原取代基共同决定。例如,新导入的基团主要进入箭头所指的位置上。

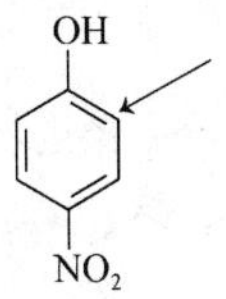

(2) 当两个取代基的定位效应不一致时,活化基团的作用超过钝化基团;强活化基团

的影响比弱活化基团的影响大。同时还要注意大基团的空间效应等因素。例如，

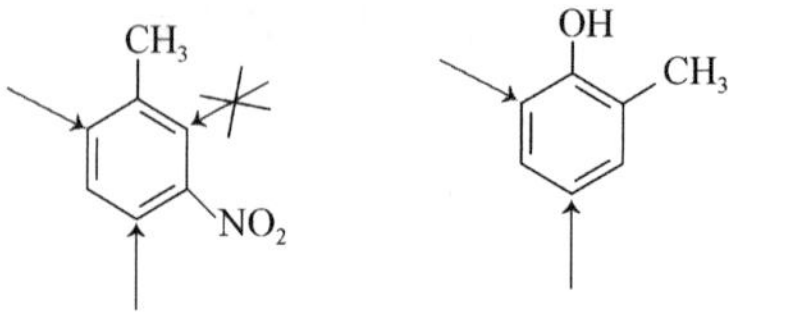

2. 定位效应的应用 应用定位效应，可以预测亲电取代反应的主要产物及选择适当的合成路线等。例如，从苯合成间硝基氯苯，应先硝化后氯代。

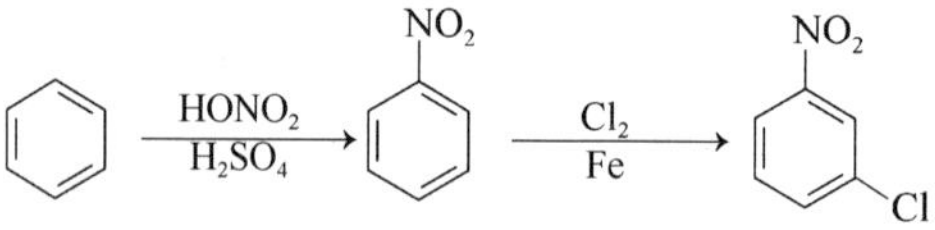

而合成邻或对硝基氯苯，则应先氯代后硝化。

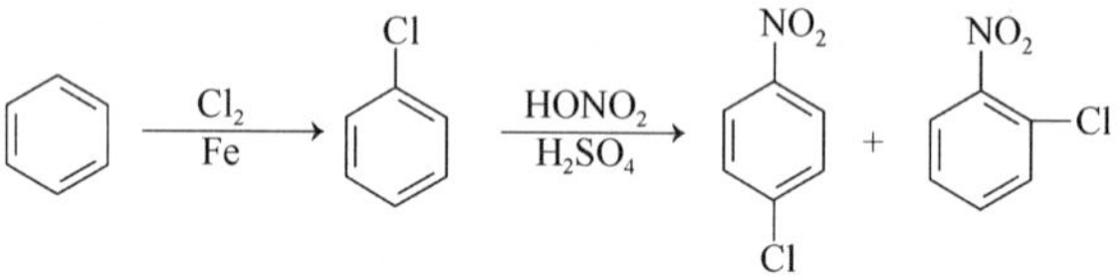

六、苯及其同系物的氧化反应

苯环相当稳定，高锰酸钾、重铬酸钾、硫酸和稀硝酸等氧化剂都不能使苯氧化。而烷基苯在这些氧化剂的作用下，则发生侧链氧化。不论侧链多长最后都氧化成苯甲酸，若与苯环直接相连的 α-碳上不具有氢，则不发生侧链氧化反应。例如，

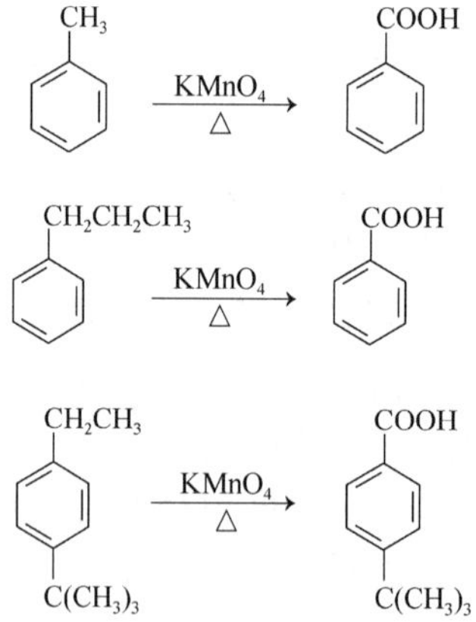

七、稠环芳香烃

稠环芳香烃是由两个或两个以上苯环共用两个邻位碳原子稠合而成的多环芳香烃，如萘、蒽等。

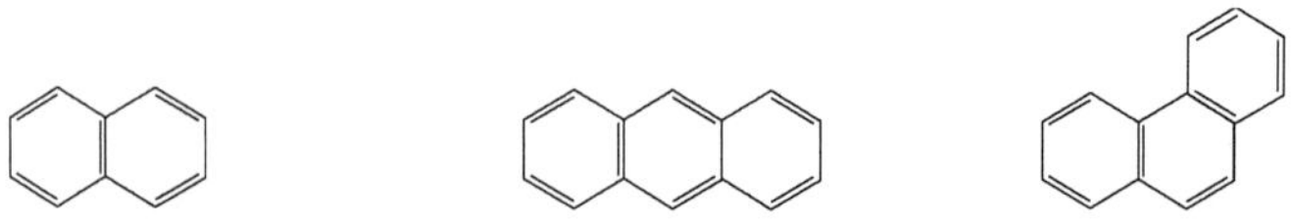

萘 (naphthalene)　　蒽 (anthracene)　　菲 (phenanthrene)

萘(naphthalene)分子式为 $C_{10}H_8$,是煤焦油的一个主要成分,含量可达 5% 左右。萘为白色结晶,熔点 80.5℃,沸点 218℃,易升华,不溶于水,能溶于乙醇、乙醚和苯等有机溶剂。萘的结构式和萘分子中碳原子的编号如下。

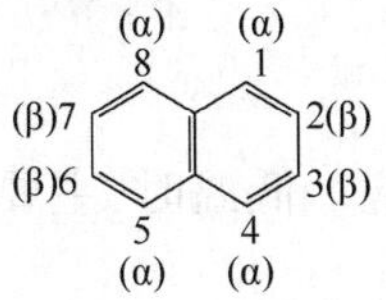

其中 1、4、5、8 位碳原子位置等同,称为 α-碳原子,2、3、6、7 位碳原子位置等同,称为 β-碳原子。

萘的一元取代物有两种异构体,分别用前缀 1-,和 2-,或 α-和 β-加以区别;多元取代物,则取代基位置用阿拉伯数字标明,例如,

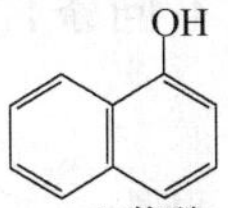

1-萘酚
(α-萘酚)

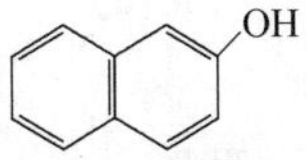

2-萘酚
(β-萘酚)

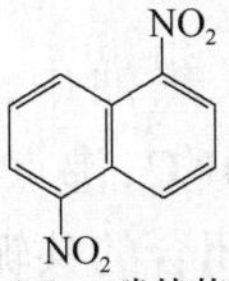

1,5-二硝基萘

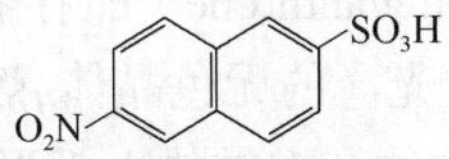

6-氢基-2-萘磺酸

萘是平面型分子,具有与苯相似的结构。在萘分子中,每个碳原子除以 sp^2 杂化轨道形成 C—C σ 键外,各碳原子还以 p 轨道进行侧面的互相重叠,形成共轭体系,但是该共轭体系和苯的共轭体系并不完全一样。苯分子中各碳原子的 p 轨道相重叠都是均等的,而在萘分子中,9 和 10 位两个碳原子的 p 轨道除了互相重叠外,还分别与 1,8 及 4,5 碳原子的 p 轨道相互重叠,所以萘分子中的 π 电子云在 10 个碳原子上不是均匀分布的,萘的芳香大 π 键如图 10-3 所示。

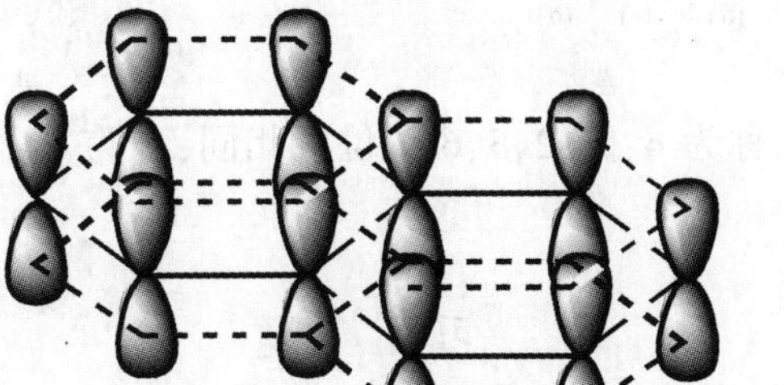

图 10-3 萘的芳香大 π 键

萘分子电子云分布的不均匀,使萘环上不同位置的碳原子具有不同的反应活性,α-位比 β-位碳原子易发生反应。

1. 萘的取代反应 萘的苯溶液在 $FeCl_3$ 的催化下通入氯气,主要生成 α-氯苯。

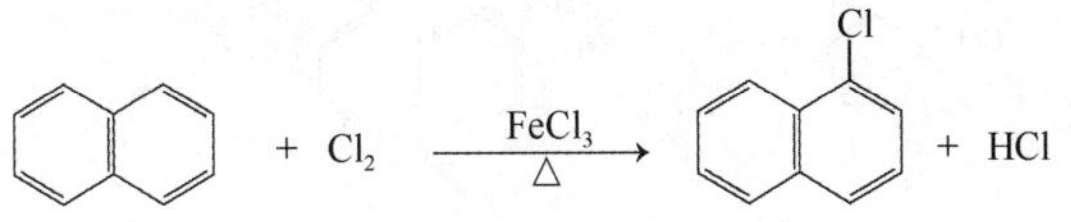

70%

萘与混酸(H_2SO_4,HNO_3)反应,主要产物为α-硝基萘。

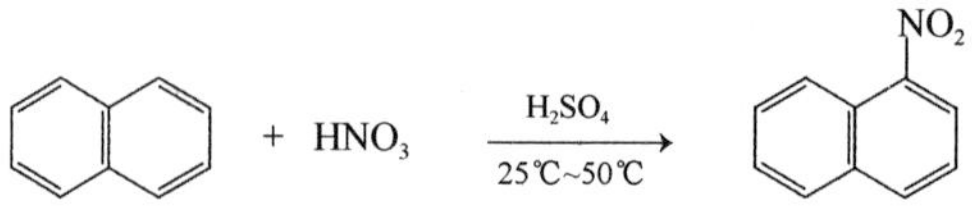

70%
α-硝基萘

萘与浓硫酸反应,是一个可逆反应。低温时,主要生成α-萘磺酸;高温时,则主要生成β-萘磺酸。

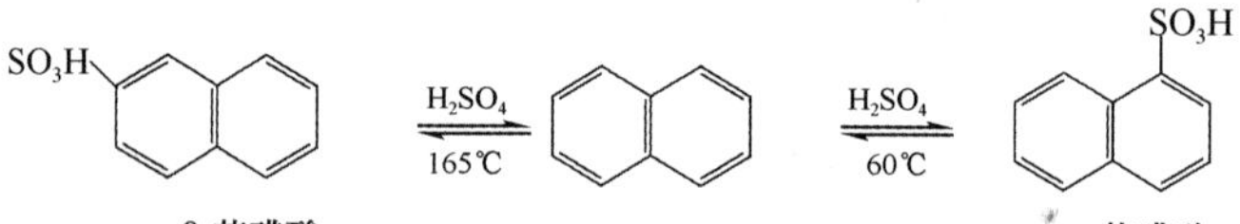

β-萘磺酸 α-萘磺酸

2. 萘的加成反应 萘比苯易发生加成反应,在不同条件下,生成不同的加成产物。例如,

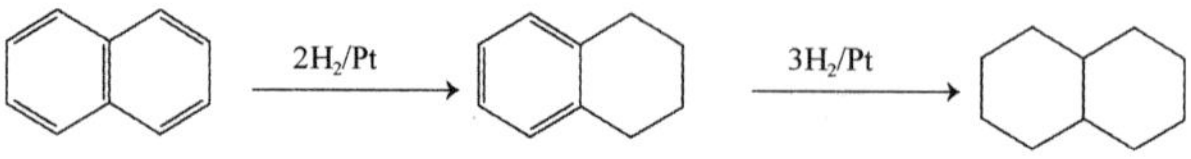

萘 四氢化萘 十氢化萘

蒽(anthracene)和菲(phenanthrene)都存在于煤焦油中,蒽为无色片状晶体,熔点216℃,沸点240℃;菲为具有光泽的无色晶体,熔点101℃,沸点340℃。蒽和菲的分子式皆为$C_{14}H_{10}$,两者互为同分异构体。在结构上都形成了闭合的共轭体系,但是各碳原子上的电子云密度是不均匀的,因此各碳原子的反应能力也随之有所不同,其中9,10位碳原子特别活泼,它们的结构式及碳原子位次的编号如下。

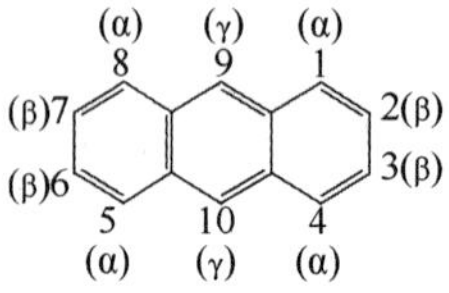

蒽

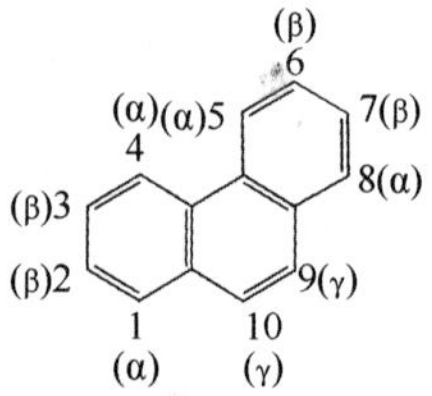

菲

1、4、5、8位置相同,称为α-位;2、3、6、7位置相同,称为β-位;9和10位置相同,称为γ-位。

习 题

1. 命名下列化合物。

(1) 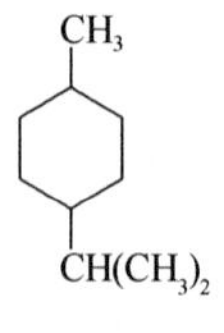

(2) 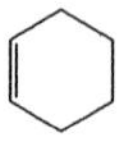

(3) 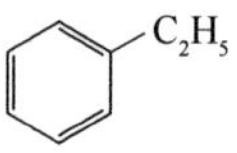

(4) 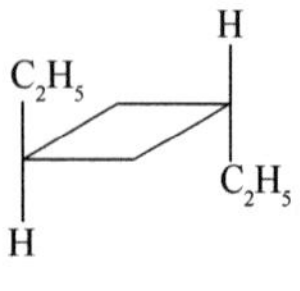

(5) 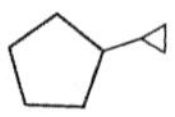

(6) 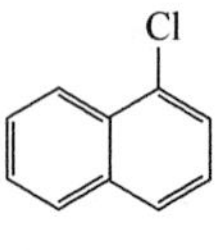

2. 写出下列反应的产物。

（1）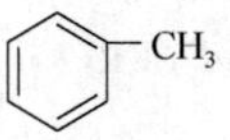 + Cl_2 $\xrightarrow[\triangle]{FeCl_3}$

（2）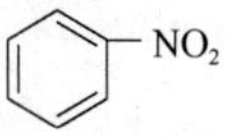 + HNO_3 $\xrightarrow[\triangle]{H_2SO_4}$

（3）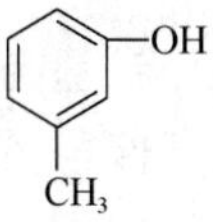 + HNO_3 $\xrightarrow[\triangle]{H_2SO_4}$

（4）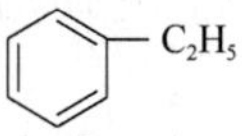 + CH_3CH_2Cl $\xrightarrow[\triangle]{AlCl_3}$

（5）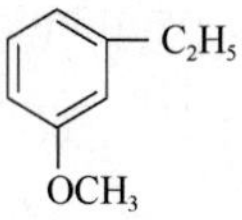 $\xrightarrow[\triangle]{KMnO_4}$

3. 指出下列化合物硝化时导入硝基的位置。

（1）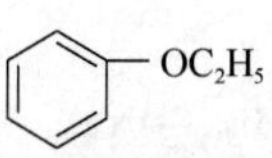　（2）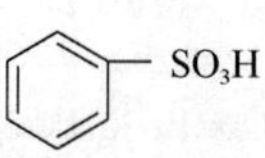　（3）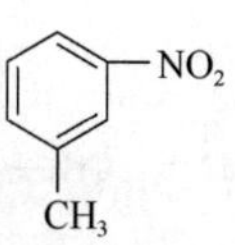

（4）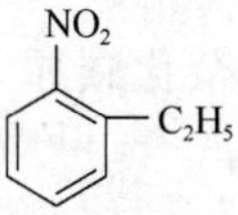　（5）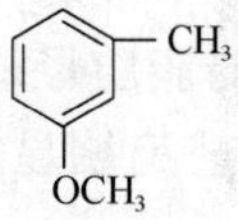　（6）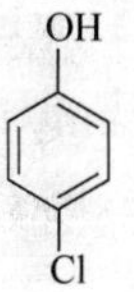

4. 以苯和氯甲烷为原料合成下列化合物。

（1）苯甲酸　（2）间硝基苯甲酸　（3）邻硝基苯甲酸

5. 用化学方法区别下列化合物。

（1）苯与甲苯

（2）硝基苯和甲苯

6. 有三种化合物 A、B、C 分子式相同，均为 C_9H_{12}，当以 $KMnO_4$ 的酸性溶液氧化后，A 变为一元羧酸，B 变为二元羧酸，C 变为三元羧酸。但经浓硝酸和浓硫酸硝化时，A 和 B 分别生成两种一硝基化合物，而 C 只生成一种一硝基化合物。试写出 A、B、C 的结构和名称。

（陈莲惠）

第十一章 醇、酚和醚

醇、酚和醚都是烃的含氧衍生物。醇和酚中含有官能团羟基(—OH),羟基与脂肪烃基、脂环烃基或芳香烃侧链上的碳原子直接相连的化合物称为醇;而羟基直接与芳香环碳原子相连的化合物称为酚。醚是两个烃基通过氧原子连结而成的化合物。它们均可看成是水分子中的氢原子被烃基取代所形成的化合物。

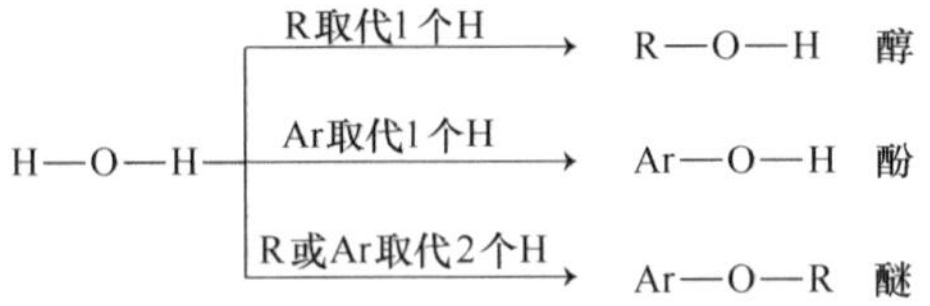

例如

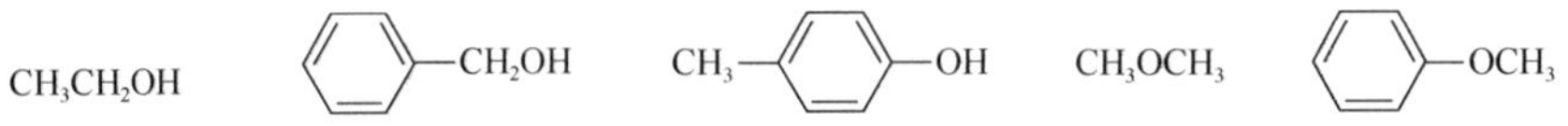

乙醇　　苯甲醇　　对甲基苯酚　　甲醚　　苯甲醚

需要注意的是,醇和酚尽管都含有羟基,但醇羟基与脂肪烃基的 sp^3 杂化碳原子相连,而酚羟基是与芳烃基的 sp^2 杂化碳原子相连,两者在性质上有明显的差别。

第一节 醇

一、醇的结构、分类和命名

1. 醇的结构 醇的通式可以表示为 R—OH,其中的羟基(—OH)是醇的特性基因(或官能团),羟基中的氧原子采用 sp^3 杂化参与形成 C—O 单键和 O—H 单键。例如,甲醇的结构见图 11-1。

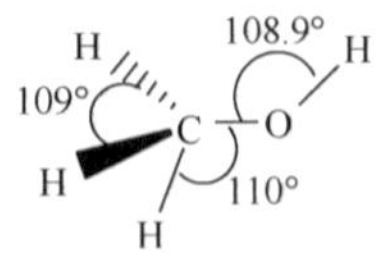

图 11-1 甲醇的结构

由于氧的电负性大于碳和氢,故在醇分子中存在 C—O 极性共价键和 O—H 极性共价键,这两种共价键将主要影响醇的性质。

2. 分类 醇可根据羟基所连烃基种类的不同,分为脂肪醇、脂环醇和芳香醇;根据烃基饱和与否,分为饱和醇和不饱和醇;根据分子中所含羟基的数目不同,分为一元醇、二元醇和多元醇;根据醇羟基所连碳原子的种类不同,可将其分为伯醇(RCH_2OH)、仲醇(R_2CHOH)和叔醇(R_3COH)。例如

不饱和脂肪醇

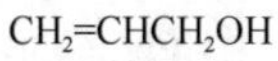

烯丙醇
(伯醇)

饱和脂肪醇

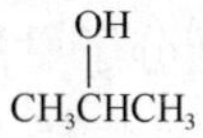

异丙醇
(仲醇)

饱和脂肪醇

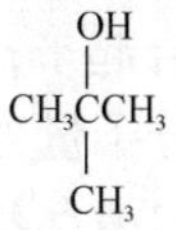

叔丁醇
(叔醇)

脂环醇

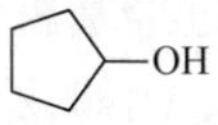

环戊醇
(仲醇)

芳香醇

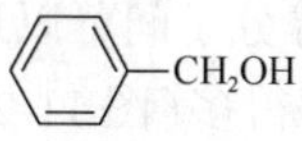

苯甲醇
(伯醇)

饱和脂肪醇

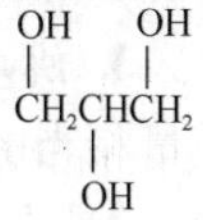

丙三醇(甘油)
(多元醇)

3. 命名

（1）普通命名法：对于结构简单的醇类，可采用此种命名法。一般在烃基名称后加上“醇”字即可，“基”字可省去。例如

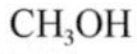

甲醇

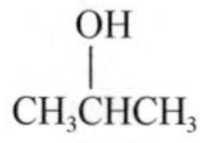

异丙醇

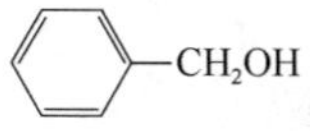

苯甲醇(苄醇)

（2）系统命名法：对于结构比较复杂的醇，应采用系统命名法。

1）饱和一元醇：选择含有羟基的最长碳链为主链，按主链所含碳原子数称为“某醇”。从靠近羟基的一端将主链碳原子依次编号，羟基的位置用阿拉伯数字表示，写在特性基团名称“醇”的前面，取代基(芳香醇将芳环作为取代基)的位次、数目和名称依次写在母体名称的前面。

2）不饱和醇：选择含有羟基在内的最长碳链作为主链。若主链不包含不饱和键，把不饱和键部分作为取代基；若主链包含不饱和键，编号从靠近羟基一端开始，化合物命名为“某烯醇”，并在“烯”和“醇”的前面标明不饱和键和羟基的位号。

3）脂环醇：从与羟基相连的碳原子开始编号，并尽量使环上其他取代基的位号最小，母体名称是在脂环烃基名称后面加上“醇”字称“环某醇”。

4）多元醇：选择含有多个羟基在内的最长碳链作为主链，依主链所含羟基数目称为“某二醇、某三醇”等。例如

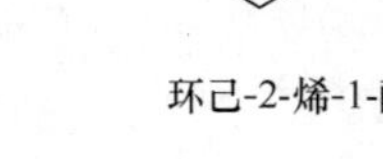

2,4-二甲基戊-1-醇

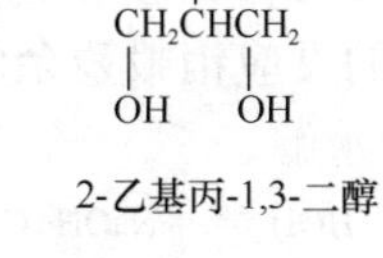

5,5-二甲基庚-2-醇

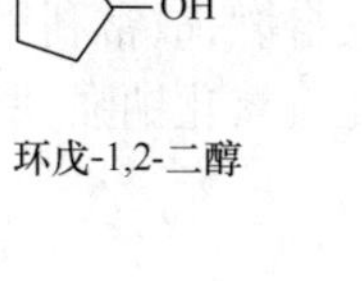

2-甲基-4-苯基戊-4-烯-1-醇

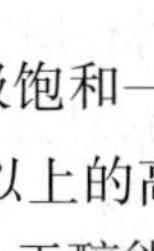

环己-2-烯-1-醇

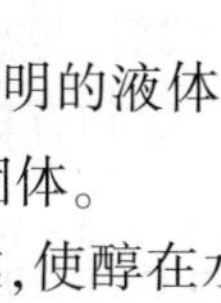

2-乙基丙-1,3-二醇

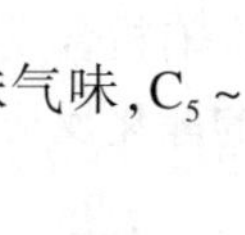

环戊-1,2-二醇

二、醇的物理性质

1. 性状　低级饱和一元醇为无色透明的液体，往往有特殊气味，$C_5 \sim C_{11}$的醇为油状液体，十二个碳原子以上的高级醇为蜡状固体。

2. 溶解性　由于醇能与水形成氢键，使醇在水中的溶解度比烃类大得多，低级醇能与水混溶。随着碳原子数目增加，羟基在醇分子中所占比例降低，与水分子形成氢键的能力也降低，因此水溶性必然降低。相反的，当醇中的羟基增多时，分子中和水相似的部分增

加，同时能和水分子形成氢键的部位也增加了，因此二元醇或多元醇在水中溶解度更大。

3. 沸点 醇分子间可以通过羟基氢键缔合起来，因此，低分子量醇的沸点比相对分子质量相当的烃高得多（图 11-2）。例如，乙烷（分子量为 30）的沸点为−88.6℃，甲醇（分子量 32）的沸点为 64.9℃。随着碳数增加，醇和烃的沸点差距愈来愈小。例如，正十二烷和正十二醇的沸点只差 25℃。含支链醇的沸点比同碳原子数的直链醇要低，如正丁醇（117.3℃）、异丁醇（108.4℃）、叔丁醇（88.2℃）。

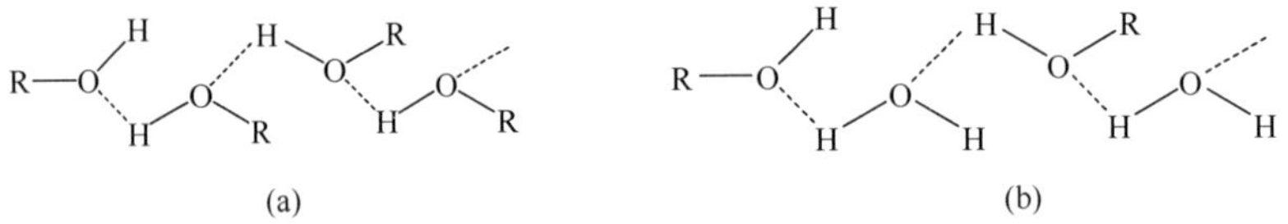

图 11-2 氢键的形成

（a）醇分子间氢键；（b）醇与水形成的氢键

三、醇的化学性质

醇的化学反应主要表现为 O—H 极性键和 C—O 极性键的异裂，前者主要表现出醇的酸性，C—O 键的断裂将发生取代和消除反应。又由于—OH 的影响，使 α-H 易脱去发生氧化反应。邻二醇类化合物具有一些特殊性质。醇分子的主要反应部位如图 11-3 所示。

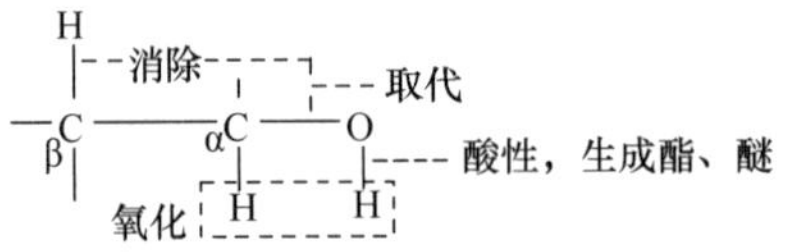

图 11-3 醇分子的主要反应部位

1. 与活泼金属的反应——羟基氢的酸性 醇从结构上也可以看作水的衍生物，其性质与水相似，羟基氧上的氢具有一定的酸性，可以与活泼金属作用放出氢气。

$$2R—OH + 2Na \longrightarrow 2R—ONa(\text{醇钠}) + H_2\uparrow$$

由于烷基的供电子作用，一般饱和醇的酸性弱于水，不同类型醇与金属钠的反应活性顺序是：CH_3OH >伯醇>仲醇>叔醇。

由于醇的酸性弱于水，所以 Na 与醇的反应比与水的反应缓慢得多，反应所生成的热量不足以使氢气自燃，故常利用醇与 Na 的反应销毁残余的金属钠，而不发生燃烧和爆炸。而醇钠的碱性比氢氧化钠强，所以醇钠易水解。

$$\underset{\text{较强碱}}{C_2H_5ONa} + \underset{\text{较强酸}}{HOH} \rightleftharpoons \underset{\text{较弱碱}}{NaOH} + \underset{\text{较弱酸}}{C_2H_5OH}$$

醇钠的碱性强度与其共轭酸的酸性强度相反：叔醇钠>仲醇钠>伯醇钠>甲醇钠。

醇钠（RONa）是有机合成中常用的碱性试剂。金属镁、铝也可与醇作用生成醇镁、醇铝。

2. 与无机酸的酯化反应 醇可与无机酸和有机酸作用生成酯类化合物。

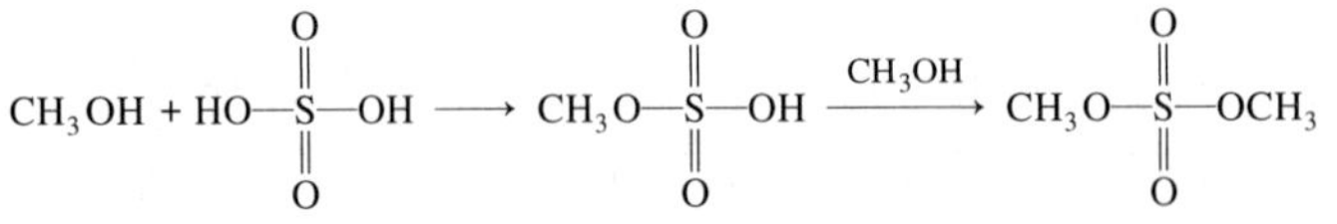

硫酸氢甲酯（酸性酯）　　硫酸二甲酯（中性酯）

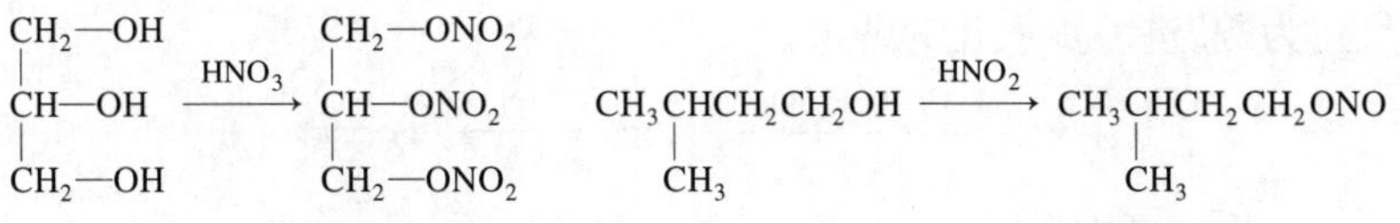

硝酸甘油酯　　　　　　　　亚硝酸异戊酯

硝酸甘油酯和亚硝酸异戊酯在临床上用于扩张血管及治疗心绞痛。醇与有机酸的酯化反应将在后续章节介绍。

3. 与氢卤酸反应——取代反应　醇可与氢卤酸作用，结果醇羟基被卤素取代生成卤代烃。

$$R—OH+H—X \longrightarrow R—X+H—OH$$

此反应常用于卤代烃的制备。不同氢卤酸的反应活性为：HI > HBr > HCl。这和卤素负离子的亲核能力一致。例如

$$CH_3CH_2OH+HI(47\%) \xrightarrow[\triangle]{} CH_3CH_2I+H_2O$$

$$CH_3CH_2OH+HBr(48\%) \xrightarrow[\triangle]{H_2SO_4} CH_3CH_2Br+H_2O$$

$$CH_3CH_2OH+HCl(浓) \xrightarrow[\triangle]{ZnCl} CH_3CH_2Cl+H_2O$$

各类醇的活性次序为：烯丙式醇>叔醇>仲醇>伯醇> CH_3OH。

浓盐酸和无水氯化锌组成的溶液称为卢卡斯（Lucas）试剂。各级醇与 Lucas 试剂的反应活性不同。

RCH_2OH（伯醇）　　　　　　　　　　　　不出现浑浊，加热后浑浊

R_2CHOH（仲醇） $\xrightarrow{36\%\ HCl/ZnCl_2(无水)}$ 数分钟浑浊

R_3COH（叔醇）　　　　　　　　　　　　　立刻浑浊

所以 Lucas 试剂可用于区别伯、仲、叔醇。但仅适用于 3~6 个碳原子的醇。这是因为 1~2 个碳的产物（氯代烷）的沸点低，易挥发。大于 6 个碳的醇（苄醇除外）不溶于卢卡斯试剂。

4. 脱水反应　醇在脱水剂硫酸或氧化铝等存在下加热发生脱水反应。随反应温度不同，可发生分子内脱水反应（消除反应）或分子间的脱水反应（成醚反应）。

$$CH_3CH_2OH \xrightarrow[or\ Al_2O_3,360℃]{H_2SO_4,170℃} CH_2{=}CH_2 + H_2O$$

$$CH_3CH_2OH \xrightarrow[or\ Al_2O_3,240\sim260℃]{H_2SO_4,140℃} CH_3CH_2OCH_2CH_3+H_2O$$

伯醇在低温下易发生成醚反应，故可用于醚的合成；在高温条件则下主要发生消除反应。叔醇难于发生成醚反应，主要发生分子内脱水生成烯烃。

不对称醇消除反应遵循查依采夫规则，即主要生成双键碳上烃基取代较多的烯烃，本质上是稳定的烯烃为主产物。例如

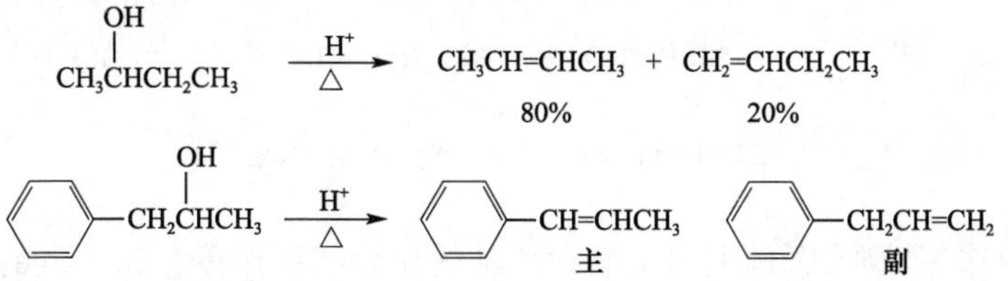

5. 氧化　伯醇、仲醇分子中的 α-H 原子，由于受羟基的影响易被氧化。氧化醇时可用的氧化剂很多，通常有 $KMnO_4$、浓 HNO_3、$K_2Cr_2O_7$、CrO_3/H_2SO_4、$CrO_3 \cdot 2C_5H_5N$ 等，它们的氧化能力以 $KMnO_4$ 和 HNO_3 为最强。

伯醇先氧化为醇，进一步氧化为羧酸。

$$RCH_2OH \xrightarrow{K_2Cr_2O_7+H_2SO_4} RCHO \xrightarrow{[O]} RCOOH$$

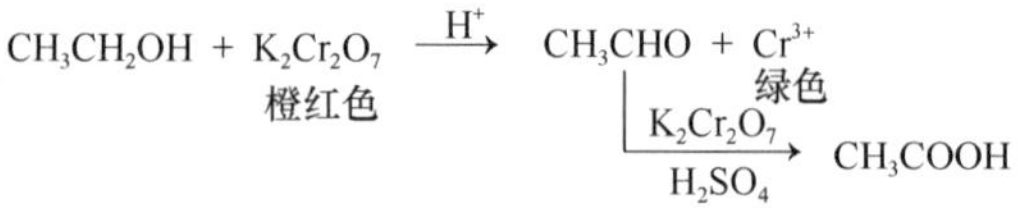

在此反应中，橙红色的重铬酸钾经醇还原后变成绿色的三价铬，颜色变化程度体现醇的含量。依据以上反应原理，设计出了检查司机是否酒后驾车的呼吸分析器，用于初步测定司机是否喝酒。

仲醇一般被氧化为酮；叔醇没有 α-H，一般难被氧化，但在剧烈条件下发生碳-碳键断裂生成小分子氧化物。

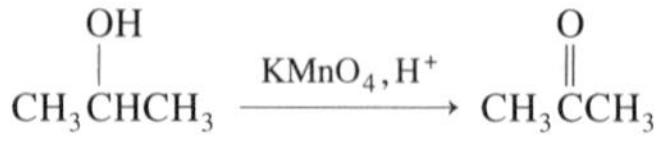

丙酮

6. 邻二醇的特性 邻二醇可与新制的 $Cu(OH)_2$ 反应，生成深蓝色溶液，该反应可用于邻二醇的定性鉴定。

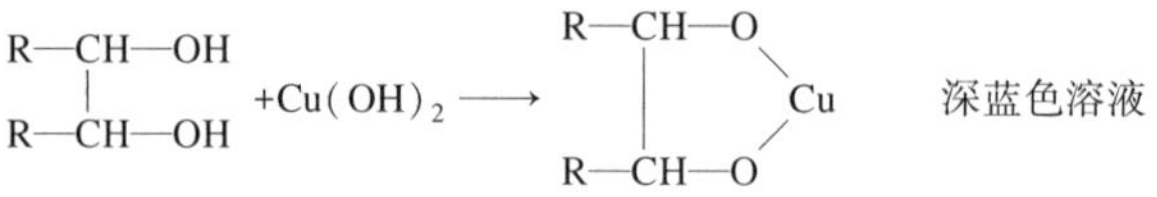

四、硫 醇

硫醇为醇的类似物，结构通式可表示为：R—SH。其特性基团为—SH，称作巯基。

硫醇的名称与相应的醇类似，只是在含氧醇的名称前加一个“硫”字。当硫醇结构较复杂时把—SH（巯基）作为取代基命名。例如，

CH_3SH	$HSCH_2CH_2SH$
甲硫醇	乙-1,2-二硫醇

1. 物理性质 硫醇的物理性质与相应的醇比，虽然硫醇的相对分子质量比相应的醇大，但巯基形成氢键的能力很弱，不存在分子间缔合，而以单分子形式存在，也不能与水形成氢键，因此其沸点和水溶度都比相应的醇要低得多。低碳数的硫醇都有恶臭，工业上用作臭味剂。

2. 化学性质 硫醇的酸性比相应的醇强，犹如 H_2S 的酸性比 H_2O 强。硫醇难溶于水，但可溶于氢氧化钠溶液。这是因为硫醇能与氢氧化钠发生中和反应，生成了水溶性的硫醇钠。

与无机硫化物类似，硫醇可与 Pb、Hg、Cd、Ag、Cu 等重金属盐或氧化物作用生成不溶于水的硫醇盐。

$$2RSH+HgO \longrightarrow (RS)_2Hg\downarrow +H_2O$$

硫醇汞

$$2RSH+Pb(Ac)_2 \longrightarrow (RS)_2Pb\downarrow +2HAc$$

硫醇铅

利用硫醇的这一性质，医药上将某些含巯基的化合物用作重金属中毒的解毒剂。

所谓重金属中毒，是体内许多酶上的巯基与铅、汞等重金属发生了上述反应，使其变性失活而丧失正常的生理功能所致。而解毒的方法就是选择和重金属离子的亲和力更强的硫醇，它们不仅能与进入体内的重金属离子结合生成不易解离的无毒配合物由尿排出体外，以保护

酶系统，而且还能夺取已经与酶结合的重金属离子，使酶的活性恢复，从而达到解毒的目的。但若酶的巯基与重金属离子结合过久，酶的活性则难以恢复，故重金属中毒需尽早用药抢救。常用于临床的重金属解毒剂为一些具有邻二硫醇结构的二元硫醇。例如，

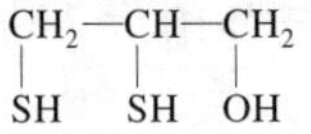

二硫基丙醇(BAL)

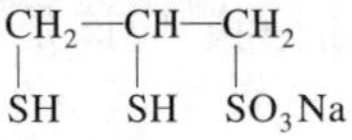

二硫基丙磺酸钠

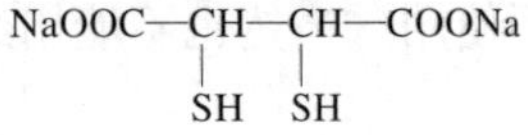

二硫基丁二酸钠

解毒原理示意如下。

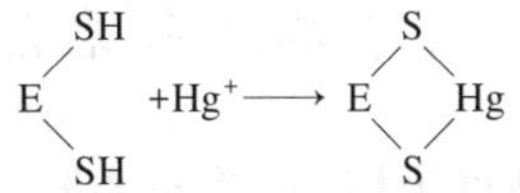

活性酶　　中毒

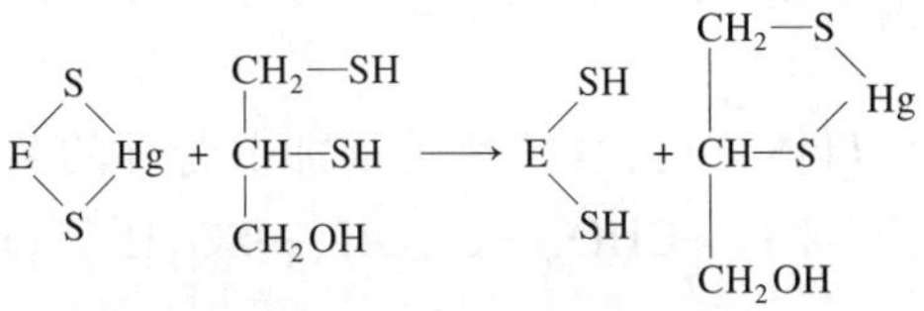

中毒酶　　解毒酶　　复活酶

五、醇在医药上的应用

1. 甲醇　俗称木醇或木精，是无色透明略带乙醇气味易挥发的液体。熔点-97.8℃，沸点 64.5℃；能与水、乙醇、乙醚、苯、酮、卤代烃和许多其他有机溶剂相混溶。

甲醇有毒，内服 5～10ml 可致双目失明，饮用 10ml 左右会导致死亡。这是因为甲醇在体内的氧化产物甲醛(毒性是甲醇的 30 多倍)或甲酸盐与细胞内的蛋白质相结合，最终导致视神经萎缩所致。

2. 乙醇　又名酒精，为易燃、易挥发的无色透明液体。熔点-117.3℃，沸点 78.5℃，密度 0.7893g/cm^3，能与水及大多数有机溶剂以任意比混溶。

乙醇的用途很广，可用乙醇来制造乙酸、饮料、香精、染料、燃料等。医疗上也常用体积分数为 70%～75% 的乙醇作消毒剂(因为乙醇可使蛋白质变性)；25%～50% 的乙醇可用于物理退热。因为用乙醇擦拭皮肤，能使患者的皮肤血管扩张，增加皮肤的散热能力，乙醇蒸发，吸热，使患者体表面温度降低，症状缓解。但乙醇浓度不可过高，否则可能会刺激皮肤，并吸收表皮大量的水分。

乙醇具有还原性，可以被氧化成为乙醛。饮酒后，乙醇在消化道中被吸收入血，血中的乙醇由肝来解毒，先是在醇脱氢酶作用下转化为乙醛，又在醛脱氢酶作用下转化为乙酸，乙酸再进一步分解为水和二氧化碳。若饮酒过量，超过机体的解毒极限就会引起中毒。中毒剂量与个人的代谢能力有关。一般成人的乙醇中毒量为 75～80 毫升/次，致死量为 250～500 毫升/次，幼儿 25 毫升/次亦有可能致死。

3. 丙三醇　又名甘油，是一种无色、无臭、味甘的黏稠液体。熔点 20℃，沸点 290℃(分解)，相对密度 1.2613(20℃/4℃)。甘油吸水性很强，可与水混溶。甘油于 10℃左右与硫酸、硝酸混合酸反应，生成甘油三硝酸酯，俗称硝酸甘油，临床上用作扩张血管及抗心绞痛药物。这个化合物经轻微碰撞即分解成大量的气体发生爆炸，因此是一种强力炸药。

因甘油有良好的吸水性,常用来做化妆品的添加原料。冬季人们常用甘油护肤,其保湿滋润作用使皮肤保持柔软,富有弹性。但是需要注意的是,甘油的良好吸水性是双向的,可以从空气中吸收水分为皮肤保湿,也可以从皮肤中吸收水分,因此甘油不适合在长期气候干燥的环境下使用。当然也不能用纯甘油护肤,应该是兑水后使用。

第二节 酚

一、分类和命名法

羟基直接与芳环相连的化合物称为酚,通式可表示为 Ar—OH。其中的羟基称为酚羟基。根据芳环所连羟基数目,酚可分为一元酚、二元酚、三元酚等。二元酚以上称为多元酚。最简单的酚是苯酚。

酚的命名一般是以酚作母体,即在"酚"字前面加上芳环的名称,再加上其他取代基的名称和位次。但当芳环上还含有—CHO、—COOH、—SO_3H 等基团时,酚羟基当取代基。例如,

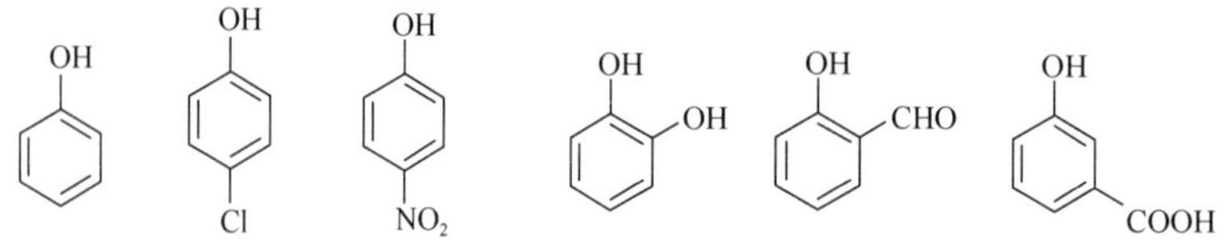

苯酚　4-氯苯酚　4-硝基苯酚　苯-1,2-二酚　2-羟基苯甲醛　3-羟基苯甲酸

萘酚存在官能团的位置异构,有α-萘酚和β-萘酚。

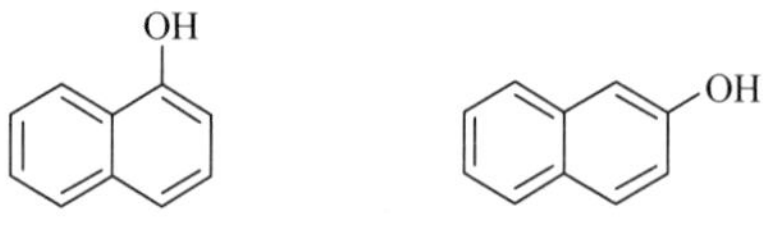

α-萘酚　β-萘酚

二、酚的结构与物理性质

酚的结构特点是酚羟基直接连在苯环上,苯环上的碳原子和酚羟基的氧原子均为 sp^2 杂化,氧原子上的两对孤对电子,一对占据一个 sp^2 杂化轨道,另一对占据未参与杂化的 p 轨道,此 p 轨道与苯环的大π键平行,形成 p-π共轭体系,如图 11-4 所示。由于 p-π共轭体系的形成,氧的 p 电子向苯环偏移,增加了苯环上的电子云密度,降低了氧原子上的电子云密度,使羟基 H 的解离能力增强,同时酚羟基的 C-O 键不易断裂。

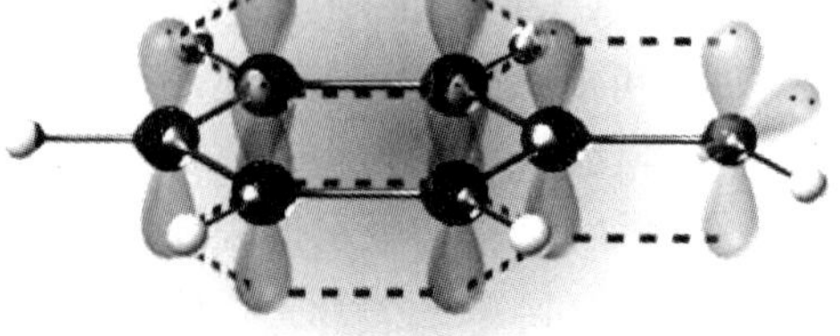

图 11-4 苯酚的 p-π共轭体系

由于酚羟基的存在，酚类可以形成分子间氢键，所以酚类化合物的沸点比分子量相当的烃类高得多。例如，苯酚的沸点为 182℃，与之相对分子质量相近的甲苯沸点只有 110. 6℃。同样，酚羟基也能与水分子之间形成氢键，因此，酚类化合物在水中也有一定溶解度。酚类化合物室温下多为结晶性固体，少数烷基酚(如甲酚)为高沸点的液体。

三、酚的化学性质

酚与醇一样含有羟基特性基团，因此它们之间有许多共性，如羟基的酸性、酯化、成醚反应等。但由于酚羟基连在苯环上，苯环与羟基的互相影响，使其与醇的性质上又存在着较大的差异，如酚的 C—O 键不易断裂，在性质上表现为酚羟基不易被取代。酚的化学反应主要是 O—H 键断裂引起的反应和苯环上的反应。主要反应部位如图 11-5 所示。

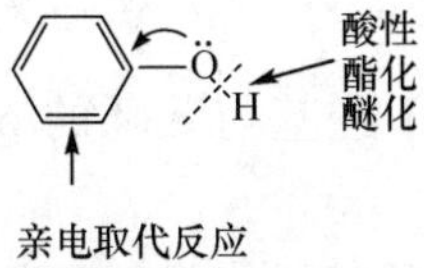

图 11-5　苯酚的结构与主要反应部位

1. 酚羟基的反应

(1) 酸性与成盐：酚类化合物一般显弱酸性，如苯酚能与氢氧化钠反应生成易溶于水的苯酚钠。

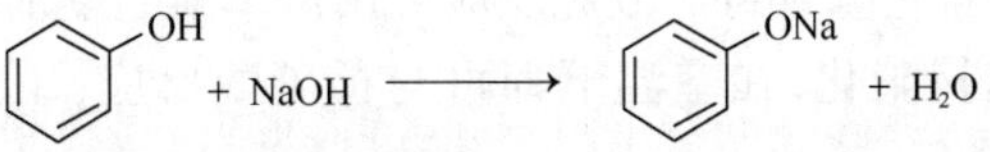

苯酚的酸性($pK_a = 9.89$)比碳酸($pK_a = 6.35$)弱，向苯酚钠溶液中通入二氧化碳，苯酚就游离出来。故酚可溶于 NaOH 但不溶于 $NaHCO_3$，可用于酚的分离及分析。

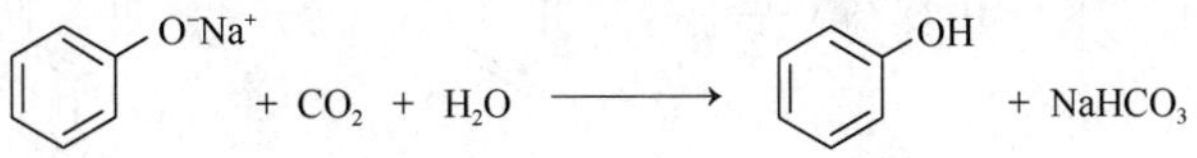

取代酚类的酸性与取代基的种类、数目等有关。一般吸电子基使酚的酸性增强；斥电子基使酚的酸性减弱。例如，

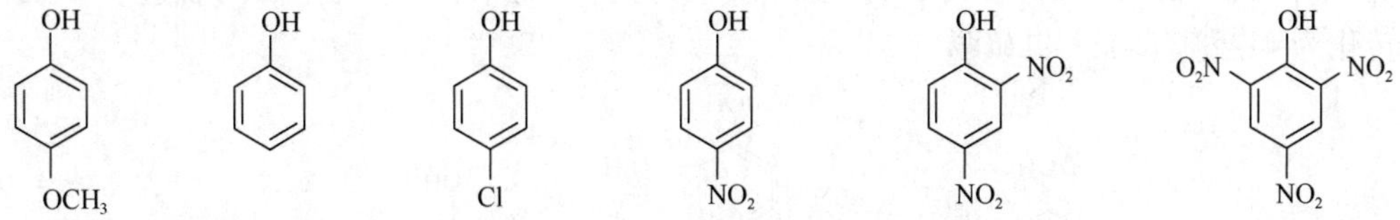

pK_a 10.21　　10.00　　9.38　　7.15　　4.0　　0.71

(2) 酚醚及酚酯的生成：酚类不能发生分子间脱水成醚，酚醚一般是由酚在碱性溶液中与卤代烃作用生成。

例如，$ArOH \xrightarrow{NaOH} ArONa \xrightarrow{RX} ArOR$

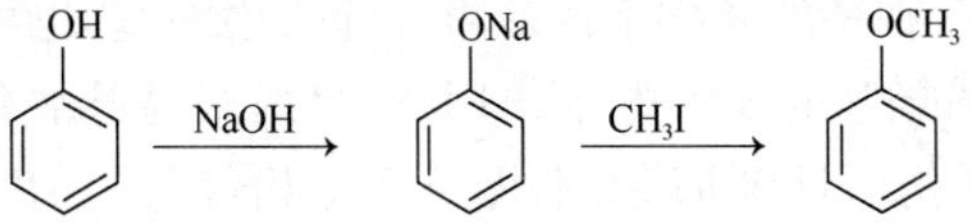

在有机合成上常利用生成酚醚的方法来保护酚羟基。

酚也可以生成酯,但比醇困难。一般酚酯的生成是用酰卤或酸酐进行酯化,而不用羧酸,此反应也称为羟基的酰化反应。例如,

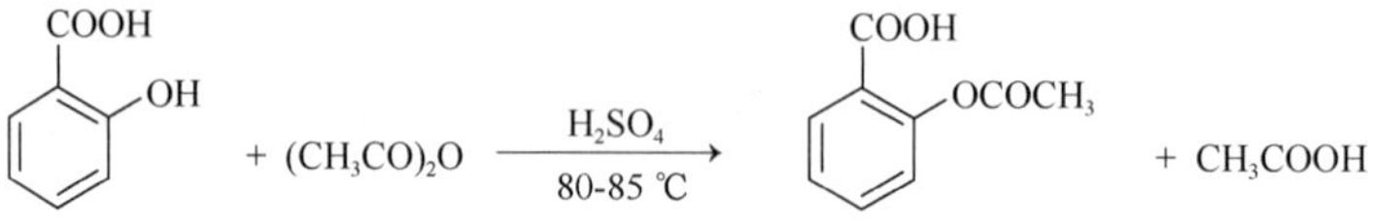

水杨酸　　　　　　　　　　乙酰水杨酸(阿司匹林)

(3) 与 $FeCl_3$ 的显色反应:大多数酚能与 $FeCl_3$ 溶液发生显色反应,不同的酚显示不同颜色,故此反应可用来鉴定酚。例如,苯酚遇 $FeCl_3$ 显紫色。

$$6C_6H_5OH + FeCl_3 \rightleftharpoons \underset{\text{紫色}}{H_3[Fe(C_6H_5O)_6]} + 3HCl$$

能与 $FeCl_3$ 发生显色反应的并不仅限于酚,一些具有烯醇式结构(—C═C—OH)的脂肪族化合物也能发生此反应。

2. 芳环上的亲电取代反应　由于羟基与苯环的 p-π 共轭,使苯环上的电子云密度增加,亲电反应比苯容易进行。

(1) 卤代反应:苯酚与溴水在常温下可立即反应生成 2,4,6-三溴苯酚白色沉淀。

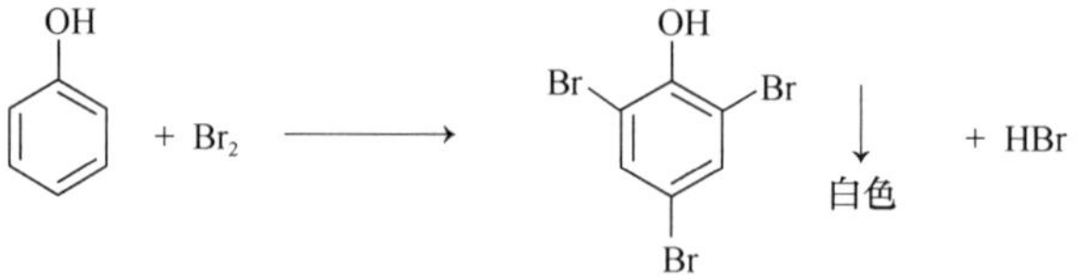

反应迅速、现象明显且定量进行。故此反应可用作苯酚的鉴别和定量测定。

(2) 硝化:苯酚比苯易硝化,在室温下即可与稀硝酸反应,主要生成邻位和对位硝化产物。

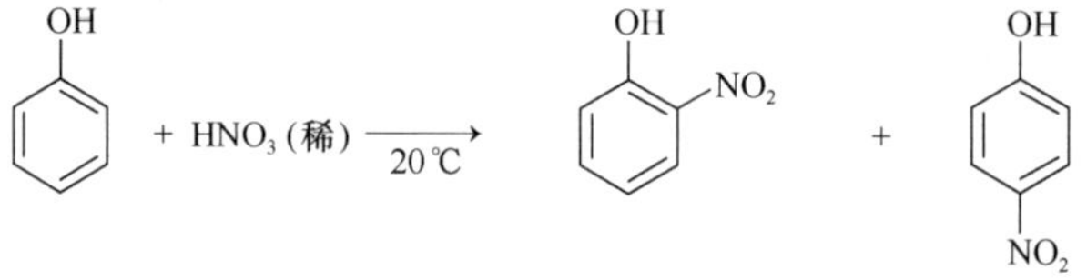

(3) 磺化反应:苯酚与浓硫酸反应得到磺化反应产物。15~25℃时邻羟基苯磺酸为主(动力学控制产物);在 100℃时,对羟基苯磺酸为主(热力学控制产物)。两者进一步磺化,均转化为 4-羟基苯-1,3-二磺酸。

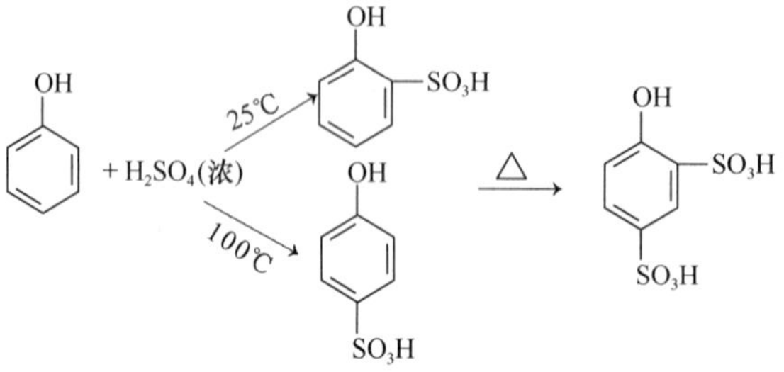

磺化反应是可逆反应,在稀酸条件下回流可以除去磺酸基,也可以被其他基团所取代。

3. 氧化反应　由于酚羟基的强给电子作用,使得酚很易被氧化为醌等氧化物,氧化物的颜色随着氧化程度的深化而逐渐加深,由无色而呈粉红色、红色以致深褐色。多元酚更易被氧化。

例如，

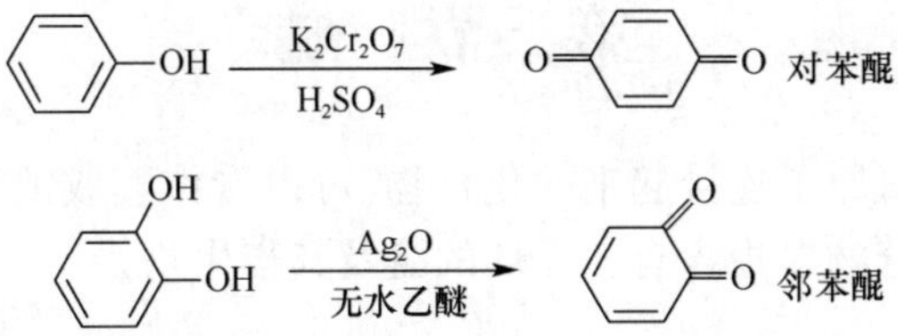

酚易被氧化的性质常用来作为抗氧剂和除氧剂。常用的抗氧化剂有

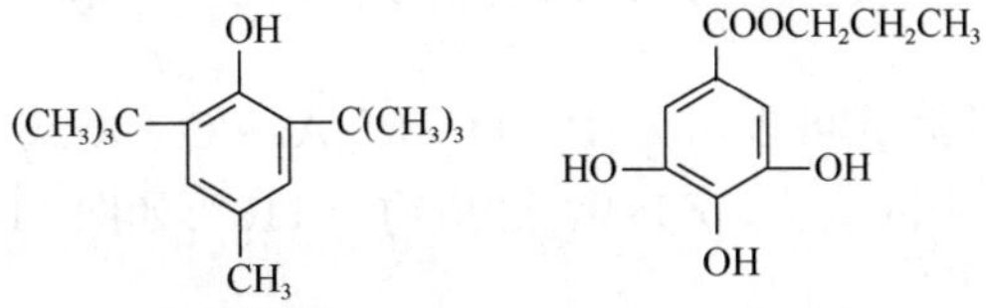

抗氧剂246　　PG

四、重要的酚

1. 苯酚和甲酚　苯酚又名石炭酸。熔点 42~43℃，沸点 182℃，为无色结晶，具有特殊气味，有毒，有腐蚀性。常温下微溶于水，易溶于有机溶剂；当温度高于 70℃时，能跟水以任意比例互溶，其溶液沾到皮肤上用乙醇洗涤。暴露在空气中或日光下被氧化逐渐变成粉红色至红色。

甲酚又名煤酚，是甲基苯酚各异构物的混合物。甲酚抗菌作用较苯酚强 3~10 倍，而毒性几乎相等。能杀灭包括分枝杆菌在内的细菌繁殖体。2% 溶液经 10~15min 能杀死大部分致病性细菌，2. 5% 溶液 30min 能杀灭结核杆菌。由于在水中溶解度低，常配成甲酚皂溶液（来苏儿，Lysol）用作消毒剂。

2. 维生素 E　维生素 E（vitamin E，V E）是一组脂溶性维生素，又称生育酚。包括生育酚（tocopherol，T）类、三烯生育酚（tocotrienol，T3）类。都有抗氧化功能，为动物正常生长和生育所必需。8 种自然界的维生素 E 结构如图 11-6 所示。

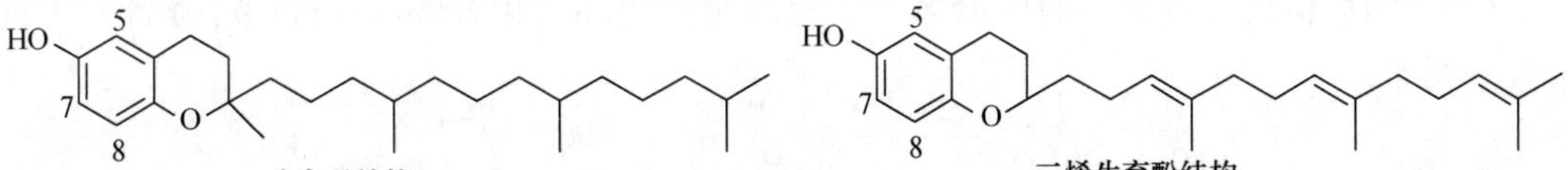

生育酚结构　　三烯生育酚结构

甲基位置	生育酚(T)	三烯生育酚(T-3)
5,7,8	α-T	α-T-3
5,8	β-T	β-T-3
7,8	γ-T	γ-T-3
8	δ-T	δ-T-3

图 11-6　维生素 E 的结构

T-3 与 T 的区别在于前者侧链 3′，7′及 11′位有双键，由于色满醇基上的甲基位置及数目之不同而有不同类型，生理活性也不同。

维生素 E 能促进性激素分泌，使男子精子活力和数量增加；使女子雌性激素浓度增高，提高生育能力，预防流产，还可用于男性不育症、烧伤、冻伤、毛细血管出血、更年期综合征、美容等方面。近来还发现维生素 E 可抑制眼睛晶状体内的过氧化脂反应，使末梢血管扩张，改善血液循环，预防近视发生和发展。

第三节 醚

醚是两个烃基通过氧原子连接起来的化合物，可以看作醇或酚羟基中的氢原子被烃基取代后的产物。环氧化合物多指含有三元环的醚及其衍生物。

一、醚的结构、分类和命名法

1. 结构与分类 醚的通式可表示为：R—O—R′、Ar—O—R 或 Ar—O—Ar′。醚的官能团为醚键（C—O—C），其中的氧为 sp^3 杂化，键角约为 110°，如图 11-7 为甲醚的结构。

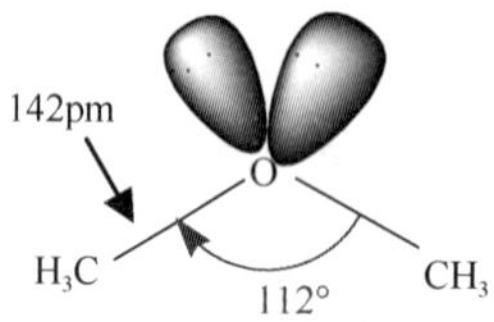

图 11-7 甲醚的结构

在醚的分子中，与氧原子相连的两个烃基相同时为单醚；两个烃基不同时为混合醚；两个烃基中有一个或两个是芳香烃基的为芳香醚。氧原子和碳原子结合成的环状化合物，通常称为环醚。

2. 醚的命名

（1）简单的醚常用普通命名法命名：在烃基名后加“醚”。单醚一般省略“二”字。混合醚按取代基英文名称的首字母先后顺序列出。

CH_3OCH_3 二甲醚(甲醚)

$CH_3CH_2OCH_2CH_3$ 二乙醚(乙醚)

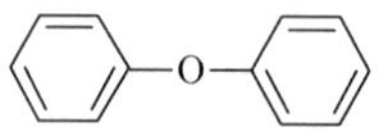
二苯醚(苯醚)

$CH_3CH_2OCH_2CH_2CH_3$ 乙丙醚

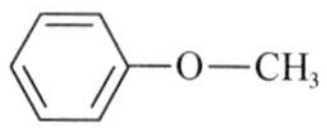
甲基苯基醚

（2）环醚：俗名或按杂环规则命名。三元环醚称为环氧化合物（epoxide），命名为环氧某烷。例如，

环氧乙烷

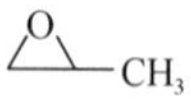
1,2- 环氧丙烷

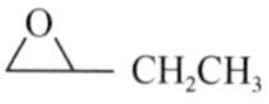
1,2- 环氧丁烷

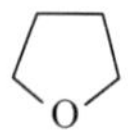
环氧丁烷
四氢呋喃(THF)

（3）结构复杂的醚可用系统命名法：将碳链较长的烃基作母体，较小的烃基与氧一起作为取代基，称“某氧基某烃”。例如，

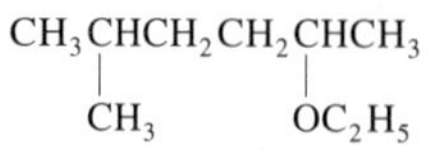
2-乙氧基-5-甲基己烷

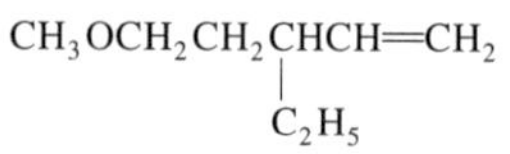
3-乙基-5-甲氧基戊-1-烯

二、醚的物理性质

常温下，除了甲醚和乙甲醚为气体之外，其余多数醚是无色液体。低级醚挥发性很大，易燃，使用时要注意避免明火和电器。由于醚分子中氧原子的两边均为烃基，不含活泼氢

原子,所以醚分子之间不能形成氢键,其沸点比相应分子量的醇低得多(正丁醇 117.3℃,乙醚 34.5℃)。因为醚分子中的氧原子仍能与水分子中的氢原子生成氢键,所以醚在水中的溶解度与同碳数目的醇相近。

三、醚的化学性质

醚较稳定,其稳定性仅次于烷烃。醚不能与强碱、稀酸、氧化剂、还原剂或活泼金属反应。但稳定是相对的,在一定条件下可发生反应,反应与醚氧原子上的孤电子对有关。

1. 醚的质子化——鉎盐的生成　醚的氧原子上有孤电子对,能接受强酸(浓盐酸或浓硫酸)中的 H^+ 而生成鉎盐。

$$R{-}O{-}R' + HX \longrightarrow R{-}\overset{+}{\underset{H}{\underset{|}{O}}}{-}R' + X$$

鉎盐是一种弱碱强酸盐,仅在浓酸中才稳定,遇水很快分解为原来的醚。利用此性质可以将醚从烷烃或卤代烃中分离出来;也可以区别醚和卤代烃或烷烃等。

2. 醚键的断裂　在加热条件下,醚与氢卤酸反应,醚键断裂,生成醇和卤代烷,生成的醇可进一步与过量的氢卤酸反应。浓的 HI 是最有效的分解醚的试剂。

醚键断裂时往往是较小的烃基生成碘代烷,例如,

$$CH_3\underset{CH_3}{\underset{|}{CH}}CH_2OCH_2CH_3 + HI \xrightarrow[\triangle]{} CH_3\underset{CH_3}{\underset{|}{CH}}CH_2OH + CH_3CH_2I$$

芳香混醚与浓 HI 作用时,总是断裂烷氧键,生成酚和碘代烷。

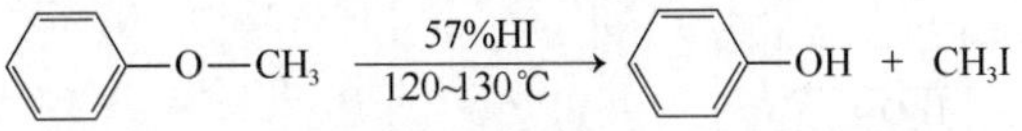

四、醚在医药上的应用

早在 1842 年,著名美国医生 Long 将乙醚作为全身麻药用于外科手术。乙醚和氧化亚氮作为第一代全麻药问世以来,第二代乙烯醚、环丙烷也进入临床,乙烯醚的作用比乙醚强七倍。但由于这些化合物易燃易爆、气味不佳、不良反应多,已逐渐被淘汰。第三代以氟烷(氟代醚)为代表,开辟了氟代吸入全麻药的新纪元。

1. 安氟醚　又称恩氟烷(enflurane)$ClCHFCF_2{-}O{-}CHF_2$,为无色挥发性液体,沸点 56.5℃,是目前临床应用最为广泛的吸入麻醉剂。国外应用已有 30 多年,我国长期依赖进口,因而在一定程度上限制了临床应用,直到 1995 年本品的生产工艺才取得突破性进展。

2. 异氟醚　又称异氟烷(isoflurane)$CF_3CHCl{-}O{-}CF_2H$,为无色挥发性液体,沸点 48.5℃,与氨氟醚是异构体,吸入性麻醉剂

3. 七氟醚　又称七氟异丙甲醚(sevoflurane)$CH_2F{-}O{-}CH(CF_3)_2$,是近年来投入临床应用的新吸入麻醉剂。

习　　题

1. 解释:为什么乙二醇及其甲醚的沸点随分子量的增加而降低?

	CH_2OH | CH_2OH	CH_2OCH_3 | CH_2OH	CH_2OCH_3 | CH_2OCH_3
bp	197℃	125℃	84℃

2. 写出下列化合物的结构式。

(1) 4-甲基戊-2-醇 (2) 2,4-二硝基苯酚 (3) 正丙基异丙基醚 (4) 对叔丁基苯酚

3. 命名下列化合物。

(1) 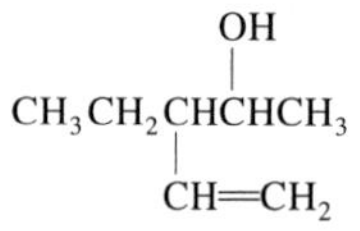 (2) 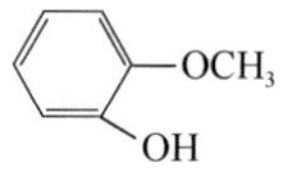 (3) 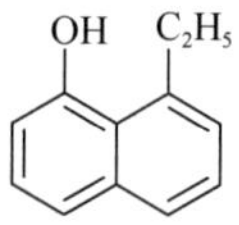

(4) 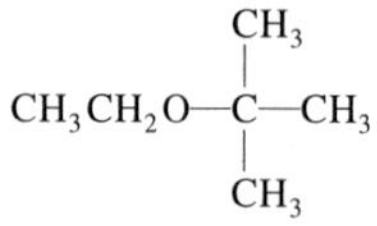 (5) 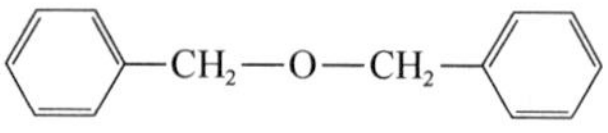

4. 比较下列各组化合物的相对酸性强弱。

(1) 苯酚 对甲氧基苯酚 对硝基苯酚 2,4-二硝基苯酚 对溴苯酚

(2) 苯酚 对硝基苯酚 间硝基苯酚 邻硝基苯酚

5. 用简便化学方法区别下列各组物质。

(1) 己烷、丙醚

(2) 苄醇、苄基氯

(3) 乙二醇、丙-1,3-二醇

6. 写出下列反应的主要产物。

(1) 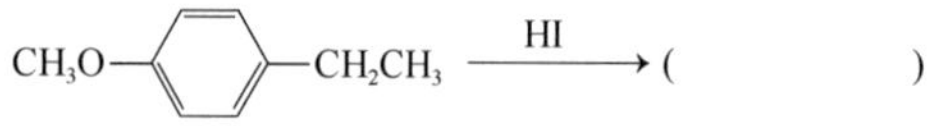

(2) 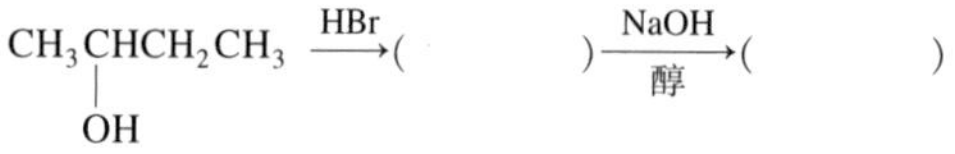

(3) 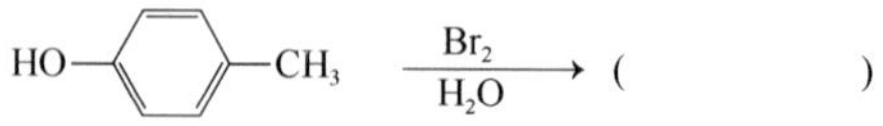

(4) 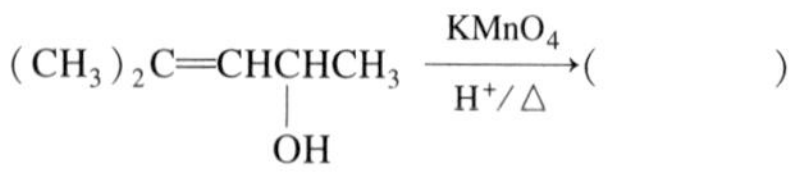

(5) 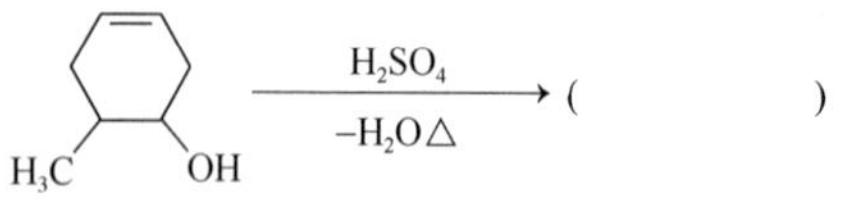

(6) 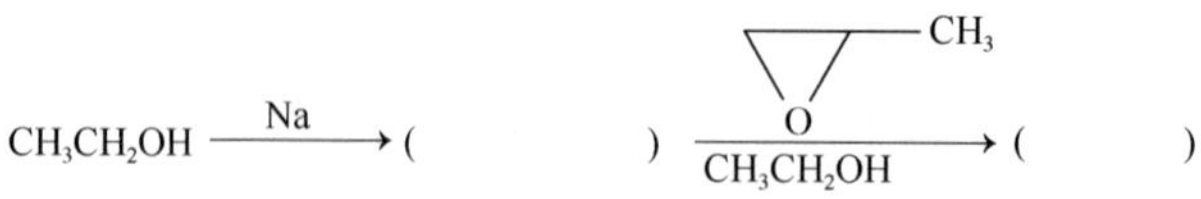

(7) 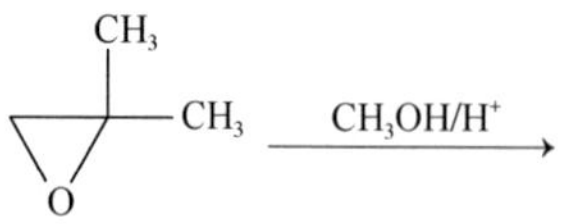

(8) 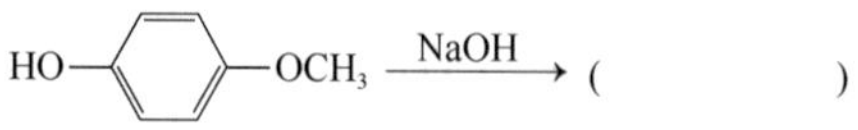

7. 某化合物 A(C_7H_8O)不溶于 $NaHCO_3$,但溶于 NaOH。A 与溴水作用立即得到化合物 B($C_7H_5OBr_3$),写出 A 和 B 的结构。若 A 也不溶于 NaOH,但能与金属钠反应放出氢气,则 A 的结构是什么?若 A 不溶于 NaOH,也不能与金属钠反应,则 A 的结构如何?

(刘晓平)

第十二章 醛 和 酮

醛和酮是分子中含有羰基($>C{=}O$)官能团的有机物。羰基碳原子至少与一个氢原子结合的化合物称为醛,结构中的—CHO 称为醛基,为醛的官能团;羰基碳原子与两个烃基结合的化合物称为酮,酮分子中的羰基也称为酮基($>C{=}O$),为酮的官能团。饱和一元醛酮具有通式 $C_nH_{2n}O$。

第一节 醛、酮的分类和命名

一、醛、酮的分类

根据羰基所连烃基类型的不同,醛、酮可分为脂肪醛(酮)和芳香醛(酮),其中羰基直接连在芳香环上的醛(酮)称为芳香醛(酮),其他的为脂肪醛(酮);脂肪醛(酮)根据烃基的饱和程度可分为饱和醛(酮)和不饱和醛(酮)。根据醛(酮)分子中所含羰基数目,又可分为一元和多元醛(酮)等。例如,

脂肪醛、酮

芳香醛、酮

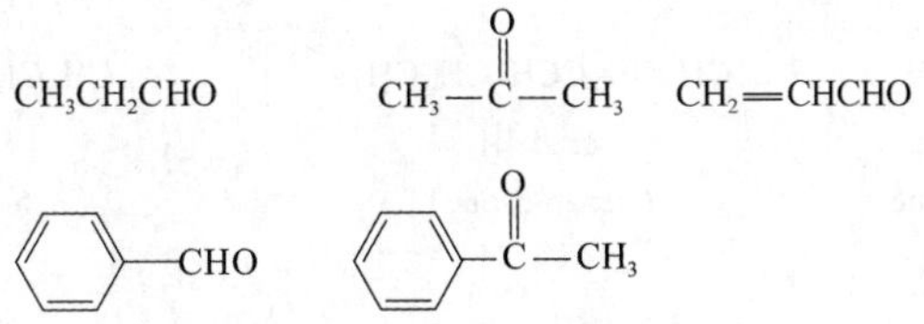

二、醛、酮的命名

1. 普通命名法 适用于简单的醛、酮。脂肪醛依分子中所含碳原子数称为某醛;芳香醛则将芳基作为取代基。酮则按羰基所连的两个羟基名称命名为某(基)某(基)甲酮,"甲"字有时可以省略。芳香酮亦可称为"某酰苯"。例如,

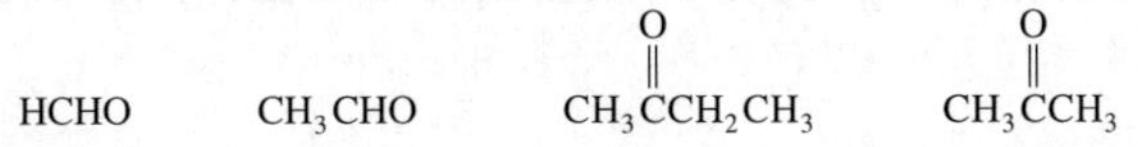

甲醛 乙醛 甲乙酮 二甲酮

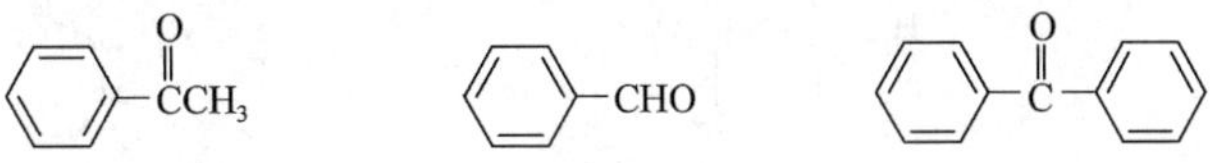

苯乙酮(乙酰苯) 苯甲醛 二苯酮

2. 系统命名法

(1) 醛,选择含醛基碳的最长碳链作主链,根据碳原子数称母体为"某醛"。用阿拉伯数字编号,醛基碳的位次为第一位,不须标出。有环状结构时,环的部分作取代基。所有取代基的位次、数目及名称写在母体名称之前,按取代基英文名称的字母顺序列出。英文命名法是,将相应烃名称的末尾字母"e"换成"al"。醛基—CHO 直接连在环上时,在相应环烃

的名称后加“甲醛”,英文名称加“carbaldehyde”,构成一个完整的词。例如:

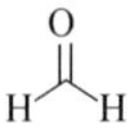

甲醛
(methanal)

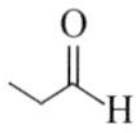

丙醛
(propanal)

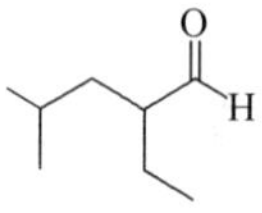

2-乙基-4-甲基戊醛
(2-ethyl-4-methylpentanal)

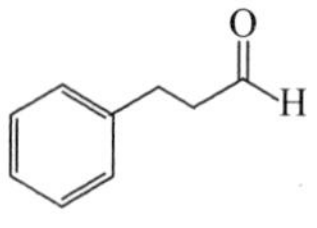

3-苯基丙醛
(3-phenylpropanal)

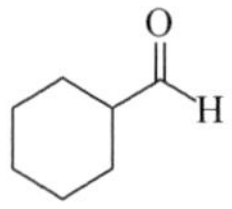

环己烷甲醛
(cyclohexanecarbaldehyde)

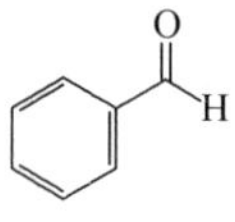

苯甲醛
(benzenecarbaldehyde)

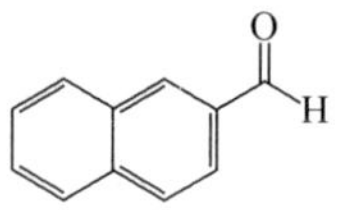

萘-2-甲醛
(naphthalene-2-carbaldehyde)

不饱和醛的命名,要选择同时含羰基碳和碳碳双键(或叁键)碳在内的最长碳链作主链,称为“某烯(炔)醛”;碳碳双键(或叁键)的位次,插在表示碳原子数的词干和“烯(炔)”之间。例如:

$$CH_3CH{=}CHCHO$$

丁-2-烯醛
(but-2-enal)

(2) 开链酮的命名,选择含酮基碳的最长碳链作主链,根据碳原子数称母体为“某酮”。从靠近酮基的一端开始,用阿拉伯数字编号,酮基的位次插在母体名称的后缀“酮”字之前。英文命名法是,将相应烃名称的末尾字母“e”换成“one”。例如:

$$CH_3\overset{\overset{O}{\|}}{C}CH_3$$

丙酮
(propanone)

$$CH_3CH_2\overset{\overset{O}{\|}}{C}CH_2CH_2CH_3$$

己-3-酮
(hexan-3-one)

$$CH_3CH_2\overset{\overset{H_3C}{|}}{CH}—\overset{\overset{O}{\|}}{C}—\overset{\overset{CH_3}{|}}{C}HCH_2CH_3$$

3,5-二甲基庚-4-酮
(3,5-dimethylheptan-4-one)

$$CH_3\overset{\overset{O}{\|}}{C}CH_2CH{=}CHCH_3$$

己-4-烯-2-酮
(hex-4-en-2-one)

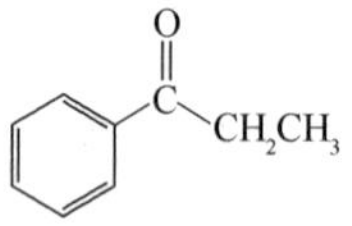

1-苯基丙-1-酮
(1-phenylpropan-1-one)

$$CH{\equiv}C\overset{\overset{O}{\|}}{C}CH_3$$

丁-3-炔-2-酮
(but-3-yn-2-one)

环酮的命名只需在含相同碳原子数的开链酮的名称前加个“环”字,英文命名是加词头“cyclo”。如有取代基,给环内碳原子编号,酮基碳为第一位,并使取代基得到较低的位次。例如:

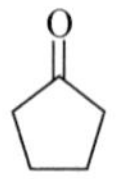

环戊酮
(cyclopentanone)

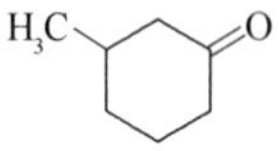

3-甲基环己酮
(3-methylcyclohexanone)

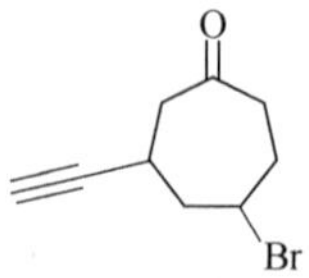

5-溴-3-乙炔基环庚酮
(5-bromo-3-ethynylcycloheptanone)

(3) 多元醛、酮的命名,选取含羰基最多的最长碳链作主链,并标明酮基的位次和数目。英文命名法是,在相应烃的名称后加“dial”(二醛)、“tricarbalhyde”(三醛)、“dione”(二酮)、“trione”(三酮)等词尾表示官能团的数目,并标明其位次。例如:

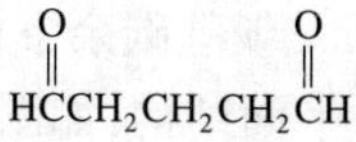

戊二醛

(pentanedial)

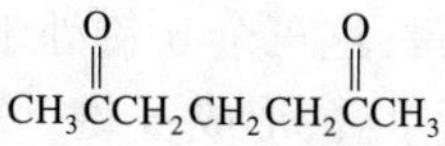

庚-2,6-二酮

(heptane-2,6-dione)

同一个分子中,既有醛基、又有酮基时,醛为母体,酮基氧作取代基,名称为“氧亚基”。氧作取代基的英文名称为“oxo”。例如:

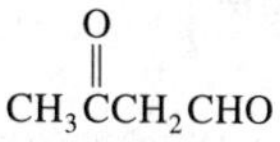

3-氧亚基丁醛

(3-oxobutanal)

(4)构型明确的立体异构体,将其构型标在构造名称之前。

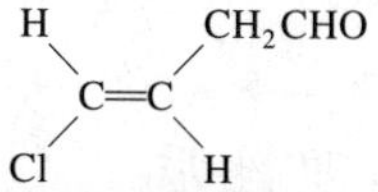

(*E*)-3-氯丁-3-烯醛

[(*E*)-3-chlorobut-3-enal]

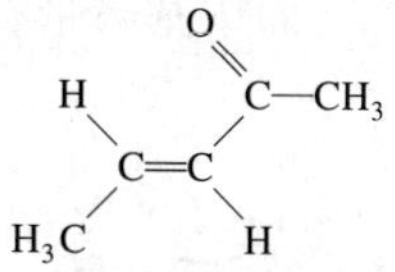

反戊-3-烯-2-酮

(*trans*-pent-3-en-2-one)

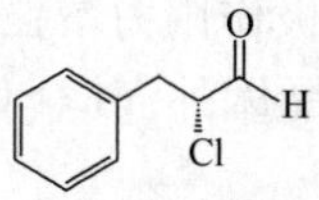

(*R*)-2-氯-3-苯基丙醛

[(*R*)-2-chloro-3-phenylpropanal]

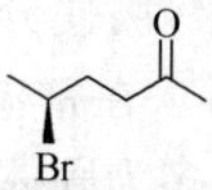

(*S*)-5-溴己-2-酮

[(*S*)-5-bromohexan-2-one]

3. 俗名

早期从自然界获得的化合物多有俗名。例如:

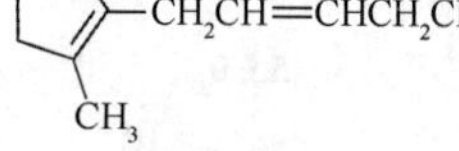

柠檬醛

(citral)

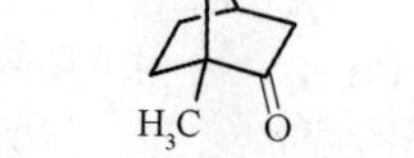

肉桂醛

(cinnamaldehyde)

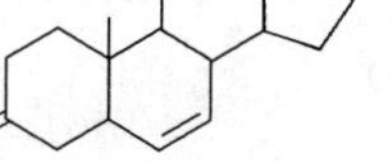

茴香醛

(anisaldehyde)

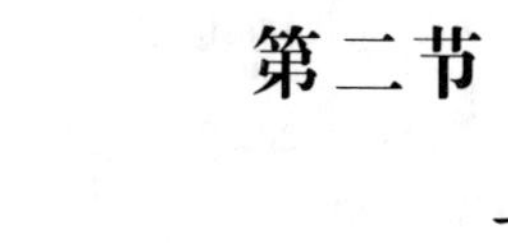

茉莉酮

(jasmone)

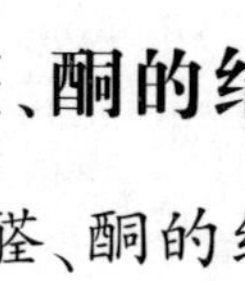

樟脑

(camphor)

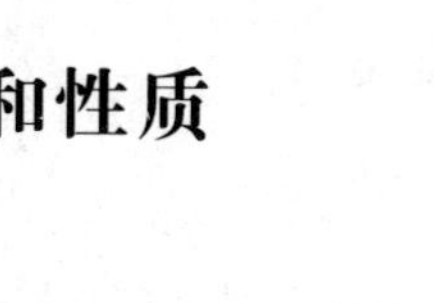

睾丸酮

(testosterone)

第二节　醛、酮的结构和性质

一、醛、酮的结构

醛、酮结构特征是都含有官能团羰基,羰基中碳和氧是以双键相结合。与烯烃的碳碳双键类似,羰基碳也是 sp^2 杂化,碳原子的三个 sp^2 杂化轨道分别与一个氧原子及其他两个原子(碳或氢)形成三个 σ 键,这三个 σ 键处于一个平面,羰基碳余下的一个未杂化的 p 轨道与氧的 2p 轨道彼此平行重叠,形成 π 键。羰基是一平面结构,如图 12-1 所示。

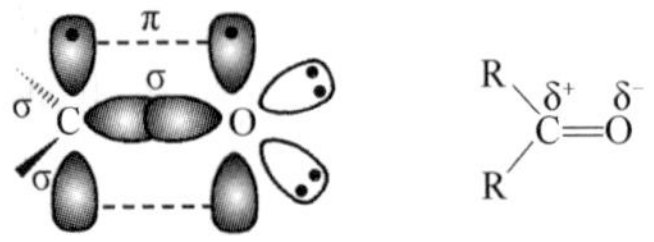

(a) (b)

图 12-1 羰基的结构

(a) 羰基的形成;(b) 羰基中电子云分布

与烯烃的碳碳双键所不同的是,碳氧双键中氧的电负性比碳大,所以成键的电子云偏向氧,使氧带有部分负电荷,而羰基碳带有部分正电荷。因此羰基是一个极性官能团,其偶极距一般为 2.3~2.8D。

二、醛、酮的物理性质

醛、酮分子之间不能形成氢键,没有缔合现象,故它们的沸点比相对分子质量相近的醇、羧酸低。但由于羰基的极性,使分子间的偶极-偶极作用力增强,因此其沸点比相对分子质量相近的烷烃和醚类要高。在常温下,除甲醛是气体外,其余低级的脂肪醛、酮都是液体,高级脂肪醛、酮和芳香酮多为固体。

醛、酮的羰基氧原子与水分子中的氢原子可以形成分子间氢键,使水溶性增强。低级醛、酮(如甲醛、乙醛、丙酮等)易溶于水,但随着分子中碳原子数目的增加,它们的溶解度则迅速减小。含 6 个碳以上的醛、酮几乎不溶于水,而溶于乙醚、苯等有机溶剂中。一些常见化合物的物理性质见表 12-1。

表 12-1 一些醛和酮的物理常数

中文名称(英文名称)	结构式	熔点/℃	沸点/℃	密度/g · cm^{-3}
甲醛(methanal)	HCHO	-92.0	-19.5	0.185
乙醛(ethanal)	CH_3CHO	-123.0	20.8	0.781
丙醛(propanal)	CH_3CH_2CHO	-81.0	48.8	0.807
苯甲醛(benzaldehyde)	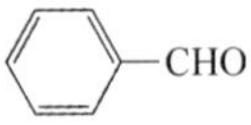	-26.0	179.0	1.046
丙酮(propanone)	CH_3COCH_3	-95.0	56.0	0.792
丁酮(butanone)	$CH_3COCH_2CH_3$	-86.0	79.6	0.805
2-戊酮(2-pentanone)	$CH_3COCH_2CH_2CH_3$	-77.8	102.0	0.812
3-戊酮(3-pentanone)	$CH_3CH_2COCH_2CH_3$	-42.0	102.0	0.814
环己酮(cyclohexanone)	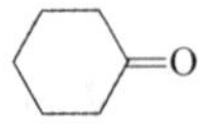	-45.0	156.0	0.942
苯乙酮(acetophenone)	$C_6H_5COCH_3$	19.7	202.0	1.026
二苯酮(diphenyl methanone)	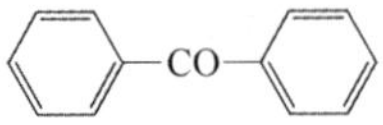	48.0	306.0	1.098

三、醛、酮的化学性质

羰基是醛、酮的官能团,由于氧原子的电负性比碳强,羰基碳原子带有部分正电荷,易受亲核试剂进攻,所以羰基化合物的典型化学反应是亲核加成反应。又由于羰基具有吸电子的诱导效应,使 α-碳上的氢(α-H)变得活泼,在一定条件下能解离为质子离去,产生负碳离子,因此将发生 α-H 的反应(卤代反应、羟醛缩合反应);此外,醛分子中的羰基碳上连有氢原子,很容易被氧化,故醛具有某些不同于酮的特殊反应。主要反应部位如图 12-2 所示。

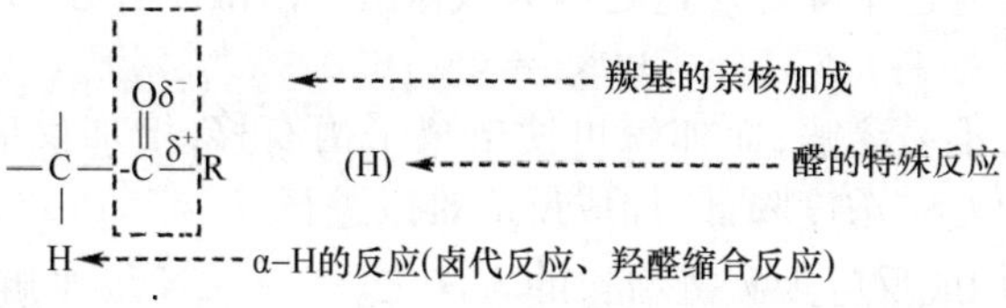

图 12-2　醛、酮的主要反应部位

1. 羰基的亲核加成反应　与烯烃的碳碳双键类似,羰基中的碳氧双键也易发生加成反应;但与烯烃所不同的是,碳碳双键上主要发生的是亲电加成,而羰基上发生的是亲核加成(nucleophilic addition)。即反应是指由亲核试剂进攻分子的正电中心而引起碳氧双键中 π 键断裂的加成反应。带负电且具有进攻分子正电中心能力的试剂称为亲核试剂。亲核加成反应的机制如下。

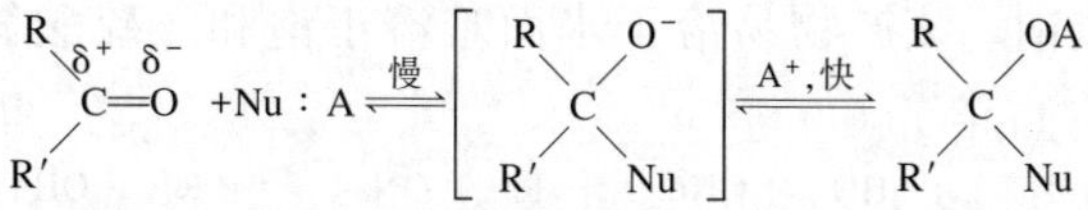

该反应分两步进行。第一步是反应试剂(Nu：A)中的亲核部分(：Nu^-)进攻带有部分正电荷的羰基碳原子,π 键断裂,电子对转移到氧原子上,形成负氧离子的中间体,此步反应速度较慢,成为决定反应速度的关键步骤。第二步是试剂中正电荷的部分 A^+ 与中间体中带负电荷的氧结合形成最终加成产物。

羰基的亲核加成往往是可逆的,但是,在许多情况下,由于加成产物的进一步转化,反应可以进行到底。

亲核加成反应的难易程度除了与试剂的亲核能力有关之外,主要与羰基碳的正电性及空间位阻有关。从电子效应看,与羰基相连的烃基具有斥电子效应,使羰基碳所带的负电荷增多,正电性下降,不利于亲核试剂进攻;从空间效应看,羰基碳原子上连接的烷基的体积增大,空间阻碍增大,使亲核试剂进攻羰基受阻,不利于反应进行。芳香醛酮由于芳环的共轭效应,使芳环上的电子向羰基方向转移,大大降低了羰基碳的正电性,而且芳环体积比烷基更大,空间位阻更大,因此反应性更差。因此,不同结构的醛、酮进行亲核加成由易到难的顺序是:

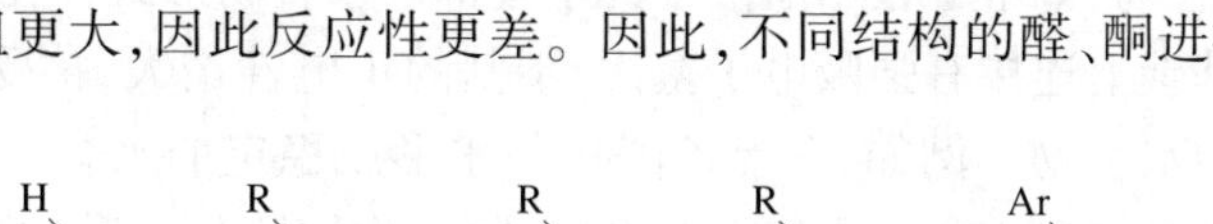

常见的亲核试剂是负离子或带有孤对电子的中性分子,如氢氰酸、亚硫酸氢钠、醇、水和氨的衍生物等。

(1)与氢氰酸的加成:醛、酮与氢氰酸加成生成α-羟基腈(又称氰醇),进一步水解得到α-羟基酸。反应通式可表示如下。

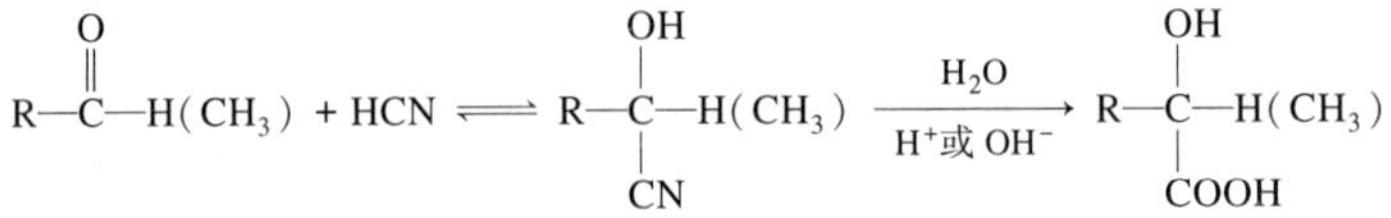

由于电子效应和空间位阻效应对此反应速率和平衡影响很大。只有醛、脂肪族甲基酮及8碳以下环酮可与HCN加成,其他酮不与氢氰酸反应。

酸、碱对反应活性也有很大影响。实验证明:加成反应在碱催化下反应速度加快,产率也高;大量酸存在下反应速率降低。这是因为氢氰酸在溶液中存在如下的电离平衡。

$$HCN \rightleftharpoons CN^- + H^+$$

因氢氰酸是弱酸,不易离解,而加碱可使电离平衡右移,增加反应体系中CN^-浓度;相反,加入酸反应体系中CN^-浓度降低,加成反应难以进行。

氢氰酸与醛酮的加成反应为碳链增长的方法之一。—CN经水解、醇解或还原,可转化成羧酸、酯或胺类化合物等。

例如,丙酮与氢氰酸在碱催化下反应生成丙酮氰醇,产物经水解、酯化等反应,可以制备甲基丙烯酸甲酯(有机玻璃的单体)。

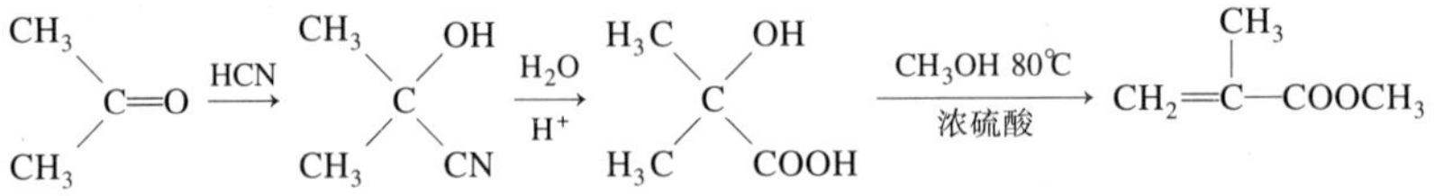

(2)与亚硫酸氢钠加成:醛、脂肪族甲基酮和8个碳以下的环酮与亚硫酸氢钠溶液作用,产物为α-羟基磺酸钠。该产物易溶于水而难溶于饱和亚硫酸氢钠,以白色晶体形式析出。

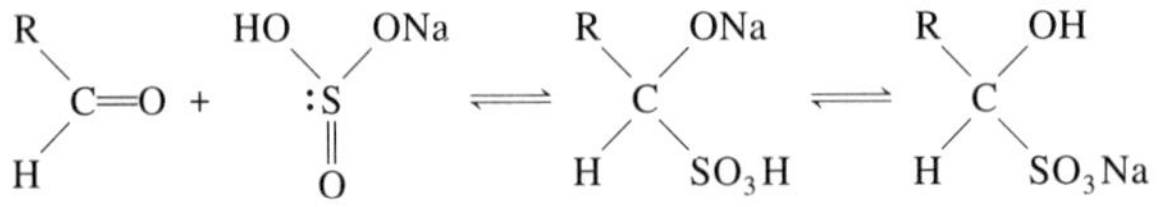

上述反应是可逆的。酸、碱都能使加成产物α-羟基磺酸钠分解成原来的醛、酮。故此反应可用来鉴别醛、脂肪族甲基酮和8个碳以下的环酮,还可利用反应的可逆性,来分离或精制这些醛、酮。

(3)与水加成:水也可以作为亲核试剂与羰基发生加成反应,加成产物为偕二醇(geminal diol)。

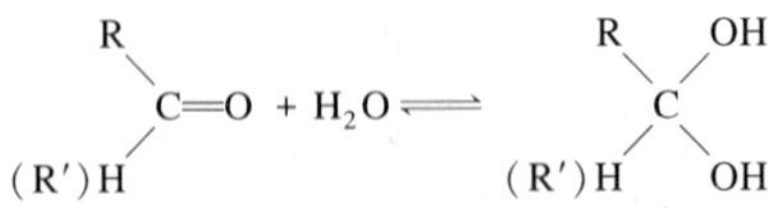

一般醛、酮的加成产物极不稳定,很容易脱水又转化成醛或酮,所以反应平衡主要偏向左边。个别羰基化合物,如甲醛在水溶液中几乎全部以水合物形式存在,但分离不出来。

若醛、酮的羰基碳上连接有强吸电子基团,羰基的正电性增大,接受亲核试剂的能力增强,可以生成稳定的水合物。例如,三氯乙醛可与水形成稳定的水合氯醛(chloralhydrate)。该水合物为白色固体,熔点57℃,具有安眠作用,曾用作镇静催眠药,现已不用于临床。再如,用于氨基酸和蛋白质分析的显色剂水合茚三酮(ninhydrin),是茚三酮和水的加成产物,由于分子内氢键的形成,使得水合物稳定,反应平衡偏向右边。

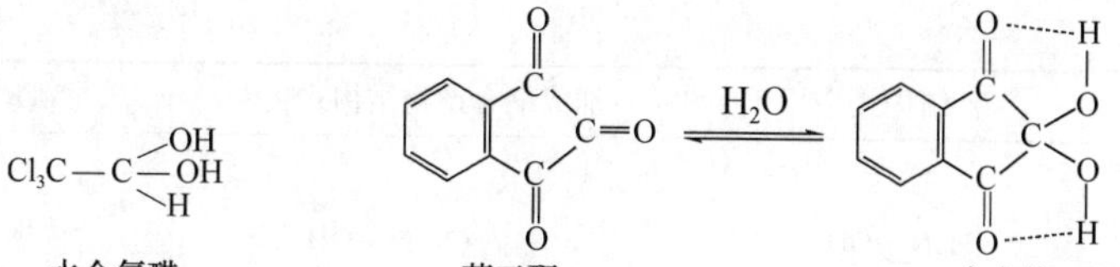

水合氯醛 茚三酮 水合茚三酮

(4) 与醇的加成反应:醛在无水酸(如干燥氯化氢)存在下,先与一分子醇发生加成反应,生成半缩醛(hemiacetal)。半缩醛通常不稳定,可以继续与一分子醇反应,生成稳定的缩醛(acetal)。

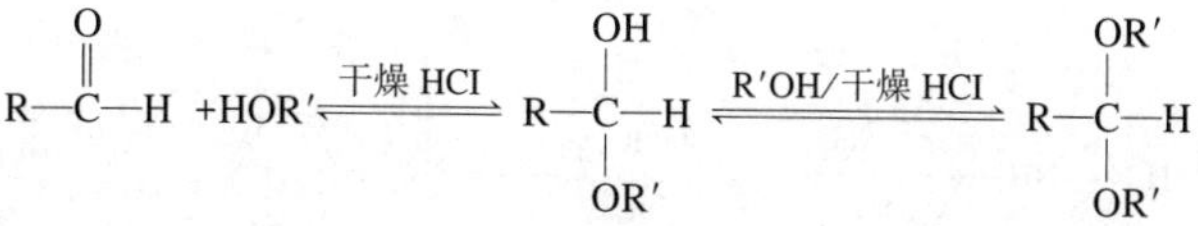

半缩醛 缩醛

缩醛具有偕二醚结构(两个醚键连在同一碳原子上),其性质与醚相似,对碱及氧化剂稳定,但在稀酸中分解成原来的醛和醇。有机合成中常利用该反应的可逆性来保护羰基。酮也可以与醇作用生成缩酮(ketal),但反应要慢得多,原因是反应平衡倾向于反应物的一边。

由羰基化合物转化为缩醛(缩酮)的反应中,是1mol的羰基化合物和2mol的醇作用,脱去1mol的水,若能及时除去生成的水,则可使平衡移向缩醛(缩酮)一边。在酸催化下,乙二醇很容易与醛、酮作用,生成稳定的环状缩酮。因此常用乙二醇保护羰基。当然也可用丙酮来保护分子中的邻二醇结构。

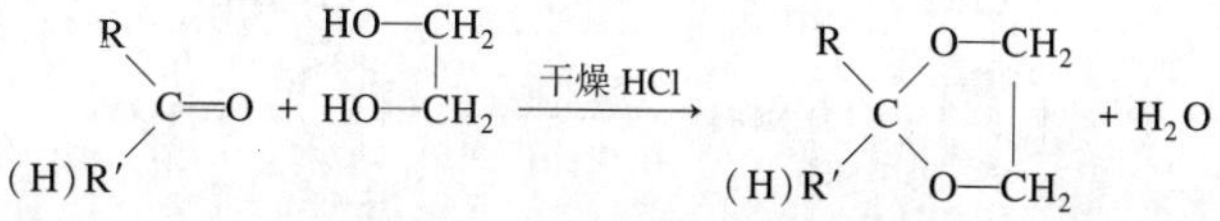

(5) 与含氮亲核试剂的加成:胺及氨的某些衍生物能和醛、酮的羰基发生亲核加成反应,但初步加成产物一般不稳定,容易失去一分子水,最终形成含有碳氮双键的化合物。常见的含氮亲核试剂有:伯胺、羟胺、肼、苯肼、2,4-二硝基苯肼、氨基脲等。如果用 $H_2N—G$ 代表这些化合物(其中G代表不同的取代基),总的反应的通式可表示如下。

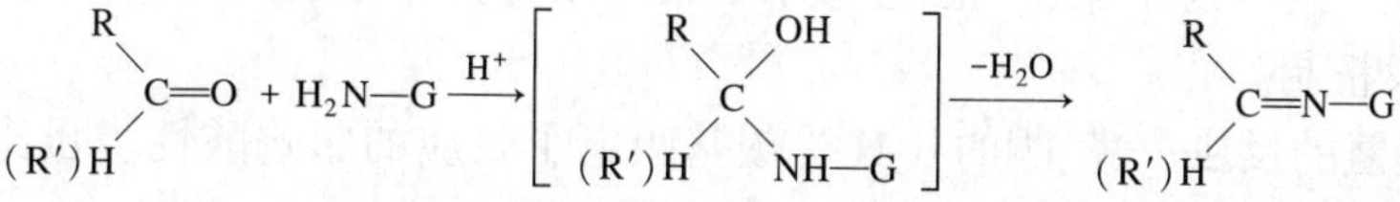

N-取代亚胺

各种氨的衍生物与醛、酮的加成缩合产物名称和结构式,见表12-2。由于反应产物都有一定的晶形和熔点,容易鉴别,所以在有机分析中称这些氨的衍生物为"羰基试剂"。其中2,4-二硝基苯肼几乎能与所有的醛、酮迅速反应,并析出橙黄色或橙红色的2,4-二硝基苯腙晶体,易于观察,常用于醛,酮的鉴别。

表12-2 氨的衍生物和醛、酮反应的产物

氨的衍生物	结构式	加成缩合产物结构式	名称
伯胺	$H_2N—R''$		Schiff 碱

续表

氨的衍生物	结构式	加成缩合产物结构式	名称
羟胺	$H_2N—OH$	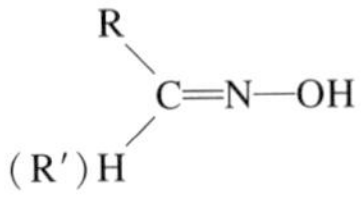	肟(oxime)
肼	$H_2N—NH_2$	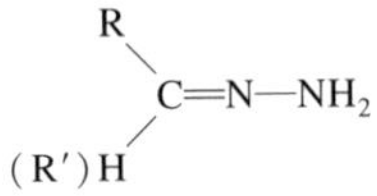	腙(hydrazone)
苯肼	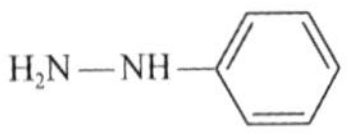	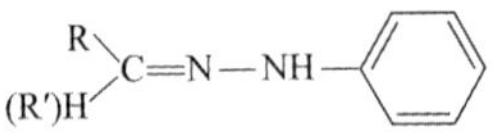	苯腙(phenydrazone)
2,4-二硝基苯肼	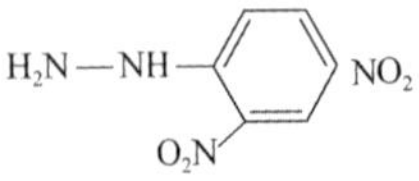	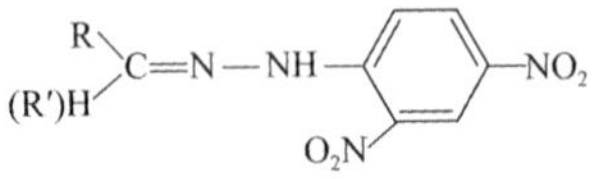	2,4-二硝基苯腙 (2,4-dinitrophenydrazone)
氨基脲	$H_2N—NH—\overset{O}{\overset{\|\|}{C}}—NH_2$	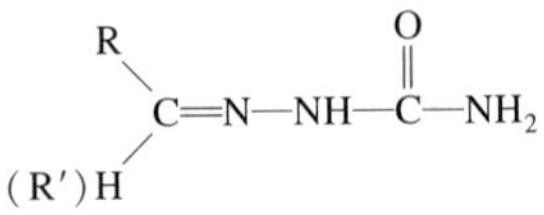	缩氨脲(semicarbazone)

例如

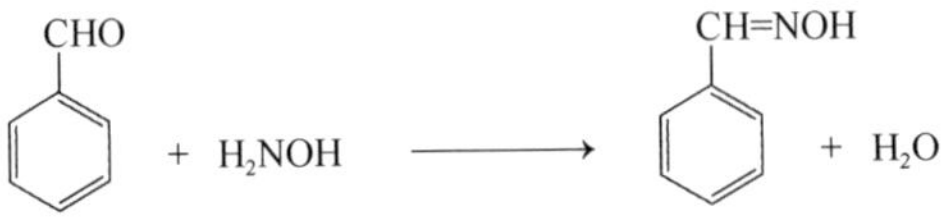

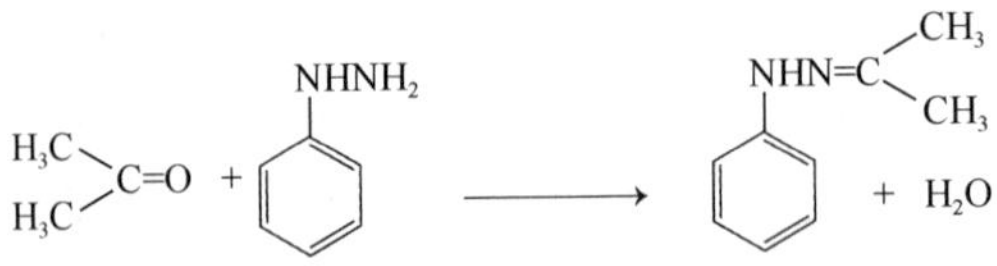

此外,上述产物容易结晶、纯化,经酸水解又可以得到原来的醛、酮,故这些试剂还用于醛、酮的分离及精制。

2. α-活泼氢的反应 醛、酮的 α-H 受羰基吸电子效应的影响酸性增强比较活泼,在一定条件下可以发生卤代和羟醛缩合反应。

(1) 卤代反应:含有 α-H 的醛、酮在酸或碱的催化下可以与卤素发生卤代反应,α-H 可逐步被卤素取代,得到卤代醛、酮。

在酸催化下,卤代反应能够控制生成一卤代产物。例如,苯乙酮与溴在乙酸溶液中反应,得到 α-溴代苯乙酮。

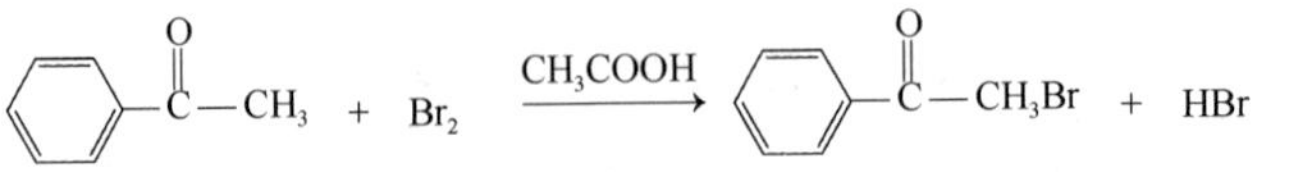

但若用碱催化,卤素与含有多个 α-H 的醛或酮反应,则生成 α-H 完全卤代的多卤代物。例如,α-C 含有 3 个 α-H 的醛或酮(乙醛和甲基酮等)与卤素的氢氧化钠溶液(常用次卤酸钠的碱溶液)作用,首先生成 α-三卤代物。

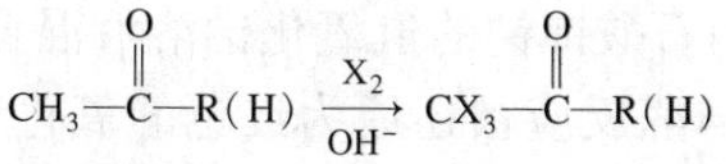

α-三卤代物在碱性溶液中立即分解成三卤甲烷(俗称卤仿)和羧酸盐,该反应又称为卤仿反应。

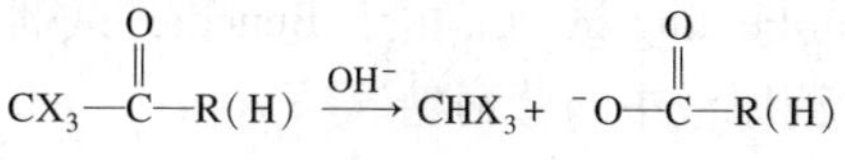

卤仿

卤仿反应常用碘的碱溶液,产物之一是碘仿,所以称为碘仿反应。碘仿是一种淡黄色晶体难溶于水(但易溶于强碱性溶液中),有特殊的气味,容易识别。所以,可以用碘仿反应来鉴别乙醛和甲基酮。碘仿反应通式可表示如下:

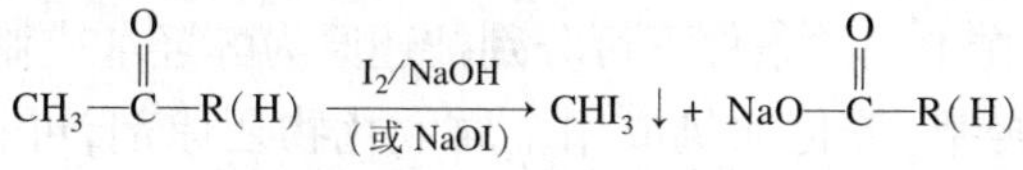

碘仿

另外,由于次碘酸钠(NaOI)具有氧化作用,所以乙醇和能够氧化成甲基酮结构的醇在该反应条件下可被氧化成相应的乙醛或甲基酮,也能发生碘仿反应。即

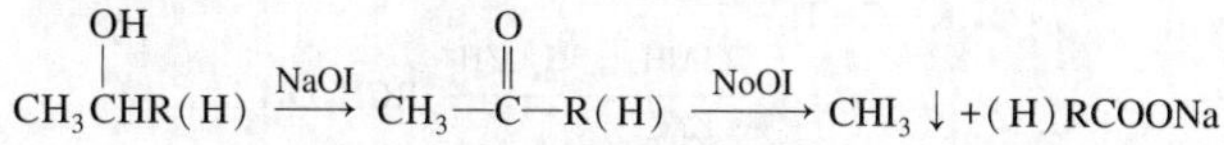

(2) 羟醛缩合反应:在酸或碱的催化下,两分子含有 α-H 的醛相互结合生成 β-羟基醛类化合物的反应称为羟醛缩合(aldol condensation)。常用的碱性催化剂是氢氧化钠(钾),此外还有叔丁醇铝、醇钠等。一般反应是在稀碱中进行,例如

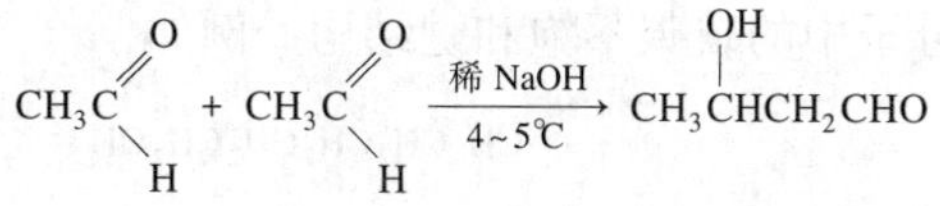

β-羟基丁醛

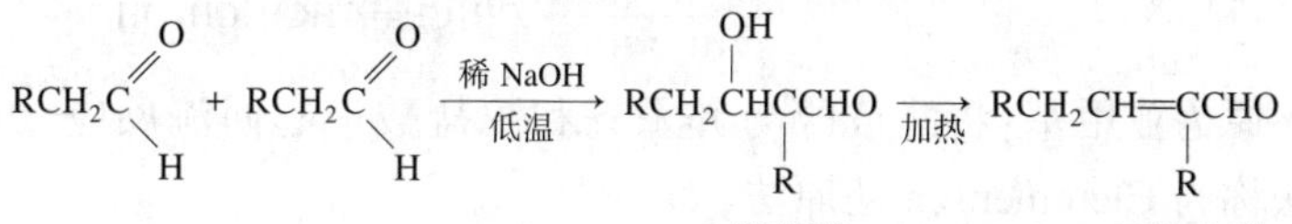

β-羟基醛　　　α,β-不饱和醛

羟醛缩合反应及其逆反应在生物体内也是一个重要的生化过程,在糖代谢中较为常见。由于羟醛缩合反应的逆反应的存在,生物体才能将糖分解为较小的分子,从而发挥其供能作用。

3. 氧化反应　醛对氧化剂敏感,易被氧化。它不仅可与强氧化剂(如高锰酸钾等)作用,而且还可以与弱氧化剂(如 Tollens 试剂、Fehling 试剂及 Benedict 试剂等)作用,得到相应的氧化产物。例如

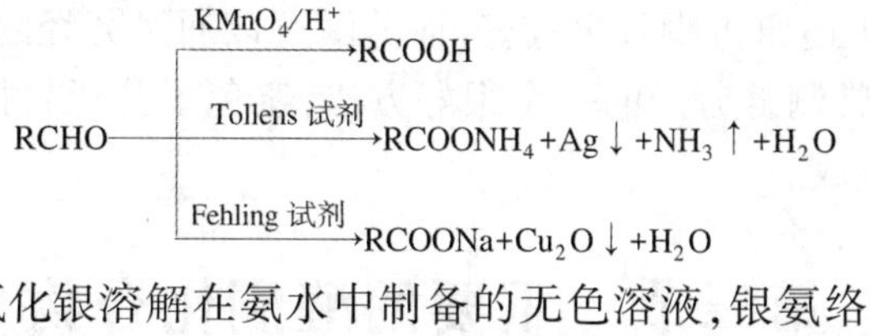

Tollens 试剂是由氧化银溶解在氨水中制备的无色溶液,银氨络离子:$[Ag(NH_3)_2]^+$。醛与 Tollens 试剂共热时,醛被氧化成羧酸,Ag^+被还原成金属银沉积在试管壁上形成银镜,所以该反应又称为银镜反应。

Fehling 试剂由硫酸铜和酒石酸钾钠的氢氧化钠溶液混合而成，使用时需要现用现配。Cu^{2+}是氧化剂，在加热条件下与醛反应被还原为红色的氧化亚铜沉淀析出，醛被氧化成羧酸。芳醛不与 Fehling 试剂反应。

Benedict 试剂由硫酸铜，碳酸钠和枸橼酸钠配制，仍以 Cu^{2+} 作氧化剂，用枸橼酸钠作配合剂，反应原理及反应现象同 Fehling 试剂。由于 Benedict 试剂在使用时不需现用现配，临床上多用 Benedict 试剂来检测尿液中的葡萄糖。

由于上述试剂只与醛作用，不与酮反应，因此利用它们可把醛和酮区别开来。但是，芳香醛不和 Fehling 试剂及 Benedict 试剂作用，所以还可用它们来鉴别脂肪醛和芳香醛。

酮则一般不易被氧化，但可与强氧化剂（如强酸、高浓度 $KMnO_4$）反应，使碳链断裂，生成含碳原子数目较少的羧酸混合物。

4. 还原反应 羰基在不同的条件下可分别被还原为醇羟基或亚甲基（$—CH_2—$）。

（1）羰基还原为醇羟基：催化加氢或用金属氢化物还原剂，可将醛或酮的羰基转化为醇羟基。

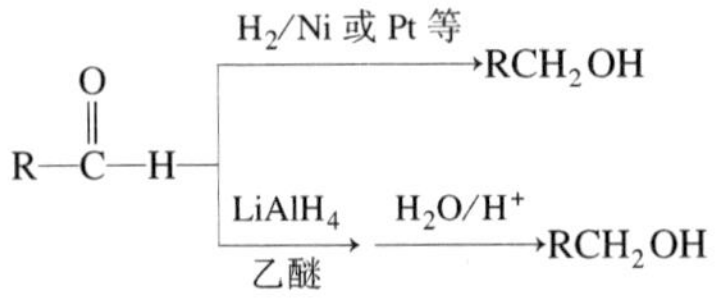

加氢反应常用 Ni、Pt、Pd 等金属作为催化剂。醛加氢还原成伯醇，酮被还原为仲醇。在此条件下，不饱和醛酮分子中的碳碳双键或叁键可同时被还原。

氢化锂铝（$LiAlH_4$）或硼氢化钠（$NaBH_4$）等金属氢化物，也能将羰基还原这样为醇羟基，但该类还原剂不影响分子中的碳碳不饱和键结构。例如，

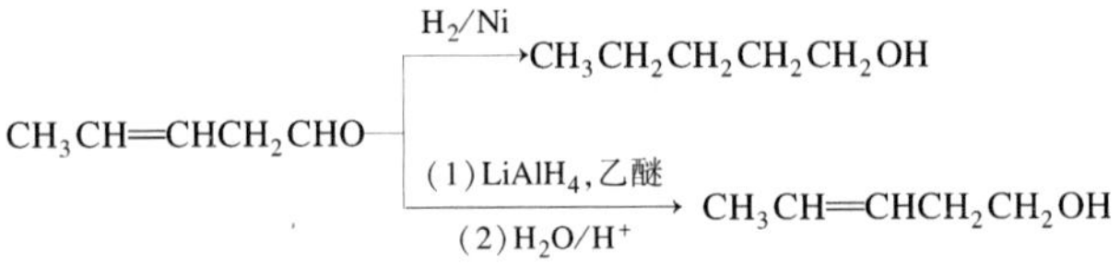

（2）羰基还原为亚甲基：将醛或酮与锌汞齐和浓盐酸一起回流反应，可将羰基还原成亚甲基。此方法称为 Clemmensen 还原法，如

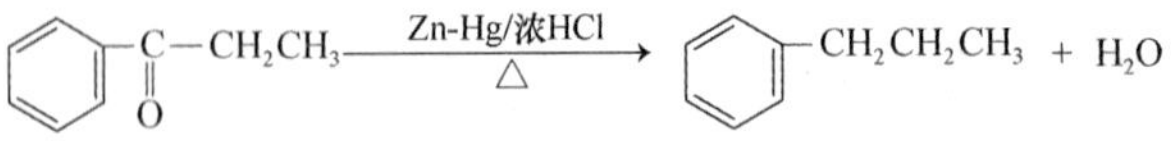

Clemmensen 还原法只适用于对酸稳定的化合物。那些对酸敏感而对碱稳定的羰基化合物，可以用缩乙二醇为溶剂，将醛或酮与肼、浓碱在常压下一起加热，将羰基还原成亚甲基，这种方法称为 Wolff-Kishner-黄鸣龙还原法，如

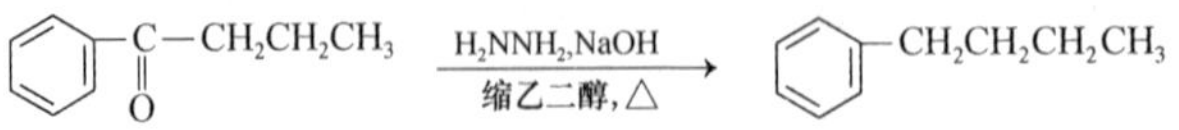

以上还原方法对于还原芳酮效果较好，而芳酮可以通过芳烃的酰基化反应合成得到。因此，该法是合成纯的带侧链芳烃的一个很好方法，避免了芳烃直接烷基化反应中的重排和多烷基化副产物的生成。

第三节 重要的醛酮化合物

1. 甲醛 在常温下是一种无色，有强烈刺激型气味的气体，易溶于水、醇和醚。其通常

以水溶液形式出现，35%～40%的甲醛水溶液叫做福尔马林，因其具有凝固蛋白质的作用，常用作杀菌防腐剂。

甲醛能与蛋白质结合，吸入高浓度甲醛后，会出现呼吸道的严重刺激和水肿、眼刺痛、头痛，也可发生支气管哮喘。经常吸入少量甲醛，能引起慢性中毒，出现黏膜充血、皮肤刺激等症状。孕妇长期吸入可能导致新生儿畸形，甚至死亡。严重的甲醛中毒可导致白血病。

人造板材（刨花板、密度板、纤维板、胶合板等）中由于使用了脲醛树脂黏合剂，因而含有甲醛。凡是大量使用黏合剂的地方，可能就会有甲醛释放。

2. 乙醛　为无色液体，有刺激性气味。熔点-121℃，沸点20.8℃，相对密度0.7834（18℃/4℃）。可溶于水和乙醇等一些有机物质。易燃易挥发，蒸气与空气能形成爆炸性混合物，爆炸极限4.0%～57.0%（体积）。

乙醛在工业上主要主要用于生产乙酸、乙酸乙酯和乙酸酐，也用于制备季戊四醇、巴豆醛、巴豆酸和水合三氯乙醛。

低浓度乙醛引起眼、鼻及上呼吸道刺激症状及支气管炎。高浓度吸入尚有麻醉作用。反复接触蒸气引起皮炎、结膜炎。慢性中毒：类似酒精中毒，表现有体重减轻、贫血、谵妄、视听幻觉、智力丧失和精神障碍。

3. 丙酮　为无色液体，具有令人愉快的气味（辛辣甜味）。易挥发。能与水、乙醇等多数有机溶剂混溶。相对密度（d25）0.7845。熔点-94.7℃。沸点56.05℃。闪点-20℃。易燃。丙酮是重要的有机合成原料，用于生产环氧树脂，聚碳酸酯，有机玻璃，医药，农药等。

习　　题

1. 用系统命名法命名下列化合物。

（1）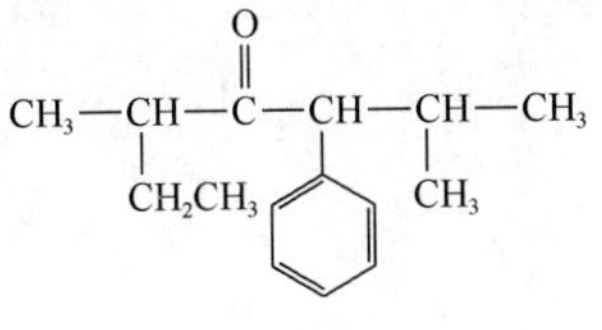

（2）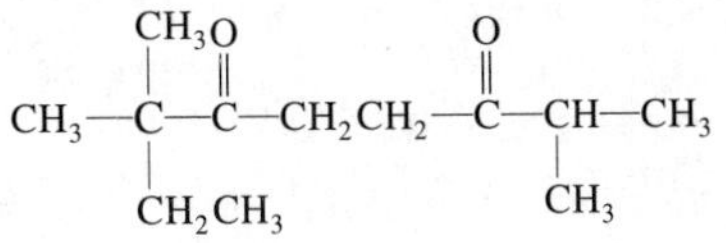

（3）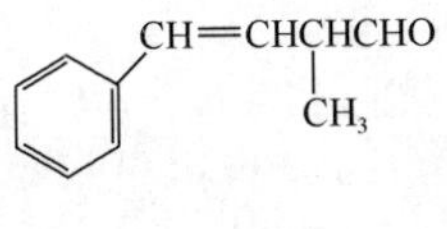

（4）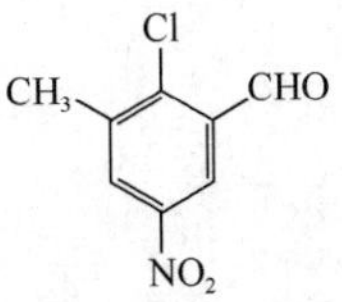

2. 将下列羰基化合物按发生亲核加成反应由难到易顺序排列。

（1）HCHO、$C_6H_5COCH_3$、CH_3CHO、C_6H_5CHO、$C_6H_5COC_6H_5$

（2）$CH_3CHClCHO$、CH_3CCl_2CHO、CH_3CH_2CHO、CH_2ClCH_2CHO、CH_3CHO

3. 指出下列各化合物中哪些可以与亚硫酸氢钠加成，哪些可以发生碘仿反应。

（1）苯乙酮　（2）丁酮　（3）2-甲基丙醛　（4）2-苯基乙醇

（5）仲-2-醇　（6）环己酮　（7）乙醛　（8）苯甲醛

4. 下列各试剂分别与丙酮和环戊酮进行反应，写出各产物结构。

（1）氢化硼钠（甲醇）（2）溴化甲基镁，稀酸

（3）甲醇（酸催化）　（4）对硝基苯肼　（5）氰化钠+硫酸

5. 写出下列化合物的结构式并用简便的化学方法鉴别下列各组化合物。

（1）乙醛、苯甲醛、苯乙酮、1-苯基丙-2-酮

（2）丁-2-醇、丁酮、乙醛、苯甲醛

6. 写出下列反应主要产物。

（1）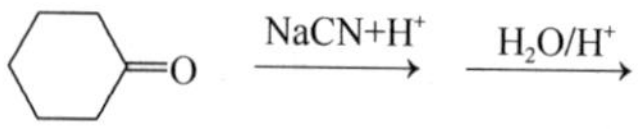

（2）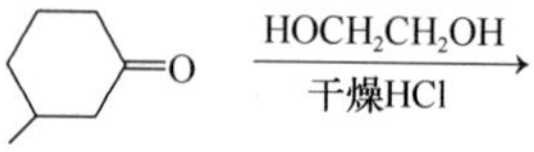

（3）$CH_3CH_2CHO \xrightarrow[\triangle]{\text{稀 } OH^-} \xrightarrow{NaBH_4}$

7. 有机化合物 A 分子式为 $C_5H_{12}O$，经氧化后得到有机化合物 B（$C_5H_{10}O$），B 能与碘的氢氧化钠溶液反应，还能与 2，4-二硝基苯肼反应生成黄色结晶。A 与浓硫酸共热得到有机化合物 C（C_5H_{10}），C 用酸性高锰酸钾氧化得到丙酮和乙酸，试写出 A、B、C 的结构式。

8. 某未知化合物 A，Tollens 试验呈阳性，能发生银镜反应。A 与乙基溴化镁反应随即加稀酸得化合物 B，分子式为 $C_6H_{14}O$，B 经浓硫酸处理得化合物 C，分子式为 C_6H_{12}，C 与臭氧反应并接着在锌存在下与水作用，得到丙醛和丙酮两种产物。试写出 A、B、C 的结构。

（李艳娟）

第十三章 羧酸、取代羧酸和羧酸衍生物

分子中具有羧基的化合物称为羧酸。羧基可用—COOH 表示，因此，羧酸通式可写为 RCOOH 或 ArCOOH。羧酸分子中烃基上的氢原子被其他原子或基团取代后形成的化合物称为取代羧酸。羧基中的羟基被其他原子或基团取代后生成的化合物称为羧酸衍生物。

羧酸、取代羧酸和羧酸衍生物广泛存在于自然界中，其中许多化合物是动植物代谢的重要产物，大多都具有生物活性。他们是一类和医药产品应用关系尤为密切的有机物。

第一节 羧 酸

一、羧酸的结构、分类及命名

1. 羧酸的结构 羧酸分子中羧基的碳原子为 sp^2杂化，三个杂化轨道分别与两个氧原子和另一个碳原子或氢原子形成三个 σ 键，未参与杂化的 p 轨道与氧原子上的 p 轨道形成一个 π 键，因此，羧基是一平面结构，三个 σ 键间的夹角大约 120°。羟基氧原子上的 p 电子对与 π 键形成 p-π 共轭体系。羧基的结构如图 13-1 所示。

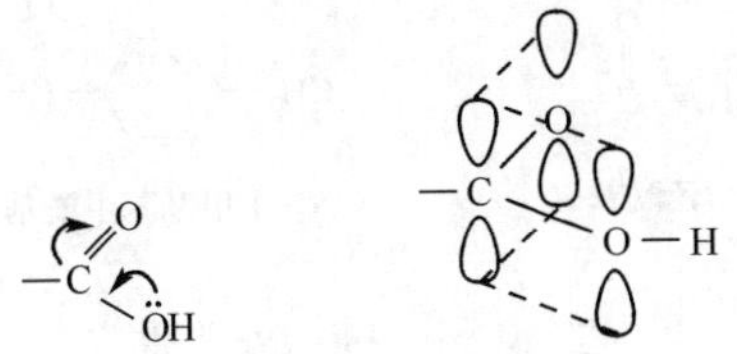

图 13-1 羧基的结构

由于 p-π 共轭体系的存在，使羧基中的键长趋于平均化。X 线衍射证明，在甲酸分子中 C ═O 双键键长为 123pm，较醛、酮中羰基键长（120pm）长；碳氧单键键长为 136pm，较醇中的碳氧单键键长（143pm）短。而当羧基中的氢原子电离后，羧基负离子中的 p-π 共轭作用更强，使两个 C—O 键键长相等，都是 127pm，没有双键与单键的差别。羧基负离子的结构如图 13-2 所示。由于负电荷分散于两个电负性较强的氧原子上，使羧酸根趋向稳定。

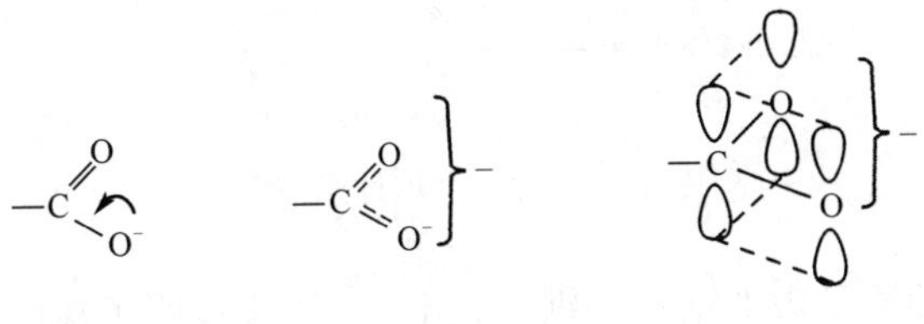

图 13-2 羧基负离子的结构

2. 分类和命名法 根据分子中与羧基相连烃基结构的不同，羧酸可分为脂肪酸和芳香酸，前者还可分为饱和酸、不饱和酸；根据分子中羧基数目不同，可分为一元酸，二元酸和多元酸。自然界存在的脂肪主要成分是高级一元羧酸的甘油酯，所以开链的一元酸又称脂肪酸。

羧酸的命名常用俗名和系统命名。俗名是根据其来源而得，如 HCOOH，俗称蚁酸；CH_3COOH俗称醋酸。

羧酸的系统命名原则与醛相似，即选择含羧基在内的最长碳链为主链，以主链碳数称为某酸，编号从羧基碳原子开始，用阿拉伯数字标明主链碳原子的位次，简单的羧酸也常用希腊字母 α、β、γ、δ 等自与羧基直接相连的碳原子编号，最末端的碳原子可用 ω 表示。

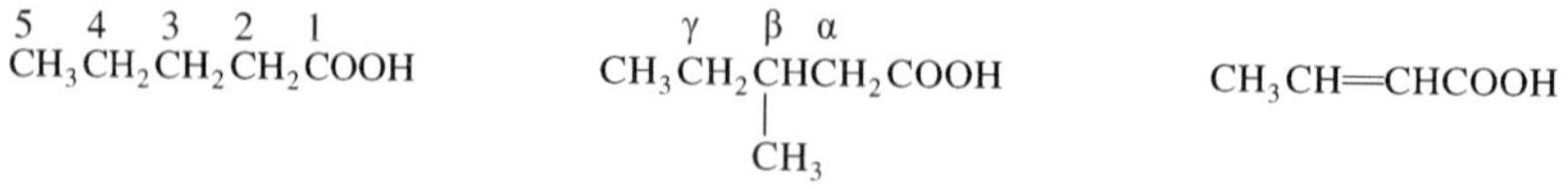

戊酸　　3-甲基戊酸或β-甲基戊酸　　丁-2-烯酸(巴豆酸)

脂环族和芳香族羧酸以脂肪酸为母体，把脂环和芳环作为取代基来命名；二元酸命名选择含两个羧基的最长碳链为主链，称为某二酸。

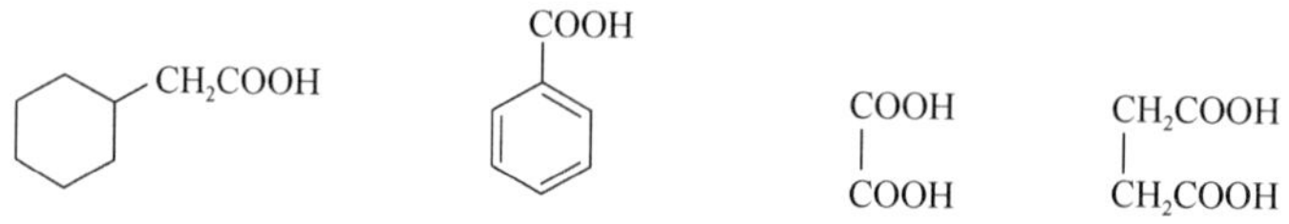

环己基乙酸　　苯甲酸　　乙二酸　　丁-1,4-二酸

分子中除去羧基中的羟基后所余下的部分称为酰基(acyl)，根据相应的羧酸命名。例如：

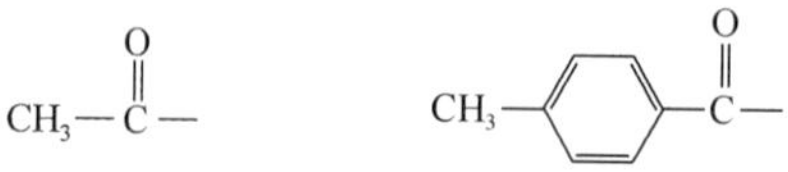

乙酰基　　4-甲基苯甲酰基

二、物理性质

低级的饱和一元羧酸为液体，$C_4 \sim C_{10}$的羧酸都具有强烈的刺鼻气味或恶臭。高级的饱和一元羧酸为蜡状固体，二元羧酸和芳香羧酸都是结晶固体。固态羧酸基本上无气味。

羧酸的沸点不但比相对分子质量相当的烷烃和卤代烃要高，甚至比相对分子质量相当的醇还要高。这是由于羧酸分子间的氢键比醇分子间的氢键更强。氢键的强度足以使羧酸以二聚体存在，相对分子质量低的羧酸如甲酸、乙酸即使是气态，也是以二聚体形式存在。分子间氢键的缔合示意图 13-3 所示。

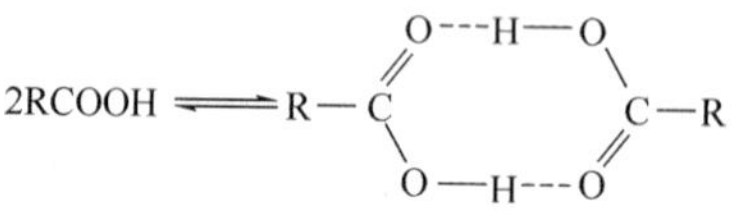

图 13-3　羧酸二聚体示意图

羧酸的熔点也随碳原子数的增加呈锯齿状上升，偶数碳原子羧酸的熔点比与之相邻的两个奇数碳原子的羧酸熔点高。这可能是偶数碳羧酸分子比奇数碳羧酸分子有更好的对

称性，在晶格中排列得更紧密些。

羧酸在水中的溶解度也比相对分子质量相当的醇更大，也是由于羧酸与水也能形成很强的氢键。$C_1 \sim C_4$的酸能与水混溶，从戊酸开始，随碳链的增长，憎水的烃基愈来愈大，水溶性迅速降低。C_{10}以上羧酸不溶于水，而溶于有机溶剂中。多元酸的水溶性大于同数碳原子的一元羧酸；而芳香羧酸水溶性极微。饱和一元脂肪酸，除甲酸、乙酸的相对密度大于1外，其他羧酸的相对密度都小于1，二元羧酸和芳酸的相对密度都大于1。

芳酸一般都具有升华性，有些能随水蒸气挥发。一些常见羧酸的物理常数如表13-1所示。

表13-1 羧酸的物理常数

名称	熔点/°C	沸点/°C	溶解度/g·(100g 水)$^{-1}$	pK_a/25°C
甲酸(蚁酸)	8.4	100.5	∞	3.76
乙酸(醋酸)	16.6	117.9	∞	4.75
丙酸(初油酸)	-20.8	141.0	∞	4.87
丁酸(酪酸)	-4.3	163.5	∞	4.81
2-甲基丙酸(异丁酸)	-46.1	153.2	22.80	4.84
戊酸(缬草酸)	-33.8	186.0	~5.00	4.82
己酸(羊油酸)	-2.0	205.0	0.96	4.83
十六酸(软脂酸)	62.9	269.0/0.01MPa	不溶	—
十八酸(硬脂酸)	69.9	287.0/0.01MPa	不溶	6.30
苯甲酸(安息香酸)	122.4	249.0	0.34	4.17
乙二酸(草酸)	189.5	100.0	8.60	1.27*，4.27**
丙二酸(缩苹果酸)	135.6	140.0	73.5	2.83*，5.69**
丁二酸(琥珀酸)	185.0	235.0	5.80	4.21*，5.64**

* pK_{a1}；** pK_{a2}

三、羧酸的化学性质

在羧酸的官能团羧基中，由于羰基和羟基的p-π共轭，使羟基H的酸性增加，表现出明显的酸性；但p-π共轭使羰基的正电性降低，不利于亲核反应；与醛酮比较，α-H的活性也降低，但在一定条件下也可以发生卤代反应。下面主要介绍以下反应(图13-4)。

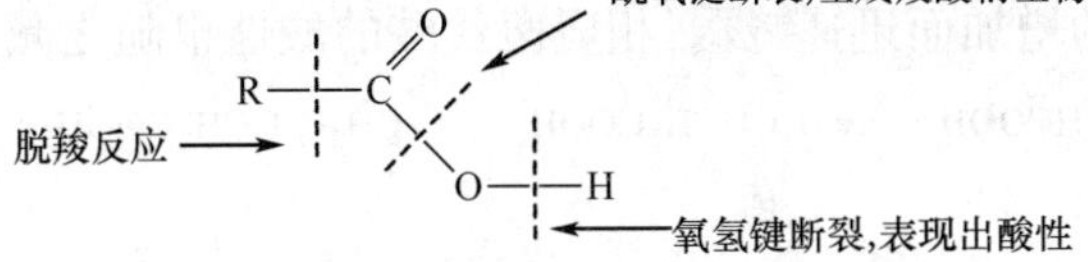

图13-4 羧酸的主要化学反应

1. 羧酸的酸性 羧酸在水中解离出质子呈酸性。羧基中的氢原子电离后，羧酸根上的负电荷通过p-π共轭平均分布，使羧酸根能量降低而稳定。

$$RCOOH + H_2O \rightleftharpoons RCOO^- + H_3O^+$$

常见一元羧酸的 pK_a 为 4～5，因此酸性比无机强酸的酸性弱，但比碳酸、酚、醇的酸性强。

羧酸能与碱(如氢氧化钠、碳酸钠、碳酸氢钠、一些生物碱等)反应生成羧酸盐和水。

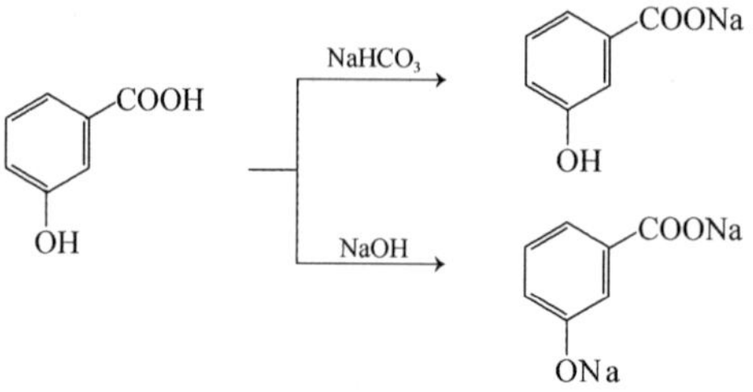

羧酸盐遇强酸则游离出羧酸，利用此性质可分离、精制羧酸。

羧酸酸性的强弱取决于电离后所生成的羧酸根负离子的稳定性。总的原则是：若烃基上的取代基有利于负电荷分散，使羧酸根负离子稳定，则酸性增强；反之则会使酸性减弱。

脂肪酸烃基上连接吸电子基团，如卤素、羟基、硝基、碳碳双键、叁键等，将使酸性增强，这些基团的吸电子诱导效应使羧基负离子更稳定。反之，能使羧基电子云密度升高的基团，如烃基，由于微弱的给电子诱导效应及超共轭效应，使酸性减弱。

脂肪族一元羧酸中，甲酸的酸性最强。如

	HCOOH	CH_3COOH	CH_3CH_2COOH	$(CH_3)_2CHCOOH$	$(CH_3)_3CCOOH$
pK_a	3.77	4.74	4.87	4.86	5.05

取代基的吸电子能力愈强，羧酸的酸性就愈强。不同取代乙酸的 pK_a 见表 13-2。

表 13-2　取代乙酸($X\text{-}CH_2COOH$)的 pK_a

X	pK_a	X	pK_a	X	pK_a
H	4.74	CH_3O	3.53	Cl	2.86
$CH{=}CH_2$	4.35	$C{\equiv}CH$	3.32	F	2.57
C_6H_5	4.28	I	3.18	CN	2.44
OH	3.83	Br	2.94	NO_2	1.08

取代基对酸性的影响还与取代基的数目和相对位置有关，以卤代酸为例。

因诱导效应具有加和性，因此随着卤原子数目的增多，卤代酸酸性逐渐增强。

	CH_3COOH	$ClCH_2COOH$	$Cl_2CHCOOH$	Cl_3CCOOH
pK_a	4.74	2.86	1.29	0.65

诱导效应随距离的增加而迅速减弱，相应卤代酸的酸性也随之减弱。

	$CH_3CH_2\underset{Cl}{\underset{\vert}{C}}HCOOH$	$CH_3\underset{Cl}{\underset{\vert}{C}}HCH_2COOH$	$\underset{Cl}{\underset{\vert}{C}}H_2CH_2CH_2COOH$	$CH_3CH_2CH_2COOH$
pK_a	2.86	4.41	4.70	

二元羧酸的酸性与两个羧基的相对距离有关。二元羧酸中有两个可解离的氢，电离分两步进行，第一步电离要受另一个羧基吸电子诱导效应的影响，一般二元羧酸的酸性大于相应的一元羧酸。两个羧基相距愈近，影响愈大。

	HOOC—COOH	$HOOCCH_2COOH$	$HOOC(CH_2)_2COOH$	CH_3CH_2COOH
pK_{a1}	1.27	2.85	4.21	4.74

当一个羧基电离后，成为羧酸根负离子，对另一端羧基产生了供电子诱导效应，使第二个羧基不易电离，因此，一些低级二元羧酸的 pK_{a2} 总是大于 pK_{a1}。

苯甲酸比一般脂肪酸酸性强（除甲酸外），它的 pK_a 为 4.17。当苯环上引入取代基后，与取代酚类似，其酸性随取代基的种类、位置的不同而发生变化。表 13-3 列出了一些取代苯甲酸的 pK_a。

表 13-3　一些取代苯甲酸的 pK_a

	邻-	间-	对-		邻-	间-	对-
H	4.17	4.17	4.17	NO_2	2.21	3.46	3.40
CH_3	3.89	4.28	4.35	OH	2.98	4.12	4.54
Cl	2.89	3.82	4.03	OCH_3	4.09	4.09	4.47
Br	2.82	3.85	4.18	NH_2	5.00	4.82	4.92

2. 羧基中羟基的取代反应——羧酸衍生物的生成　羧基中的—OH 被卤素（—X），酰氧基（—OCOR），烷氧基（—OR），氨基（$—NH_2$，—NHR，$—NR_2$）取代后的生成物分别称为酰卤，酯，酸酐和酰胺，这些化合物被称为羧酸衍生物。

（1）酰卤的生成：羧基中的羟基被卤素（—X）取代的产物称为酰卤（acyl halide），其中最重要的是酰氯。酰氯可通过以下反应制得。

$$3R—\overset{O}{\overset{\|}{C}}—OH + PCl_3 \longrightarrow 3R—\overset{O}{\overset{\|}{C}}—Cl + H_3PO_3$$

亚磷酸 bp200°C（分解）

$$R—\overset{O}{\overset{\|}{C}}—OH + PCl_5 \longrightarrow R—\overset{O}{\overset{\|}{C}}—Cl + POCl_3 + HCl$$

三氯氧磷 bp107°C

$$R—\overset{O}{\overset{\|}{C}}—OH + SOCl_2 \longrightarrow R—\overset{O}{\overset{\|}{C}}—Cl + SO_2\uparrow + HCl\uparrow$$

采用哪种氯化剂，主要取决于产物与反应物、副产物是否便于分离。亚硫酰氯在反应中生成的副产物氯化氢和二氧化硫都是气体，易于分离，它是实验室制备酰氯常用的试剂。酰卤是一类具有高度反应活性的化合物，广泛应用于药物和有机合成中。

（2）酸酐的生成：羧酸（除甲酸）在脱水剂（如乙酰氯、乙酸酐、P_2O_5等）存在下加热，分子间脱水生成酸酐（anhydride）。

$$R—\overset{O}{\overset{\|}{C}}—OH + HO—\overset{O}{\overset{\|}{C}}—R \xrightarrow[\triangle]{\text{脱水剂}} R—\overset{O}{\overset{\|}{C}}—O—\overset{O}{\overset{\|}{C}}—R + H_2O$$

五元或六元环状酸酐，可由相应的二元羧酸分子内脱水而得。例如，

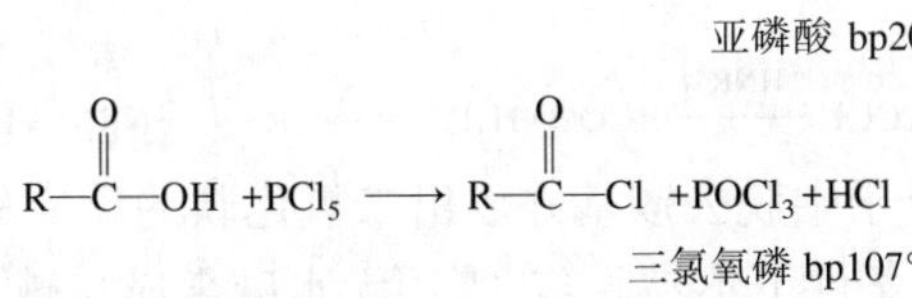

（3）酯的生成：在酸催化下羧酸与醇反应生成酯（ester）和水的反应称为酯化反应。酯化反应是可逆反应，需要在强酸（如浓硫酸、氯化氢、苯磺酸等）催化下加热进行，反应一般进行得较慢。

$$RCOOH+R'OH \xrightleftharpoons{H^+} RCOOR'+H_2O$$

为提高产率，须使平衡向酯化方向移动。常采用加入过量的廉价原料，或采用恒沸法加除水剂除去反应中所产生的水，也可以将酯从反应体系中不断蒸出。

各种实验表明，在大多数情况下，酯化反应由羧酸分子中的羟基与醇羟基的氢结合脱水生成酯，称为酰氧断裂。

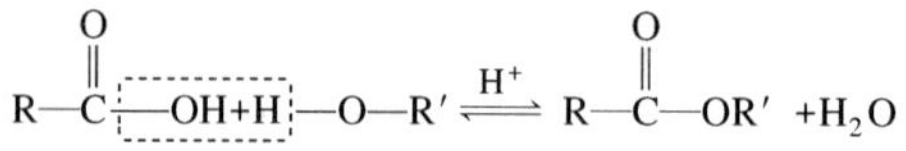

酯化反应是加成-消除反应机制：如用含有^{18}O的醇和羧酸酯化时，形成含有^{18}O的酯。

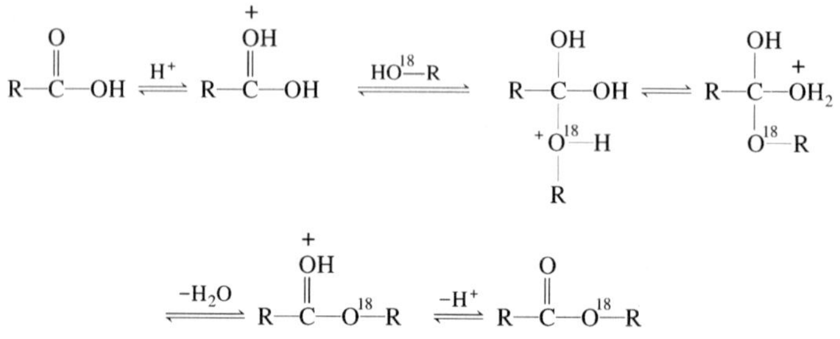

（4）酰胺的生成：羧酸可以与氨（或胺）反应形成酰胺（amide）。羧酸与氨（胺）反应首先形成铵盐，然后加热脱水得到酰胺。

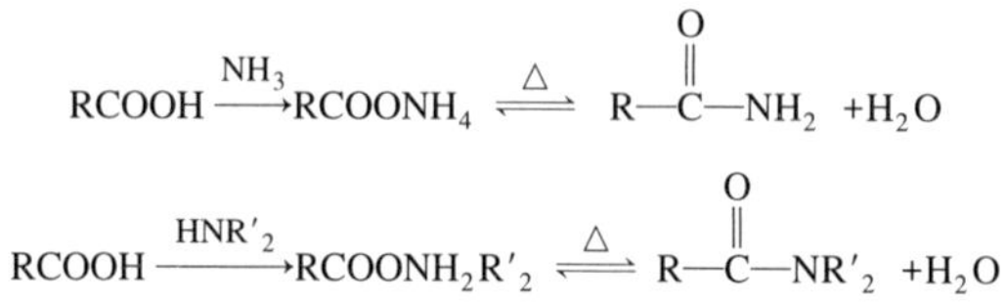

3. 脱羧反应 羧酸分子中脱去羧基并放出二氧化碳的反应称为脱羧（decarboxylation）反应。饱和一元酸在一般条件下不易脱羧，需用无水碱金属与碱石灰共热才能脱羧。

$$CH_3COONa \xrightarrow[\triangle]{NaOH(CaO)} CH_4+Na_2CO_3$$

但α-碳上有吸电子取代基（如硝基、卤素、酰基、羧基和不饱和键等）的羧酸易脱羧。芳香羧酸较脂肪羧酸容易脱羧。

$$Cl_3C—COOH \xrightarrow{\triangle} CHCl_3+CO_2\uparrow$$

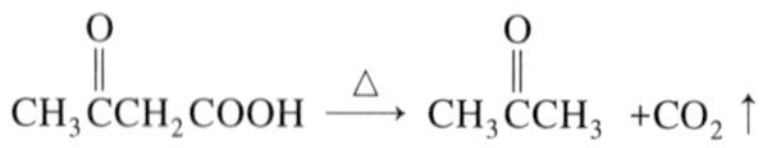

二元羧酸对热较敏感，乙二酸和丙二酸受热后易脱羧生成一元羧酸。

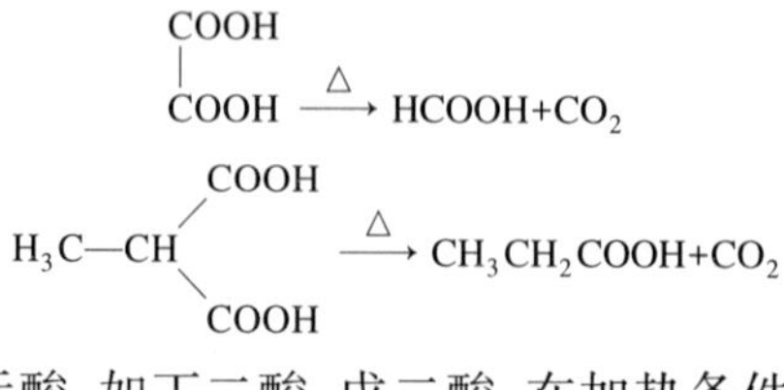

但主链碳数4～5的二元酸，如丁二酸、戊二酸，在加热条件下将发生脱水反应，生成环状酸酐。

4. 羧基的还原 羧基中的羰基不易被催化氢化还原，但强的还原剂氢化铝锂（$LiAlH_4$）在室温下即能使羧酸还原成伯醇。氢化铝锂是一种选择性还原剂，对不饱和羧酸分子中的双键、叁键不产生影响。例如：

$$CH_2{=}CHCH_2COOH \xrightarrow[②H_3O^+]{①LiAlH_4/Et_2O} CH_2{=}CHCH_2CH_2OH$$

5. α-H 的卤代反应　脂肪酸中的羧基和醛酮中的羰基一样可使 α-H 活化发生取代反应，但羧基对 α-H 的致活作用小，因此 α-H 在催化剂（红磷、硫或碘等）或在光照下才能发生卤代。例如，羧酸的 α-H 可在少量红磷催化下被溴或氯取代生成 α-卤代羧酸。

$$RCH_2COOH \xrightarrow[P,\triangle]{Br_2} RCH(Br)COOH \xrightarrow[P,\triangle]{Br_2} RC(Br)_2COOH$$

控制反应条件，反应可停留在一取代阶段。例如，

$$CH_3CH_2CH_2CH_2COOH + Br_2 \xrightarrow[70℃]{P} CH_3CH_2CH_2CH(Br)COOH + HBr \quad 80\%$$

α-卤代羧酸很活泼，常用来制备 α-羟基酸和 α-氨基酸。

第二节　取代羧酸

羧酸分子中烃基上的氢原子被其他原子或基团取代后形成的化合物称为取代羧酸（substituted carboxylic acid）。一般结构通式如下：

$$\underset{\displaystyle G}{RCH}(CH_2)nCOOH \qquad G{:}\ —X,—NH_2,—OH,\ —\overset{\displaystyle R}{C}{=}O \qquad n \geqslant 0$$

根据取代基的种类不同，取代酸分为卤代酸、羟基酸、羰基酸和氨基酸。依取代基的位置不同，取代酸又可分为 α、β、γ、δ 等取代酸。

取代酸为双功能基化合物，其性质必将表现出各功能基的结构特性，同时由于两个基团的相互影响，将体现出取代酸的一些特殊性质。本节主要介绍羟基酸和羰基酸的化学特性。

一、羟基酸的性质

羧酸分子中烃基上的氢原子被羟基取代后的化合物称为羟基酸。依羟基所连烃基不同，羟基酸又分为醇酸和酚酸。例如：

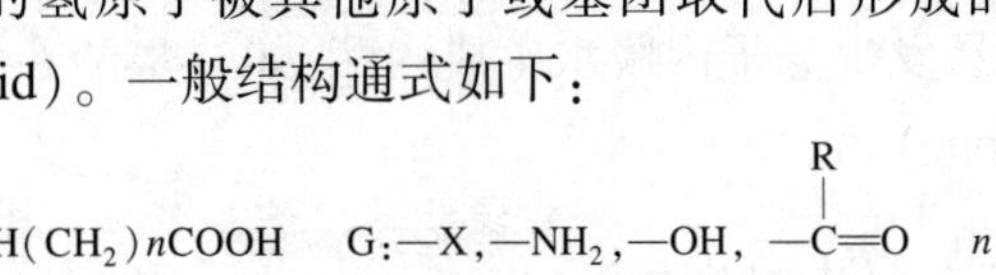

α-羟基丙酸(乳酸，醇酸)　　邻羟基苯甲酸(水杨酸，酚酸)

羟基酸具有醇（酚）和酸的通性。同时，由于羟基和羧基的相互影响又具有自身一些特殊性，这些特殊性质因两官能团的相对位置不同又表现出明显的差异。

1. 酸性　醇酸的酸性强于相同碳原子数的羧酸，这是因为醇酸中的羟基具有吸电子的诱导效应（-I）效应。羟基离羧基越近，酸性越强。例如：

	$CH_3CH(OH)COOH$	$HOCH_2CH_2COOH$	CH_3COOH
pK_a	3.87	4.51	4.76

酚酸的酸性受诱导效应、共轭效应、邻位效应和分子内形成氢键的影响，其酸性随羟基与羧基的相对位置不同而表现出明显的差异。

2. 醇酸的脱水反应 醇酸分子中，由于羧基和羟基之间的相互影响，使其对热较敏感，加热时很容易脱水。脱水的方式随着羟基与羧基位置的不同而异，生成的产物亦不同。

α-醇酸加热时分子间脱水生成交酯。当 α-醇酸加热时，两分子相互酯化，发生分子间的交叉脱水反应，生成六元环的交酯(lactide)。交酯多为结晶物质，在酸或碱存在下易水解成原来的醇酸。

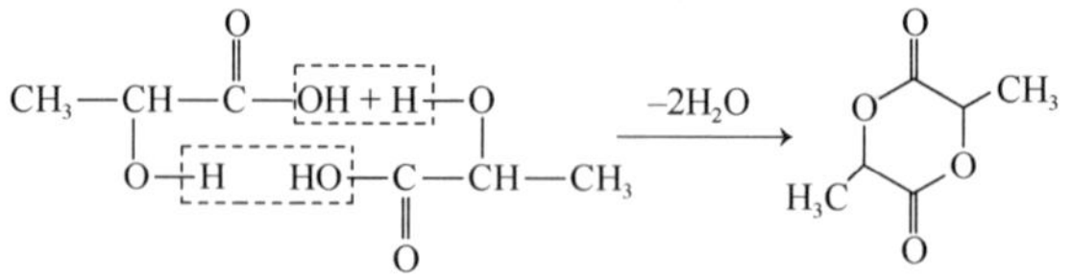

α- 羟基丙酸　丙交酯

β-醇酸生成 α，β-不饱和羧酸：由于 β-羟基和羧基对 α-H 的影响，β-醇酸分子中的 α-H 很活泼，受热时容易与 β-羟基脱水，生成 α，β-不饱和羧酸。

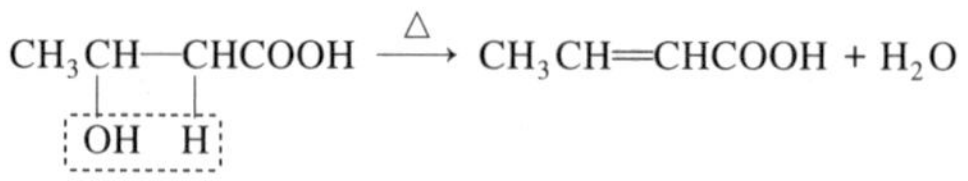

β-羟基丁酸　丁-2-烯酸

γ-醇酸和 δ-醇酸极易发生分子内脱水生成内酯，如 γ-醇酸在常温下可自动脱水，生成稳定的五元环内酯(lactone)。

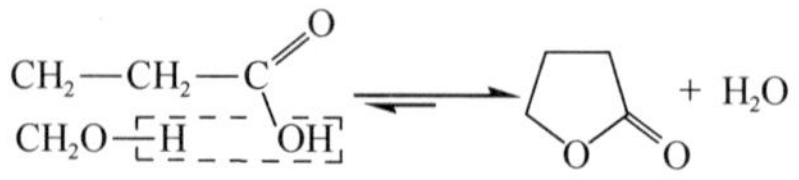

γ- 羟基丁酸　γ-丁内酯

因此游离的 γ-醇酸很难存在，通常以 γ-醇酸盐的形式保存。

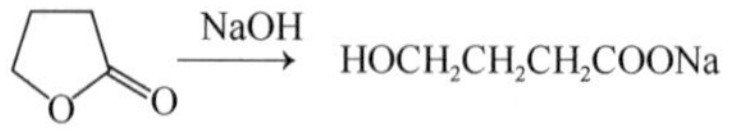

γ -羟基丁酸钠(麻醉剂)

羟基与羧基相隔五个及以上碳原子的醇酸加热时，分子间脱水生成链状的聚酯(polyester)。

二、羰基酸的性质

羰基酸是分子中具有羧基和羰基两种官能团的化合物，可分为醛酸和酮酸。根据酮基和羧基的相对位置不同，酮酸可分为 α、β、γ…酮酸。油脂、糖和蛋白质体内代谢的中间产物是 α-酮酸和 β-酮酸。例如：

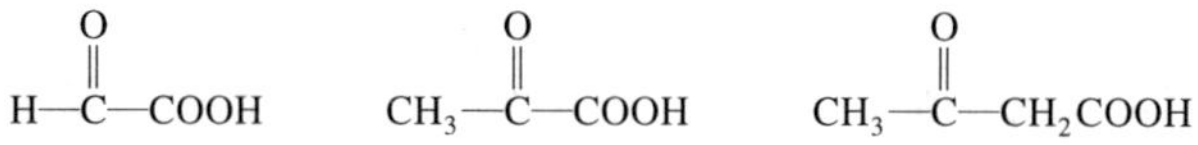

乙醛酸　α-丙酮酸　β-丁酮酸

1. 酸性 由于羰基的吸电子诱导效应(-I)，酮酸的酸性强于相应的醇酸，更强于相应的羧酸。例如：

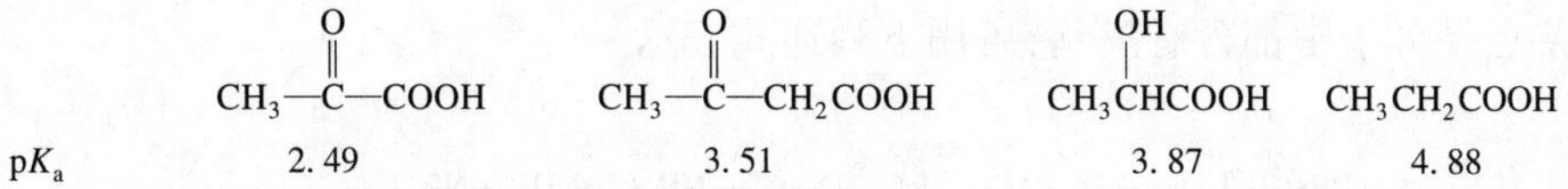

2. α-酮酸的氨基化反应　在生物体内，α-酮酸和 α-氨基酸在转氨酶的作用下可发生相互转化，即 α-氨基酸的 α-氨基借助转氨酶的催化作用转移到酮酸的酮基上，结果原来的氨基酸生成相应的酮酸，而原来的酮酸则形成相应的氨基酸，这种反应称为转氨基作用(transamination)，如：

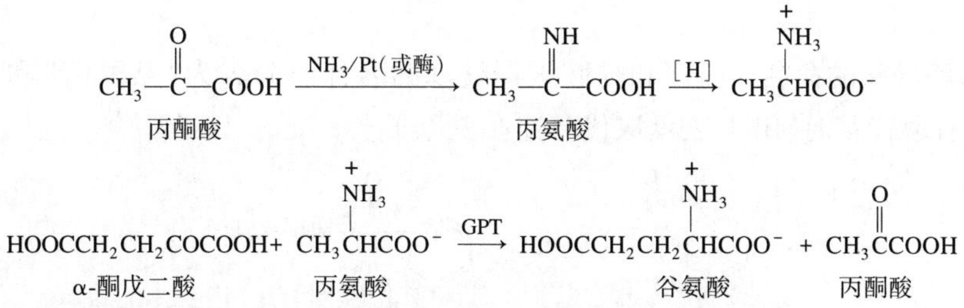

其中谷丙转氨酶(GPT)对肝炎患者的临床诊断是十分有用的。

3. 酮酸的分解反应　α-酮酸在稀硫酸作用下，受热发生脱羧反应，生成少一个碳原子的醛。

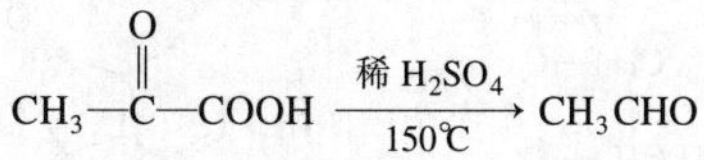

β-酮酸比 α-酮酸更易脱羧，微热即发生脱羧反应，生成酮，并放出 CO_2。通常 β-酮酸只能在低温下保存。

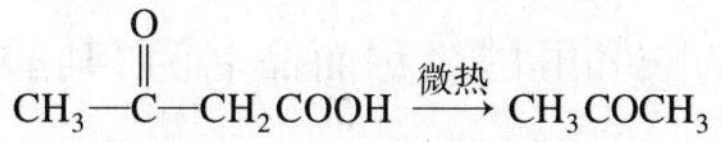

这一反应称为 β-酮酸的酮式分解(ketonic cleavage)。

β-酮酸与浓氢氧化钠共热时，β-碳原子和 α-碳原子之间发生键的断裂，生成两分子羧酸盐，这一反应称为 β-酮酸的酸式分解反应(acid cleavage)。

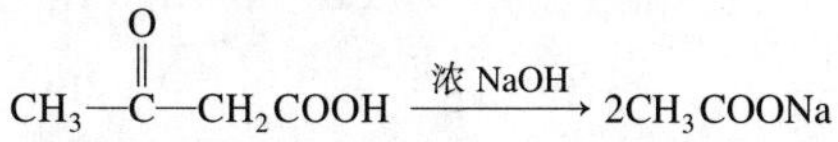

体内的醇酸和酮酸均为糖、脂肪和蛋白质代谢的中间产物，这些中间产物在体内各种酶的催化下，发生一系列化学反应(如脱氢、脱水及脱羧等)，伴随着氧气的吸收、二氧化碳的放出及能量的产生，为生命活动提供了物质基础。例如：三酸循环中的中间产物苹果酸在苹果酸脱氢酶的作用下生成草酰乙酸。草酰乙酸与乙酰辅酶 A 在枸橼酸合酶的作用下，经酯缩合反应生成枸橼酸，枸橼酸在酶的作用下可脱水生成顺乌头酸，再加水形成异枸橼酸，然后经脱氢、脱羧等过程转变成 α-酮戊二酸。

当人体内出现代谢异常时，一些取代酸的含量会升高。例如，β-羟基丁酸、β-丁酮酸和丙酮，三者在医学上称为酮体，它是糖尿病患者晚期酸中毒的根本原因。

第三节　羧酸衍生物

一、羧酸衍生物的结构

羧基中的—OH 被其他原子或基团取代后所生成的化合物，称为羧酸衍生物。羧酸衍生物的结构特点是分子中都含有酰基,可用下列通式表示。

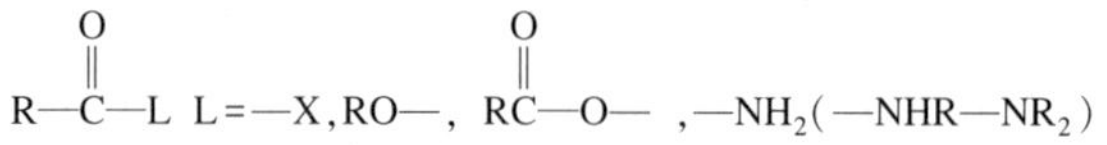

与酰基直接相连的卤素、氧或氮原子上都含有未成对电子,可以和酰基中的碳氧双键形成 p-π 共轭体系。由于 p-π 共轭,羰基亲核反应活性降低。

二、羧酸衍生物的命名

1. 酰卤和酰胺的命名 酰卤和酰胺根据酰基的名称而命名为“某酰卤”和“某酰胺”。当酰胺氮上有取代基时,用 *N* 表示取代基连在氮原子上。

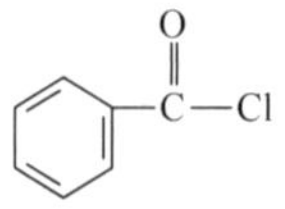

苯甲酰氯

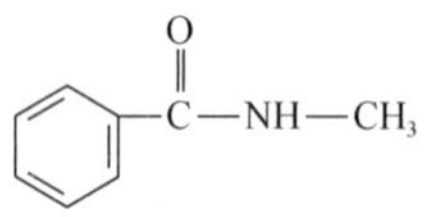

N-甲基苯甲酰胺

2. 酸酐的命名 酸酐由相应羧酸名称加上“酐”字而成(酸字可以省略)。例如:

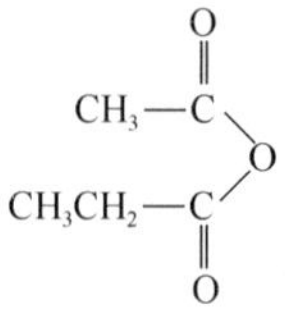

乙丙酐

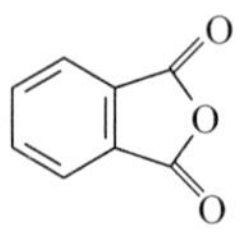

邻苯二甲酸酐

3. 酯的命名 酯以相应的酸和醇的名称而命名为“某酸某酯”,多元醇的酯称为“某醇某酸酯”。例如:

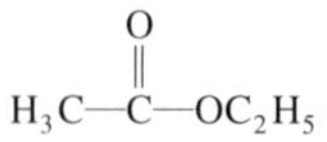

乙酸乙酯

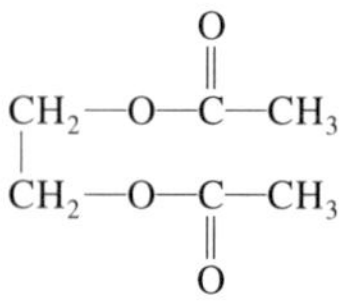

乙二醇二乙酸酯

三、羧酸衍生物的物理性质

低级的酰卤和酸酐是具有刺激气味的无色液体,高级的为固体;低级的酯是易挥发并有芳香气味的无色液体;酰胺除甲酰胺和某些 *N*-取代酰胺外,均是固体。

酰卤和酯各自分子间没有氢键缔合,故酰卤和酯的沸点较相应的羧酸低;酸酐的沸点较相应羧酸的沸点高,但较分子量相当的羧酸低;酰胺分子间可以通过氢键缔合,分子间的偶极作用力比较大,故其熔点、沸点都较相应的羧酸高。当酰胺氮上的氢都被烷基取代后,分子间不能形成氢键,熔点和沸点都随之降低,如脂肪族 *N*-烷基取代酰胺一般为液体。

酰卤与酸酐不溶于水,低级的遇水分解。酰胺能与质子性溶剂分子缔合,低级的酰胺能溶于水,如 *N*,*N*-二甲基甲酰胺能与水混溶。它是很好的非质子性极性溶剂,能与许多有机溶剂混溶。酯在水中的溶解度较小,但易溶于有机溶剂,也能溶解许多有机物,如乙酸乙酯常用作从水溶液中提取有机物的溶剂。

四、羧酸衍生物的化学性质

1. 亲核取代反应　羧酸衍生物中的羰基碳上带部分正电荷，易受亲核试剂的进攻，在酸性或碱性条件下能与许多亲核试剂发生酰基上的亲核取代反应。在取代过程中经历了亲核加成和消除反应两个步骤。反应过程可表示为

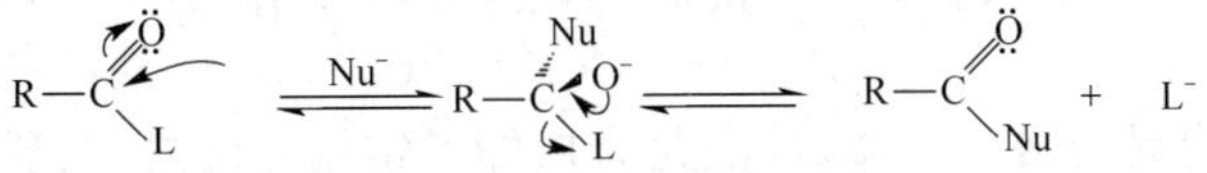

$Nu = H_2O, R'OH, NH_3, R'NH_2$

L=—X，—OCR′（C=O），—OR′，—NH_2(R′)

反应的结果是羧酸衍生物中的—L 基团被羟基（—OH），烷氧基（—OR）或氨（胺）基（—NH_2，—NHR′，—NR'_2）所取代，这些反应分别称之为羧酸衍生物的水解、醇解和氨解反应。

羧酸衍生物亲核取代反应的速率与亲核加成和消去两反应都有关系。影响第一步亲核加成速率的因素有电效应和空间效应，羰基碳上所连基团若能增加羰基碳的正电性且体积小时有利于反应。衍生物中各基团吸电子效应强弱是—X >—OCOR′>—OR′>—NH_2。第二步消去反应难易则取决于离去基团的离去能力。离去基团碱性越弱，越容易离去，反应越容易进行。各基团碱性强弱次序是：NH_2^- > RO^- > $RCOO^-$ >X^-。所以羧酸衍生物发生亲核取代反应活性次序为：酰卤>酸酐>酯>酰胺。

（1）水解反应：所有羧酸衍生物均可发生水解反应生成羧酸。

$$R—\overset{O}{\overset{\|}{C}}—L + HOH \longrightarrow R—\overset{O}{\overset{\|}{C}}—OH + HL$$

其中酰卤最容易水解。低级的酰卤与空气中的水反应就十分激烈，随着酰卤分子量增大，水解速度逐渐减慢，必要时需加入适当溶剂（如二氧六环、四氢呋喃等），增加其与水的接触，促使反应速率加快。例如：

$$n\text{-}C_{19}H_{39}\overset{O}{\overset{\|}{C}}—Cl + H_2O \xrightarrow{\text{二氧六环}} n\text{-}C_{19}H_{39}\overset{O}{\overset{\|}{C}}—OH + HCl$$

酸酐反应活性比酰卤稍缓和一些，在室温下与水作用缓慢，需加热才能迅速水解。例如：

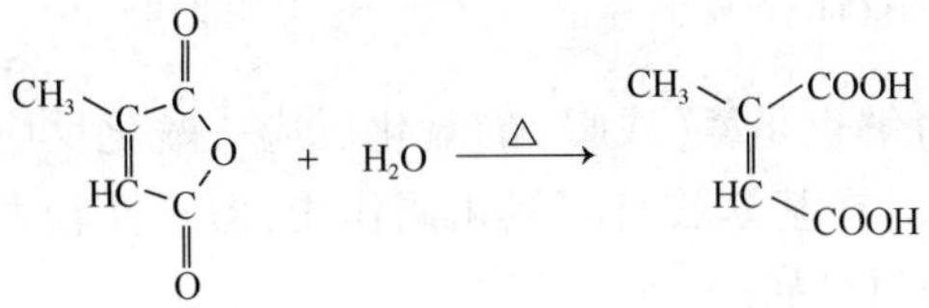

酯水解需在酸或碱催化下并且加热才能进行；在酸催化下的酯水解是酯化反应的逆反应。

$$R—\overset{O}{\overset{\|}{C}}—OR' + H_2O \overset{H^+}{\rightleftharpoons} R—\overset{O}{\overset{\|}{C}}—OH + R'OH$$

在碱催化下反应，酯水解生成的羧酸与碱成盐，使平衡破坏，反应不可逆。常采用在碱过量的条件下，使水解进行完全。酯的碱性水解反应均称为皂化反应。

酰胺的水解较难，一般需在酸或碱催化下长时间加热回流才能进行。例如：

$$CH_3CH_2C(=O)NH_2 + H_2O \xrightarrow[\triangle]{NaOH} CH_3CH_2C(=O)ONa + NH_3$$

（2）醇解反应：酰卤、酸酐、酯和酰胺均能与醇反应生成酯。

$$R—C(=O)L + HOR' \longrightarrow R—C(=O)OR' + HL$$

酰卤和酸酐很容易与醇反应生成酯，是合成酯的常用方法之一，通常用来制备难以直接从羧酸与醇反应得到的酯。酸酐反应较酰卤温和，可用少量酸或碱催化。例如：

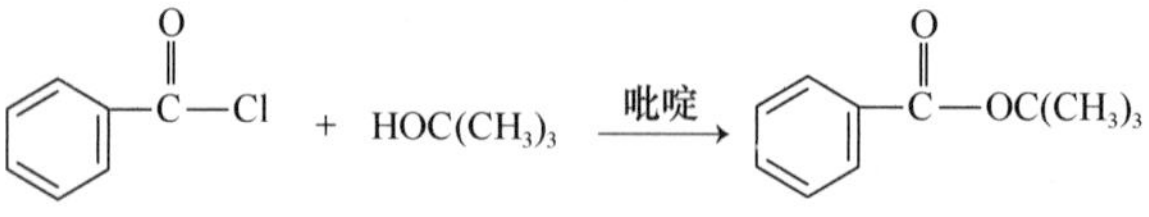

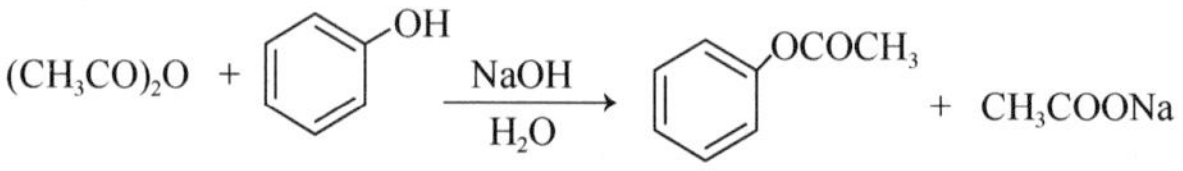

酯发生醇解反应在酸或碱存在下生成新的酯和醇，因此又称酯的交换反应，此反应是可逆反应。常用来制备难合成的酯（如酚酯和烯醇酯）或从低沸点的酯制备高沸点的酯。

$$CH_2{=}CHCOOCH_3 + n\text{-}C_4H_9OH \xrightleftharpoons{p\text{-}CH_3C_6H_4SO_3H} CH_2{=}CHCOOC_4H_9\text{-}n + CH_3OH$$

（3）氨（胺）解反应：酰卤、酸酐、酯和酰胺与氨（或胺）作用，均可生成酰胺。由于氨（或胺）的亲核性比水、醇强，故羧酸衍生物的氨解反应比水解、醇解更容易进行。

$$R—C(=O)L + HNH_2(H_2NR', HNR'_2) \longrightarrow R—C(=O)NH_2(NHR', NR'_2) + HL$$

酰卤与氨（或胺）反应迅速，是合成酰胺的常用方法。反应常在碱性条件下进行，以中和反应产生的酸。例如：

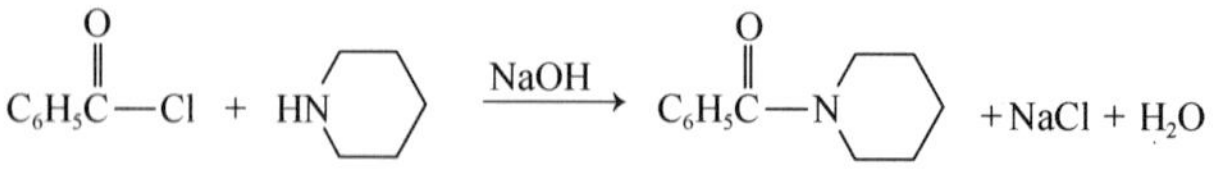

81%

酸酐氨解比酰卤缓和，例如：

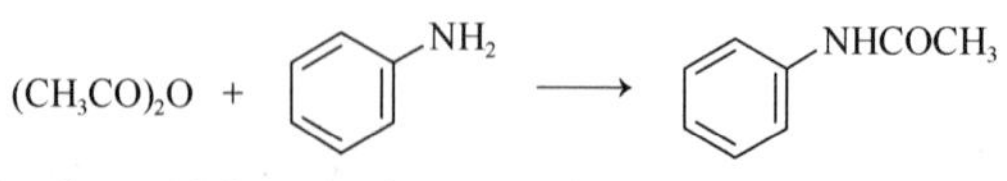

酸酐和酰卤的氨（胺）解也是氨（或胺）的酰化反应。酰化反应在有机合成和药物改性方面有重要意义。例如，对羟基苯胺有解热止痛作用，但毒性较大，将其与乙酸酐反应，可制得无毒的解热镇痛药扑热息痛。

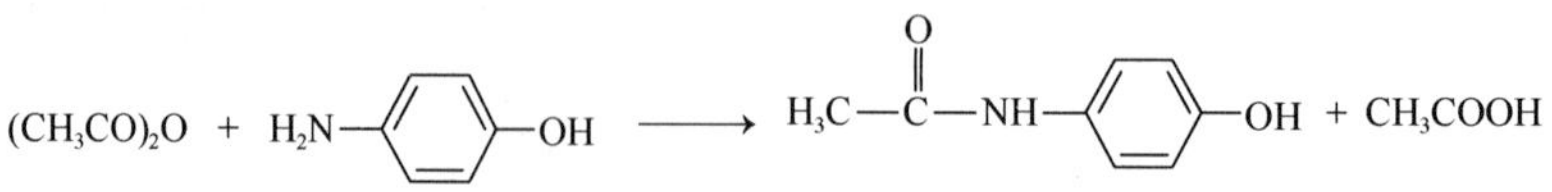

对羟基苯胺　　　　对羟基乙酰苯胺
（扑热息痛）

酯与氨（或胺）反应也生成酰胺或酰胺衍生物，由于氨（或胺）本身就是碱，所以在反应中不需要加酸碱催化剂。

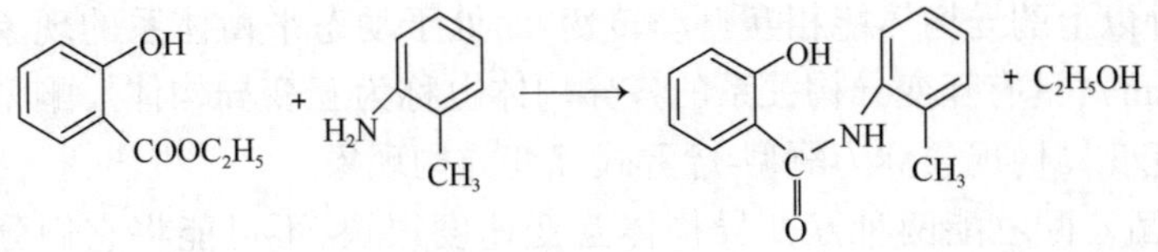

酰胺的氨解反应也称酰胺的交换反应，反应时，作为反应物胺的碱性应比离去胺的碱性强，且需过量，在有机合成中应用较少。

2. 羧酸衍生物的还原反应　和羧酸类似，羧酸衍生物分子中的羰基也可被还原，常用的还原剂为氢化锂铝。氢化锂铝可还原酰卤、酸酐、酯生成伯醇；酰胺被还原成胺。此法常用于酯和酰胺的还原。

$$R-\overset{O}{\overset{\|}{C}}-X \xrightarrow{LiAlH_4} RCH_2OH + HX$$

$$R-\overset{O}{\overset{\|}{C}}-O-\overset{O}{\overset{\|}{C}}-R' \xrightarrow{LiAlH_4} RCH_2OH + R'CH_2OH$$

$$R-\overset{O}{\overset{\|}{C}}-OR' \xrightarrow{LiAlH_4} RCH_2OH + R'OH$$

$$\underset{(NHR',NR'_2)}{R-\overset{O}{\overset{\|}{C}}-NH_2} \xrightarrow{LiAlH_4} \underset{(NHR',NR'_2)}{RCH_2NH_2}$$

3. Claisen 酯缩合反应　酯分子中的 α-H 因受酯基的影响具有弱酸性。因此，与羟醛缩合反应类似，含有 α-H 的酯在醇钠的作用下，可与另一分子酯经过亲核加成、消除，生成 β-酮酸酯，该反应称为 Claisen 酯缩合反应（Claisen condensation）。

$$2\,RCH_2COOR' \xrightarrow[(2)H_3O^+]{(1)C_2H_5ONa} RCH_2\overset{O}{\overset{\|}{C}}\underset{R}{\underset{|}{C}}HCOOR' + R'OH$$

反应结果是一分子酯的 α-氢被另一分子酯的酰基取代。例如：

$$2CH_3\overset{O}{\overset{\|}{C}}-OC_2H_5 \xrightarrow[(2)H_3O^+]{(1)C_2H_5ONa} CH_3\overset{O}{\overset{\|}{C}}-CH_2\overset{O}{\overset{\|}{C}}OC_2H_5 + C_2H_5OH$$

4. 酮型-烯醇型互变异构　乙酸乙酯在乙醇钠的作用下缩合生成乙酰乙酸乙酯。

$$2CH_3-\overset{O}{\overset{\|}{C}}OC_2H_5 \xrightarrow{C_2H_5ONa} CH_3-\overset{O}{\overset{\|}{C}}-CH_2COOC_2H_5 + C_2H_5OH$$

乙酰乙酸乙酯是一种具有愉快水果香味的无色液体，稍溶于水，易溶于乙醇等有机溶剂。乙酰乙酸乙酯分子中含有羰基，具有羰基的典型反应，如与羟氨反应生成肟，与 2,4-二硝基苯肼反应生成黄色的苯腙等。除此之外，乙酰乙酸乙酯还可以使溴水褪色，能与 $FeCl_3$ 发生颜色反应，与金属钠反应放出氢气，这些特殊现象一直困扰着人们。直到 1911 年，有人在−78°C 的低温条件下从乙酰乙酸乙酯分离出两种异构体：一种是熔点为−39°C 的无色晶体，另一种是无色液体，前者为酮式结构，后者为烯醇型结构。原来乙酰乙酸乙酯在通常情况下不是单一的物质，而是酮型和烯醇型异构体的混合物，在室温下两种异构体之间可以相互自动转变而处于动态平衡。

$$\underset{\text{酮式}(93\%)}{CH_3-\overset{O}{\overset{\|}{C}}-CH_2COOC_2H_5} \rightleftharpoons \underset{\text{烯醇式}(7\%)}{CH_3-\overset{OH}{\overset{|}{C}}=CH-COOC_2H_5}$$

两种或两种以上的异构体能相互自动转变,而处于动态平衡体系的现象称为互变异构现象(tautomerism),具有互变异构关系的各异构体也称为互变异构体。酮型和烯醇式两种异构体之间的互变异构现象称为酮型-烯醇式互变异构现象。

常温下,乙酰乙酸乙酯两种互变异构体互变速度很快,不可能将它们分离开。乙酰乙酸乙酯存在酮型-烯醇型互变异构的原因,主要是因为乙酰乙酸乙酯分子中亚甲基上的氢原子,受两个吸电子基团的影响,比较活泼,常可以重排成烯醇型。而且形成烯醇式后,因分子中存在 π-π 共轭体系“ $-\overset{|}{C}=\overset{|}{C}-\overset{|}{C}=O$ ”增加了共轭体系的范围和强度,其分子的内能明显降低;加之该烯醇式通过氢键形成六元螯环,也使烯醇型稳定性增加。

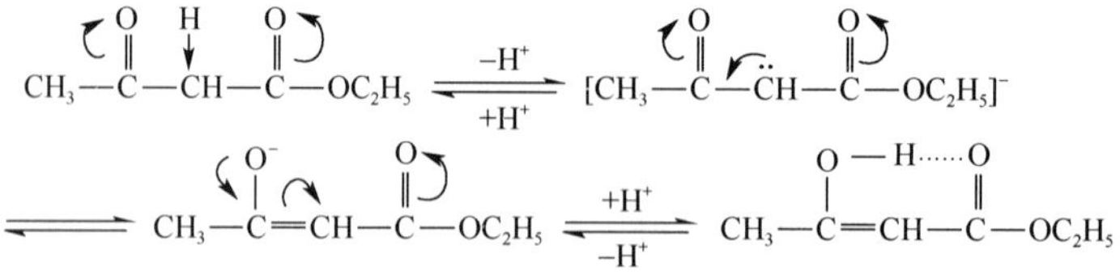

互变异构现象是有机化合物中比较普遍存在的现象。从理论上讲,凡具有 α-H 的羰基化合物都可能有酮式和烯醇式两种互变异构体存在。但酮式和烯醇式存在的比例取决于分子结构,要有明显的烯醇式存在,分子必须具备如下条件。

(1) 分子中的亚甲基氢受两个吸电子基团影响而酸性增强。

(2) 形成烯醇式后产生的双键应与羰基形成 π-π 共轭,使共轭体系有所扩大和加强,内能有所降低。

(3) 烯醇式可形成分子内氢键,构成稳定性更大的环状螯合物。

几种酮式-烯醇式互变异构体中在室温条件下烯醇式含量见表 13-4 所示。

表 13-4 几种酮式-烯醇式互变异构体中烯醇式的含量(25°C)

化合物	互变异构平衡体	烯醇式含量/%
丙酮	$CH_3-\overset{O}{\overset{\|}{C}}-CH_3 \rightleftharpoons CH_2=\overset{OH}{\overset{\|}{C}}-CH_3$	0.000 25
乙酰乙酸乙酯	$CH_3COCH_2COOC_2H_5 \rightleftharpoons CH_3\overset{OH}{\overset{\|}{C}}=CHCOOC_2H_5$	7.5
乙酰丙酮	$CH_3COCH_2COCH_3 \rightleftharpoons CH_3\overset{OH}{\overset{\|}{C}}=CHCOCH_3$	80.0
苯甲酰乙酰苯	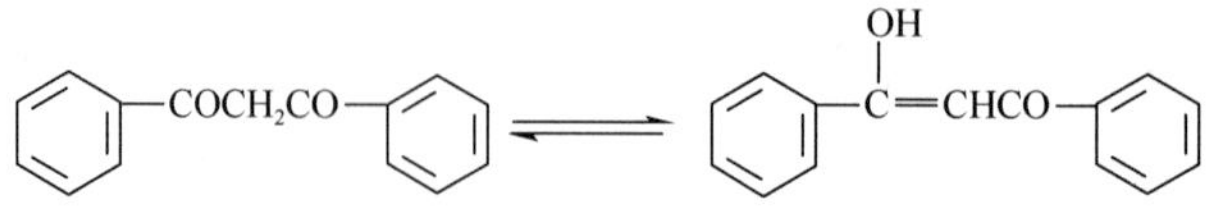	96.0

互变异构现象不仅存在于羰基化合物中,某些糖和含氮化合物中,特别是酰亚胺类化合物中也存在于互变异构现象。

第四节 重要化合物

1. 乳酸 乳酸($CH_3CHOHCOOH$),学名 α-羟基丙酸,因存在于酸牛奶中而得名。乳酸吸湿性很强，一般是黏稠状液体，能溶于水、醇和甘油，不溶于氯仿。乳酸具有消毒防腐作用；乳酸钙可用作补钙药物；乳酸钠可用作酸中毒的解毒剂。

乳酸是生物体内葡萄糖无氧酵解的最终产物。人在剧烈活动时，肌肉中的糖原分解因缺氧而导致乳酸积累过多，就会感到肌肉“酸痛”。适当的锻炼可以加速乳酸经血液循环向肝转运。

2. 苹果酸　苹果酸[$HOOCCH(OH)CH_2COOH$]的化学名为羟基丁二酸，最初因从苹果中分离出来而得名，在未成熟的苹果和山楂中含量较多。天然苹果酸是左旋体，为无色针状结晶，熔点 100°C，易溶于水和乙醇，微溶于乙醚。

苹果酸是生物体内糖代谢的中间产物。作为性能优异的添加剂，广泛应用于食品、化妆品、医疗和保健品等领域。

3. 酒石酸　酒石酸(HOOCCHOHCHOHCOOH)的化学名为 2,3-二羟基丁二酸，它以酸式钾盐存在于葡萄中，难溶于水和乙醇。在用葡萄酿酒时，该酸式盐随乙醇含量增加而逐渐析出结晶，俗称酒石，酒石与无机酸作用生成游离有机酸而得名。

酒石酸分子中含有两个相同的手性碳原子，存在三种立体异构体：右旋酒石酸、左旋酒石酸和内消旋酒石酸。自然界存在的酒石酸是右旋体，为透明晶体，熔点 170°C，易溶于水。酒石酸最大的用途是饮料添加剂，也是药物工业原料。它的盐类用途较广，如酒石酸钾钠可用于配制斐林试剂(Fehling' s solution)。酒石酸锑钾(KOOC—CHOH—CHOH—COOSbO)即吐酒石，曾用作催吐剂和治疗血吸虫病。

4. 枸橼酸　化学名为 3-羧基-3-羟基戊二酸，又称柠檬酸，存在于柑橘果实中，尤以柠檬果实中含量丰富而得名。室温下，枸橼酸为无色半透明晶体或白色颗粒或白色结晶性粉末，无臭，易溶于水、乙醇和乙醚，不含结晶水的枸橼酸熔点 153°C，味极酸。枸橼酸是有机酸中第一大酸，广泛应用于食品、医药、日化等行业等领域。在食品工业中用作糖果和清凉饮料的矫味剂。医药上，枸橼酸钠有防止血液凝固的作用，故用作体外抗凝血剂。枸橼酸铁铵[$(NH_4)_3Fe(C_6H_5O_7)_2$]是常用的补血药。

枸橼酸是体内糖、脂肪和蛋白质代谢过程的中间产物。它兼 α-羟基酸及 β-羟基酸的特性，在体内酶的催化下，枸橼酸经顺乌头酸转变为异枸橼酸，再经氧化脱羧变成为 α-酮戊二酸。

5. 水杨酸　又名柳酸，化学名称邻-羟基苯甲酸，因最初从水杨树皮中提取而得名。它是无色针状结晶，熔点 159°C，在 79°C 时升华；微溶于水，易溶于乙醇、乙醚、氯仿和沸水中；与三氯化铁显紫红色。

水杨酸属于酚酸，其酸性较苯甲酸强。这是因为羟基处于羧基邻位，由于空间拥挤，使羧基不能与苯环共平面，削弱了羧基与苯环之间的 p-π 共轭效应，减小了苯环上 π 电子云向羧基的偏移，使羧基氢原子较易离解，形成稳定的羧酸根负离子，这种现象称为邻位效应。此外，羟基与羧基能形成分子内氢键，增加了羧基中氧氢键的极性，利于氢解离，离解后的羧基负离子与酚羟基也能形成氢键，使这个负离子更加稳定，不易再与解离出的 H^+ 结合，因此其酸性比苯甲酸强。

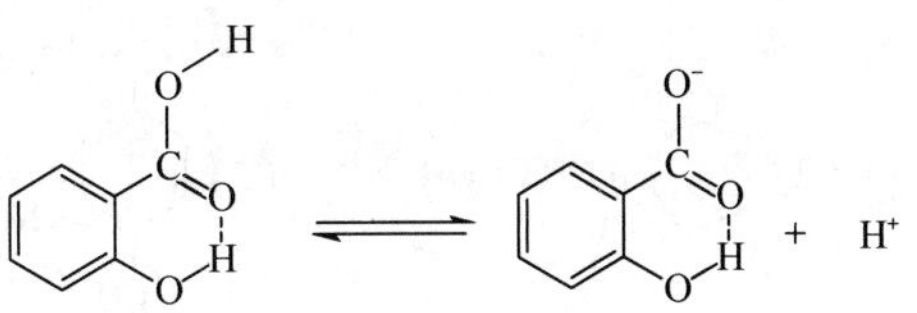

水杨酸是重要的精细化工原料。在医药工业中，水杨酸本身就是一种用途极广的消毒防腐剂，其乙醇溶液用于治疗霉菌感染引起的皮肤病；作为医药中间体，它可合成乙酰水杨酸、对-氨基水杨酸和水杨酸甲酯等。

乙酰水杨酸的商品名为阿司匹林(aspirin)，为白色针状晶体，熔点 143°C，微溶于水，常用作解热镇痛药。可在少量浓硫酸存在下，用水杨酸与乙酐反应制得。

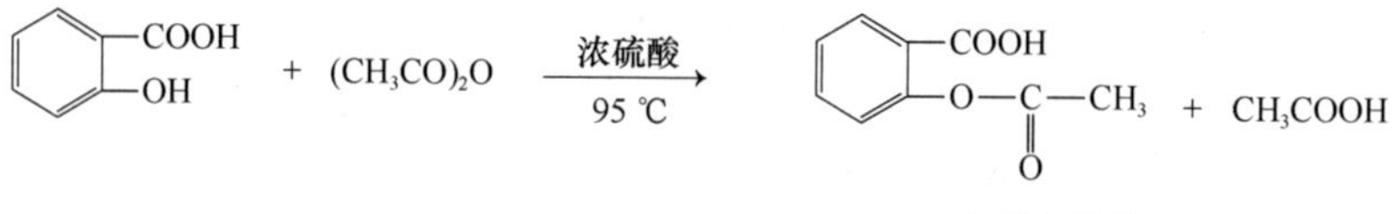

乙酰水杨酸

阿司匹林、非那西丁与咖啡因三者配伍的制剂称为复方阿司匹林，用"APC"表示。有报道称成人每日服用小剂量的肠溶性阿司匹林，可降低急性心肌梗死、冠状动脉血栓患者的死亡率；成人每日服一定量的阿司匹林可降低患结肠癌患者约 50% 的死亡率。

6. 丙酮酸 原称焦性葡萄酸，为浅黄色液体，有乙酸气味，易溶于水，具有 α-酮酸的特性。丙酮酸是动植物体内糖、脂肪和蛋白质代谢的中间产物。在酶的催化下，丙酮酸还原生成乳酸。

$$\underset{\text{丙酮酸}}{CH_3-\overset{\overset{O}{\|}}{C}-COOH} \underset{-2H}{\overset{+2H}{\rightleftharpoons}} \underset{\text{乳酸}}{CH_3-\overset{\overset{OH}{|}}{C}H-COOH}$$

7. 草酰乙酸 化学名为 α-丁酮二酸，为无色晶体，能溶于水。在体内可在酶的作用下由琥珀酸转变而成。

$$\underset{\text{琥珀酸}}{\begin{matrix} CH_2COOH \\ | \\ CH_2COOH \end{matrix}} \xrightarrow{-2H} \underset{\text{延索胡酸}}{\begin{matrix} H-C-COOH \\ \| \\ HOOC-C-H \end{matrix}} \xrightarrow{+H_2O} \underset{\text{苹果酸}}{\begin{matrix} HO-CHCOOH \\ | \\ CHCOOH \end{matrix}} \xrightarrow{-2H} \underset{\alpha\text{-丁酮二酸}}{\begin{matrix} O=CHCOOH \\ | \\ CHCOOH \end{matrix}}$$

草酰乙酸既是 α-酮酸，又是 β-酮酸，易发生脱羧反应。在生物体内在酶作用下脱羧生成丙酮酸。

$$HOOC-\overset{\overset{O}{\|}}{C}-CH_2COOH \xrightarrow[\text{或酶}]{\triangle} CH_3COCOOH+CH_2\uparrow$$

8. α-酮戊二酸 为无色晶体，熔点为 109～110℃，能溶于水，具有 α-酮酸的性质，受热易脱羧，体内在酶的作用下脱羧和氧化反应生成琥珀酸。

$$\underset{\alpha\text{-戊二酮酸}}{\begin{matrix} CH_2COCOOH \\ | \\ CH_2COOH \end{matrix}} \xrightarrow[-CO_2]{\text{酶}} \underset{\text{丁醛酸}}{\begin{matrix} CH_2CHO \\ | \\ CH_2COOH \end{matrix}} \xrightarrow{[O]} \underset{\text{琥珀酸}}{\begin{matrix} CH_2COOH \\ | \\ CH_2COOH \end{matrix}}$$

α-酮丁二酸和 α-酮戊二酸为生物体内糖、脂肪和蛋白质代谢的中间产物。

习 题

1. 用 IUPAC 法命名下列化合物。

(1) $CH_3\underset{\underset{OH}{|}}{C}H\overset{\overset{CH_3}{|}}{C}HCOOH$ (2) 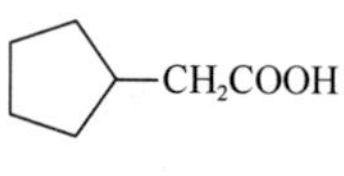

(3) 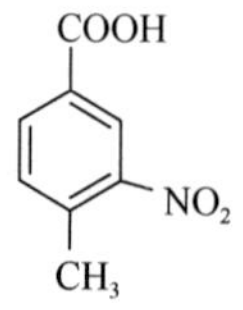

（4）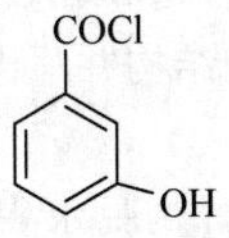　　（5）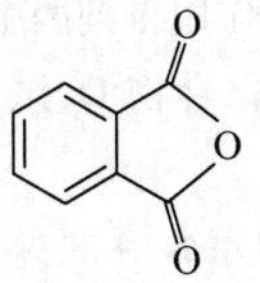　　（6）$CH_3CH_2CONH_2$

2. 写出下列化合物的结构式。

（1）苯甲酸苯酯　　（2）柠檬酸　　（3）邻乙酰氧基苯甲酸

（4）水杨酸　　（5）丁烯二酸酐　（6）丁二酸甲乙酸酯

3. 比较下列各组化合物的性质(按由强到弱的次序排列)。

（1）酸性大小

A. 甲酸　　B. 乙酸　　C. 苯甲酸　　D. 丙二酸

A. 苯甲酸　　B. 对甲基苯甲酸　C. 对硝基苯甲酸

A. 乳酸　　B. 丙酸　　C. 丙酮酸　　D. 丁-3-酮酸

（2）碱性大小

A. $CH_3CH_2O^-$　B. CH_3COO^-　C. $O_2NCH_2COO^-$　D. $HOCH_2COO^-$　E. $HOCH_2CH_2COO^-$

（3）酰基上亲核取代的活性

A. 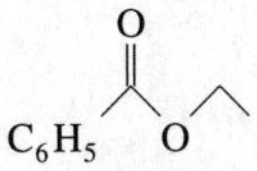　　B. 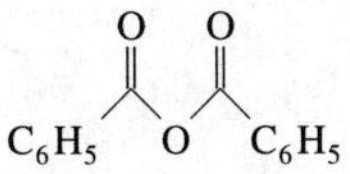

C. 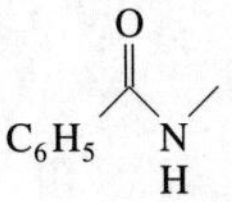　　D. 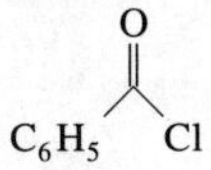

E. 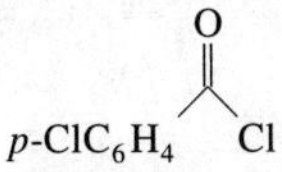

（4）按烯醇型稳定性由高到低的次序排列。

A. 乙酰乙酸乙酯　B. 戊-2,4-二酮　C. 乙酰丙酮　D. 丙二酸二乙酯

4. 用化学方法鉴别下列各组化合物。

（1）甲酸乙酸乙醛

（2）苯酚苯甲酸水杨酸

（3）丙酮酸　丙酮　戊-2,4-二酮

5. 完成下列反应。

（1）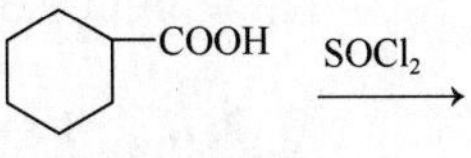　　（2）2 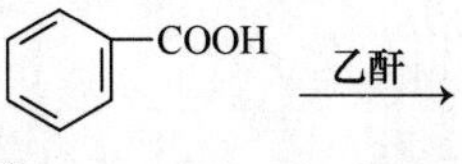

（3）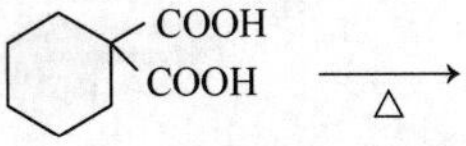　　（4）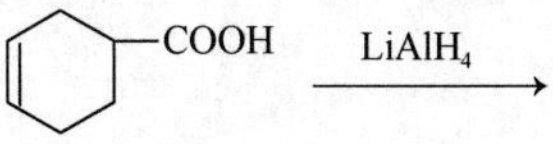

（5）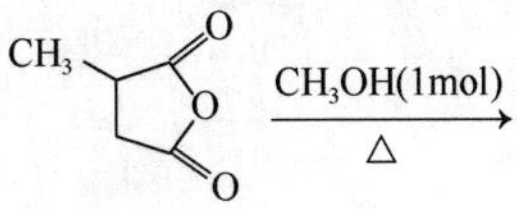　　（6）2 $CH_3CH_2COOC_2H_5 \xrightarrow{C_2H_5ONa}$

（7）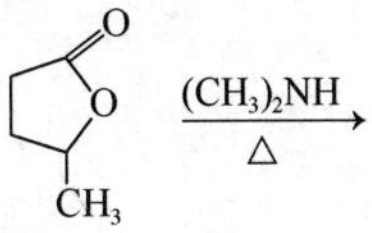　　（8）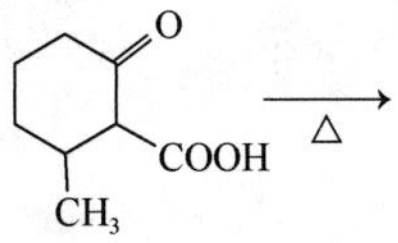

（9）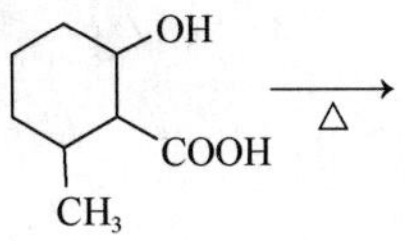

6. 化合物 A 的分子式为 $C_5H_6O_3$，它能与 1mol 乙醇作用得到两个互为异构体的化合物 B 和 C。B 和 C 分别与氯化亚砜作用后再与乙醇作用，两者都生成同一化合物 D，试推测 A、B、C、D 的结构并写出有关反应式。

7. 化合物 A（$C_6H_{12}O_3$）具有旋光性，能和 $NaHCO_3$ 水溶液作用放出 CO_2，A 加热脱水得化合物 B（$C_6H_{10}O_2$）。B 无光学活性异构体，但有两个顺反异构体，能够使溴水退色。B 若用酸性高锰酸钾氧化，可得到草酸和化合物 C（C_4H_8O），C 可以发生碘仿反应。试推测 A、B、C 的结构式，并写出相关的化学反应式。

（杜　清）

第十四章　对映异构

同分异构(isomerism)现象在有机化合物中的是相当普遍的,同分异构的种类有多种,总起来可分为两大类:构造异构(constitutional isomerism)和立体异构(stereo isomerism)。构造异构是指分子中原子间的连接顺序或方式不同产生的异构;而立体异构是指构造一定的情况下,分子中的原子在空间的排列位置不同产生的异构。第九章中介绍的顺反异构,属于立体异构,各种异构归纳起来,关系如下:

- 同分异构
  - 构造异构
    - 碳链(碳架)异构
    - 官能团异构
    - 位置异构
    - 互变异构
  - 立体异构
    - 构型异构
      - 顺反异构
      - 对映异构
    - 构象异构

本章介绍立体异构——对映异构(enantiomerism)。

第一节　物质的旋光性

1. 平面偏振光　日常生活中我们最熟悉就是太阳光,光是一种电磁波,光波振动的方向与其传播方向相互垂直。而且,一束普通光可以在与其传播方向相垂直的平面的任何方向上振动。如果让一束普通光通过 Nicol 棱镜(用冰晶石或方解石制成的棱镜),而尼科尔棱镜的作用就是只让与棱镜晶轴平行的振动光线通过,故透过棱镜的光则只在一个方向上振动。我们把这种只在同一平面上振动的光称作平面偏振光(plane-polarized light),简称偏振光。偏振光所在的平面叫偏振面。参见图 14-1。

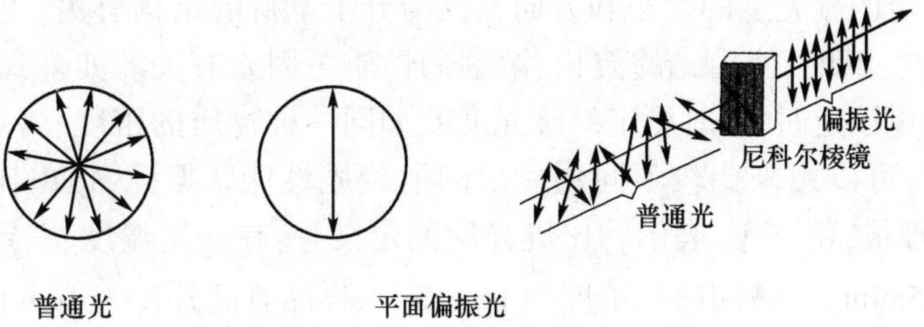

图 14-1　普通光和平面偏振光产生示意图

当平面偏振光通过一些物质,如水、乙醇、丙酮等,它们对偏振光的偏振面没有任何影响。而有些物质,如乳酸、葡萄糖、果糖等却能使通过平面偏振光的偏振面发生旋转。把这种能使平面偏振光振动平面发生旋转的性质称作旋光性(optical activity)或光活性,具有旋光性的物质称为旋光性物质(optically active compounds)或光活性物质。图 14-2 是关于旋光性和非旋光性物质对偏振光的作用情况。

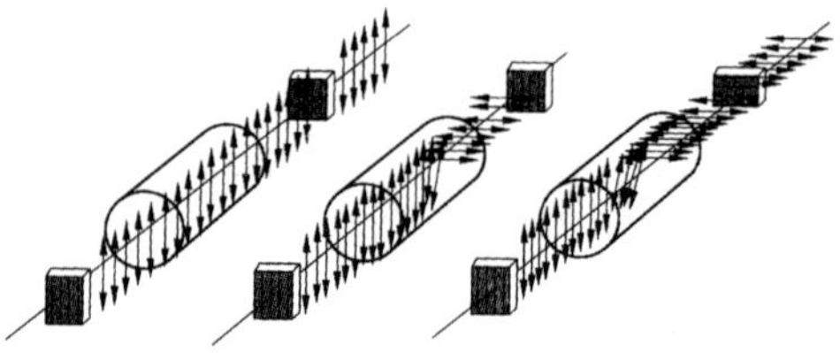

图 14-2　旋光性和非旋光性物质对偏振光的作用

(a)非旋光性物质;(b)旋光性物质

2. 比旋光度　旋光性物质使平面偏振光的振动平面发生旋转的角度称为旋光度(observed optical rotation)或旋光角,通常用 α 表示。不同的旋光性物质可使偏振光旋转的大小和方向不同。当面对偏振光的传播方向看,可使偏振光的振动平面向右旋转,即顺时针方向旋转,称为右旋体(dextrorotatory)或右旋物质,用符号"+"或"*d*"表示;可使偏振光的振动平面向左旋转,即逆时针方向旋转,称为左旋体(levorotatory)或左旋物质,用符号"-"或"*l*"表示。

测定物质有没有旋光性以及旋光度的大小,可以使用旋光仪(polarimeter)。旋光仪主要由一个光源、两个尼科尔棱镜和一个盛测试液的样品管组成。光源发出的光经过第一个棱镜(起偏镜)变成平面偏振光,然后通过盛有旋光性物质溶液的样品管,平面偏振光振动方向发生旋转,最后通过第二个棱镜(检偏镜)检测偏振光旋转的大小与方向,并由连在检偏镜上的刻度盘读出。旋光仪的工作原理见图 14-3。

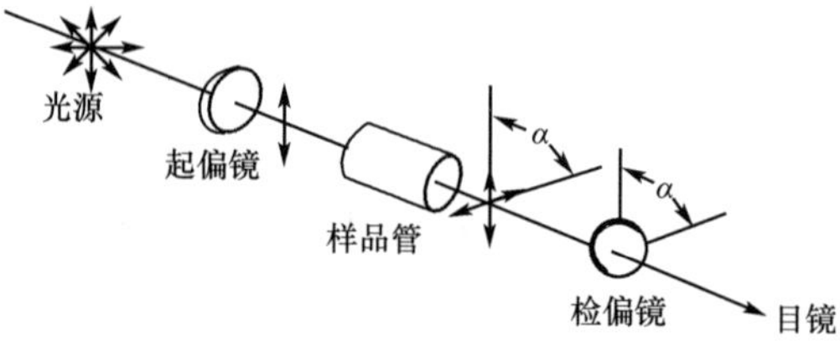

图 14-3　旋光仪工作原理示意图

由旋光仪测定的旋光度的大小和方向不仅与分子本身的结构有关,还与所测物质的浓度、样品管的长度、温度、使用光的波长、溶剂的性质等因素有关。如果我们把除分子结构以外的因素都加以固定时,此时测定的旋光度就如同一种物质的密度、熔点和沸点一样,是物质的特征常数,可以用来比较不同物质之间的旋光性能。据此,提出比旋光度(specific rotation)这一物理量,用$[\alpha]_{\lambda}^{t}$表示。比旋光度的定义是:在一定温度、一定波长下(常用钠光灯 D 线,波长 589nm),被测物质浓度为 $1g \cdot cm^{-3}$,样品管的长度为 1dm 的条件下,测得的旋光度。所以通常测定的旋光度与比旋光度的关系为

$$[\alpha]_{\lambda}^{t}=\frac{\alpha}{\rho \cdot l}\left(\text{或}\ [\alpha]_{D}^{t}=\frac{\alpha}{\rho \cdot l}\right)$$

在式中,$[\alpha]_{\lambda}^{t}$(或$[\alpha]_{D}^{t}$)是比旋光度;α为旋光性物质的旋光度;ρ 是旋光性物质的质量浓度,单位 $g \cdot cm^{-3}$;如果样品为一纯液体,则以其密度来代替,单位 $g \cdot cm^{-3}$;l 为盛液管长度,单位 dm;λ是所用光源的波长(D 表示使用钠光源,波长为 589nm);t 为

测定时的温度，通常情况为室温 20℃ 或 25℃，可写成 $[\alpha]_D^{20}$ 或 $[\alpha]_D^{25}$。例如，采用钠光源的旋光仪，在 20℃ 测定 *D*-葡萄糖水溶液的比旋光度是右旋 52.5°，则可表示为 $[\alpha]_D^{20}=+52.5°$（水）。

丁-2-烯与 HCl 的加成反应，从产物中可分离得到两种 2-氯丁烷，两者的物理性质基本上相同，但对偏振光的作用方面有差异，一种使偏振光的振动平面向右旋转（称为右旋体 dextrorotatory），另一种使偏振光的振动平面向左旋转（称为左旋体 levorotatory）。

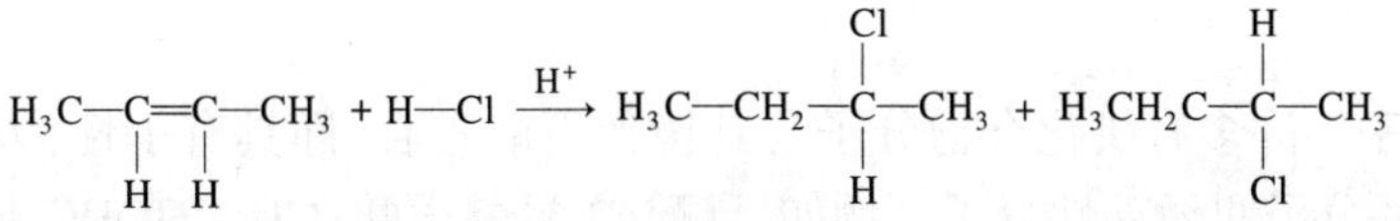

左旋体　　$[\alpha]_D^{25}=-10.93°$　　右旋体　　$[\alpha]_D^{25}=+10.93°$

两种产物从平面结构上很难看出有什么不同，都是 $CH_3CH_2CHClCH_3$，可是在空间排列上是不同的（图 14-4），尽管两者的形状很相像，但无论怎样摆放都不能完全重合，所以，它们是两种不同的分子，代表着两种不同的化合物。两者的构造相同，不同的是分子中的原子和基团在空间的排列位置不同，这就是另一种类型的立体异构。

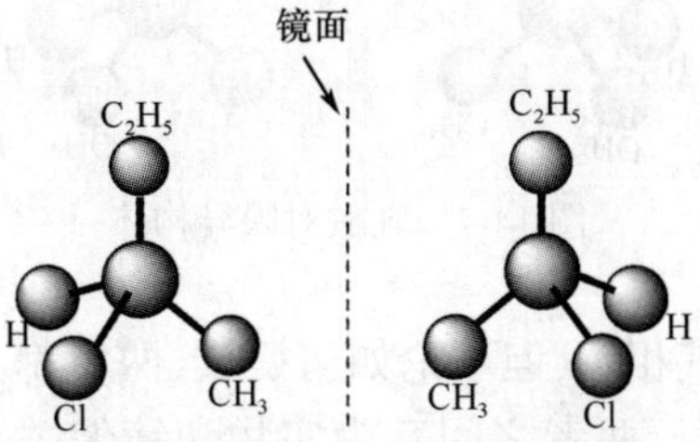

图 14-4　2-氯丁烷的对映异构体

由于这两个分子在空间的排列形象是互为实物和镜像的对映关系，因此，人们把这种异构称为对映异构（enantiomerism），又因为它们的旋光性不同，所以，通常也把这种异构称为旋光异构或光学异构（optical isomer）。

第二节　手性与手性分子

1. 手性　人的手有什么样的特征呢？初看人的左手和右手一模一样，但把两者叠和在一起，无论怎样摆放，它们都不会完全重合在一起（图 14-5）。

所以，同一个人的两只手的形状是不一样的。两者之间是什么样的关系呢？如果把右手放在一面镜子前，镜子里所成的像就是左手的形状，如果把左手放在一个镜面之前，镜子里所成的像就是右手的形状，左手和右手的关系是互为实物与镜像的关系（图 14-6）。也就是说，人的手都有这样一种特征：与其自身的镜像不能完全重合。因此，我们就把物体与其镜像不能重合的特性叫做手性（chirality）。人们的手、脚、眼、耳、四肢、心脏等器官都具有手性。

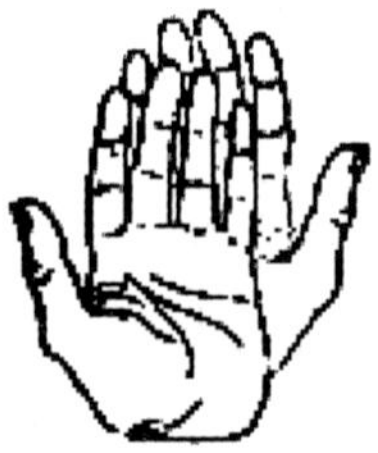

图 14-5　左、右手不能重合

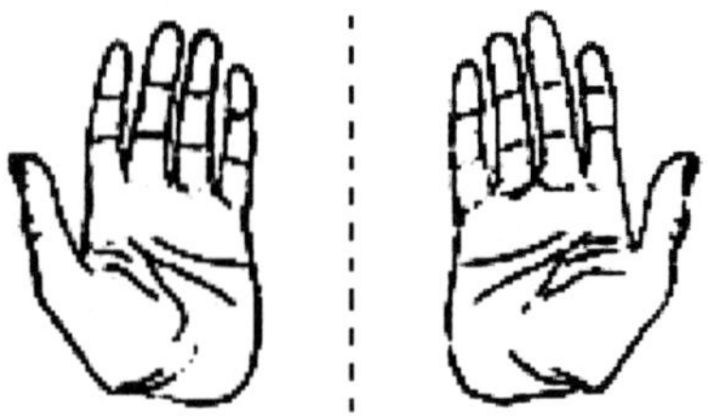

图 14-6　左、右手互为镜像关系

2. 手性分子　许多有机化合物分子与其镜像不能重合，即具有手性，人们把这类与其镜像不能重合的分子叫做手性分子。例如，乳酸（2-羟基丙酸，$CH_3CHOHCOOH$）有两种，一种是肌肉运动产生的，可使偏振光振动平面发生右旋（用“+”或“*d*”表示），称为右旋体；另一种是糖发酵产生的，可使偏振光振动平面发生左旋（用“－”或“*l*”表示），称为左旋体，它们的空间结构见图 14-7。

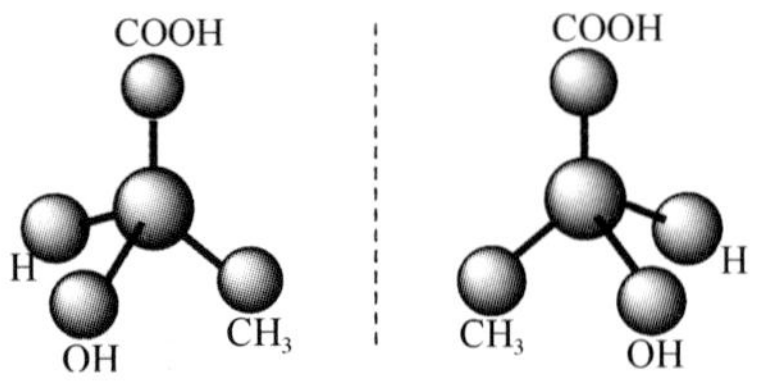

图 14-7　乳酸对映异构体

两种乳酸分子的形状极其相像，但不论如何摆放，两者都不能完全重合到一起，如果在两个分子模型之间放一面镜子，两者之间互为实物和镜像关系。这种关系和人的左、右手之间的关系一样，相像而不能重合。左旋乳酸和右旋乳酸都具有手性，都是手性分子。实验证实，凡是手性分子都具有旋光性。

3. 分子的手性与对称性　判断哪些分子有手性似乎是很复杂的问题。按照前面提到的方法，要判断一个分子是否有手性，要先做出这种分子及其镜像的模型，根据两者能否重合，判断分子是否有手性。如此操作是很麻烦的，尤其是对于结构复杂的分子操作起来更是困难。

人们经过长期的观察和研究发现，分子是否有手性与分子的对称性有关，也就是与分子内存在的对称因素有关。

（1）对称面：如有一个通过分子的平面把分子分成两部分，使之成为镜像，则这个平面称为分子的对称面（symmetrical plane），用 σ 表示。

例如，下列丙酸和 1-氯丙烯分子内都存在一个对称面。

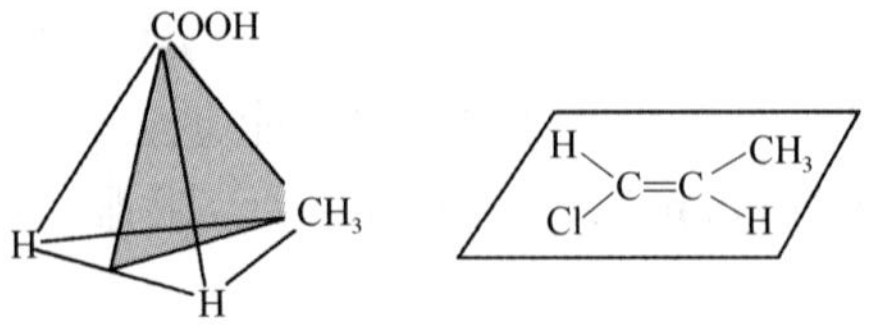

分子内存在对称面的分子能与其镜像重合，不是手性分子，无旋光性。

（2）对称中心：若分子中有一点 P，从分子中的任一原子或基团出发经点 P 作直线，该线的延长线上距点 P 等距离处能遇到相同的原子或基团,则点 P 称为分子的对称中心,如下列分子都存在着对称中心。

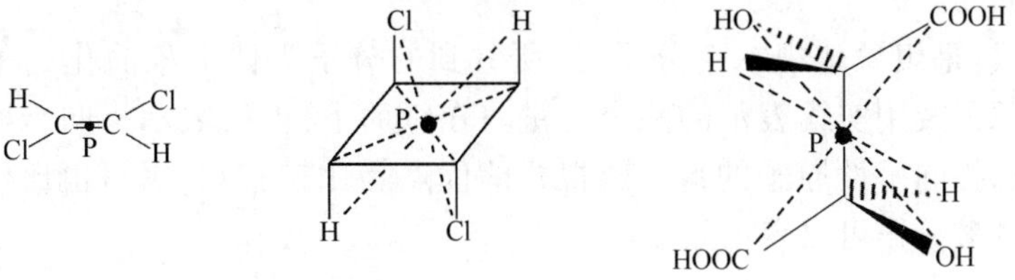

具有对称中心的分子与其镜像能重合,不是手性分子,无旋光性。

应该指出,许多分子有对称轴,但对称轴不能作为判断分子是否有手性的判据。例如,反-1,2-二甲基环丙烷分子,虽有对称轴,但却是手性分子,有旋光性。

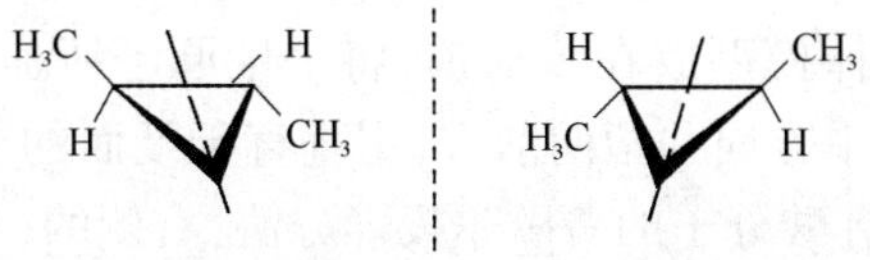

一般情况下,只要一个分子既无对称面又无对称中心,基本上可以判定为手性分子(例外极少),有旋光性;如果一个分子有对称面或对称中心,可以判定该分子不是手性分子,没有旋光性。

第三节　含一个手性碳原子化合物的对映异构

1. 对映体　在乳酸分子($CH_3CHOHCOOH$)中,2 号碳原子分别连有一个羟基、一个羧基、一个甲基和一个氢原子,这种连有四个不同原子或基团的原子称为手性原子(也称为不对称原子,在分子式中可在其右上角加"*"来标示),最常见的手性原子是手性碳原子。含一个手性碳原子的分子是手性分子,存在互为实物和镜像关系的两个异构体,如乳酸。这种互为实物和镜像关系的异构体称为对映体(enantiomers)。

对映体的旋光能力相等,旋光方向相反,其他的物理性质及在非手性条件下的化学性质几乎完全相同。从分子水平上讲,生物体内多是手性环境,所以,一对对映体的两种分子的生物学性质往往有较大的差异。

例如,(+)-乳酸:熔点为 53℃,$pK_a=3.87$,$[\alpha]=+3.8°$;(-)-乳酸:熔点为 53℃,$pK_a=3.87$,$[\alpha]=-3.8°$。而两种乳酸的生物学性质有很大的不同:人体内只能代谢(+)-乳酸,而不能代谢(-)-乳酸,因为人体内只有代谢(+)-乳酸的酶(*L*-乳酸脱氢酶),过量的摄入(-)-乳酸就会引起代谢紊乱、造成酸中毒等不良反应,危害人体健康,且影响人体对钙的吸收。

2. 外消旋体　如果在同一溶液中一对对映体的两种分子的等量混合,两者的旋光能力正好互相抵消,所以把这种混合物称为外消旋体(recemate or racemic mixture)。用"±"或"*dl*"来表示,外消旋体不是纯净物,而是一对对映体的两种分子的混合物。乳酸外消旋体的熔点为 18℃,比(+)-乳酸和(-)-乳酸的熔点(53℃)低。

3. 旋光异构体的平面表示方法　为了把手性分子的空间结构方便的表示在平面上,人们采用了多种方法,常用平面表示方法有模型图式、透视式、费歇尔(Fischer)投影式,分别介绍如下。

(1) 模型图式:相当于分子球棒模型的照片,见图 14-4 和图 14-7。特点是比较形象直观,但书写麻烦。

(2) 透视式:是想象透视一个分子时,所看到的分子立体形象简化的平面表示方法。透视式中手性原子及用实线表示的两个价键写在纸面上,虚线表示指向纸面后的键,楔形线表示由纸面前指向手性原子的键。透视式的优点是比较直观,书写也比模型图式简便,如两种不同的乳酸分子可以表示如下:

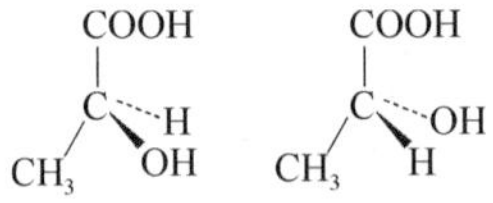

(3) 费歇尔投影式:费歇尔投影式是将立体模型投影到平面上而得到的平面形象。投影方法是:把手性分子的球棒模型放在纸面前,将手性原子所连的两个价键竖立并指向后方,另外两个价键就会在水平方向并指向前方,用垂直于纸面的光线照射,得到的影子即为费歇尔投影式。图 14-8 为乳酸分子的费歇尔投影方法,右侧的(Ⅱ)为另一乳酸分子的费歇尔投影式。

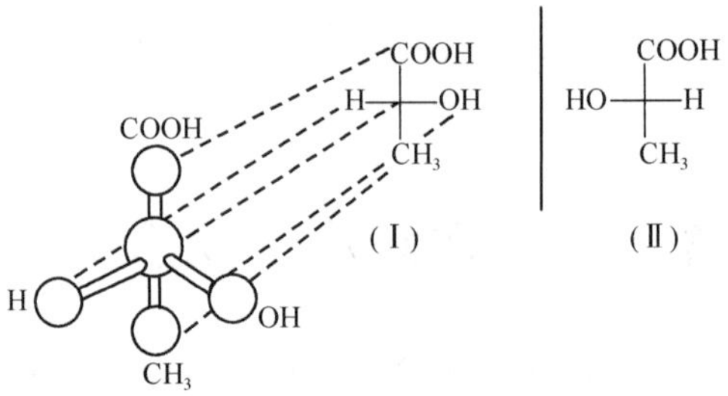

图 14-8 乳酸分子的投影方法

费歇尔投影式是在平面上表示分子的三维立体结构。投影式的含义是:十字线交点代表的手性原子在纸面上,两竖键是从手性原子分别指向纸平面的上、下后方,两横键是从手性原子分别指向纸平面的左、右前方。可以简单地总结为:"十字线交点代表手性碳,横键向前,竖键向后。"即"横前竖后"。只要按照这一原则投影,得到的投影式都是正确的。

投影时一般是将主链竖直,编号小的碳原子放在上端,这样一个手性分子投出来的投影式就只有一种了,避免了投影时由于手性分子摆放方式不同而产生多个投影式带来的麻烦。

第四节 对映异构体构型标记法

对映异构体的差别就在于其构型不同,对它们进行命名时,不同构型的异构体应该加以标记,标记的方法有两种:*D*/*L* 构型(相对构型)标记法和 *R*/*S* 构型(绝对构型)标记法。

1. *D*/*L* 标记法 在 1951 年以前,人们不知道手性分子的真实构型。例如,甘油醛有左旋体和右旋体两种构型的异构体,人们不知道左旋甘油醛的构型是下列两个费歇尔投影式中的哪一个。当然,其他的手性分子的构型也是不知道的。无奈,费歇尔假定右旋甘油醛的投影式为下式中的Ⅰ,即—OH 位于手性碳原子的右边,其构型用 *D* 表示;左旋甘油醛的投影式为Ⅱ,其构型用 *L* 表示。

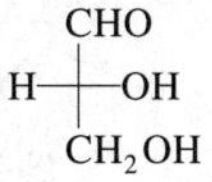

Ⅰ

D-(+)-甘油醛

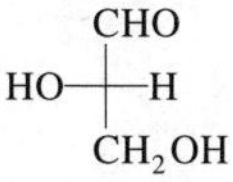

Ⅱ

L-(−)-甘油醛

其他能与 *D*-甘油醛发生"关联"的手性分子都是 *D* 型的;能与 *L*-甘油醛发生"关联"的手性分子都是 *L* 型的。所谓"关联"是指经过不涉及甘油醛手性碳原子上化学键断裂的化学反应。例如,把 *D*-(+)-甘油醛通过化学反应转化为乳酸。

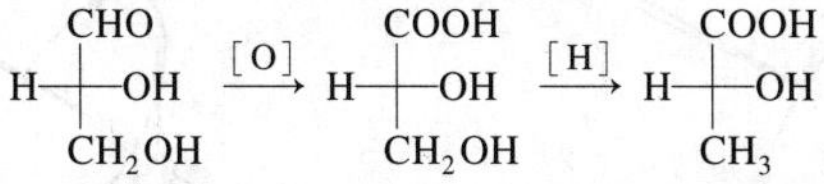

D-(+)-甘油醛　　*D*-(−)-甘油酸　　*D*-(−)-乳酸

由于转化过程中没有发生甘油醛手性碳原子四个价键的断裂,该手性碳原子的构型保持不变,所以,生成的甘油酸和乳酸仍然是 *D* 型的。不过,应该注意的是,尽管在"关联"的过程中,一系列手性分子产物的构型保持不变,旋光性还是有变化的,因为旋光性决定于整个分子的所有原子和基团对偏振光作用的总的结果。如上式中的右旋甘油醛变成了左旋乳酸。所以说,手性分子的旋光性(左旋、右旋)与构型(*D* 型、*L* 型)没有固定的对应关系。

1951 年,拜捷沃特(Bijvoet J M)用一种特殊的 X 线衍射法成功测定了(+)-酒石酸钠铷的真实构型,随后通过与(+)-酒石酸的"关联",确定了(+)-甘油醛的真实构型。有意思的是,当初费歇尔的假定是正确的。从此,人们在很长一段时间以内多用这种方法标记手性分子的构型。

在使用过程中,人们发现 *D*、*L* 构型标记法存在一些缺点和不足,一是许多手性分子无法准确无误地与甘油醛相"关联",如 CHFClBr。再就是含有多个手性原子的化合物的构型不好标记。因此,目前只有糖类和氨基酸等天然产物还沿用 *D*、*L* 构型标记法,如 *D*-(+)-葡萄糖、*L*-半胱氨酸等。其他情况下,多采用适用性更广的 *R*、*S* 构型标记方法。

2. *R/S* 标记法　鉴于 *D*、*L* 标记法存在一些缺点,1970 年国际上根据 IUPAC 的建议,采用了 *R*、*S* 构型标记方法标记手性分子的构型,这种方法是根据手性分子的真实构型来标记的,无需与其他化合物比较和关联。其方法如下:

(1) 手性碳原子 C^* 上所连的四个原子或基团按"次序规则"排序: a>b>c>d。

(2) 把次序排在最后的原子或基团 d 放在观察者视线的远端,观察者沿着 d—C^* 键的方向观察其余三个原子或基团 a→b→c 的顺序,如果是顺时针旋转,该手性碳原子为 *R* 构型;如果为逆时针旋转,则为 *S* 构型(图 14-9)。

例如,两种甘油醛分子的构型确定:甘油醛中 C^* 所连的四个原子或基团的优先次序为:—OH>—CHO>—CH_2OH>—H。把 H 放在视线的远端,观察—OH→—CHO→—CH_2OH顺序,顺时针旋转的为 *R*-甘油醛,逆时针旋转的为 *S*-甘油醛(图 14-10)。

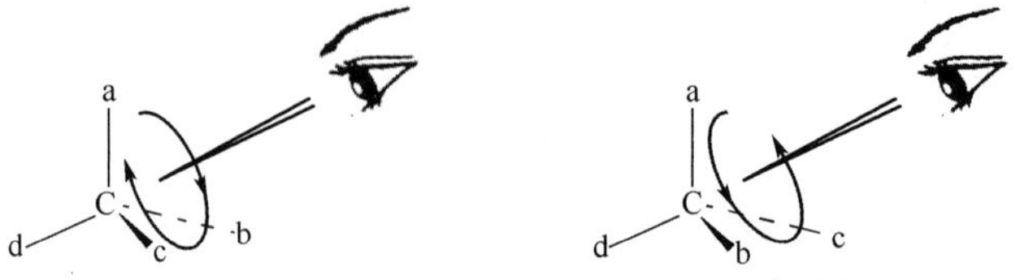

(a→b→c顺时针旋转)　　(a→b→c逆时针旋转)

R-构型　　*S*-构型

图 14-9　*R/S* 标记法示意图

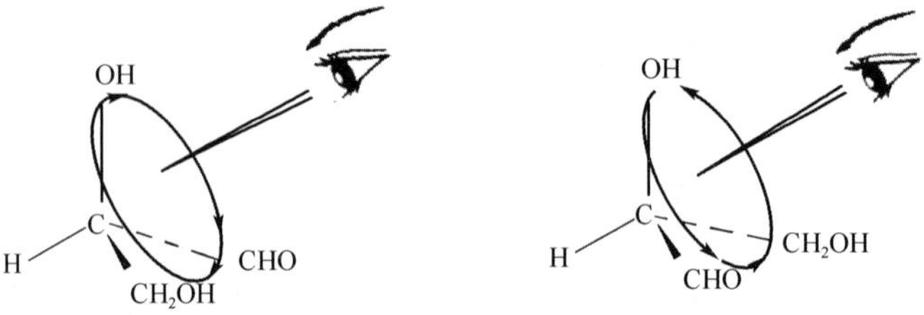

($OH \rightarrow CHO \rightarrow CH_2OH$顺时针旋转)　　($OH \rightarrow CHO \rightarrow CH_2OH$逆时针旋转)

R-甘油醛　　*S*-甘油醛

图 14-10　乳酸的 *R/S* 标记法示意图

以上是分子模型和透视式所代表的手性原子的 *R/S* 构型的确定，然而，更多情况下是用费歇尔投影式在平面上表示手性分子，因此要掌握好费歇尔投影式中手性原子构型的判断。判断费歇尔投影式中手性原子的构型的关键是找好观察者的位置。如果次序排在最后的原子或基团连在 C^* 的下方（实际上该原子或基团是位于纸平面的后下方），观察者的位置在投影式的前上方；如果次序排在最后的原子或基团连在 C^* 的左侧（实际上该原子或基团是位于纸平面的左前方），观察者的位置应在投影式的右后方，然后再想象各基团的空间位置，进而确定手性原子的构型。人们在使用费歇尔投影式的过程中，创造了多种简便、直接地确认费歇尔投影式中手性原子构型的方法。现介绍一种如下：

（1）当次序排在最后的原子或基团 d 处于竖键上时，其余三个原子或基团在平面内 a→b→c的顺序如果是顺时针旋转，该手性原子为 *R* 构型；如果为逆时针旋转，该手性原子为 *S* 构型，如下式：

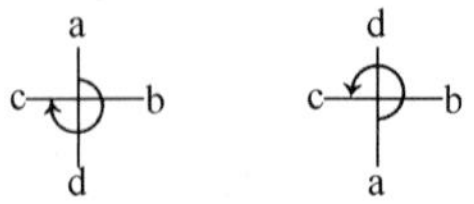

R　　*S*

（2）当次序排在最后的原子或基团 d 处于横键上时，其余三个原子或基团在平面内 a→b→c的顺序如果是顺时针旋转，该手性原子为 *S* 构型；如果为逆时针旋转，该手性原子为 *R* 构型，如下式：

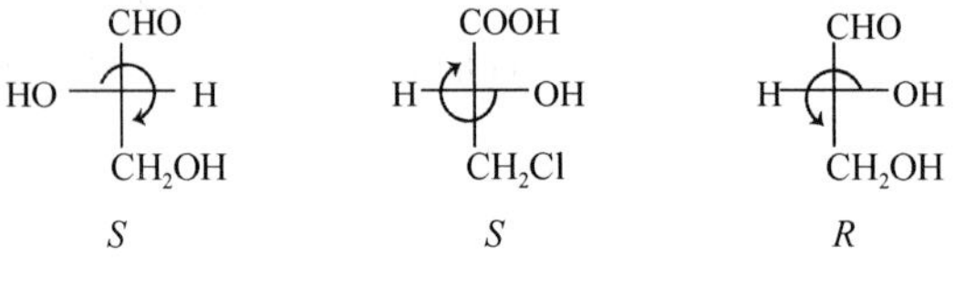

S　　*S*　　*R*

应该指出，*D/L*、*R/S* 构型与手性分子的旋光方向（+）/（-）之间没有必然联系。

在利用“次序规则”确定原子或基团的顺序时，若两基团只是构型不同，则顺式比反式优先，*R* 型比 *S* 型优先。

第五节　含两个和两个以上手性碳原子化合物的对映异构

1. 含两个不相同手性碳原子化合物的对映异构　在 2-氯-3-羟基丁二酸分子中含有两个不同的手性碳原子，存在下列 4 个对映异构体。

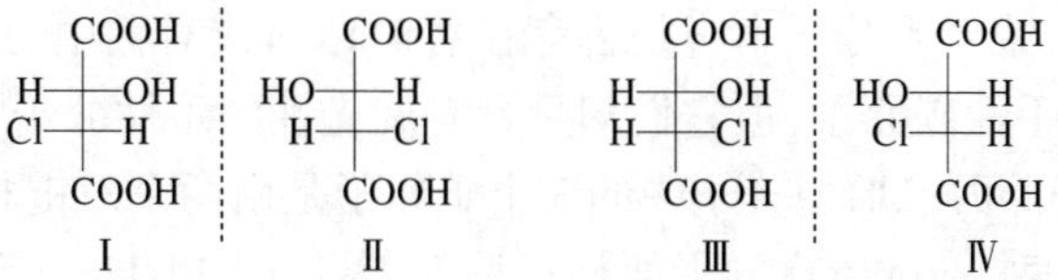

Ⅰ　Ⅱ　Ⅲ　Ⅳ

(2*S*,3*R*)　(2*R*,3*S*)　(2*S*,3*S*)　(2*R*,3*R*)

上式中（Ⅰ）和（Ⅱ）、（Ⅲ）和（Ⅳ）互为实物和镜像关系，不能重合，分别是对映体关系。（Ⅰ）和（Ⅲ）或（Ⅳ）、（Ⅱ）和（Ⅲ）或（Ⅳ）之间不是实物和镜像关系，称为非对映体（diastereomer）。

对映体和非对映体的构造相同，构型不同：对映体的各对应的手性原子构型都相反，非对映体的各对应手性原子的构型不是都相反。非对映体不但旋光能力不同，其他物理性质也有差异。由于含有相同的官能团，属于同一类化合物，因而化学性质相似。不过，在手性环境下会表现出不同的性质，如生物学性质。

含有 1 个手性原子的化合物，存在 2 个对映异构体（1 对对映体），含有 2 个不同手性原子的化合物，存在 4 个对映异构体（2 对对映体），含有 3 个不同手性原子的化合物，存在 8 个对映异构体（4 对对映体）。所以，含有 *n* 个不同手性原子的化合物（如果分子中不存在对称因素）存在 2^n 个对映异构体（2^{n-1} 对对映体）。

2. 含两个相同手性碳原子化合物的对映异构　2,3-二羟基丁二酸（酒石酸）分子中含有两个相同的手性碳原子 C_2 和 C_3，似乎应该含有 4 个旋光异构体。

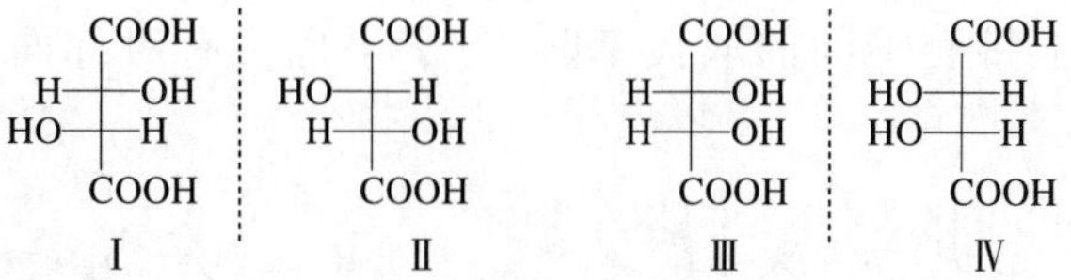

Ⅰ　Ⅱ　Ⅲ　Ⅳ

(2*R*,3*R*)　(2*S*,3*S*)　(2*R*,3*S*)　(2*S*,3*R*)

其中（Ⅰ）和（Ⅱ）互为实物和镜像关系，不能重合，是对映体关系，（Ⅲ）和（Ⅳ）看似对映体关系，但把（Ⅳ）在纸面内沿纸面旋转 180°可与（Ⅲ）重合，所以，它们不是对映体关系，而是同一种分子的不同的费歇尔投影式。即（Ⅲ）和（Ⅳ）代表同一种分子。（Ⅰ）和（Ⅲ）、（Ⅱ）和（Ⅲ）为非对映体。

实际上，在（Ⅲ）和（Ⅳ）中都存在一个对称面，把分子分成上下对称的两部分，由于上下两个手性碳原子的构型相反，如果一个使偏振光左旋的话，另一个就使偏振光右旋，它们的旋光能力相等，所以，旋光性相互抵消，整个分子没有旋光性。这种对映异构体称为内消旋体（mesomer），以 *meso* 表示。内消旋体与外消旋体不同，尽管内消旋体没有旋光性，但仍是一种构型的旋光异构体，为纯净物。

从平面上看，（Ⅰ）和（Ⅱ）好像有对称中心存在，其实不然，因为费歇尔投影式的竖键是指向纸面后,横键是指向纸面前的。

酒石酸只有 3 个旋光异构体,因此,含有相同手性原子的化合物的对映异构体的数目少于 2^n 个。

第六节　无手性碳原子化合物的对映异构

在有机化合物中,有旋光性的物质大部分都含有一个或多个手性碳,但分子中是否存在手性碳是不能决定其有手性或无手性。判断一个分子是否具有手性的方法应该是看实物与其镜像是否重合,或者看分子本身是否存在有对称面或对称中心。下面所介绍的就是分子结构中虽不含有手性碳原子,但它们却是具有旋光性的手性分子。

1. 丙二烯型分子　丙二烯型分子中的 3 个碳原子是由两个双键相连,C-1 和 C-3 是 sp^2 杂化,C-2 是 sp 杂化,两个π键所在的平面相互垂直,参见图 14-11。当 C-1 和 C-3 上所连的原子和基团不同时(即 a ≠b,d ≠e 时),分子内就没有对称面和对称中心,所以是手性分子。例如,戊-2,3-二烯分子无手性碳,但是手性分子。

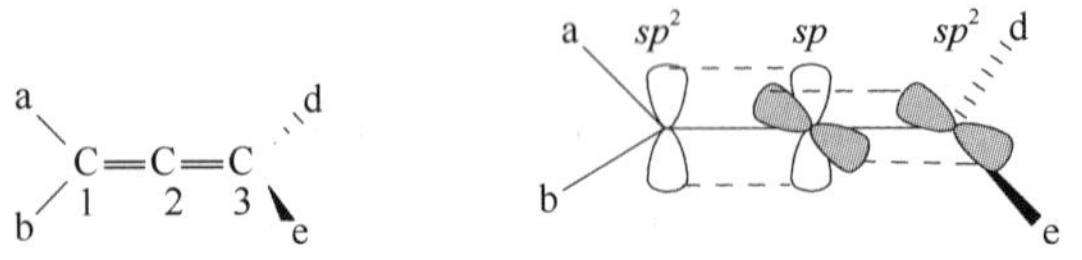

图 14-11　丙二烯型分子的结构

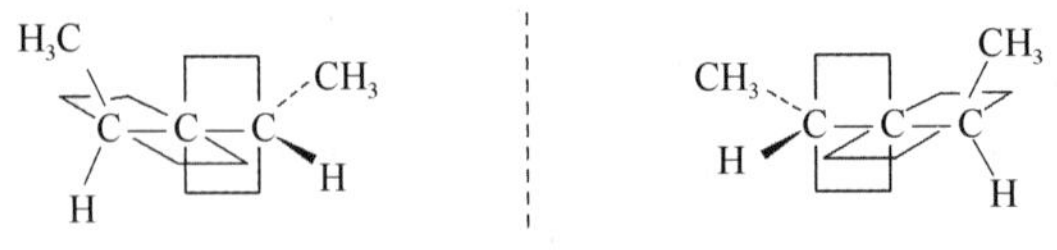

戊-2,3-二烯的一对对映体

螺环化合物也可以看作丙二烯型分子。例如,2,6-二乙基螺[3,3]庚烷,两个环平面相互垂直,当两个环上带有不同的取代基时,分子中也没有对称面和对称中心,是手性分子。

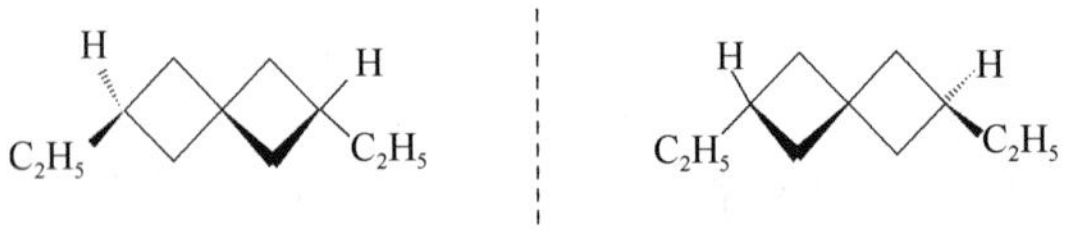

2,6-二乙基螺[3,3]庚烷的一对对映体

2. 联苯型分子　在联苯分子中,两个苯环是通过一个单键相连。如果在苯环邻位上,即在 2,2′和 6,6′位置上连有较大体积的取代基时,两个苯环间单键的自由旋转受到阻碍,两个苯环不能共平面,它们必须扭成一定角度而存在,见图 14-12 表示的联苯型分子的空间位阻情况。当苯环上的邻位取代基不同时,此时分子中无对称面和对称中心,实物与镜像不能重合,成为手性分子而具有旋光性。例如,6,6′-二硝基-2,2′-联苯二甲酸为手性分子。

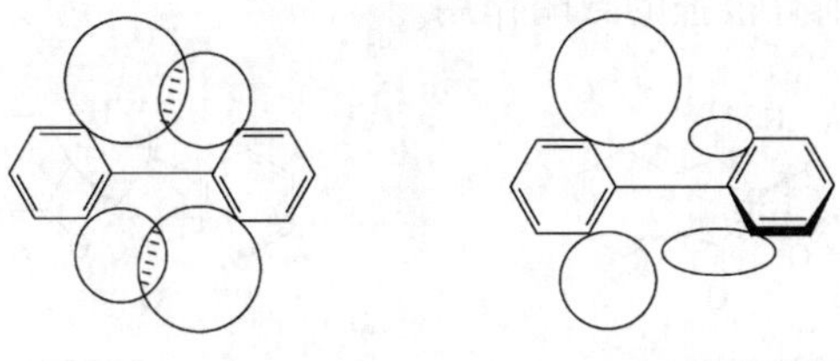

Ⅰ.两个苯环不能共平面　　　Ⅱ.两个苯环成一定角度

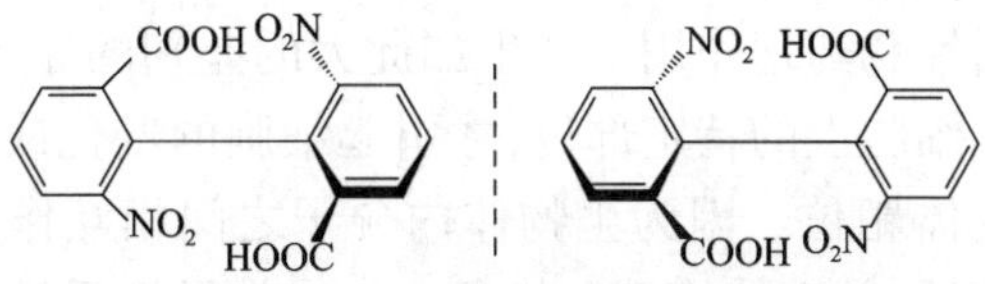

6,6′-二硝基-2,2′-联苯二甲酸的一对对映体

图 14-12　联苯型分子的空间位阻

第七节　对映异构体与生物活性

自然界中有很多有机分子是手性分子,手性分子的对映体之间物理性质和化学性质相同,只有在对平面偏振光的旋转方向上不同。而在一些天然产物、生物体中的分子不仅是手性的,而且往往都是以一种对映体存在,例如,组成我们人体蛋白质的氨基酸除甘氨酸外都是 *L*-构型,天然存在的单糖多为 *D*-构型。在生物体内能够高效地催化物质转化并完成新陈代谢的酶也是手性的,也正是由于酶的这种手性特性,使得酶能够识别一对对映体。所以对于具有生物活性的药物的对映体,只有能够与酶分子的手性部位相匹配,才能发挥作用。因此,一对对映体就可能因为结合部位的差异,导致作用方式不同,在人体内产生的作用结果也不同。当外消旋药物的一对对映体在体内以不同的方式被吸收、活化、降解时,可能一种对映体具有较强的活性,而另一种对映体或者活性很低,或者没有活性,或者还有毒性。例如,布洛芬(ibuprofen)是一种化学合成药,有解热、镇痛和抗炎作用,临床主要用于治疗风湿及类风湿关节炎。在它的结构中含有一个手性碳,研究发现只有 *S* 型结构才具有抗炎止痛功效,而 *R* 型结构就没有这种作用。

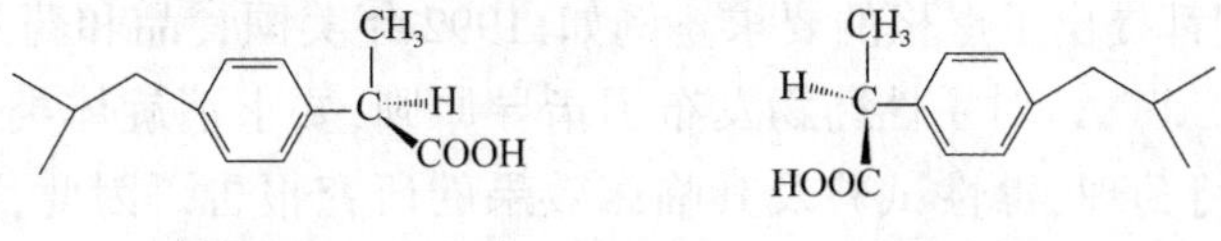

R-布洛芬　　　　　*S*-布洛芬

在药物发展的历史上,在以消旋体形式上市的药品中,产生影响最大的是 1960 年左右发生的“反应停事件”。反应停即沙利度胺(thalidomide),分子结构中含有一个手性碳原子,可以有两种旋光异构体,当时是以外消旋体的形式上市。由于沙利度胺有镇静、止吐作用,可用于治疗妇女的妊娠呕吐反应。20 世纪 60 年代,在欧洲、亚洲(以日本为主)、北美、拉丁美洲等国家被广泛使用。此后在上述国家发现许多新生儿的上肢、下肢特别短小,手脚直接连在身体上,形状酷似“海豹”。大量的流行病学调查和动物实验证明,这种“海豹肢畸形”是由于患儿的母亲在妊娠期间服用沙利度胺所引起。*R*-沙利度胺是无胎毒作用,也

不会致畸,而 *S*-沙利度胺则有很强的致畸作用。

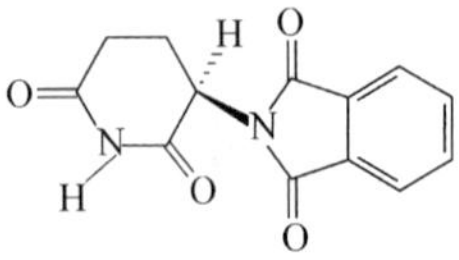

R-沙利度胺

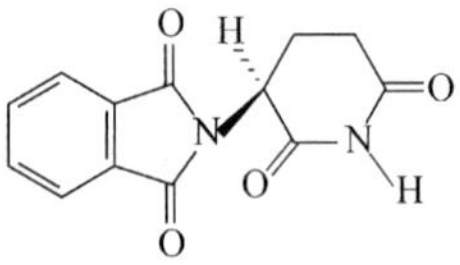

S-沙利度胺

一对对映体在生理活性和药理作用上产生如此大的差别的原因是什么？其实,一种化学物质一般是通过作用于细胞上的特定部位,才引起细胞的变化或改变。我们把细胞上的这种特定接受部位称为受体靶位。因为生物体内分子之间相互作用是发生在一个手性环境,不同的受体靶位具有不同的立体构型和构象。一个特异性手性分子的立体结构只有与特定受体靶位的活性部位相互匹配,才可以很好地进入其中,并产生相应的生理效应。而能够适合进入这个特定的受体靶位的分子,只是这一对对映体的其中之一。图 14-13 显示了一对对映体与手性受体之间的相互作用,其中一个对映体的空间排列方式因与受体靶位互相吻合而能够匹配,因此能很好地结合而发挥出相应的生理效应;而另一个则不能与受体靶位合适地结合,因此没有生理效应。

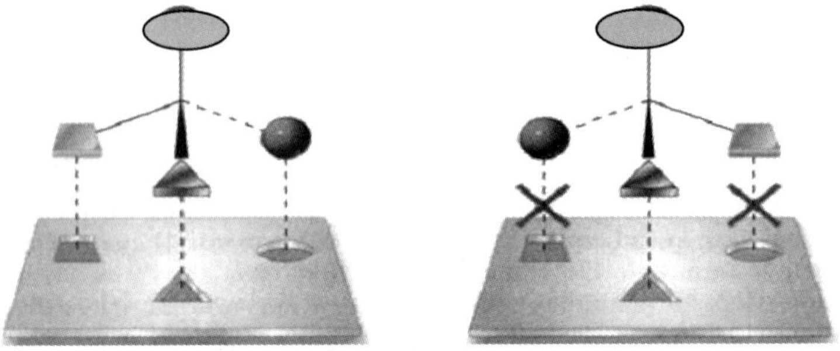

(a)　　(b)

图 14-13　手性分子与手性受体之间的相互作用

(a)对映体与受体靶位相匹配;(b)对映体与受体靶位不匹配

由于手性药物(chiral drug)中不同的异构体具有不同生理和药理作用,所以这对药物的开发、生产和使用都提出了严格的要求。例如,1992 年美国食品和药品管理局(Food and Drug Administration, FDA)对手性药物发布了指导原则,要求消旋体类的新药均要对药物中各自的对映体进行药理、毒性试验及其临床效果的研究报告。因此,这也促使药物研究工作者朝着对单一对映体手性药物的研究和开发方向进行努力。而如何提高光学异构体的产率、提高对映体的纯度、增强药物的生物活性是科技工作者当前所面临的问题。可喜的是目前在不对称合成方面已取得了很大的进展,如人们已经能够利用不对称催化、生物酶、微生物及各种现代化分离和鉴定手段获得单一旋光性的异构体。所以寻找新的、更加经济合理的、有价值的制备方法,将是今后手性药物研究的主要发展方向。

习　　题

1. 下列化合物中,哪些是手性分子？哪些有旋光性？写出手性分子可能的对映异构体的费歇尔投影式。

(1) CH_3CH_2COOH　(2) $CH_3CHClCOOH$　(3) 3-溴-2-氯戊烷　(4) 2,3-二溴丁二酸

2. 解释下列名词。

(1) 手性　(2) 对映体　(3) 非对映体　(4) 内消旋体　(5) 外消旋体　(6) 费歇尔投影式

3. 选择题。

(1) 有关对映异构现象,叙述正确的是(　　)

A. 含有手性原子的分子必定具有手性。

B. 不具有对称面的分子必定是手性分子。

C. 只有对称面而没有对称中心的分子一定是手性分子。

D. 具有手性的分子必定有旋光性,一定有对映体存在。

(2) 下列化合物为 *S* 构型的是(　　)

A. 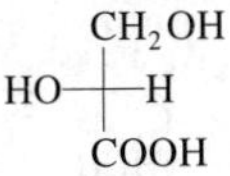　B. 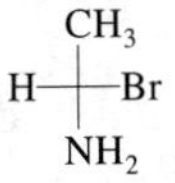　C. 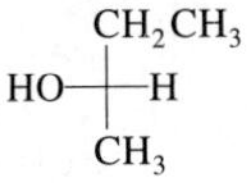　D. 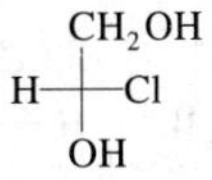

(3) 下列各对结构式中,构型相同的是(　　)

A. 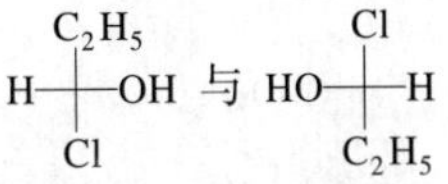　B. 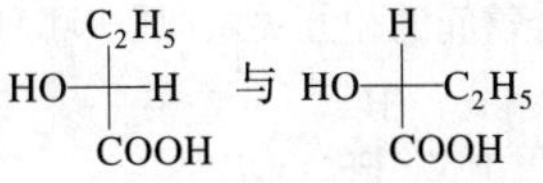

C. 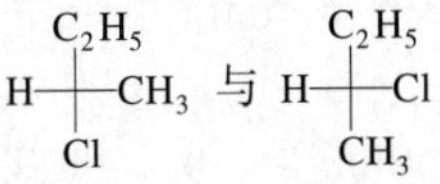　D. 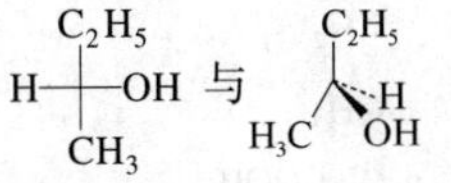

(4) 下列化合物的 Newman 式对应的费歇尔投影式为(　　)

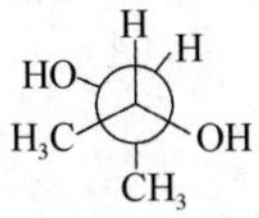

A. 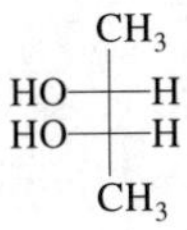　B. 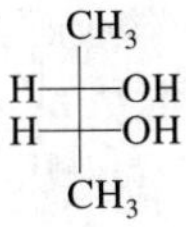　C. 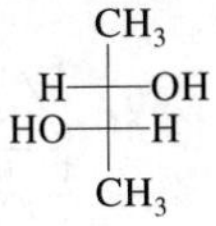　D. 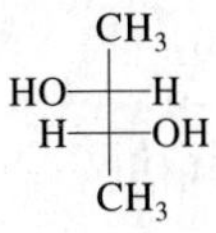

(5) 下列哪一对是对映体关系(　　)

A. 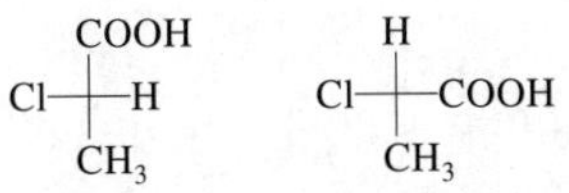　B. 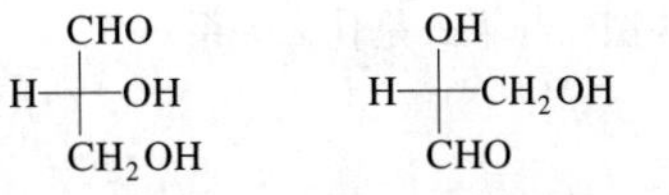

C. 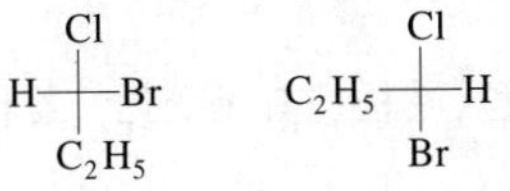　D. 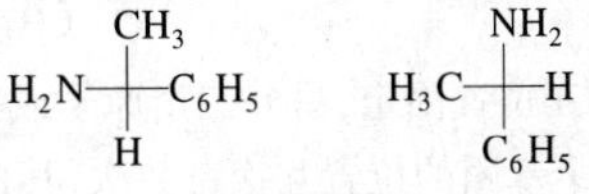

4. 下列化合物中哪个有对映异构现象?如有手性碳原子,用星号标出。指出可能有的旋光异构体的数目。

(1) 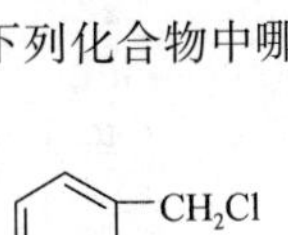　(2) 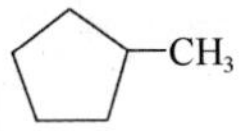　(3) 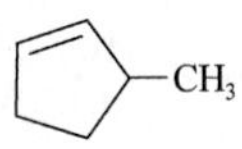

(4) 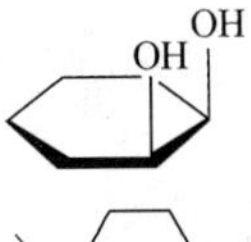　(5) 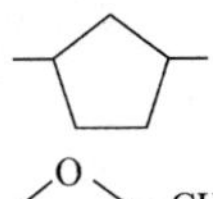　(6) 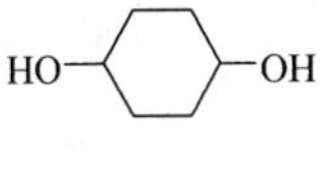

(7) 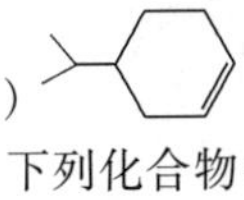　(8) 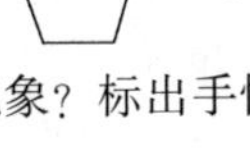

5. 下列化合物中,哪个有对映异构现象?标出手性碳原子,写出它们的费歇尔投影式,用 *R*,*S* 标记法

命名,并注明内消旋体。

(1) 3-氯丁酸　　(2) 2,4-二溴戊二酸　　(3) 2-氯丁烷

(4) 2-羟基-3-甲基丁酸　　(5) 3-甲基丁-2-烯酸

6. 分子式是 $C_5H_{10}O_2$ 的酸,有旋光性,写出它的一对对映体的 Fischer 投影式,并用 *R*、*S* 标记法命名。

7. 下式为(+)-麻黄碱的透视式,它可以用下列哪个费歇尔投影式表示?

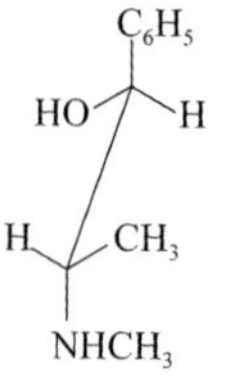

A. 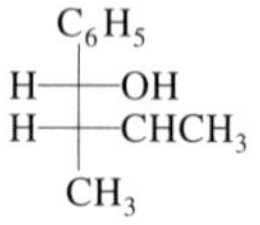

B. 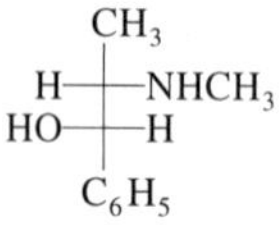

C. 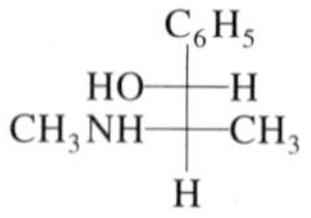

D. 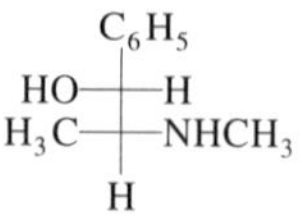

8. 指出下列各对化合物间的相互关系(属于哪种异构体,或是相同分子)

(1) 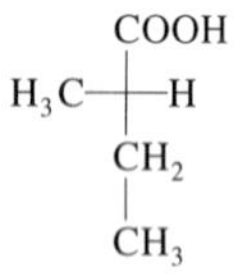 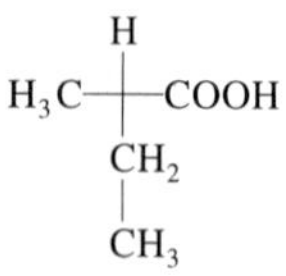

(2) 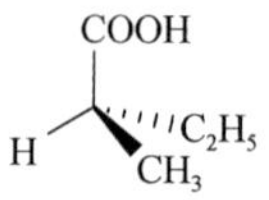 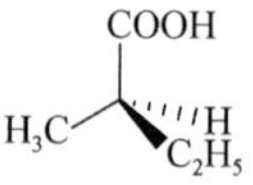

(3) 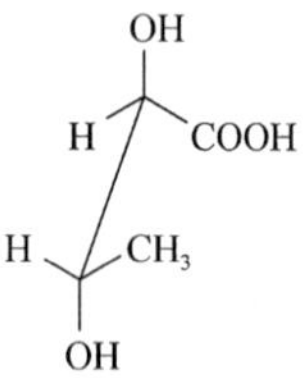 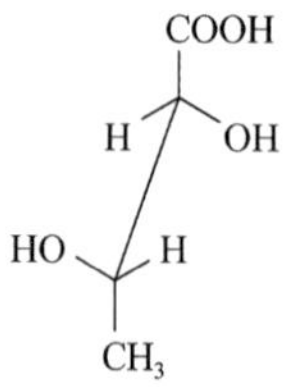

(4) 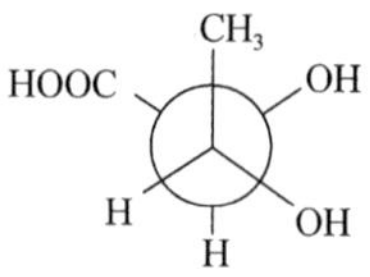 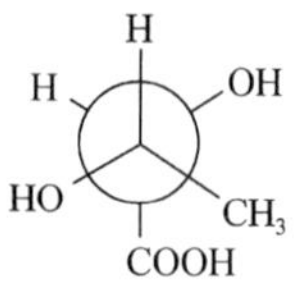

(5) 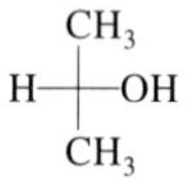 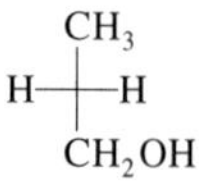

(6) 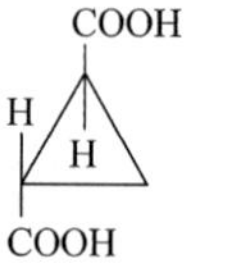 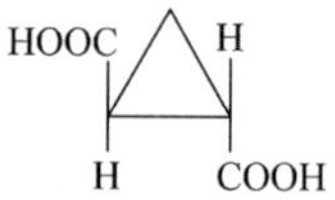

9. 如果将的 *L*-乳酸的投影式离开纸面翻转过来或在纸面上旋转 90°得到的式子看成费歇尔投影式,它们代表的分子是什么构型?与下式是什么关系?

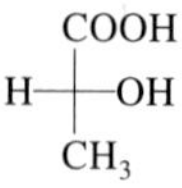

10. 将 S-2-氯丙醛的 Cl 位置固定,另外三个原子或基团可以依次换位,其构型有无变化?若将分子中同一个手性原子上任意两个基团的位置互换奇数次,其构型有无变化?

(马素芳)

第十五章　含氮和杂环化合物

含氮和杂环化合物与人类活动有着密切的关系，特别是在生物医学领域，这类化合物显得尤为重要。如生命的基础物质—核酸、辅酶 A；机体中的神经传导物质生源胺、维生素（如维生素 B_6）；临床上使用的苯巴比妥类和磺胺类药物，中草药中的生物碱；能诱发多种癌症的剧毒物质亚硝胺。

本章讨论的含氮化合物有胺、酰胺和生物碱。主要讨论这些化合物的结构和基本反应及其在生命科学中的应用。杂环化合物部分重点讨论含氮杂环的结构和性质。

第一节　胺

一、胺的分类、命名与结构

1. 胺的分类　胺（amine）是氨的烃基取代物。胺的分类有三种不同的方式。第一种，根据烃基的种类—氮上只连脂肪烃基为脂肪胺（alicyclic amine），有 1 个或多个芳基称芳香胺（aromatic amine）。例如

脂肪胺：　$CH_3CH_2NH_2$　　　$CH_3CH_2NHCH_3$

芳香胺：

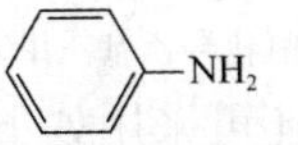

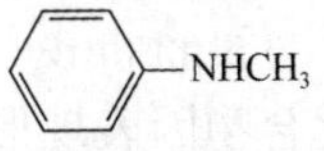

根据胺分子中第二种，氮原子上所连烃基的数目不同进行分类，胺分子中的氮原子上连有 1 个烃基，称为伯胺（1°胺，primary amine），2 个烃基称为仲胺（2°胺，secondary amine），3 个烃基称为叔胺（3°胺，tertiary amine）。

伯、仲、叔胺中分别含有氨基（—NH_2）、亚氨基（>NH）和次氨基（—N<）。

NH_3	RNH_2	R_2NH	R_3N
氨	伯胺	仲胺	叔胺

需要注意的是：伯、仲、叔胺和伯、仲、叔醇（或卤代烃）有着不同的含义。前者是由氮原子所连烃基的数目确定；而后者是以 C 原子为中心，按烃基（或卤原子）所连碳原子的种类确定。例如

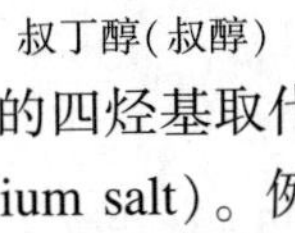

叔丁醇（叔醇）

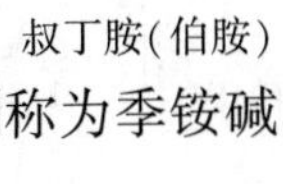

叔丁胺（伯胺）

相应于氢氧化铵和铵盐的四烃基取代物，分别称为季铵碱（quaternary ammonium base）和季铵盐（quaternary ammonium salt）。例如

$[R_4N]^+X^-$	$[R_4N]^+OH^-$
季铵盐	季铵碱

根据分子中所含氨基的数目，胺分为一元胺（monoamine）、二元胺（diamine）和多元胺（polyamine）。例如

$CH_3CH_2NH_2$　　$H_2NCH_2CH_2NH_2$　　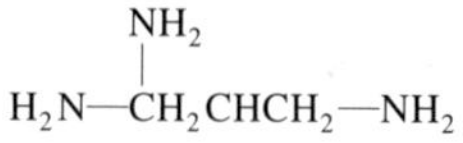

一元胺　　二元胺　　多元胺

2. 胺的命名　若胺的结构简单，则以胺作母体，烃基作取代基，称某胺。例如

$CH_3CH_2NH_2$　　$(C_6H_5)_2NH$　　$CH_3CH_2NHCH_3$

乙胺　　二苯胺　　甲乙胺

对于烃基结构复杂的胺，则以氨基作为取代基，命名与醇相似。例如

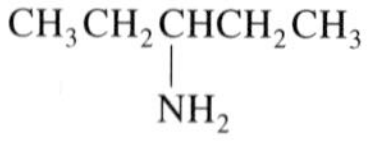

戊烷-3-胺

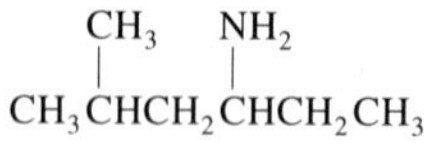

5-甲基己烷-3-胺

若分子中氮上同时连有芳基和脂肪基时，命名以芳香胺为母体，在脂肪基前加“*N*”表示脂肪烃基连在氮原子上。例如

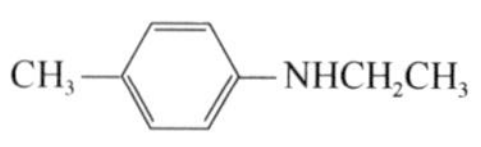

***N*-乙基-4-甲基苯胺**

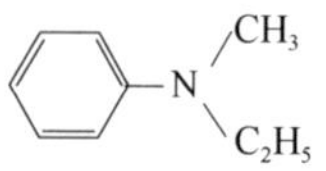

***N*-乙基-*N*-甲基苯胺**

季铵碱、季铵盐和胺的离子型化合物命名类似无机化合物。例如

$NH_4^+Cl^-$

氯化铵

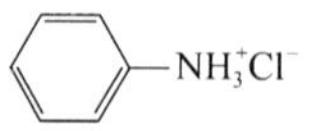

氯化苯铵

$(CH_3)_4N^+Br^-$

溴化四甲铵

$HOCH_2CH_2N^+(CH_3)_3OH$

氢氧化羟乙基三甲基铵（胆碱）

另外，胺离子型化合物因表现形式不同，还可采用如下的命名法。例如

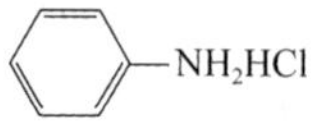

盐酸苯胺或苯胺盐酸盐

注意：命名时，“氨”用于取代基，如氨基、甲氨基（CH_3NH_2—）、氨甲基（H_2NCH_2—）；“胺”表示氨的烃基衍生物，一般指有机胺；“铵”用于季铵类化合物和胺的离子型化合物。

3. 胺的结构　胺的结构与氨相似，氮原子是不等性 sp^3 杂化，4 个杂化轨道中的 3 个与烃基中的碳或氢形成三个σ键，另一个 sp^3 杂化轨道上有 1 对孤对电子，位于氮原子与其他三个原子形成的三棱锥锥体的顶端，如同第四个基团一样，所以胺分子中的氮原子与碳的四面体结构相类似，但不是正四面体，氮原子在四面体的中心如图 15-1 所示。

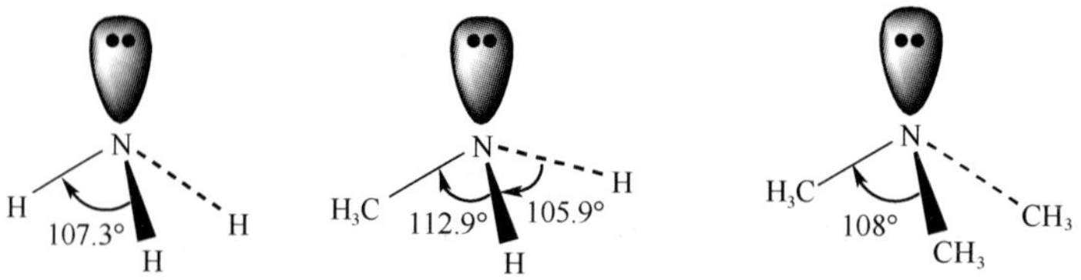

图 15-1　氨、甲胺和三甲胺的结构

苯胺中的氮原子仍为不等性 sp^3 杂化，但孤对电子所占据的杂化轨道含有更多 p 轨道的成分。以氮原子为中心的四面体比脂肪胺更扁平一些，H—N—H 键角为 113. 9°，H—N—H 平面与苯环平面存在一个 39. 4°的夹角，并不在同一平面上（图 15-2）。虽然氮原子的孤对电子所在的 sp^3 杂化轨道与苯环碳的 p 轨道不平行，但仍能在一定程度上与苯环的大π键相重叠，形成共轭体系。由于这种共轭体系的形成使芳香胺与脂肪胺在性质上有较大的差异。

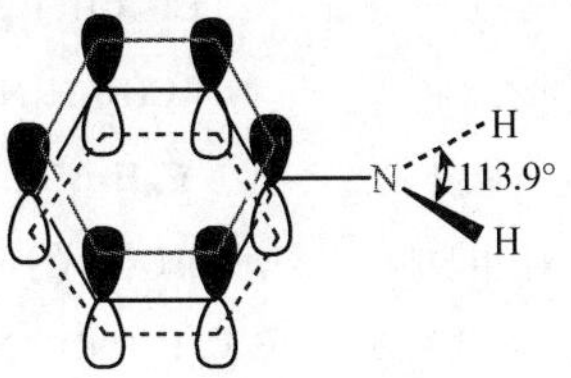

图 15-2　苯胺的结构

由于胺分子中氮原子是四面体结构，所以氮原子上所连的 3 个原子或基团不同时，氮原子也属手性中心，有一对对映体。简单胺对映体的拆分目前尚未成功，这是因为胺的对映体之间转化需要的能量很低（约 $25kJ \cdot mol^{-1}$），能很快相互转化。

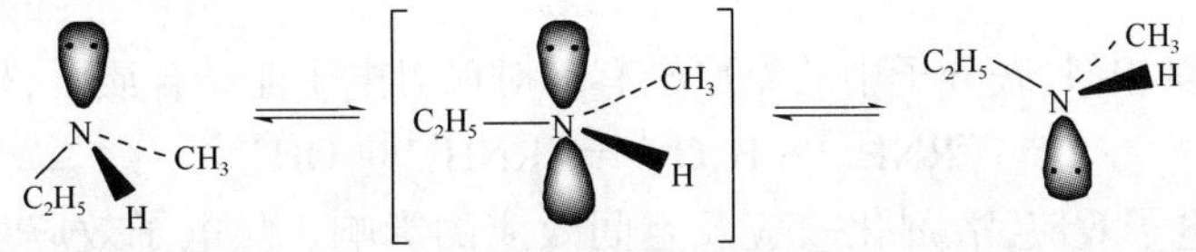

当氮原子上连有四个不同的基团时，则成为手性化合物，存在对映体。例如

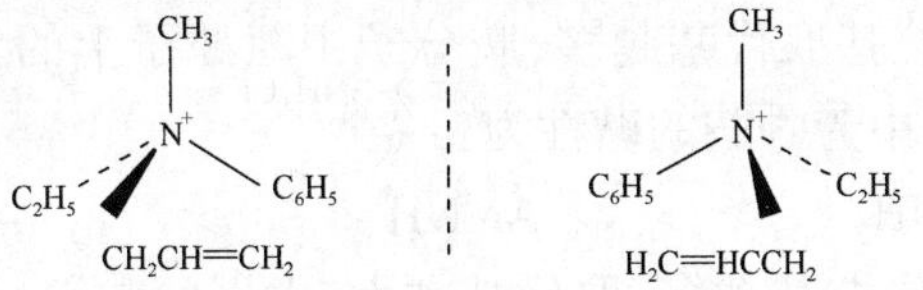

二、胺的物理性质

低级脂肪胺，如甲胺、二甲胺、三甲胺和乙胺，在常温下为无色气体；丙胺至十一胺是液体；十一胺以上为固体。低分子胺具有氨的气味（三甲胺有鱼腥味）。胺与氨气一样为极性分子，氮原子上有氢的胺都能形成分子间氢键，因此，相对分子质量相近的胺沸点高低顺序是：伯胺>仲胺>叔胺。由于氮的电负性比氧小，因此胺分子之间的氢键不如醇的分子间氢键强，其沸点比分子量相近的醇低。另外胺分子还能与水分子形成氢键，因此低级脂肪胺一般都能溶于水，但随着胺分子中烃基的增大，溶解性迅速降低。表 15-1 列出了一些胺的物理常数。

芳香胺是无色的高沸点液体或低熔点固体，具有特殊气味。一般难溶于水，毒性较大。例如，苯胺可通过消化道、呼吸道或经皮肤吸收而引起中毒，3，4-二甲基苯胺、β-萘胺、联苯胺等具有致癌作用。

表 15-1　一些胺的物理常数

名称	化学式	熔点/℃	沸点/℃	溶解度/[g·(100g 水)$^{-1}$]	pK_b/25℃
甲胺	CH_3NH_2	-93. 5	-6. 3	易溶	3. 34
二甲胺	$(CH_3)_2NH$	-93. 0	7. 4	易溶	3. 27
二甲胺	$(CH_3)_3N$	-117. 0	3. 0	91	4. 19
乙胺	$CH_3CH_2NH_2$	-81. 0	16. 6	易溶	3. 36
二乙胺	$(CH_3CH_2)_2NH$	-48. 0	56. 3	易溶	3. 05

续表

名称	化学式	熔点/℃	沸点/℃	溶解度/[g·(100g水)$^{-1}$]	pK_b/25℃
三乙胺	$(CH_3CH_2)_3N$	-115.0	89.3	14	3.25
乙二胺	$NH_2CH_2CH_2NH_2$	8.5	117.0	易溶	4.00
苯胺	$C_6H_5NH_2$	-6.3	184.0	3.7	9.28
对-甲苯胺	p-$C_6H_4(CH_3)NH_2$	44.0	200.0	0.7	8.92
对-硝基苯胺	p-$C_6H_4(NO_2)NH_2$	147.5	331.7	0.05	13.00

三、胺的化学性质

胺分子中氮原子上的孤对电子使胺具有碱性和亲核性。胺的化学性质主要体现在这两个方面。

1. 碱性 与氨相似，胺分子中的氮原子有一对孤对电子能结合质子，呈碱性。

$$RNH_2 + H_2O \rightleftharpoons RNH_3^+ + OH^-$$

胺的碱性受电子效应，溶剂化效应及空间效应的影响。从电子效应角度看，胺分子中氮原子上烷基取代基越多，碱性越强，因此脂肪胺在气态时碱性为：

$$(CH_3)_3N > (CH_3)_2NH > CH_3NH_2 > NH_3$$

从溶剂化效应角度，烷基取代基越多，胺分子中氮原子上的氢就越少，溶剂化程度弱，碱性也减弱，例如，水溶液中芳香胺的碱性为：

$$ArNH_2 > Ar_2NH > Ar_3N$$

从空间效应角度，取代烷基越多，取代基越大，占据的空间也大，质子不易与氮原子接近，导致胺的碱性降低，因此，以上三种效应的影响下，水溶液中氨气、甲胺、二甲胺和三甲胺的碱性强弱顺序为：

$$(CH_3)_2NH > CH_3NH_2 > (CH_3)_3N > NH_3$$

对取代芳胺，苯环上连供电子基时，碱性略有增强；连有吸电子基时，碱性则降低。

胺具有碱性，能与大多数酸作用成盐。

$$R—\ddot{N}H_2 + HCL \longrightarrow R—\overset{+}{N}H_3Cl^-$$

$$R—\ddot{N}H_2 + HOSO_3H \longrightarrow R—\overset{+}{N}H_3\overset{-}{O}SO_3H$$

2. 酰基化反应 伯胺、仲胺易与酰氯或酸酐等酰基化剂作用生成酰胺。

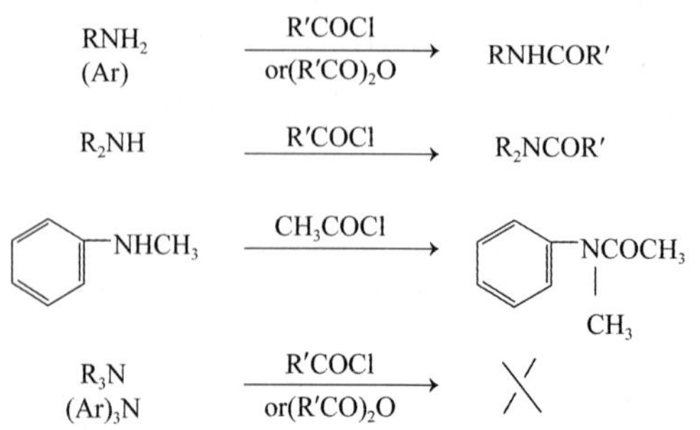

酰胺是具有一定熔点的固体，在强酸或强碱的水溶液中加热易水解生成酰胺。因此，此胺的酰化反应在有机合成上常用来保护氨基（先把芳胺酰化，把氨基保护起来，再进行其他反应，然后再将酰胺水解为胺）。

3. 与亚硝酸反应

（1）脂肪胺与 HNO_2 的反应：亚硝酸（HNO_2）不稳定，反应时由亚硝酸钠与盐酸或硫酸作用而得。

伯胺与 HNO_2 反应：

$$RCH_2CH_2NH_2 \xrightarrow[\text{低温}]{NaNO_2+HCl} RCH_2CH_2N_2^+Cl^- \xrightarrow{\text{分解}} RCH_2CH_2^+ + N_2\uparrow + Cl^-$$

重氮盐

所以，伯胺与亚硝酸的反应在有机合成上用途不大。

仲胺与 HNO_2 反应，生成黄色油状或固体的 *N*-亚硝基化合物。

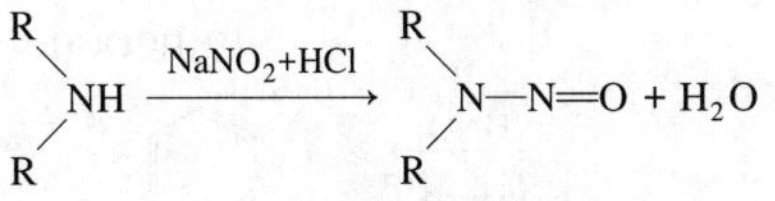

N-亚硝基胺（黄色油状物）

叔胺在同样条件下，与 HNO_2 不发生类似的反应。

因而，胺与亚硝酸的反应可以区别伯、仲、叔胺。

（2）芳胺与 HNO_2 的反应：芳伯胺与亚硝酸的反应称为重氮化反应，即：

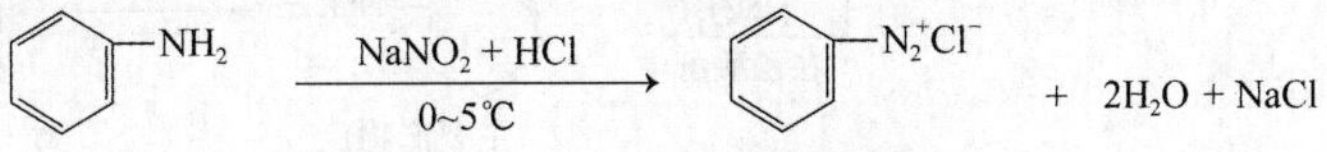

氯化重氮苯(重氮盐)

芳仲胺与亚硝酸反应，生成棕色油状或黄色固体的亚硝基胺。

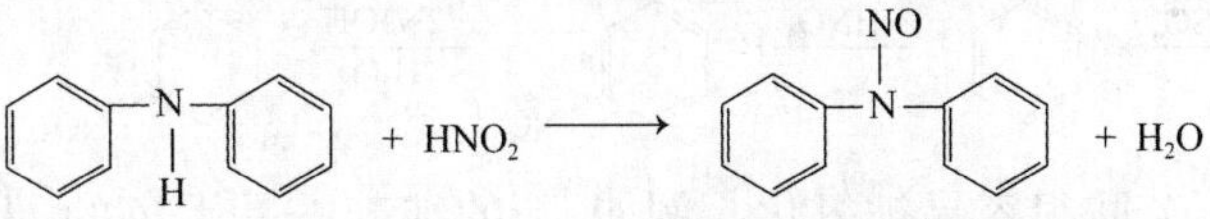

N-亚硝基二苯胺(黄色固体)

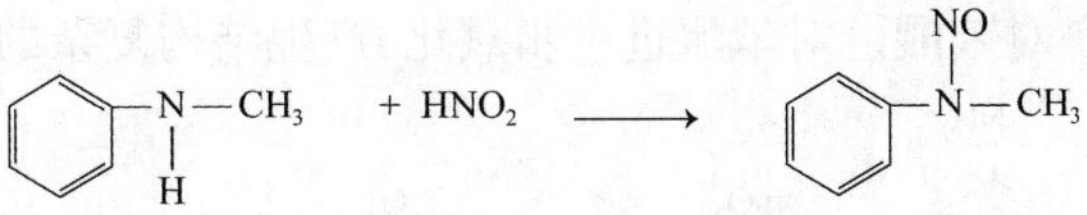

N-亚硝基甲苯胺(棕色油状)

芳香叔胺与亚硝酸反应，生成对亚硝基胺。

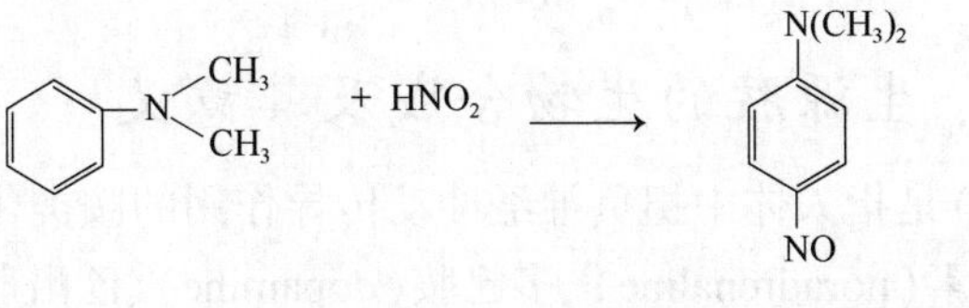

对亚硝基-*N*,*N*-二甲基苯胺(绿色叶片状)

芳胺与亚硝酸的反应也可用来区别芳香族伯、仲、叔胺。

4. 芳胺的特殊反应

（1）卤代反应：苯胺很容易发生卤代反应，但难控制在一元阶段。

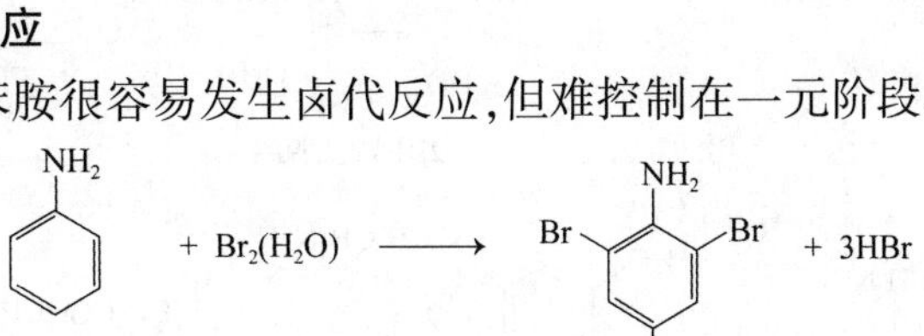

2,4,6-三溴苯胺(白色沉淀，可鉴别苯胺)

(2) 磺化反应

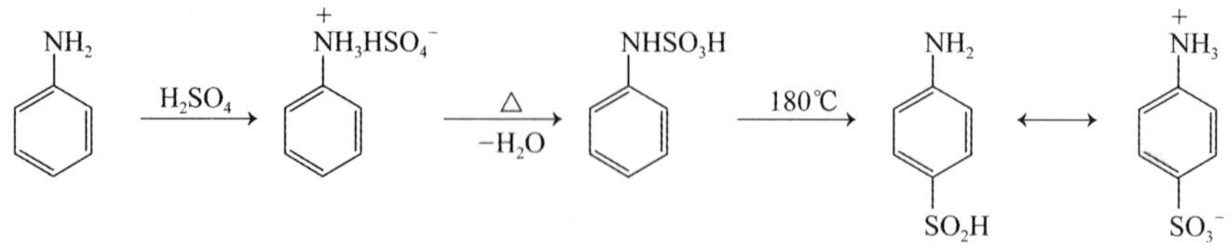

对氨基苯磺酸磺化反应得到的产物,进一步转化为内盐。

(3) 硝化反应:芳伯胺直接硝化易被硝酸氧化,必须先把氨基保护起来(乙酰化或成盐),然后再进行硝化。

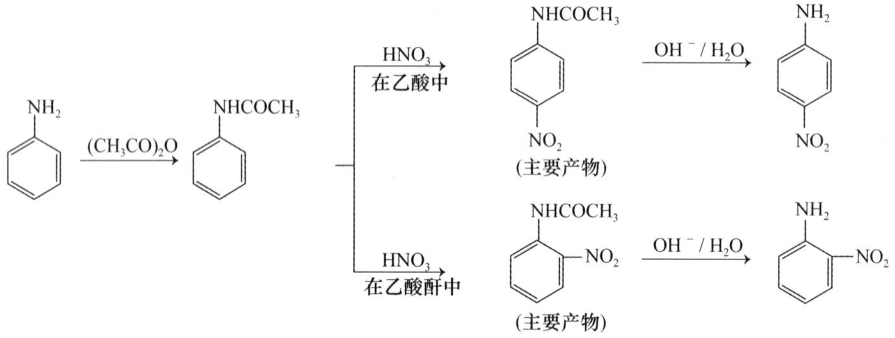

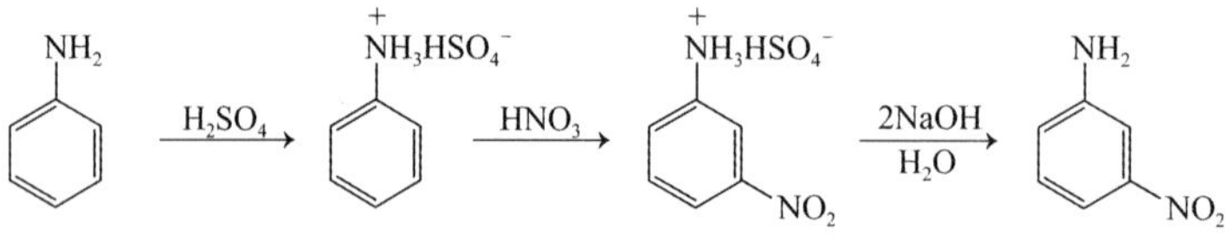

(4) 氧化反应:芳胺很容易被氧化。例如,新的纯苯胺是无色的,但暴露在空气中很快就变成黄色然后变成红棕色。用氧化剂处理苯胺时,生成复杂的混合物。在一定的条件下,苯胺的氧化产物主要是对苯醌。对苯醌进一步氧化,产生结构复杂的苯胺黑。

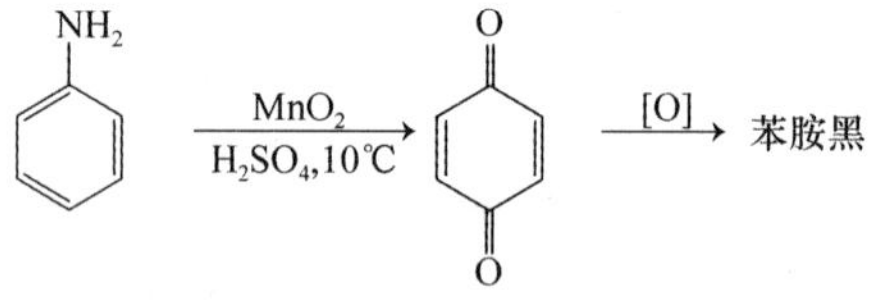

四、生源胺的生物合成及其意义

生源胺(biogenic amine)是指人体中担负神经冲动传导作用的胺类化合物,包括肾上腺素(adrenaline)、去甲肾上腺素(noradrenaline)、多巴胺(dopamine)、乙酰胆碱(acetylcholine)及5-羟基色胺(serotonine)等,它们的结构如下:

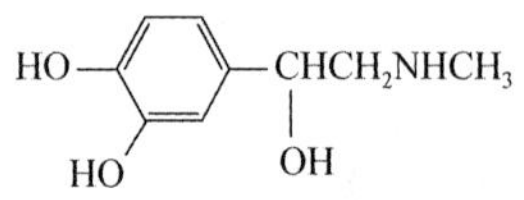

肾上腺素

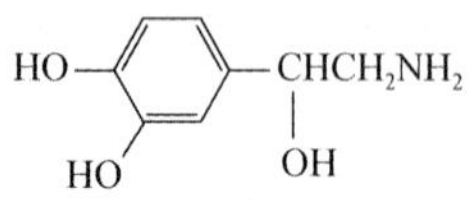

去甲肾上腺素

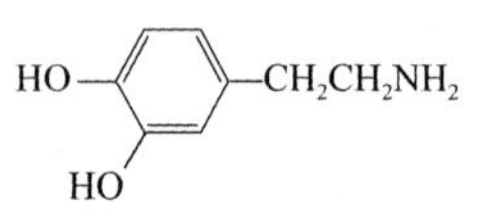

多巴胺

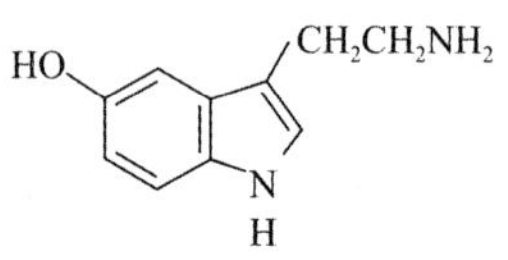

5-羟基色胺

$[CH_3COOCH_2CH_2\overset{+}{N}(CH_3)_3]OH^-$

乙酰胆碱

这些胺类化合物在神经细胞中合成后，储存于突触前神经末梢的囊泡内，当神经受到刺激时释放，跨过突触间隙作用于突触后膜上的特殊受体，从而完成信息传递功能。

肾上腺素是肾上腺髓质分泌的激素，原料为酪氨酸，其合成过程为：酪氨酸→多巴→多巴胺→去甲肾上腺素→肾上腺素，各个步骤分别在特异酶作用下进行。肾上腺素分子具有手性，存在着 *S*-(+)-肾上腺素和 *R*-(−)-肾上腺素旋光异构体，它们与受体的立体结合是不同的。*R*-(−)-肾上腺素可与受体完全契合，而 *S*-(+)-肾上腺素与受体的结合较弱。构型不同，与受体结合的位点也不同，从而产生不同的生理效应。人工合成的肾上腺素为白色结晶性粉末，易氧化，难溶于水。临床上使用的是其盐酸盐，有加强心脏收缩力，加快心率和传导速度，增加心排血量作用。

去甲肾上腺素是交感神经末梢释放的递质，也是肾上腺素分泌的激素。作为神经递质的去甲肾上腺素，具有 *R* 构型，主要与 α 受体结合。人工合成的去甲肾上腺素为白色或黄色结晶性粉末，易氧化，易溶于水。临床上使用其酒石酸盐，有收缩血管、升高血压等作用。

多巴胺是去甲肾上腺素生物合成的前体，又是中枢神经和传出神经的一种递质。人工合成品为白色结晶，易氧化，易溶于水、甲醇等。临床上使用其盐酸盐。中、小剂量用于治疗心肌梗死、创伤、内毒素等引起的休克。

乙酰胆碱是神经传导的重要物质，它在机体内的分解与合成是在胆碱酯酶作用下进行的，如果胆碱酯酶失去活性，就会破坏乙酰胆碱的正常分解和合成，引起神经系统紊乱，甚至死亡。

苯异丙胺(benzedrine，amphetamine)，化学名：1-苯基-2-丙胺，于 1887 年首次合成，是第一个合成的兴奋剂。近年来，一些更新的化合物(如 *N*-甲基苯异丙胺)替代了传统的苯丙胺，但由于它们的成瘾性和致幻性，已将它们列入一类精神药物进行管制。

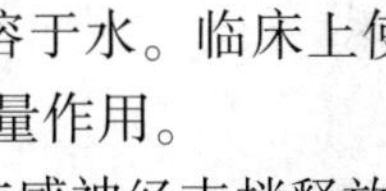

苯异丙胺

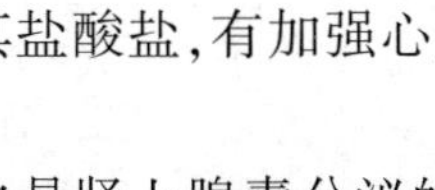

N-甲基苯异丙胺

N-甲基苯异丙胺是一种无味透明晶体，又称“冰毒”，商品名有“摇头丸”“蓝精灵”或“忘我”，是国际、国内严禁的毒品。它对人体心、肺、肝、肾及神经系统有严重的损害作用，吸食或注射 0.2g 即可致死。它成瘾性强，一般吸食 1~2 周，即产生严重的依赖性。为了民族的昌盛、社会的安定，我们一定要远离毒品。

第二节　酰　　胺

一、酰胺的命名

酰胺的命名是在酰基名称后加上胺的名称。例如：

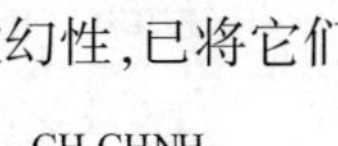

乙酰胺

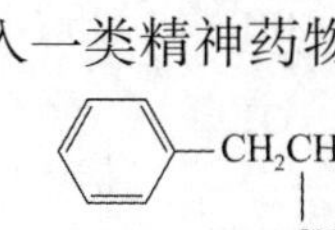

苯甲酰胺

若酰胺氮上有取代基，在取代基名前加 *N* 标出。例如：

$$\underset{N\text{-甲基丙酰胺}}{CH_3CH_2\overset{\overset{\large O}{\|}}{C}NHCH_3} \qquad \underset{N,N\text{-二甲基甲酰胺}}{H\overset{\overset{\large O}{\|}}{C}N(CH_3)_2}$$

内酰胺的命名是用希腊字母表明氨基的位置,将其相应的“酸”字变为“内酰胺”。例如

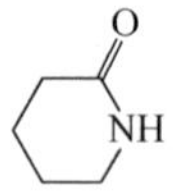

δ-戊内酰胺

二、酰胺的性质

1. 酸碱性 酰胺分子中,由于羰基和氨基能形成共轭体系,且氧具有强的吸电子作用,使氮原子上的电子云向羰基方向偏移,氮原子上的电子云密度降低,从而减弱了接受质子的能力,故酰胺没有明显的碱性,一般认为酰胺是中性化合物。

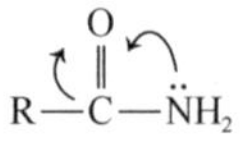

在酰亚胺分子中,氮原子与两个吸电子的酰基相连,氮上的电子云密度大大降低,氮氢键的极性显著增加,氢可电离,表现出明显的酸性,能与氢氧化钾水溶液反应生成盐。

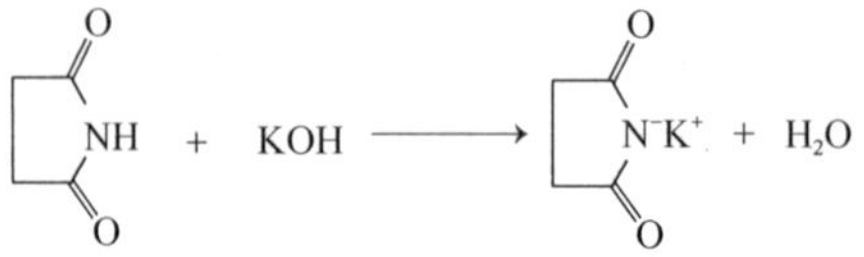

2. 与亚硝酸的反应 伯酰胺与亚硝酸反应生成羧酸,并放出氮气。

$$R—\overset{\overset{\large O}{\|}}{C}—NH_2 + HNO_2 \longrightarrow R—\overset{\overset{\large O}{\|}}{C}—OH + N_2\uparrow + H_2O$$

三、尿　　素

碳酸分子中两个羟基被氨基(—NH_2)取代,形成的化合物称为尿素(urea)或脲。结构式为

$$H_2N—\overset{\overset{\large O}{\|}}{C}—NH_2$$

尿素除具有酰胺的一般化学性质外,还具有一些特殊性质。

1. 弱碱性 尿素与强酸作用生成盐。

$$H_2N—\overset{\overset{\large O}{\|}}{C}—NH_2 + HNO_3 \longrightarrow H_2N—\overset{\overset{\large O}{\|}}{C}—NH_2 \cdot HNO_3\downarrow$$

2. 水解 尿素在酸、碱或尿素酶的催化下水解,生成二氧化碳、氨或铵。

3. 与亚硝酸反应 尿素与亚硝酸反应,放出氮气,同时生成二氧化碳和水。

4. 缩二脲的生成及缩二脲反应 尿素加热至稍高于熔点时,两分子的尿素之间失去一分子氨,生成缩二脲。

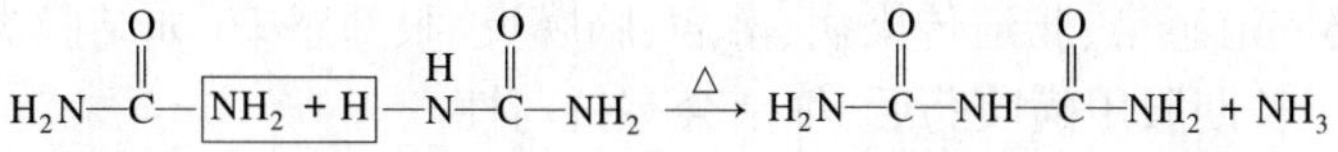

在缩二脲碱性溶液中，加入微量硫酸铜即显紫红色或紫色，这种颜色反应称为缩二脲反应（biuret reaction）。

5. 丙二酰脲　脲与丙二酸酯发生氨解反应，生成丙二酰脲（malonyl urea）。

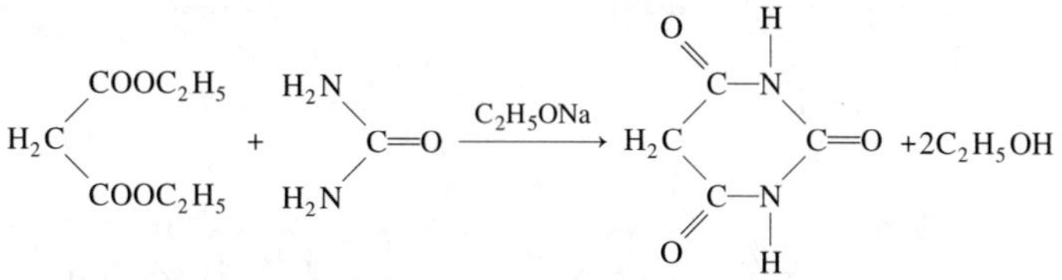

丙二酰脲

丙二酰脲在水溶液中存在酮式-烯醇式互变异构平衡，烯醇式有较强酸性（$pK_a=3.85$），比乙酸（$pK_a=4.76$）的酸性还强。故称为巴比妥酸。

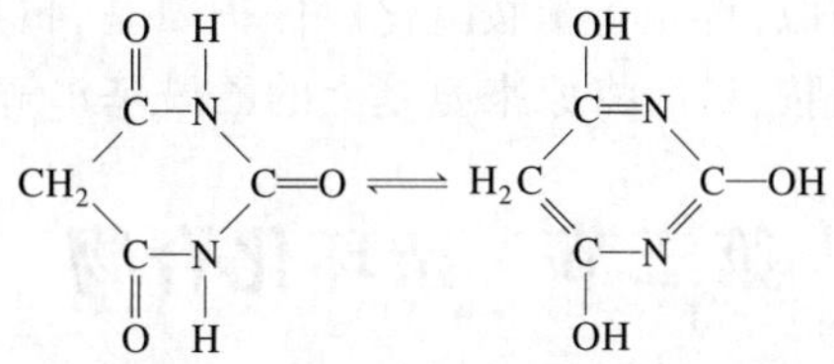

巴比妥酸的5-亚甲基上的两个氢被烃基取代后呈现镇静催眠的生理活性，这类巴比妥酸的衍生物总称为巴比妥类药物。

四、磺胺类药物

1935年德国医生杜马克发现了一种名叫“磺胺”的新药，它能杀死小白鼠身上的链球菌。当时杜马克的小女儿爱莉莎手指被刺破，链球菌从伤口进入血液，医治无效，病情十分危急。杜马克给女儿试着注射了两小瓶磺胺。第二日早晨，爱莉莎张开了双眼，不久恢复了健康。这是磺胺在人体中第一次制服了链球菌。

磺胺药是一系列含硫的芳香化合物，这些化合物的母体物质是对氨基苯磺酰胺结构如下：

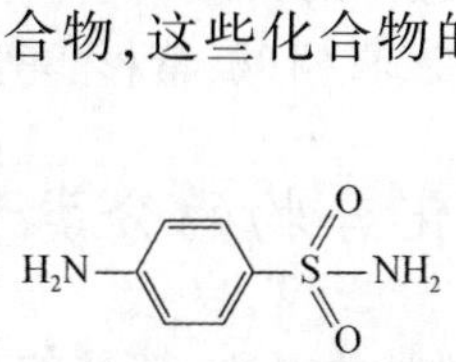

磺胺药能杀菌的原因：链球菌的生长依靠对氨基苯甲酸（性质与磺胺相似，是细菌的维生素），当患者服用磺胺药以后，磺胺药被人体内的链球菌当作对氨基苯甲酸吸收，与细菌内的酵素结合，阻碍新陈代谢作用，促使细菌死亡。也有人认为，磺胺药依靠阻滞合成细菌生长所必需的维生素叶酸来抑制细菌。

磺胺衍生物是对氨基苯磺酰胺分子中—NH_2上的氢原子被各种基团取代的物质，已经合成出大约500多种衍生物，这些衍生物包括磺胺甲氧嗪（消炎片）、磺胺吡啶、磺胺嘧啶、磺胺咪唑、磺胺对甲氧嘧啶、新明磺等。

磺胺药能杀死的细菌有链球菌、肺炎球菌、脑膜炎双球菌、淋球菌、葡萄球菌、大肠杆菌、痢疾杆菌、鼠疫杆菌等，主要用于医治血液中毒、上呼吸道感染（如咽喉炎、扁桃腺炎、中耳炎、肺炎等)、泌尿道感染、肠道传染病、淋病、脑膜炎、眼部感染(如结膜炎、沙眼)、疟疾及许多其他传染病。长期服用磺胺药后,细菌会有抗药性。

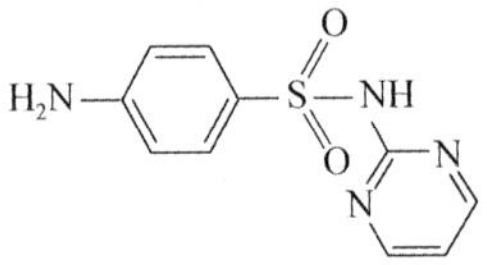
磺胺嘧啶

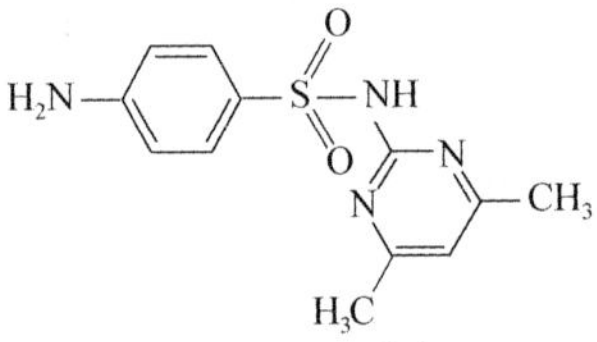
磺胺二甲嘧啶

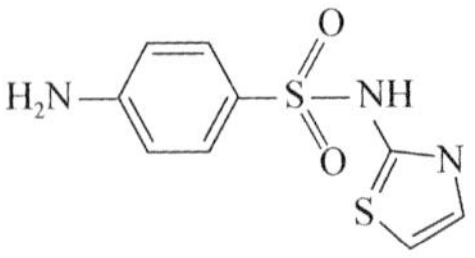
磺胺噻唑

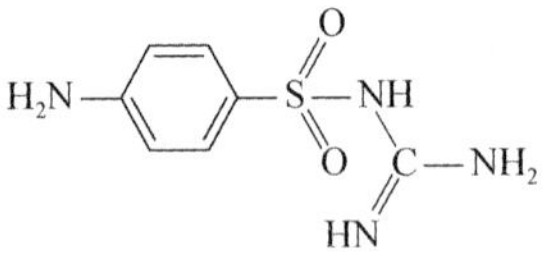
磺胺胍

磺胺药物的合成步骤相似,首先将苯胺酰化以保护氨基,再用氯磺酸对位引入磺酰氯,然后与取代胺反应生成磺酰胺,最后将原来氨基上的乙酰基水解下来。

第三节 杂环化合物

在环状有机化合物中,构成环系的原子除碳原子外,还含有一个或多个非碳原子时,叫做杂环化合物(heterocyclic compound);环上除碳以外的原子称为杂原子,常见的杂原子有氧、硫、氮等。大多数杂环化合物具有不同程度的芳香性,环也比较稳定。因此,杂环化合物是有机化合物中数量最庞大的一类,约占总数的2/3以上。

自然界中,具有较强生物活性的天然有机化合物,绝大多数都是杂环化合物。例如,对核酸的活性起决定作用的碱基就是嘌呤和嘧啶的衍生物。又如叶绿素、维生素、血红素、生物碱等,大多数都在生命的生长、发育、遗传和衰亡过程中起着关键作用。

在现有的药物中,杂环类化合物占了相当大的比重。它们应用于各种疾病和医疗领域,其数量之大和种类之多,是难以想象的,如我们非常熟悉的青霉素、头孢菌素(先锋霉素)、喹喏酮类及治疗肿瘤的氟尿嘧啶、喜树碱、紫杉醇等,都是含有杂环的化合物。

一、杂环化合物的分类和命名法

杂环化合物的分类是以杂环的骨架为基础,按环的形状分为:单杂环和稠杂环,最有意义的是五元杂环和六元杂环,详见表15-2。

杂环化合物的命名,采用"音译法",即把杂环化合物的英文名称的汉字译音加上"口"字偏旁。例如:

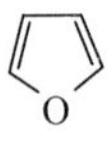
呋喃
furan

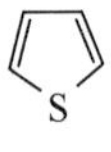
噻吩
thiophene

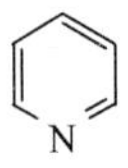
吡啶
pyridine

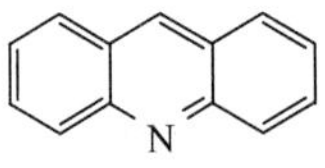
吖啶
acridine

表 15-2　杂环母体化合物的种类

杂环的种类	重要的杂环
五元杂环	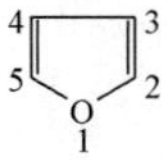 呋喃 furan　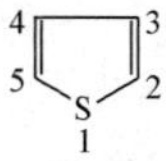 噻吩 thiophene　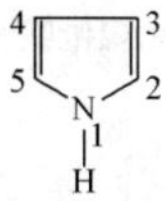 吡咯 pyrrole　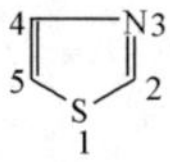 噻唑 thiazole　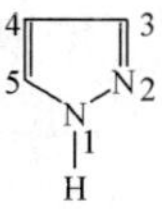 吡唑 oxazole　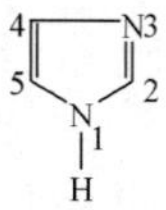 咪唑 imidazole
六元杂环	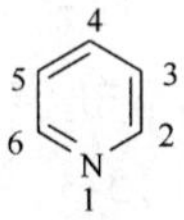 吡啶 pyridine　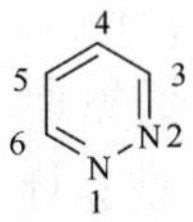 哒嗪 pyridazine　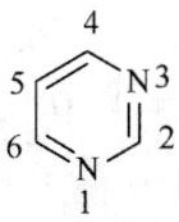 嘧啶 pyrimidine　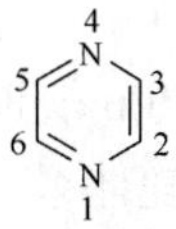 吡嗪 pyrazine　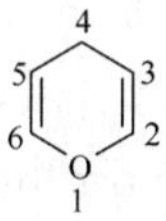 吡喃 pyran
稠杂环	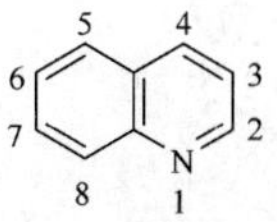 喹啉 quinoline　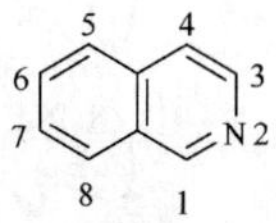 异喹啉 isoquinoline　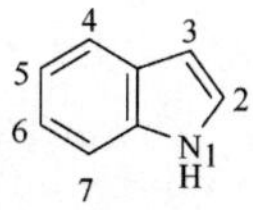 吲哚 indole 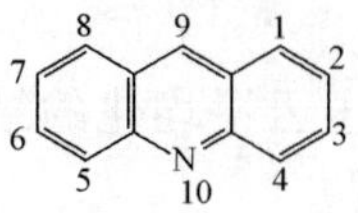 吖啶 acridine　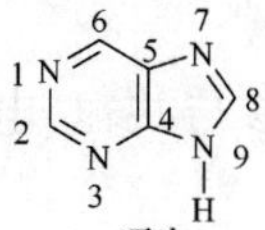 嘌呤 purine　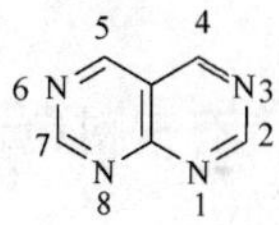 蝶啶 pteridine

注：单杂环的命名，首先要确定它的基本名称，如“呋喃”“吡啶”。然后给每个“环上”原子编号，并令杂原子处在最小号数位置。

单杂环母体的编号从杂原子开始；当环上有两个或两个以上相同杂原子时，杂原子编号最小；如果其中的一个杂原子上连有氢，应从连有氢的杂原子开始编号。如环上有多个不同种类杂原子时，则按 O、S、N 的顺序排列。只有一个杂原子的单杂环，也用希腊字母对碳原子进行编号。例如：

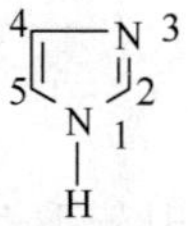
咪唑 imidazole

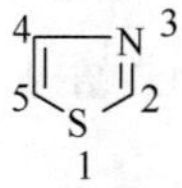
噻唑 thiazole

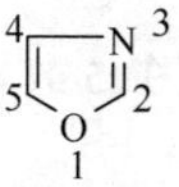
噁唑 oxazole

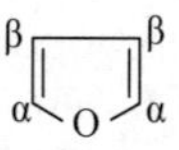
呋喃 furan

对有取代基的杂环命名时，要先将取代基的名称放在杂环基本名称前面，并标明位置编号。例如：

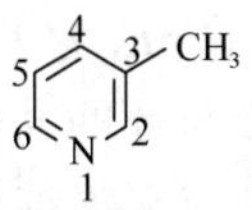
3-甲基吡啶

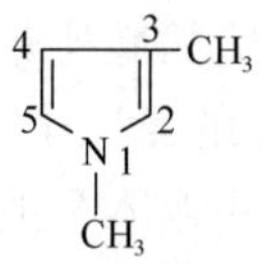
1，3-二甲基吡咯

对于不同饱和度的杂环化合物，命名时，不但要标明氢化（饱和）程度，而且要标出氢化的位置。例如：

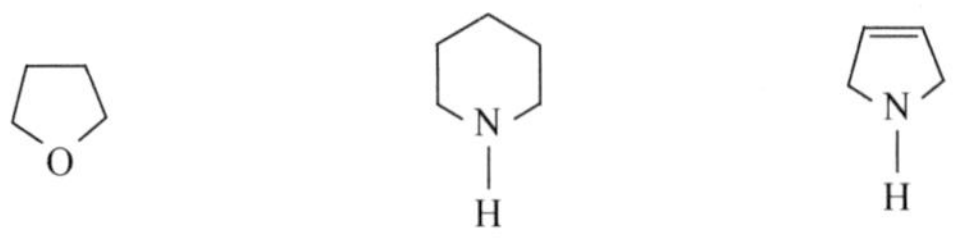

四氢呋喃　　六氢吡啶　　2，5-二氢吡咯

二、吡咯和吡啶的结构与性质

1. 结构　吡咯碳原子与杂原子均为 sp^2 杂化，碳原子之间及碳原子与杂原子之间经 sp^2 杂化轨道组成 σ 键，并在一个平面上。每个碳原子和杂原子都剩下一个未参与杂化的 p 轨道，互相平行。碳原子的 p 轨道有一个 p 电子，而氮原子的 p 轨道有 2 个电子，形成了一个环形封闭的 6π 电子共轭体系，具有一定的芳香性。详见图 15-3。

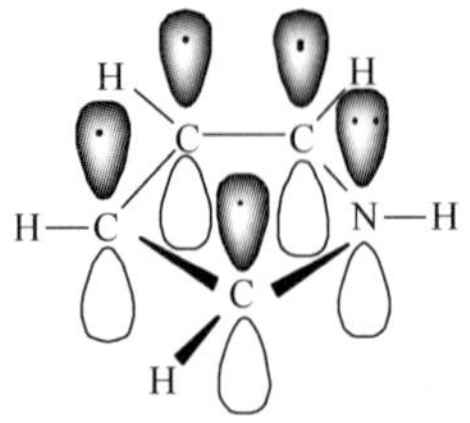

图 15-3　吡咯的轨道结构

由于杂原子上有一对电子参与共轭，电子云平均化的结果，使杂原子上的电荷向碳环移动，所以极性降低。

在吡啶环上，五个碳原子和一个氮原子都以 sp^2 杂化轨道成键，处于同一平面上。每个原子剩下的 p 轨道相互平行重叠，形成闭合的共轭体系，氮原子上的一对未共用电子对占据在 sp^2 杂化轨道上，它不与环共平面，未参与成键，可以与质子结合，具有碱性，见图 15-4。

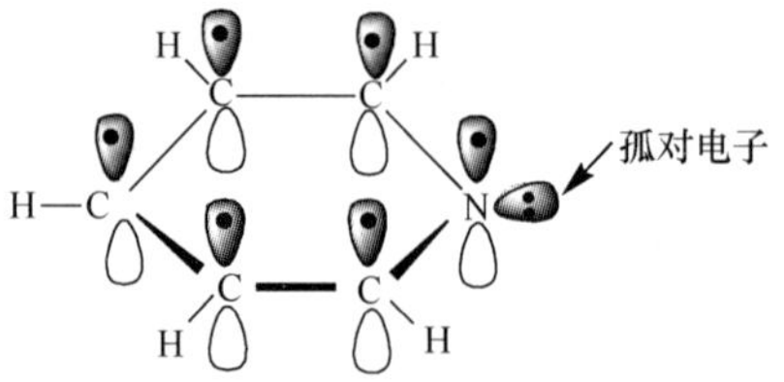

图 15-4　吡啶的轨道结构

吡啶环系形成了一个环形封闭的 6π 电子共轭体系，因而表现芳香性。

在吡啶分子中，氮原子的作用类似硝基苯中的硝基，造成环上的电子云密度降低，是“缺 π”芳杂环，因此吡啶具有较强的极性，可以任意比例溶于水。

2. 性质

（1）酸碱性：吡咯与相应的胺比较，碱性很弱，吡咯的 pK_b 为 13.6；而四氢吡咯的 pK_b 为 2.89。这是由于吡咯分子中的氮原子上未共用电子对参与环的共轭，使 N 上的电子云密度降低，若吡咯氮与 H^+ 结合，共轭体系被破坏。因此，吡咯与水较难形成氢键，难溶于水，而易溶于有机溶剂。

由于共轭的结果，吡咯氮原子电子云密度降低，结果使 N—H 键极性增加，使其表现出弱酸性（$pK_a = 17.5$）。

吡咯在无水条件下，可与固体氢氧化钾共热成盐。

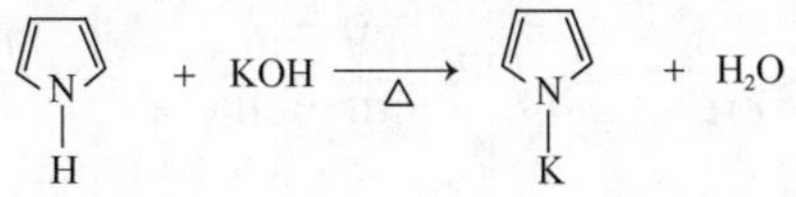

吡啶分子中氮原子的一对未共用电子未参与共轭体系，具有叔胺的类似结构，所以是一个碱，能与酸成盐。实验室中常利用吡啶的这个性质来洗除反应体系中的酸。

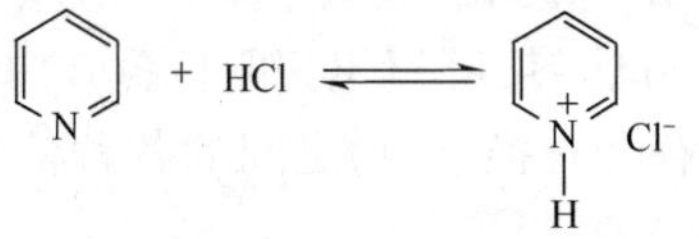

吡啶的 $pK_b = 8.8$，其碱性比氨和脂肪胺弱，这是由于其氮原子上未参与共轭体系的一对未共用电子处于 sp^2 杂化轨道上，s 成分较多，电子受原子核束缚较强的原因。

（2）亲电取代反应：吡咯的氮原子有斥电子的共轭效应，能使杂环活化，容易发生亲电取代，难以加成和氧化。吡咯亲电取代反应活性比苯高发生亲电取代反应时，新的取代基优先进入 α 位。

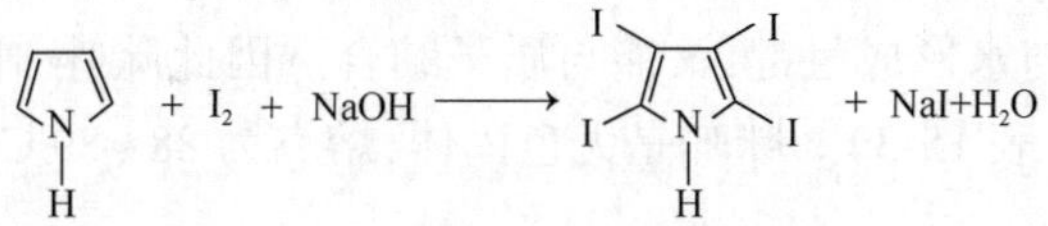

四碘吡咯

吡咯的硝化反应较苯容易，反应在较低温度下由弱硝化剂——硝酸乙酰酯来提供硝基。

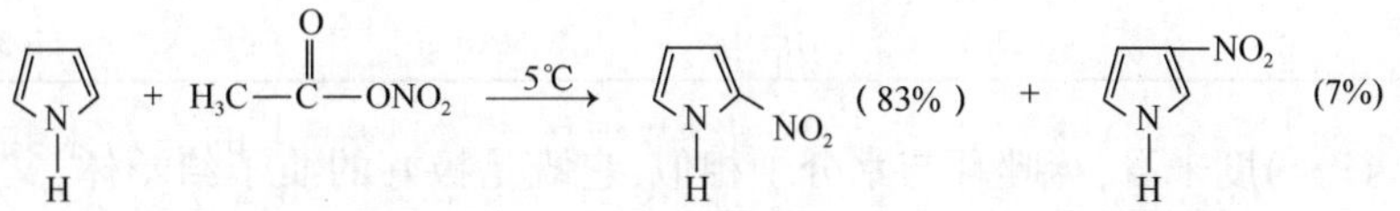

α-硝基吡咯　　β-硝基吡咯

吡啶也具有芳香性，它能像苯一样，发生卤代、硝化、磺化等一系列亲电取代反应。但吡啶又与吡咯不同，它是一个缺 π 电子的芳香环，环上碳原子的 π 电子是“流向”氮原子的，事实上，它更像硝基苯，硝基的钝化作用使亲电取代比苯困难，取代基进入间位，收率偏低。例如

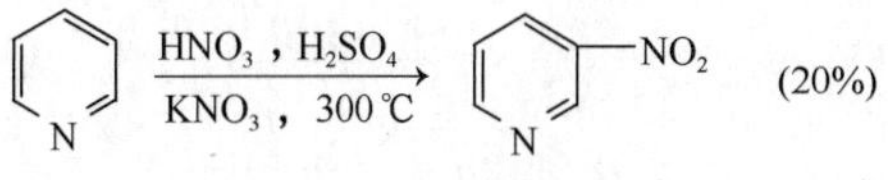

β-硝基吡啶

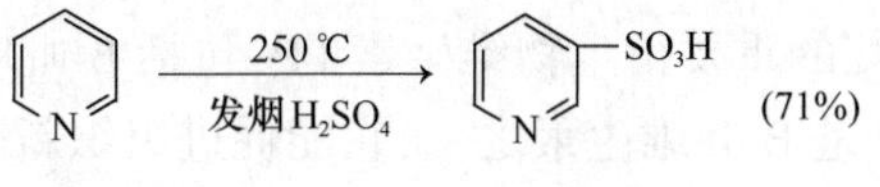

β-吡啶磺酸

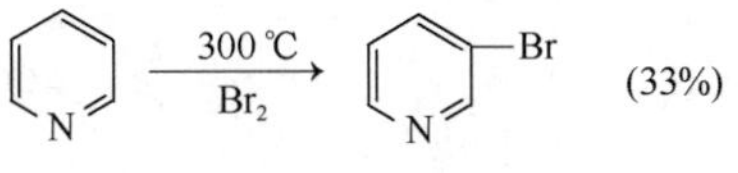

β-溴吡啶

三、重要的含氮杂环化合物及其衍生物

1. 吡咯的衍生物　吡咯于 1858 年第一次从骨焦油中被分馏出来，沸点 131℃。近年

来有报道证实，它是某些烘烤食品的烤香成分之一。例如

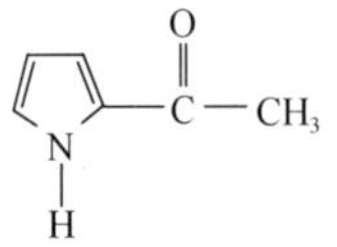
2-乙酰基吡咯

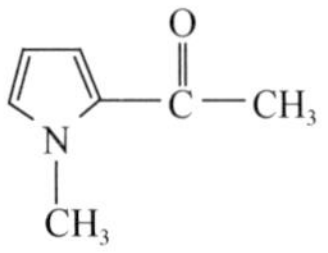
N-甲基-2-乙酰基吡咯

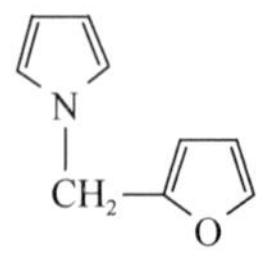
1-糠基吡咯

这些化合物主要是存在于咖啡、烤花生、烟草中。

吡咯的衍生物广泛分布于自然界，叶绿素、维生素 B_{12}、血红素中都含有吡咯的结构。在生物体的发育、生长、能量储存和转换、生物之间的各种信息传递乃至死亡腐烂等各个过程中，几乎都有吡咯衍生物参与。

咪唑是吡咯环上 3 位的 CH 被氮原子取代生成的化合物，咪唑 3 位的氮也是以 sp^2 杂化轨道成键，但与 1 位氮不同，1 位氮是以一对 p 电子参与共轭，而 3 位氮以一个 p 电子参与共轭，因此，咪唑的大 π 键中也有 6 个 π 电子，具有芳香性。

吡唑也是含有两个氮原子的五元杂环，与咪唑互为异构体，两个氮原子分别在 1 位和 2 位。其中 1 位氮原子的未共用电子对，参与杂环共轭体系，另一个氮原子未共用电子对未参与杂环共轭体系，既能与水形成氢键，又能与质子结合。因此咪唑、吡唑的碱性比吡咯碱性强，水溶度也比吡咯大（表 15-3）。咪唑是无色固体，熔点为 88～89℃，具有碱性。

表 15-3　咪唑、吡唑和吡咯的水溶度及 $pK_b^\ominus$

	咪唑	吡唑	吡咯
水溶度	1∶0.56	1∶2.5	1∶17
$pK_b^\ominus$	7.1	2.5	17.5

从形成氢键角度来看，咪唑环与水分子相似，它既是极好的质子给予体，又是极好的质子接受体。在生物体内，组氨酸分子中含有一个咪唑基，具有独特的化学性质，它既是一个弱酸，又是一个弱碱，是 $pK_a^\ominus$ 接近生理 pH（7.35）的唯一氨基酸，在生理环境中，它既能接受质子，又能解离质子。尤其是它还具有在环的一端接受质子，而在环的另一端给出质子的功能，起到一种质子传递的作用。由于这些特性所致，组氨酸的咪唑基常是构成酶的活性中心上的重要基团。

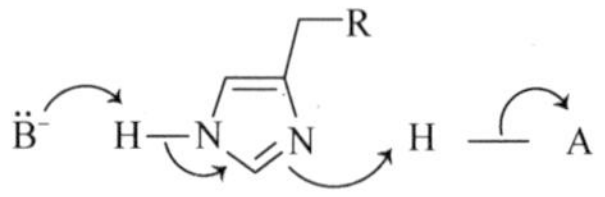

2. 吡啶的衍生物　吡啶的重要衍生物维生素 PP，包括 β-吡啶甲酸（烟酸）和 β-吡啶甲酰胺（烟酰胺）。维生素 PP 是 B 族维生素之一，它能促进组织新陈代谢，体内缺乏时能引起粗皮病。在医药上有重要作用。烟酸是烟碱氧化的产物，是白色针状结晶，能溶于水和乙醇，易溶于碱液中，不溶于乙醚。

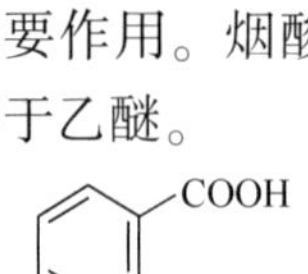
β-吡啶甲酸(烟酸)
(尼可酸)

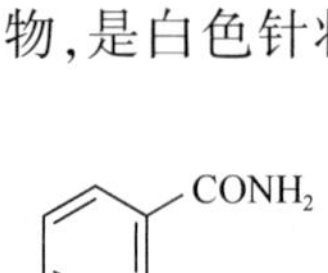
β-吡啶甲酰胺(烟酰胺)
(尼可酰胺)

维生素 B_6 包括吡哆醇（pyridoxine）、吡哆醛（pyridoxal）和吡哆胺（pyridoxamine）。维生素 B_6 是蛋白质代谢过程中的必需物质，缺乏它蛋白质代谢就不能正常进行。

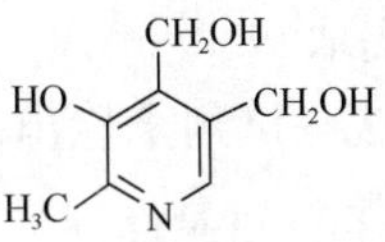

吡哆醇

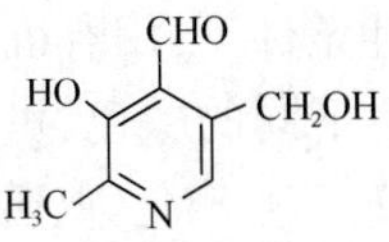

吡哆醛

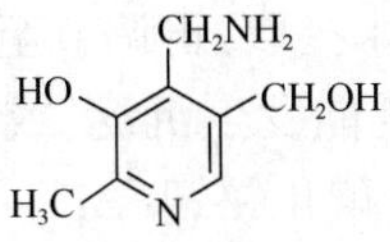

吡哆胺

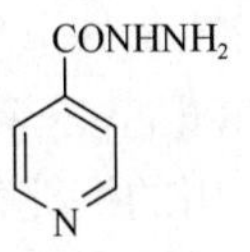

异烟肼

异烟肼又称“雷米封(rimifon)”,是治疗结核病的良好药物。它是白色晶体,熔点为170~173℃,易溶于水,微溶于乙醇而不溶于乙醚,其结构式和维生素PP相似,对维生素PP有拮抗作用,若长期服用异烟肼,应适当补充维生素PP。

二氢吡啶类钙通道阻滞剂药物是一类在临床上广泛使用并非常重要的治疗心血管疾病药物,具有很强的扩张血管作用,适用于冠脉痉挛、高血压、心肌梗死等疾病,如硝苯地平、尼莫地平、尼群地平、氨氯地平等。

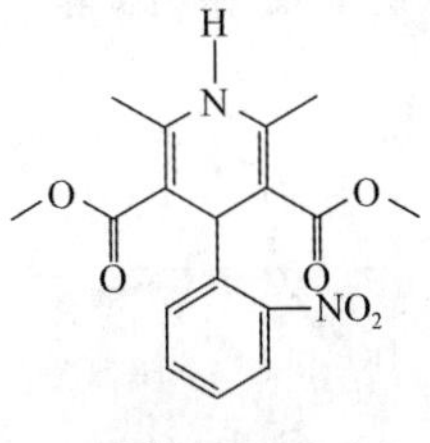

硝苯地平(nifedipine)

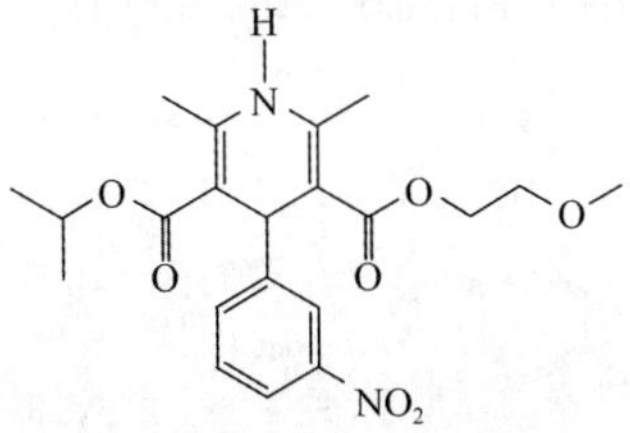

尼莫地平(nimodipine)

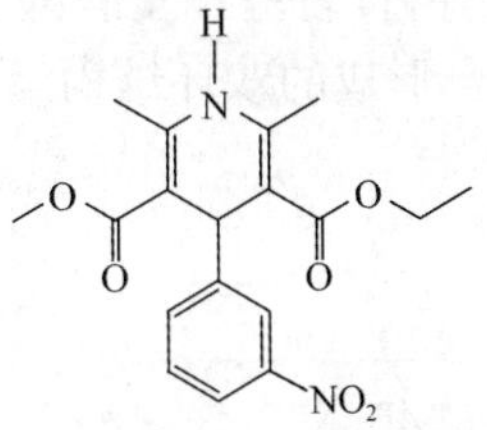

尼群地平(nitrendipine)

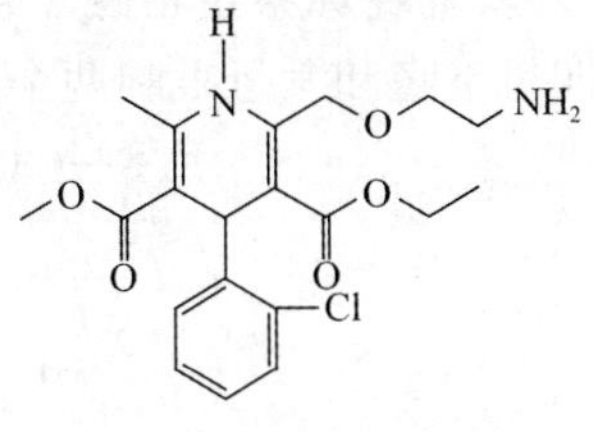

氨氯地平(amlodipine)

第四节　生　物　碱

生物碱(alkaloid)是指生物体内除去必需的含氮化合物,如氨基酸、多肽、蛋白质和B族维生素外一类含氮的有机碱性化合物。生物碱大多存在于植物中,故又称植物碱。生物碱的分子结构多属于仲胺、叔胺或季铵类,少数为伯胺类,常含有含氮杂环。大多数生物碱具有结晶性,也有无结晶形(如山豆根碱等),还有少数生物碱,如烟碱等生物碱,在常温下呈液体状态,并有挥发性,能在常温下随水蒸气蒸馏出来而不被破坏。生物碱多数味苦无色,但有少数例外,如小檗碱和一叶萩碱为黄色。多数生物碱具有旋光性。

一、概　　述

大多数生物碱由于分子结构中都含有氮原子,而氮原子的孤电子对,能与质子结合生成盐,所以呈碱性。生物碱的分子结构不同,碱性强弱也不一样。游离生物碱极性较小,一般不溶于水或难溶于水,能溶于氯仿、乙醚、乙醇、丙酮等有机溶剂中,亦能溶于稀酸溶液并生成盐。生物碱的盐类极性大,大多易溶于水及醇,难溶或不溶于苯、氯仿、乙醚等有机溶剂中。其溶解性能与游离生物碱恰好相反。生物碱盐遇碱仍可变为不溶于水的生物碱。

生物碱在提取分离或精制生物碱时,主要依据生物碱及其盐的溶解度来设计方案。即样品在酸性条件下，用水提取；再调节至碱性条件下，用有机溶剂提取。

生物碱遇一些试剂能发生沉淀，或产生不同的颜色，可利用这些试剂来检出生物碱的存在。常用的沉淀剂有碘化铋钾（$BiI_3 \cdot 4KI$）、碘-碘化钾、苦味酸等。

二、常用生物碱

1. 芳香族生物碱 麻黄碱又称麻黄素系左旋麻黄碱，它与右旋的伪麻黄碱互为对映异构体，中药麻黄植物中含有较多的是（−）-麻黄碱和（+）-伪麻黄碱两种。

麻黄碱和伪麻黄碱都是芳香族仲胺类生物碱，与一般生物碱沉淀剂不易发生沉淀。在临床上，常用盐酸麻黄碱治疗支气管哮喘、过敏性反应、鼻黏膜肿胀及低血压等病症。盐酸麻黄碱对中枢神经有兴奋作用，也有散瞳作用。脱氧麻黄碱又称“冰毒”，是一种毒品，详见第十五章第二节。

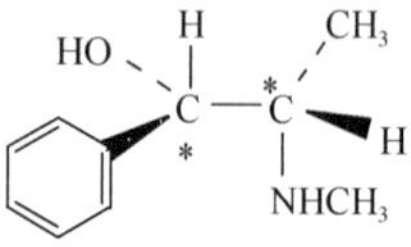

(−)-麻黄碱

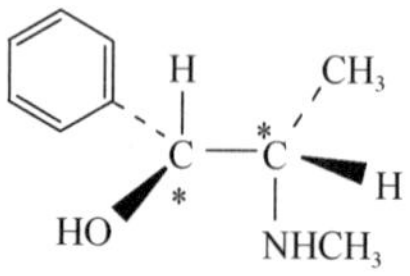

(+)-伪麻黄碱

2. 四氢吡咯和六氢吡啶环系生物碱 莨菪碱是由莨菪醇和莨菪酸所形成的酯。其中莨菪醇可看作为由四氢吡咯和六氢吡啶两个杂环骈合形成的双环结构。

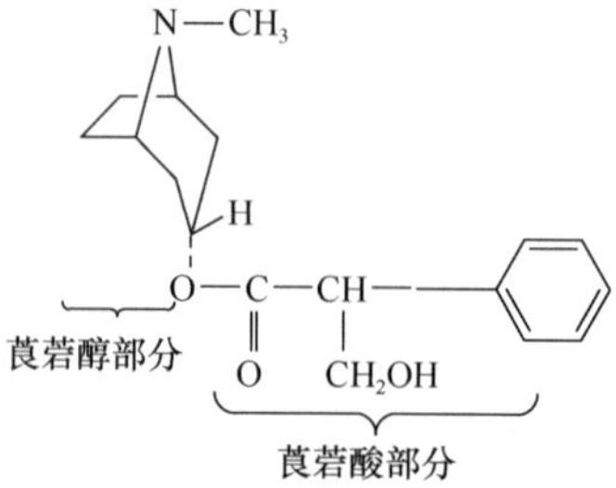

莨菪碱

莨菪碱呈左旋性，由于结构中莨菪酸部分的手性碳原子处于官能团羰基的 α-位，容易发生互变异构，因此，莨菪碱在碱性条件下或受热时易外消旋化，形成外消旋的莨菪碱，即阿托品。临床上用阿托品做抗胆碱药，能抑制汗腺、唾液、泪腺、胃液等多种腺体的分泌，并能扩散瞳孔。阿托品用于治疗平滑肌痉挛、胃和十二指肠溃疡病，也可作有机磷农药中毒的解毒剂。

3. 吲哚环系生物碱 长春新碱为片状结晶，是存在于夹竹桃科植物长春花中的一种生物碱，属于吲哚类生物碱。结构式如下：

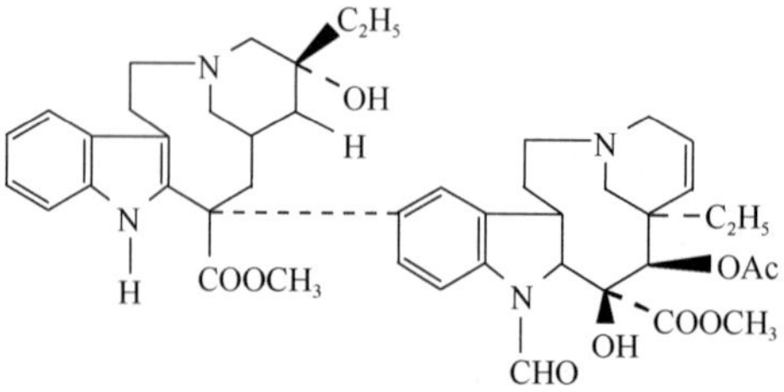

试验证明，长春新碱对几种白血病、骨髓病、骨肉瘤均有效，毒性较低，临床上用于治疗急性白血病。

4. 喹啉和异喹啉环系生物碱　小檗碱又称黄连素，属于异喹啉类生物碱，存在于黄连、黄柏等小檗属植物中。游离的小檗碱主要以季铵碱的形式存在。小檗碱为黄色结晶，味苦，能溶于水，难溶于有机溶剂中。小檗碱为广谱抗菌剂，对多种革兰阳性细菌及阴性细菌有抑制作用。同时有温和的镇静、降压和健胃作用，临床上用于治疗痢疾、胃肠炎等症。

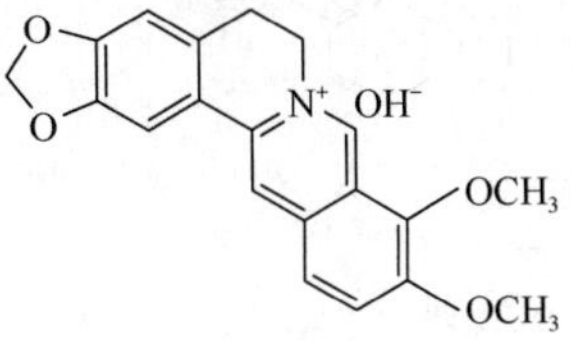

小檗碱

罂粟是一种一年生或两年生的草本植物，其带籽的蒴果含有一种浆液，在空气中干燥后形成棕黑色黏性团块，这就是中药阿片，旧称鸦片。阿片中含 20 种以上的生物碱，其中最重要的是吗啡、可待因和罂粟碱等，属于异喹啉或还原型异喹啉类生物碱。前两者在临床上应用较多。吗啡及其重要衍生物一般具有以下结构通式：

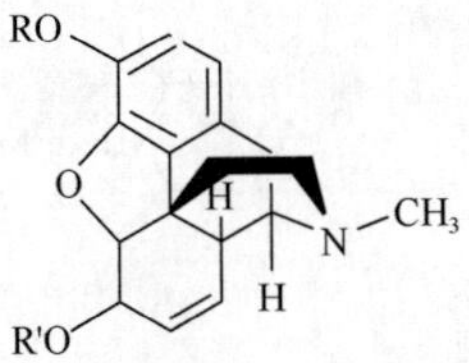

	R	R'
吗啡	—H	—H
可待因	$—CH_3$	—H
海洛因	$—\overset{O}{\overset{\|}{C}}—CH_3$	$—\overset{O}{\overset{\|}{C}}—CH_3$

吗啡是阿片中最重要、含量最多的有效成分。其纯品为无色六面棱锥状结晶，味苦，难溶于水、醚、氯仿等，较易溶于热戊醇及氯仿与醇的混合溶剂。因分子结构中，同时含有叔氮原子和酚羟基，为两性化合物。临床用药一般为吗啡的盐酸盐及其制剂。它是强烈的镇痛药物，能持续 6 h，也能镇咳，但容易成瘾，一般只为解除晚期癌症患者的痛苦而使用。正常的大手术患者在 3 日内用小剂量止痛。

可待因为无色斜方锥状结晶、味苦、无臭，微溶于水，溶于沸水、乙醇等。它的结构中已不具有酚羟基，故不具两性。临床应用的制剂一般是其磷酸盐，主要作为镇咳剂。其镇痛作用较小，强度为吗啡的 1/4，成瘾倾向也较小。

海洛因纯品为白色柱状结晶或结晶性粉末，光照或久置易变为淡棕黄色。难溶于水，易溶于氯仿、苯和热醇。海洛因即二乙酰吗啡，不存在于自然界，其成瘾性为吗啡的 3～5 倍，它从不作为药用，是对人类危害最大的毒品之一。

习　题

1. 写出下列化合物的结构或名称。

（1）*N*,*N*-二甲基苯胺　　（2）苯磺酰苯胺　　（3）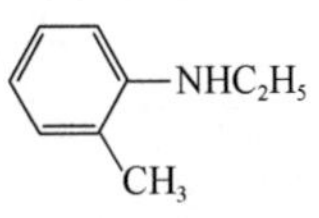

（4）$H—\underset{\underset{O}{\|}}{C}—NH—CH_2CH_3$　　（5）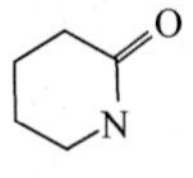

　　（6）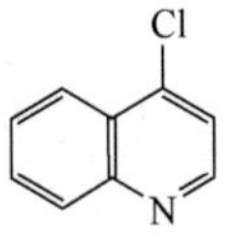

（7）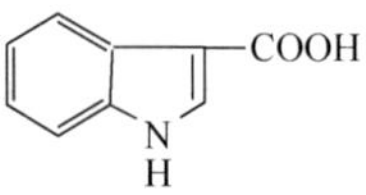　（8）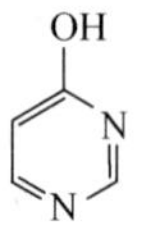　（9）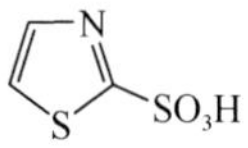

（10）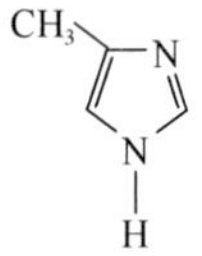　（11）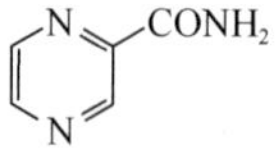　（12）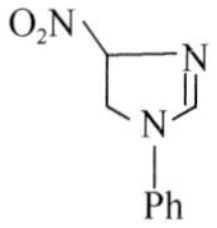

2. 写出下列各化合物的结构式。

（1）四氢呋喃　（2）糠醛　（3）3-吲哚丙酸

（4）8-溴异喹啉　（5）β-吡啶甲酰胺　（6）α-甲基-5-苯基吡嗪

（7）4-氯噻吩-2-羧酸　（8）溴化 *N*,*N*-二甲基吡咯　（9）尿酸

（10）α-甲基-5-乙烯基吡啶

3. 试比较吡咯与吡啶的结构特点及主要化学性质。

4. 为什么吡啶的碱性比六氢吡啶更弱?

5. 写出下列反应的主要产物。

（1）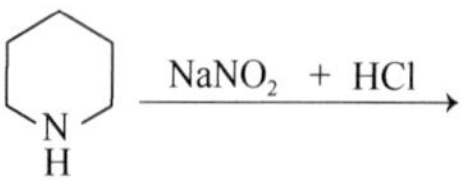　（2）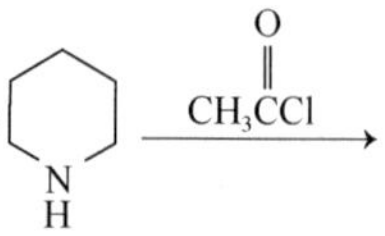　（3）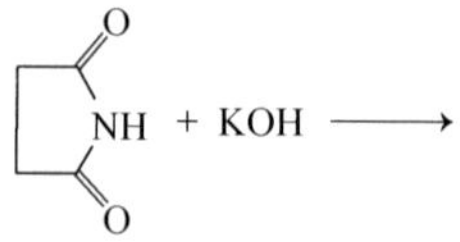

（4）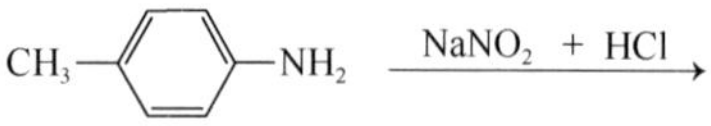　（5）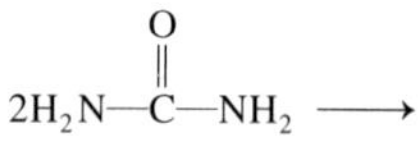

6. 指出下列生物碱化合物含有哪些杂环母核?

（1）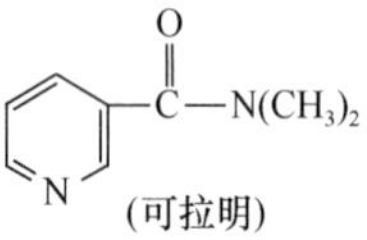
(可拉明)

（2）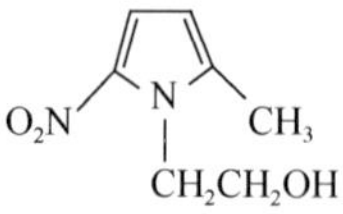
(甲硝唑)

（3）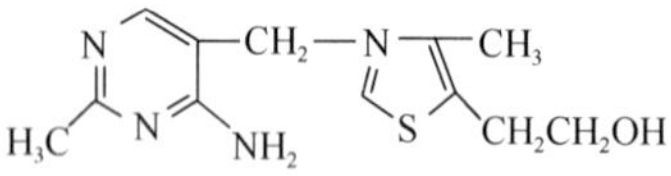

（4）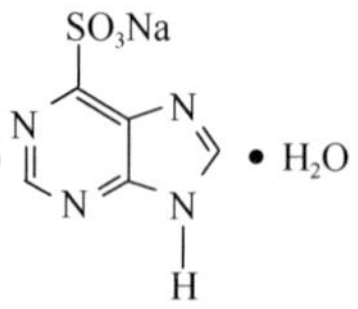

（许　昭）

第十六章 油脂和类脂

油脂和类脂是动植物体的重要组成成分,也是维持人类生命活动所必需的物质。油脂是油和脂肪的总称,脂肪的氧化是机体新陈代谢重要的能量来源,衬垫于脏器周围的脂肪具有防护作用,皮下脂肪具有良好的保持体温作用。油脂中的必需脂肪酸是人体生命活动不可缺少的成分,油脂对于脂溶性维生素的吸收具有重要作用。类脂主要有磷脂、糖脂、甾族化合物等,是生物膜的必要成分,其分子中的不饱和脂肪酸是影响生物膜流动性的重要因素,饱和脂肪酸和胆固醇则可增加生物膜的坚韧性,而生物膜的屏障作用与类脂有密切关系。

第一节 油 脂

油脂是油和脂肪的总称。常温下呈液态的称为油,如芝麻油、花生油、菜籽油、篦麻油等。呈固态或半固态的称为脂肪,如猪油、牛油、奶油等。油脂是动物体生命活动的能量来源之一。

一、油脂的组成、结构和命名

从化学组成上看,油脂是一分子甘油和三分子高级脂肪酸形成的酯。如果三分子脂肪酸相同,称为单甘油酯;如果两分子或三分子脂肪酸各不相同,称为混甘油酯。天然油脂是各种混甘油酯的混合物,属于手性分子,其相对构型是 *L* 构型,即在 Fischer 投影式中 C_2上的脂酰基位于甘油主碳链的左侧。

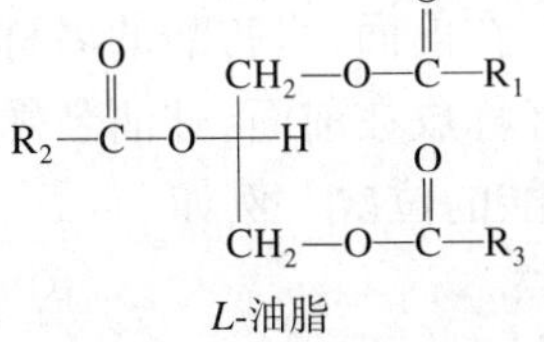

L-油脂

天然油脂中已发现的脂肪酸有几十种,一般都是含偶数碳原子的直链饱和脂肪酸和不饱和脂肪酸。不饱和脂肪酸都是顺式结构,极少反式结构。油脂中常见的脂肪酸见表 16-1。

表 16-1 油脂中常见的脂肪酸

类型	名称	结构式
饱和脂肪酸	月桂酸(十二烷酸)	$CH_3(CH_2)_{10}COOH$
	肉豆蔻酸(十四烷酸)	$CH_3(CH_2)_{12}COOH$
	软脂酸(十六烷酸)	$CH_3(CH_2)_{14}COOH$
	硬脂酸(十八烷酸)	$CH_3(CH_2)_{16}COOH$
	花生酸(二十烷酸)	$CH_3(CH_2)_{18}COOH$

续表

类型	名称	结构式
不饱和脂肪酸	鳖酸(十六碳-9-烯酸)	$CH_3(CH_2)_5CH=CH(CH_2)_7COOH$
	油酸(十八碳-9-烯酸)	$CH_3(CH_2)_7CH=CH(CH_2)_7COOH$
	亚油酸(十八碳-9,12-二烯酸)	$CH_3(CH_2)_3(CH_2CH=CH)_2CH(CH_2)_7COOH$
	亚麻酸(十八碳-9,12,15-三烯酸)	$CH_3(CH_2CH=CH)_3(CH_2)_7COOH$
	桐油酸(十八碳-9,11,13-三烯酸)	$CH_3(CH_2)_3(CH=CH)_3(CH_2)_7COOH$
	花生四烯酸(二十碳-5,8,11,14-四烯酸)	$CH_3(CH_2)_3(CH_2CH=CH)_4(CH_2)_3COOH$
	二十碳-4,7,10,13,16-五烯酸(EPA)	$CH_3CH_2(CH_2CH=CH)_5(CH_2)_2COOH$
	二十二碳-3,6,9,12,15,18-六烯酸(DHA)	$CH_3CH_2(CH_2CH=CH)_6CH_2COOH$

人体可以合成大多数脂肪酸,但少数不饱和脂肪酸,如亚油酸和亚麻酸不能在人体合成,而花生四烯酸体内虽能合成,但数量不能完全满足人体生命活动的需求,像这些人体不能合成或合成数量不足,而必须从食物中摄取的不饱和脂肪酸,称为必需脂肪酸(essential fatty acid)。

脂肪酸的命名常用俗名,如月桂酸、亚油酸等。脂肪酸的系统命名与一元羧酸系统命名法基本相同,不同之处是脂肪酸有三种编码体系(表 16-2),Δ 编码体系是从脂肪酸羧基端的碳原子开始计数编号;ω 编码体系是从脂肪酸甲基端的甲基碳原子开始计数编号;希腊字母编号规则与羧酸相同,离羧基最远的碳原子为 ω 碳原子。

表 16-2　脂肪酸碳原子的三种编码体系

	CH_3	—CH_2	—CH_2	—CH_2	—CH_2	—CH_2	—CH_2—	CH_2	—CH_2	—CH_2	—CH_2	—CH_2	—CH_2	—COOH
Δ 编码体系	14	13	12	11	10	9	8	7	6	5	4	3	2	1
ω 编码体系	1	2	3	4	5	6	7	8	9	10	11	12	13	14
希腊字母编号	ω……	……	……	……	……	……	……		.	δ	γ	β	α	

油脂的命名通常把甘油名称写在前面,脂肪酸的名称写在后面,称甘油某酸酯,如甘油叁软脂酸酯。有时也将脂肪酸的名称放在前面,甘油名称放在后面,又称叁-*O*-软脂酰甘油,混甘油酯用 α 、β 和 α′标明脂肪酸的位次。例如

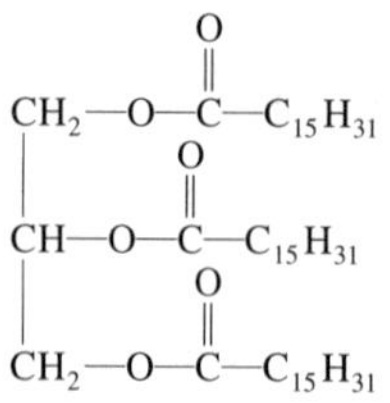

甘油叁软脂酸酯(叁-*O*-软脂酰甘油)

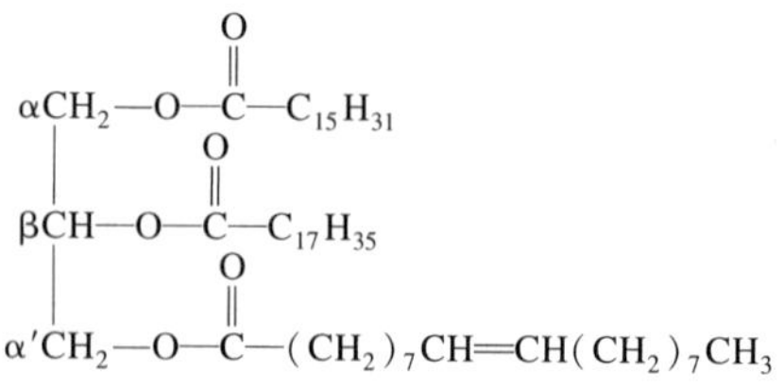

甘油-α′-油酸-α-软脂酸-β-硬脂酸酯

(α′-油酸-α-软脂酸-β-硬脂酰甘油)

医学上将血液中的油脂统称甘油三酯(triglyceride)。

二、油脂的物理性质

纯净的油脂是无色、无臭、无味的物质。油脂的密度都小于 1,不溶于水,易溶于乙醚、

石油醚、氯仿、苯、热乙醇等有机溶剂，可利用这些溶剂提取动植物组织中的油脂。因为油脂是混合物，所以没有固定的熔点和沸点。脂肪中饱和脂肪酸较高，相邻碳链间能互相靠近而有序排列，分子间作用力增强，熔化时需要更多能量破坏分子间力，故熔点较高，在常温下呈固态或半固态。当碳链增长时，熔点也随之增高。油中不饱和脂肪酸的含量较高，因碳碳双键不能自由旋转，而且是顺式结构，使碳链呈弯曲形（图 16-1），妨碍了彼此间的紧密接触和有序排列，分子间力减小，因此熔点较低，常温下为液态。不饱和度增加，熔点下降。

图 16-1　脂肪酸链的伸展状态

三、油脂的化学性质

1. 皂化　油脂在酸、碱或酶的作用下发生水解反应，生成一分子甘油和三分子高级脂肪酸。如果用氢氧化钠或氢氧化钾水解，得到的产物是甘油和高级脂肪酸的钠盐或钾盐，即肥皂，因此油脂在碱性条件下的水解称为皂化。

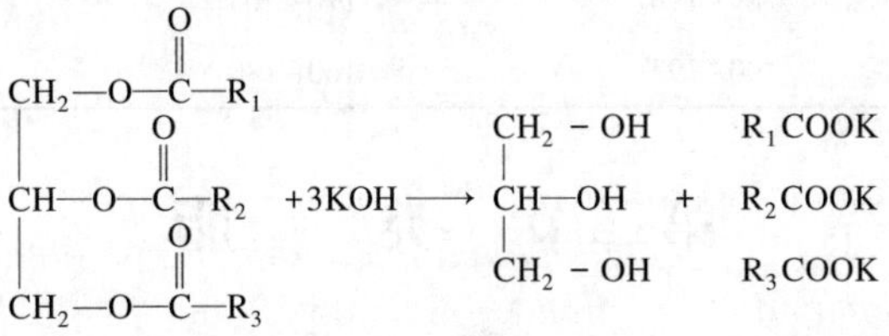

油脂　　　　　　　　甘油　　　肥皂

1g 油脂完全皂化时所需氢氧化钾的毫克数称为皂化值。根据皂化值的大小，可以判断油脂的平均相对分子质量。皂化值大，表示油脂的平均相对分子质量小，反之，则表示油脂的平均相对分子质量大。

2. 加成　油脂中不饱和脂肪酸的 C═C 双键，可以和氢、卤素等发生加成反应。

（1）氢化：油脂中的 C═C 可以催化加氢，使不饱和脂肪酸变为饱和脂肪酸，这样得到的油脂称为氢化油，并且由液态变为半固态或固态，所以油脂的氢化又称为油脂的硬化，氢化油又称硬化油，即人造奶油。硬化油熔点高，性质稳定，不易变质，而且也便于储藏和运输。

（2）加碘：油脂中的 C═C 可与碘发生加成反应，100g 油脂所吸收碘的最大克数称为碘值（iodine number）。碘值可用来判断油脂的不饱和程度，碘值越大，油脂的不饱和程度也愈大。

3. 酸败　油脂在空气中放置过久，常会变质，产生难闻的气味，这种变化称为酸败（rancidity）。酸败的主要原因是油脂在空气中的氧、水分、微生物及某些金属的作用下，发生分解，生成不饱和脂肪酸，分子中的双键进一步氧化生成过氧化物，这些过氧化物继续分解或氧化生成有臭味的低级醛和酸等。光或潮湿可加速油脂的酸败。

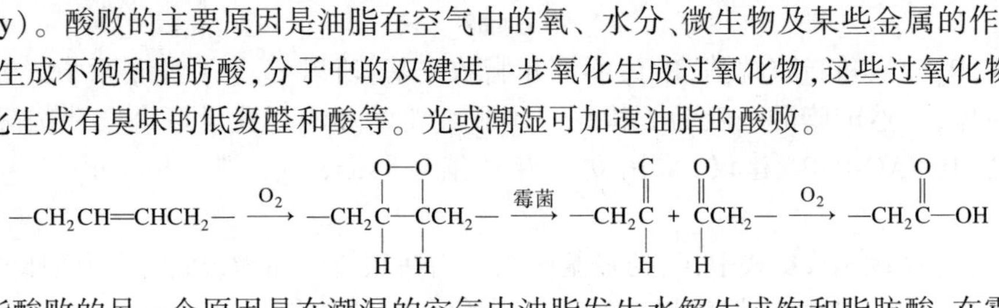

油脂酸败的另一个原因是在潮湿的空气中油脂发生水解生成饱和脂肪酸，在霉菌或微

生物作用下,发生 β-氧化,在 α 碳原子和 β 碳原子之间发生断裂,生成 β-酮酸,β-酮酸经酮式和酸式分解生成酮或羧酸。

油脂的酸败程度可用酸值(acid number)来表示。中和 1g 油脂中的游离脂肪酸所需氢氧化钾的毫克数称为油脂的酸值。酸值大于 6 的油脂不宜食用。

为防止酸败,油脂应存放于密闭的容器中,置于干燥阴冷处,不宜用金属容器。也可以加少量抗氧化剂,如维生素 E、卵磷脂等。

皂化值、碘值和酸值是油脂重要的理化指标,药典对药用油脂的皂化值、碘值和酸值都有严格的要求。常见油脂的皂化值、碘值和酸值见表 16-3。

表 16-3 常见油脂的皂化值、碘值和酸值

油脂名称	皂化值	碘值	酸值
猪油	193~200	46~66	1.56
蓖麻油	176~187	81~90	0.12~0.8
花生油	185~195	83~93	
茶籽油	170~180	92~109	2.4
棉籽油	191~196	103~115	0.6~0.9
豆油	189~194	124~136	
亚麻油	189~196	170~204	1~3.5
桐油	190~197	160~180	

第二节 类 脂

一、磷 脂

磷脂是含有磷酸基团的高级脂肪酸酯,广泛存在于动植物组织中,具有重要的功能,分为甘油磷脂和鞘磷脂。

1. 甘油磷脂 甘油磷脂(phosphoglyceride)又称为磷酸甘油酯,可以看作磷脂酸的衍生物。

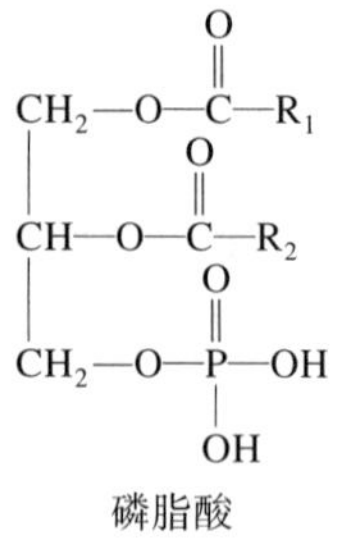

磷脂酸

通常,R_1为饱和脂肪酰基,R_2为不饱和脂肪酰基,所以 C_2是手性碳原子。磷脂酸有一对对映体,天然磷脂酸一般为 *L* 构型。国际纯化学和应用化学联合会和国际生物化学联合会(IUPAC-IUB)建议,采用立体专一编号(stereospecific number)命名手性磷脂酸。

在甘油的费歇尔投影式中,C_2的羟基必须写出在碳链的左侧,从上到下碳原子的编号为 1、2、3,这就是立体专一编号,用 Sn 表示写在化合物名称前面。

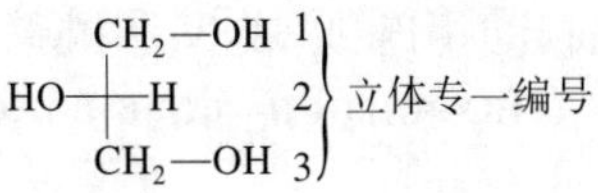

例如

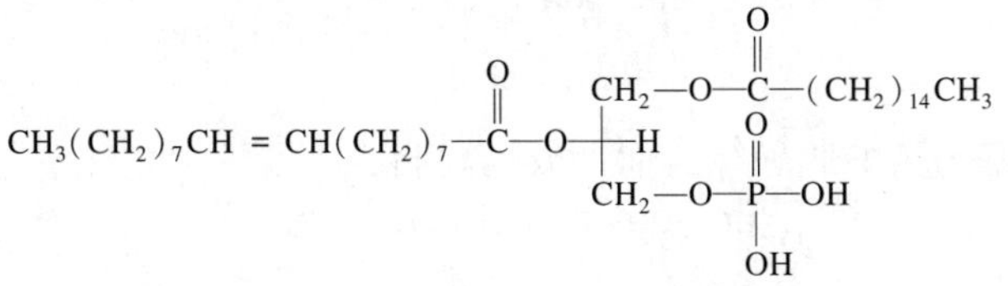

1-软脂酰基-2-油酰基-Sn-甘油-3-磷酸酯

如果是外消旋体,在化合物名称前加前缀“*rac*”(外消旋),如果构型不明或未详细说明者,则在化合物名称前加前缀“*X*-”。

磷脂酸中的磷酸与其他物质结合,可得到各种不同的甘油磷脂,最常见的是卵磷脂和脑磷脂。

(1) 卵磷脂:α-卵磷脂(lecithin)又称为磷脂酰胆碱(phosphatidyl choline),是由磷脂酸分子中的磷酸与胆碱中的羟基酯化而成的化合物。结构式如下:

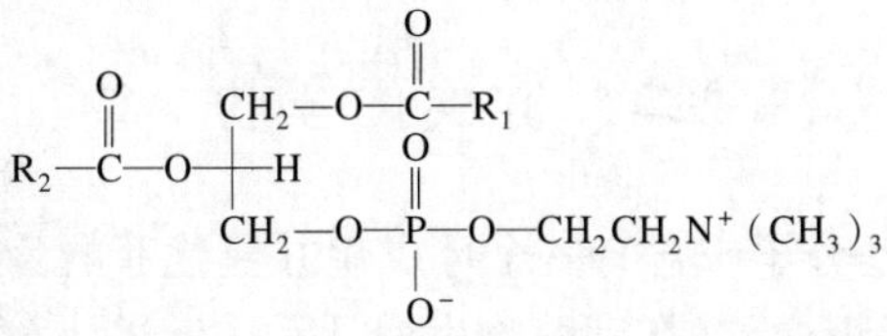

胆碱磷酸酰基可连在甘油基的 α 或 β 位上,故有 α 和 β 两种异构体,天然卵磷脂为 α 型(3-Sn-磷脂酰胆碱)。C_1上的饱和脂肪酸通常是软脂酸和硬脂酸,C_2上通常是油酸、亚油酸、亚麻酸和花生四烯酸等不饱和脂肪酸。

卵磷脂为白色蜡状固体,吸水性强。在空气中放置,分子中的不饱和脂肪酸被氧化,将生成黄色或棕色的过氧化物。卵磷脂不溶于水和丙酮,易溶于乙醚、乙醇及氯仿。

卵磷脂存在脑和神经组织及植物的种子中,在卵黄中含量丰富。

(2) α-脑磷脂:α-脑磷脂(cephalin)又称为磷脂酰胆胺,是由磷脂酸分子中的磷酸与胆胺(乙醇胺)中的羟基酯化而成的化合物。结构式如下。

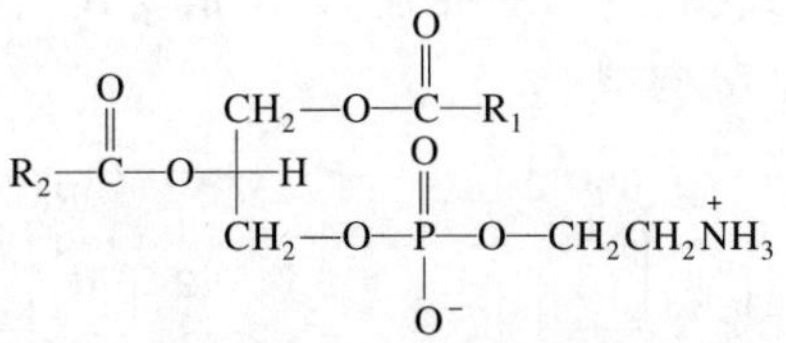

天然脑磷脂为 α 型(3-Sn-磷脂酰胆胺),结构和理化性质与卵磷脂相似,在空气中放置易变棕黄色,脑磷脂易溶于乙醚,难溶于丙酮,与卵磷脂不同的是难溶于冷乙醇中,由此可分离卵磷脂和脑磷脂。

脑磷脂通常与卵磷脂共存于脑、神经组织和许多组织器官中,在蛋黄和大豆中含量也较丰富。

2. 鞘磷脂　鞘磷脂(sphingomyelin)又称为神经磷脂,其组成和结构与卵磷脂、脑磷脂不同,鞘磷脂的主链是鞘氨醇(神经氨基醇)而不是甘油,鞘氨醇的结构式如下:

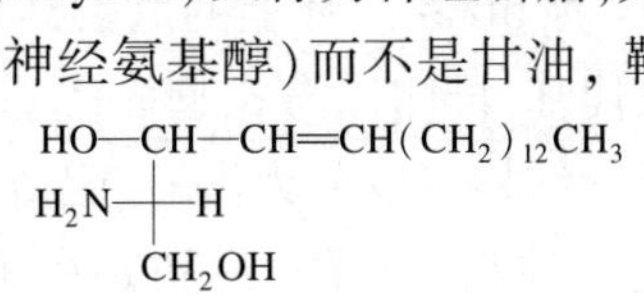

鞘氨醇的氨基与脂肪酸以酰胺键相连，形成 *N*-脂酰鞘氨醇即神经酰胺

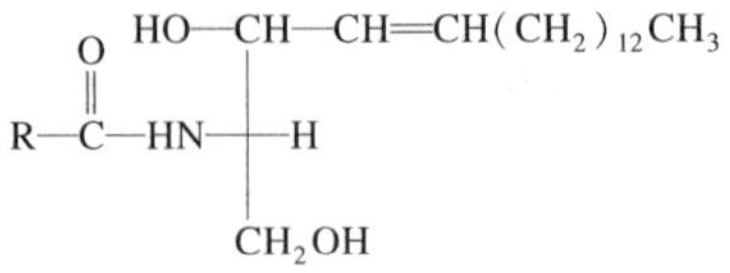

神经酰胺的羟基与磷酸胆碱结合而形成鞘磷脂：

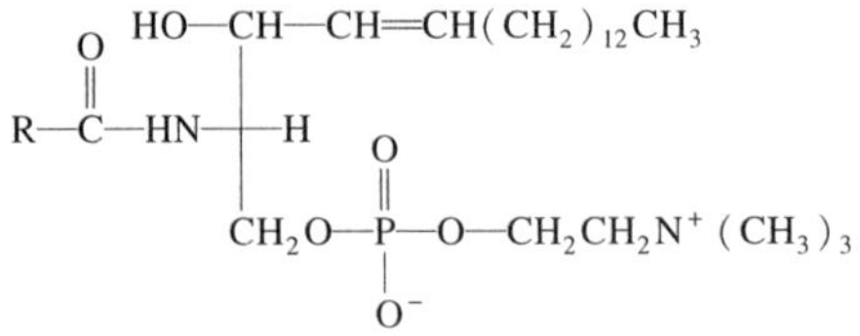

鞘磷脂是白色晶体，化学性质比较稳定，因为分子中碳碳双键少，不像卵磷脂和脑磷脂那样在空气中易被氧化。不溶于丙酮和乙醚，而溶于热乙醇中。

鞘磷脂大量存在于脑和神经组织，是围绕着神经纤维鞘样结构的一种成分，也是细胞膜的重要成分之一。

二、甾族化合物

甾族化合物(steroid)是分子中含有一个环戊烷并氢化菲的骨架，四个环用 A、B、C 和 D 表示，广泛存在与动植物组织内，并在动植物生命活动中起着十分重要的作用。

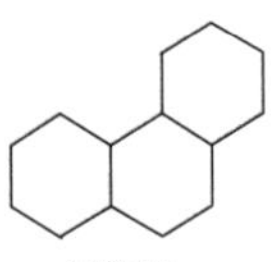

氢化菲

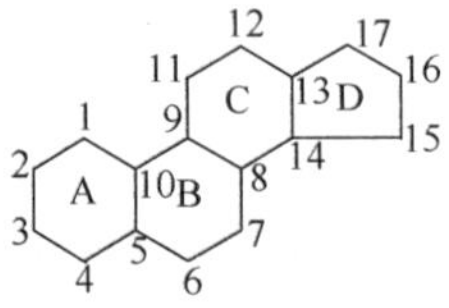

环戊烷并氢化菲

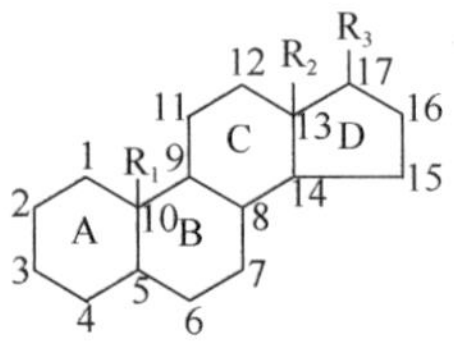

甾族化合物的基本骨架

在自然界中，甾类化合物分子中的 A、B、C、D 四个环只有两种稠合方式，一种是 A、B 顺式稠合，B、C 及 C、D 是反式稠合；另一种是 A、B 是反式稠合，B、C 及 C、D 仍是反式稠合。前者称 β-构型，后者称为 α-构型。

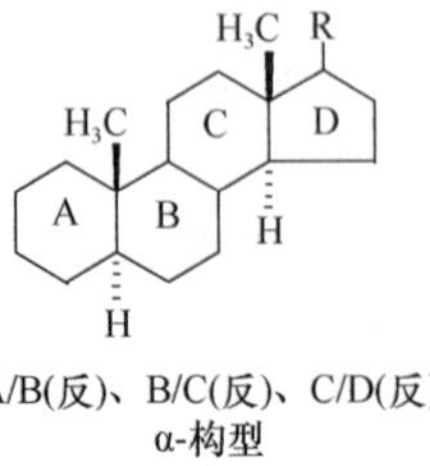

A/B(反)、B/C(反)、C/D(反)
α-构型

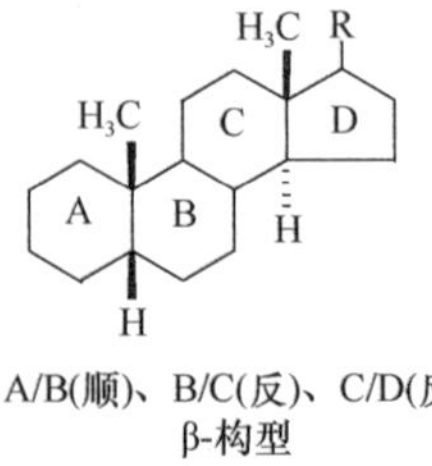

A/B(顺)、B/C(反)、C/D(反)
β-构型

α-构型中，C_5 上 H 与 C_{10} 位上的—CH_3 在环平面异侧，又称 5α 系，β-构型中 C_5 上 H 与 C_{10} 位上的—CH_3 在环平面同侧，又称 5β 系。环上的氢被其他原子或基团取代，取代基若与 C_5、C_{10} 角甲基在同侧称为 β 型取代基，异侧称为 α 型取代基。

根据甾类化合物的存在和化学结构可以分为甾醇、胆甾酸、甾类激素等。

甾醇又称为固醇。胆固醇是一种动物甾醇，最初是在胆结石中发现的一种固体醇，所

以称为胆固醇。结构式如下：

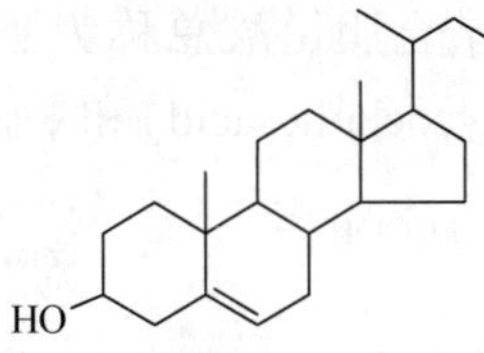

胆固醇

7-脱氢胆固醇也是一动物甾醇，与胆固醇在结构上的差异是 C_7 与 C_8 之间多了一个碳碳双键。可通过光照转化为维生素 D_3。

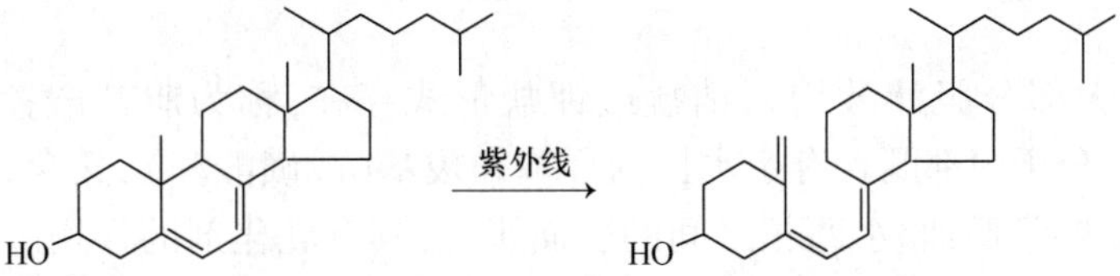

7-脱氢胆固醇(7-dehydrocholesterol)　　维生素D_3(vitamin D_3)

在肠黏膜细胞内，胆固醇经酶催化氧化成 7-脱氢胆固醇后，经血液循环输送到皮肤组织中，若再经紫外线照射，7-脱氢胆固醇的 B 环开环转变成为维生素 D_3。因此常作日光浴是获得维生素 D_3 的最简易方法。

麦角甾醇(ergosterol)是一种植物固醇，存在于酵母和一些植物中，分子式为 $C_{28}H_{44}O$。麦角甾醇分子结构中，比 7-脱氢胆固醇在 C_{24} 上多了一个甲基，在 C_{22} 和 C_{23} 之间多一个碳碳双键。麦角甾醇经紫外线照射后，最后 B 环开环生成维生素 D_2。

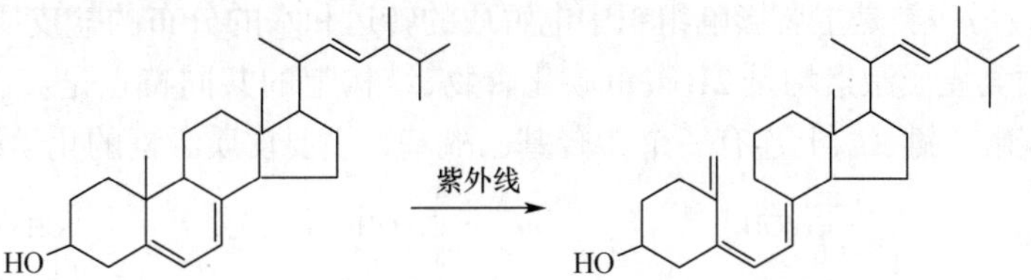

麦角甾醇(ergosterol)　　维生素D_2(vitamin D_2)

维生素 D 是一类抗佝偻病维生素的总称。目前已知至少有 10 种维生素 D，它们都是甾醇的衍生物，其中活性较高的是维生素 D_2 和维生素 D_3。维生素 D 的主要生理功能是调节钙、磷代谢，促进骨骼正常发育。当维生素 D 缺乏时，儿童可患佝偻病，成人引起软骨症。

1. 胆甾酸　胆酸(cholic acid)、脱氧胆酸(deoxycholic acid)、鹅脱氧胆酸和石胆酸等存在于动物胆汁中，它们都属于 5β-系甾族化合物，并且分子结构中含有羧基，故总称它们为胆甾酸。胆甾酸在人体内可以胆固醇为原料直接生物合成。至今发现的胆甾酸已有 100 多种，其中人体内重要的是胆酸和脱氧胆酸。

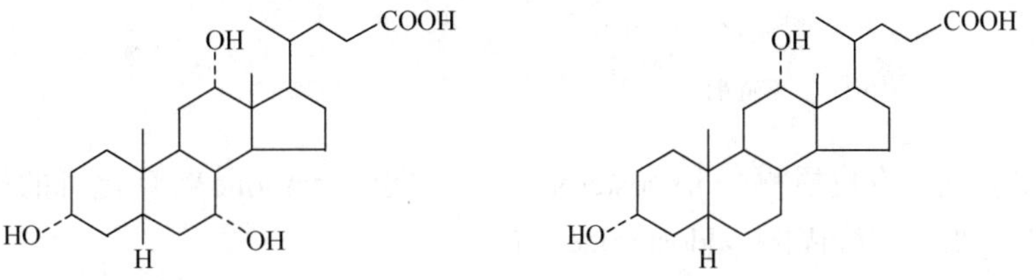

胆酸(cholic acid)　　脱氧胆酸(deoxycholic acid)

胆甾酸在胆汁中分别与甘氨酸（NH_2CH_2COOH）和牛磺酸（$H_2NCH_2CH_2SO_3H$）通过酰胺键结合，形成各种结合胆甾酸，这些结合胆甾酸总称为胆汁酸（bile acid）。例如，胆酸与甘氨酸或牛磺酸分别生成甘氨胆酸（glycocholic acid）和牛磺胆酸（taurocholic acid）。

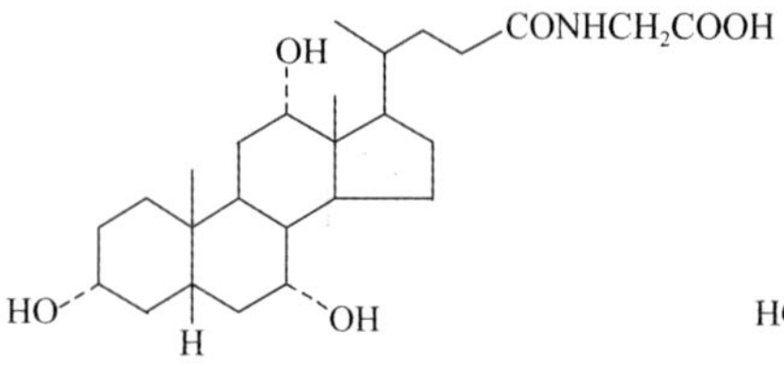

甘氨胆酸(glycocholic acid)

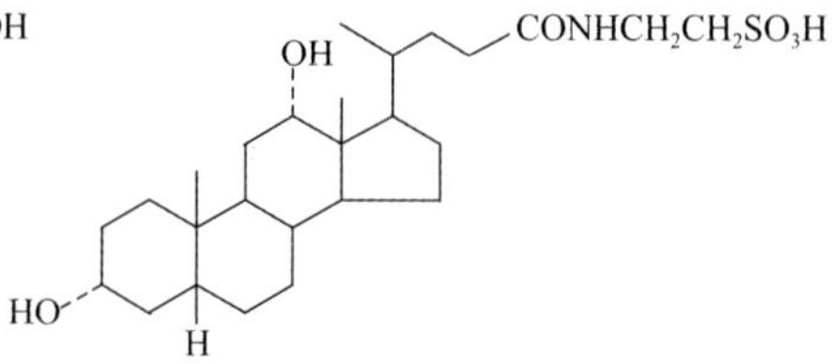

牛磺胆酸 (taurocholic acid)

在胆汁中，大部分胆汁酸均以钠盐或钾盐形式存在，称为胆汁酸盐（简称胆盐，bile salt）。胆汁酸盐分子内部既含有亲水性的羟基和羧基（或磺酸基），又含有疏水性的甾环，这种分子结构能够降低油/水两相之间的表面张力，具有乳化剂的作用。胆汁酸的生理功能是使脂肪及胆固醇酯等疏水的脂质乳化成细小微团，增加消化酶对脂质的接触面积，以便机体对脂类的消化与吸收，其次抑制胆汁中胆固醇的析出。

2. 甾体激素 激素（hormone）是由内分泌腺及具有内分泌功能的一些组织所产生的，并具有调节各种物质代谢或生理功能的微量化学信息分子。已发现人和动物的激素有几十种，它们按化学结构可分为两大类：一类是含氮激素；另一类是甾族激素。甾族激素根据来源又分为肾上腺皮质素和性激素两类。

肾上腺皮质素（adrenal cortical hormone）是肾上腺皮质分泌的激素，它分泌的激素种类很多，按照它们的生理功能可分为两类：一类是主要影响糖、蛋白质与脂质代谢的糖皮质激素（glucocorticoid）；另一类是主要影响组织中电解质的转运和水的分布的盐皮质激素（mineralocorticoid）。这两类皮质激素均是21-碳甾族化合物，结构上的共同特点是：C_3上有酮基，C_4和C_5之间有一个碳碳双键，C_{17}上连有一个2-羟基乙酰基。主要皮质激素的化学结构如下：

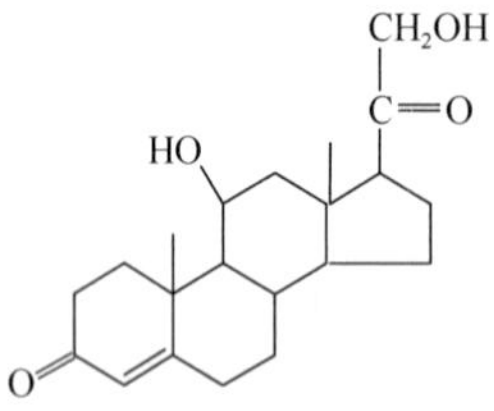

皮质酮(corticosterone)

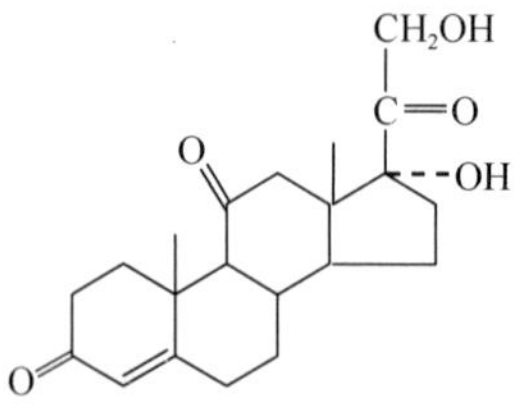

可的松(cortisone)

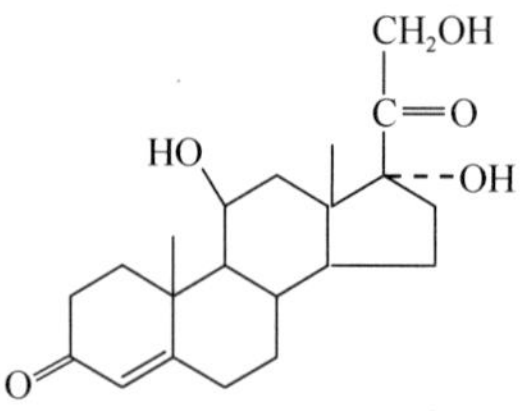

氢化可的松(hydrocortisone)

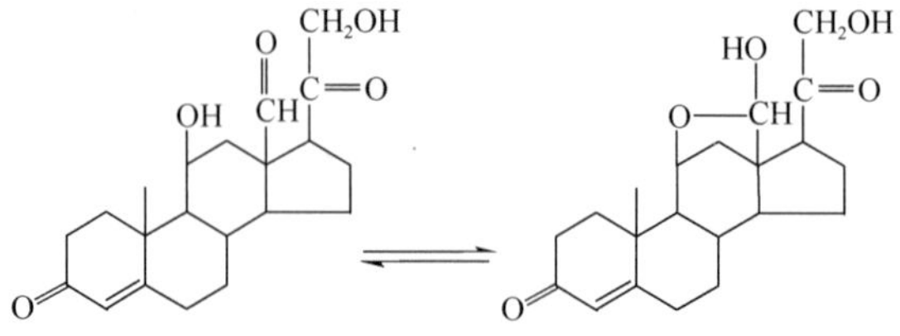

醛固酮 半缩醛式

糖代谢皮质激素有皮质酮（corticosterone）、可的松（cortisone）、氢化可的松（hydrocortisone）等；盐皮质激素如醛固酮（aldosterone）等。

早在 1855 年,Addison 医生就发现了肾上腺皮质的重要性,肾上腺皮质分泌的激素减少,会导致人体极度虚弱,贫血、恶心,低血压、低血糖,皮肤呈青铜色,这些症状临床上称 Addison 病。

糖皮质激素是一种具有重要生理和药理作用的甾族激素,在临床治疗中占有相当重要的地位。例如,氢化可的松、泼尼松、地塞米松等都是较好的抗炎、抗过敏药物。

性激素(sex hormone)是性腺(睾丸、卵巢、黄体)所分泌的甾族激素,它们具有促进动物发育、生长及维持性特征的生理功能。性激素分为雄性和雌性激素两类。

雄性激素(male hormone):最早获得天然雄性激素纯品的人是德国生物化学家 Butenandt,1931 年从 15 000L 男性尿中分离得到 15mg 结晶雄酮;1935 年从公牛睾丸中分离出睾酮(1939 年因发现并提纯出多种性激素而获诺贝尔化学奖)。天然雄性激素经结构分析为 19-碳甾族化合物,C_{17}位上无碳侧链,而连有羟基或酮基。重要的雄性激素有睾酮(testosterone)、雄酮(androsterone)和雄烯二酮,其中睾酮的活性最大。

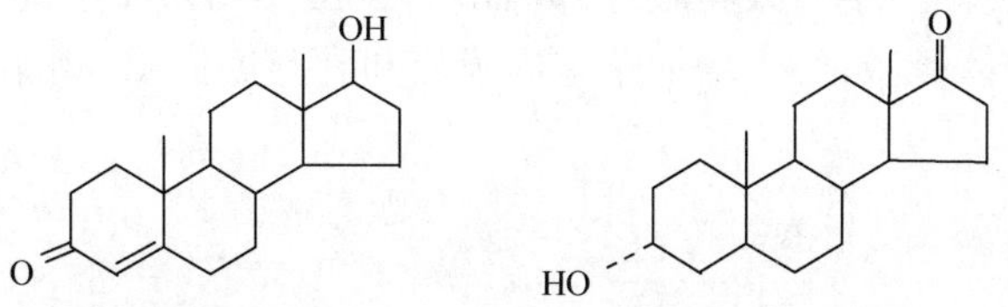

睾酮(testosterone)　　雄酮(androsterone)

雄性激素具有促进蛋白质的合成、抑制蛋白质代谢的同化作用,能使雄性变得肌肉发达,骨骼粗壮。

雌性激素主要由卵巢分泌,它包含雌激素和孕激素两类。

(1) 雌激素(estrogen):分泌雌激素的主要场所是在成熟的卵泡中。雌激素是引起哺乳动物动情的物质,并能促进雌性生殖器官的发育和维持雌性第二性征。

20 世纪 30 年代早期先后从孕妇尿中分离得到雌酮(estrone)和雌三酮,从卵巢分离得到雌三醇(estriol)。雌酮和雌二醇(estradiol)系卵泡分泌的原始雌激素,两者在体内可以相互转变,再经生物氧化形成雌三醇。三种雌激素的生物活性由强至弱的排序是:雌二醇>雌酮>雌三醇。

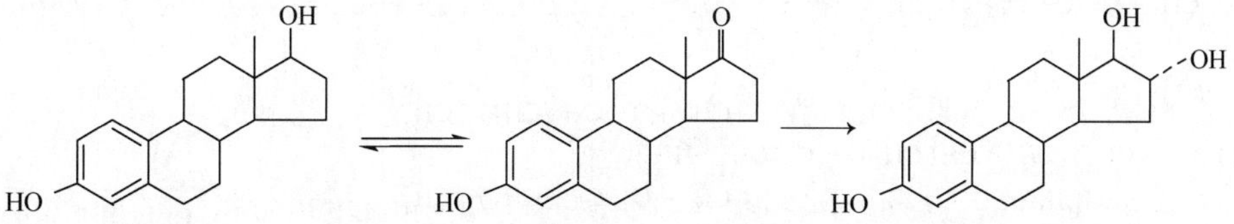

雌二醇　　雌酮　　雌三醇

天然雌激素属于 18-碳甾族化合物,结构特点是:A 环为苯环,C_{10}上没有甲基,C_3有一个酚羟基,故有酸性,C_{17}位为酮基或羟基。构效关系表明,酚环和 C_{17}位氧的存在是生物活性所必需的。

雌激素在临床上的主要用途是治疗绝经症状和骨质疏松,最广的用途是生育控制。人工合成的炔雌醇(ethinyl estradiol)为口服高效、长效的雌激素,活性比雌二醇高 7~8 倍。临床上用于月经紊乱、子宫发育不全、前列腺癌等治疗。炔雌醇对排卵有抑制作用,可用作口服避孕药。

(2) 孕激素(progestogen):主要从排卵后的破裂卵泡组织形成的黄体中分得,它们的主要生理作用是保证受精着床,维持妊娠。首次获得的 20mg 纯品天然黄体酮(progesterone)是从 2 万头母猪的卵巢中分离提取出来的。重要的天然孕激素是黄体酮,它属于 24-碳甾族化合物,C_3为酮基,C_4与 C_5之间有碳碳双键,C_{17}位上有一个 β-乙酰基。

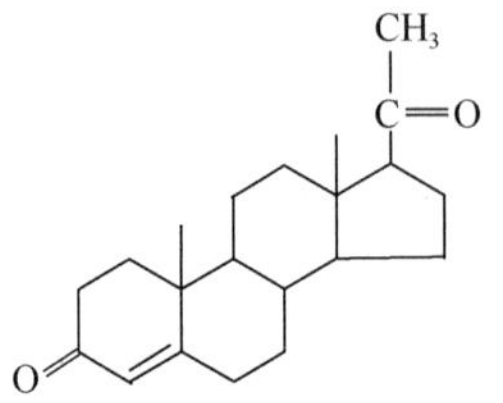

黄体酮

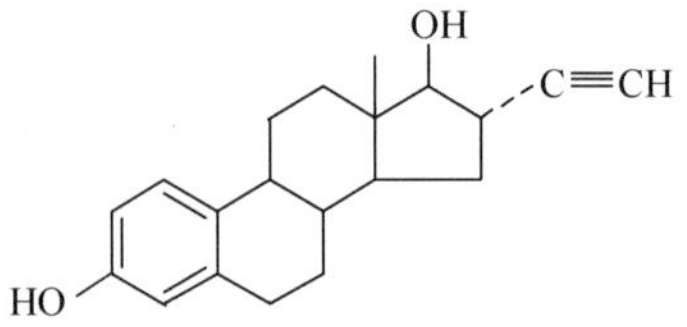

炔雌醇

黄体酮构效关系表明：17α 位引入羟基，孕激素活性下降，但羟基成酯则作用增强。在 C_6 位引入碳碳双键和甲基或氯原子都使活性增强。因此制药工业上，以黄体酮为先导化合物，对其进行结构改造，先后合成了一系列具有孕激素活性的黄体酮衍生物。孕激素临床上用于治疗痛经、功能性子宫出血和闭经。另一主要用途是与雌激素联用作为避孕药。

值得注意的是，美国卫生与人类服务部（HHS）2002 年 12 月报道了一组控制性别特征和生长特征的相关甾体雌激素，可增加子宫内膜癌和乳腺癌的发病危险。

习　　题

1. 解释下列名词。

（1）皂化和皂化值

（2）油脂的硬化和碘值

（3）油脂的酸败和酸值

（4）必需脂肪酸

2. 命名下列化合物。

（1）
$$\begin{array}{l} CH_2-O-\overset{\overset{O}{\|}}{C}-(CH_2)_{14}CH_3 \\ | \\ CH-O-\overset{\overset{O}{\|}}{C}-(CH_2)_7CH=CH(CH_2)_7CH_3 \\ | \\ CH_2-O-\overset{\overset{O}{\|}}{C}-(CH_2)_{16}CH_3 \end{array}$$

（2）
$$CH_3(CH_2)_7CH=CH(CH_2)_7-\overset{\overset{O}{\|}}{C}-O-\begin{array}{l} CH_2-O-\overset{\overset{O}{\|}}{C}-(CH_2)_{16}CH_3 \\ -H \\ CH_2-O-\overset{\overset{O}{\|}}{C}-(CH_2)_{16}CH_3 \end{array}$$

3. 写出下列化合物的结构式。

（1）$18:2\omega^{6,9}$　（2）$16:1\Delta^9$　（3）亚油酸　（4）α-脑磷脂　（5）α-卵磷脂

4. $\Delta^{9,12,15}$-十八碳三烯酸，简写符号 $18:3\Delta^{9,12,15}$ 和 $\omega^{3,6,9}$-十八碳三烯酸，简写符号 $18:3\omega^{3,6,9}$ 是同一脂肪酸吗？它的俗名是什么？写出结构式。

5. 室温下油和脂肪的存在状态与其分子中的脂肪酸有何关系？

6. 油脂中的脂肪酸结构上有何特点？

7. 卵磷脂比脂肪易溶于水还是难溶于水？为什么？

8. 有一磷脂，完全水解可得到鞘氨醇，脂肪酸，磷酸和含氮的醇类，它属于那种磷脂？写出其结构通式。

9. 卵磷脂和脑磷脂结构上有何差别？如何将两者分离？

10. 胆甾酸与胆汁酸的含义有何不同？

（柳　波）

第十七章　糖　　类

糖类(Saccharide)化合物是自然界中存在最多的一类有机化合物。例如:葡萄糖、果糖、蔗糖、淀粉、纤维素等,都是糖类化合物。它们是生命活动必需的四大类有机化合物之一,是一切生物体维持生命活动所需能量的主要来源。植物通过光合作用将二氧化碳和水转变成糖类化合物,并放出氧气,同时将太阳能转化为化学能贮存于糖类化合物中。而当糖类化合物经过一系列反应,氧化为二氧化碳和水时,就可将储存的能量放出,以供机体生长及活动。

$$6CO_2 + 6H_2O \xrightarrow{h\gamma} C_6H_{12}O_6 + 6O_2$$

糖代谢,能量释放

糖类化合物除作为生物体内的能量物质和结构物质外,同时也是生命活动中起重要作用的遗传物质,酶、抗体等分子的组成部分,具有许多重要的生物学功能。人们对糖的结构与其生物功能的研究已成为有机化学及生物学中最令人感兴趣的领域之一。

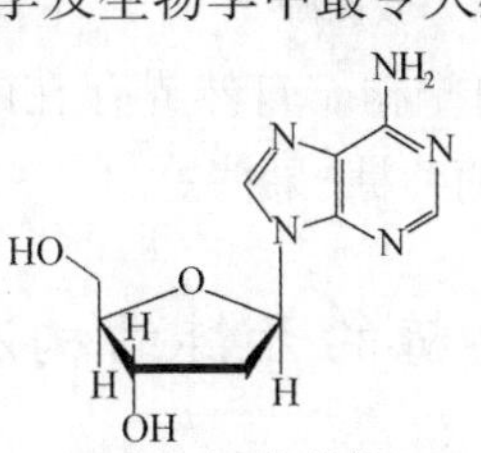

腺嘌呤脱氧核苷

糖类化合物一般可用通式 $C_m(H_2O)_n$(m、n 为正整数)表示,因其都是由碳、氢、氧三种元素组成,且氢原子和氧原子数之比为 2∶1,如葡萄糖可用 $C_6(H_2O)_6$表示。所以,糖类化合物又经常被称为"碳水化合物"(carbohydrate)。但随着对糖类化合物的深入研究,发现鼠李糖的分子式为 $C_6H_{12}O_5$,2-脱氧核糖的分子式为 $C_5H_{10}O_4$,它们的结构特点和性质与碳水化合物非常相似,但其分子组成显然并不符合 $C_m(H_2O)_n$;而分子组成符合 $C_m(H_2O)_n$的乙酸 $C_2(H_2O)_2$、甲醛 CH_2O 等化合物的结构和性质却与碳水化合物迥然不同。因此,"碳水化合物"这个名称虽然沿用至今,但其内涵早已发生变化。严格来说,糖类化合物是一类多羟基醛或多羟基酮及其缩合产物。

根据糖类化合物能否水解和其水解后含有单糖的数目,可将糖分为如下几种:

(1) 单糖(monosaccharide):不能水解的糖,如葡萄糖、果糖、核糖等。

(2) 寡糖(oligosaccharide):又称低聚糖,可水解生成 2~10 个单糖分子的糖。其中可水解生成两分子单糖的为双糖(disaccharide),如蔗糖、麦芽糖、乳糖等。低聚糖中以双糖最为重要。

(3) 多糖(polysaccharide):又称多聚糖,可水解生成 10 个以上单糖分子的糖,如淀粉、纤维素等。

第一节 单 糖

根据单糖分子中所含羰基为醛基或酮基，单糖可分为醛糖与酮糖；也可以按单糖分子中所含碳原子数分为某醛糖或某酮糖，如葡萄糖是六碳（己）醛糖、果糖是六碳（己）酮糖、核糖是五碳（戊）醛糖。

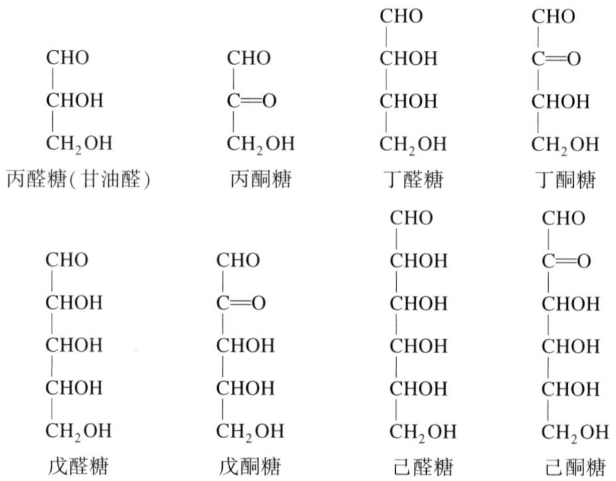

单糖中最简单的是丙醛糖和丙酮糖。自然界存在的单糖大多为戊糖和己糖。单糖的名称多数根据来源而采用俗名，如葡萄糖、果糖等。

一、单糖的开链结构及构型

单糖分子中都含有一定数目的手性碳原子（除丙酮糖外），所以都有立体异构体。例如，己醛糖分子中有 4 个手性碳原子，因此有 16 个立体异构体，即 8 对对映体。

人们习惯用 *D*/*L* 构型标记法来表示糖的构型。具体规定是：以 Fischer 投影式表示单糖的结构，碳链竖写，羰基写在上端，按系统命名法编号，编号最大即离羰基最远的手性碳原子的构型若与 *D*-甘油醛的构型相同，则为 *D*-型；反之为 *L*-型。

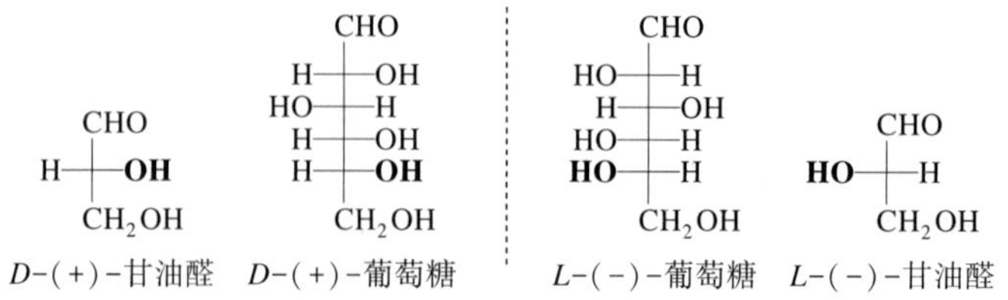

己醛糖的 8 对对映体中，8 个为 *D*-型糖，8 个为 *L*-型糖，一对对映体具有相同的名称，如 *D*-葡萄糖的对映体为 *L*-葡萄糖。生物体内存在的单糖大多数是 *D*-型糖，如 *D*-葡萄糖、*D*-核糖等（图 17-1）。

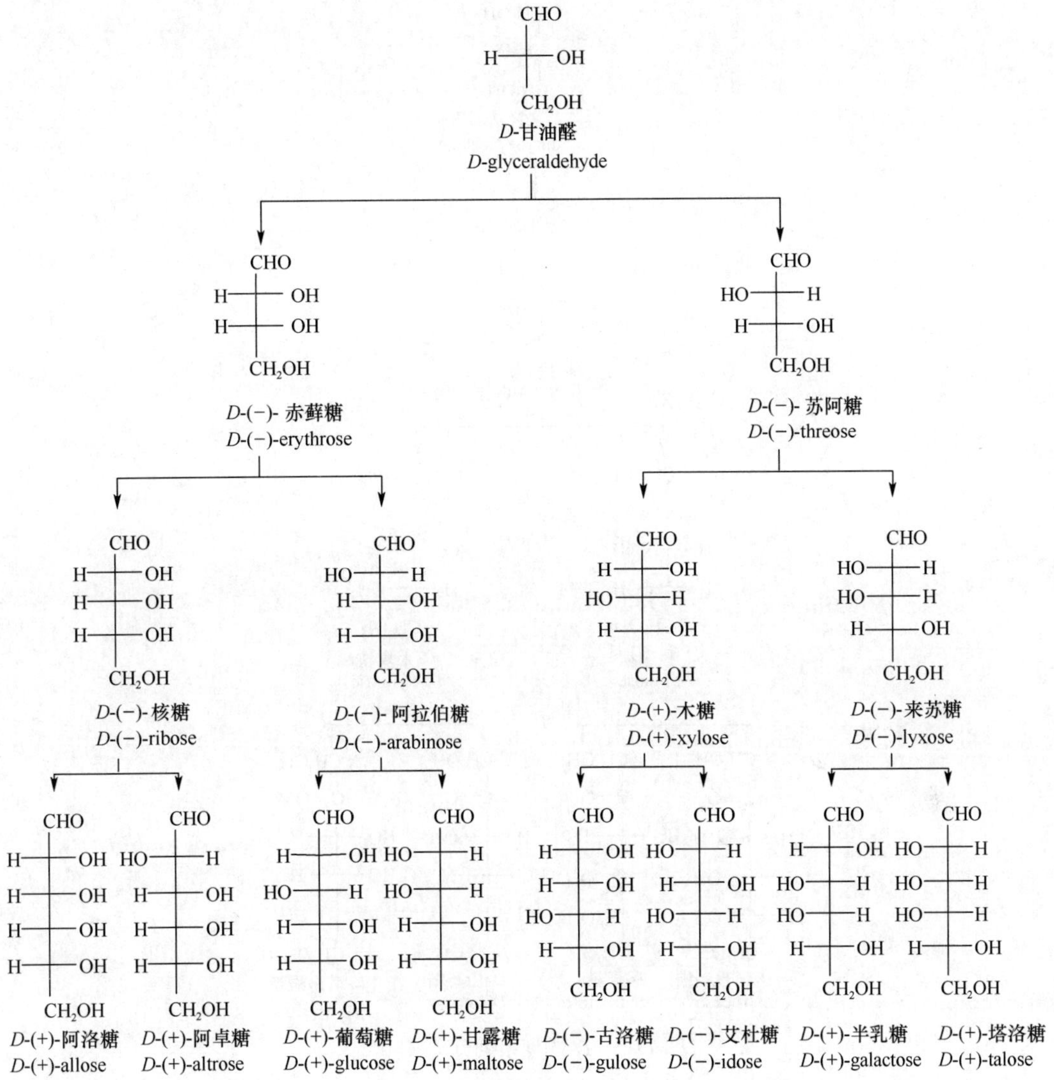

图 17-1 *D*-醛糖系列($C_3 \sim C_6$)

书写单糖的 Fischer 投影式时,为方便起见,可省去手性碳原子上的—H 或—OH,用短横线表示。例如,*D*-葡萄糖可用 Fischer 投影式表示如下:

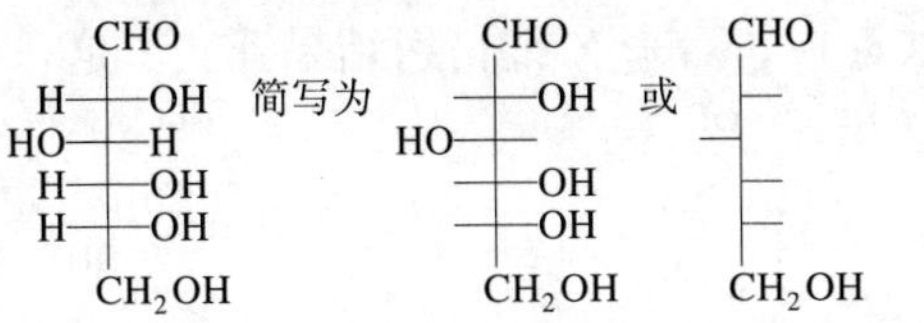

对于己酮糖,因 C_2 不是手性碳原子,所以,它仅有 3 个手性碳原子,8 个旋光异构体,即 4 对对映体。在 4 对对映体中,4 个为 *D*-型糖,4 个为 *L*-型糖。最常见的己酮糖就是 *D*-果糖(图 17-2)。

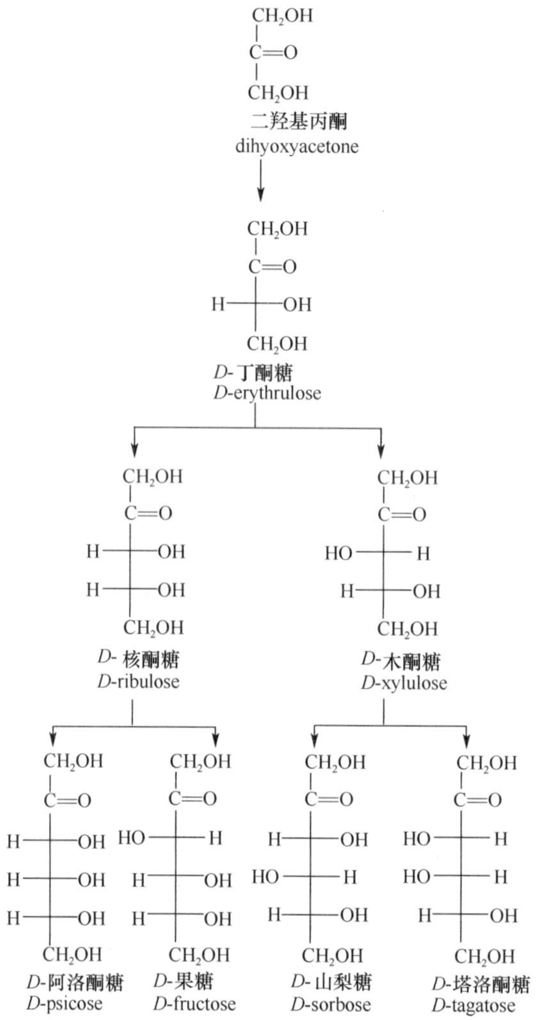

图 17-2　*D*-酮糖系列(C_3~C_6)

二、单糖的环状结构和表示方法

因单糖分子中同时含有羰基和羟基,可发生分子内的羟醛缩合反应,所以,单糖主要以环状半缩醛(或酮)的形式存在。后来 X 线衍射结果证实了这一推测的正确性。

若单糖以六元环存在时,因其结构中与含氧的杂环化合物吡喃(Pyran)相似,故称为吡喃糖(pyranose);若单糖以五元环存在时,因其结构中与含氧的杂环化合物呋喃(furan)相似,故称为呋喃糖(furanose)。单糖的环状结构一般以哈沃斯(Haworth)透视式表示。书写糖的 Haworth 式时,通常将氧原子写在六元环的右上角或五元环的正上方,环上碳原子编号按顺时针排列,原来 Fischer 投影式中位于左侧的羟基,处于环平面上方;位于右侧的羟基,

处于环平面下方。

现以 *D*-葡萄糖为例说明如何将 Fischer 投影式转变为 Haworth 透视式：

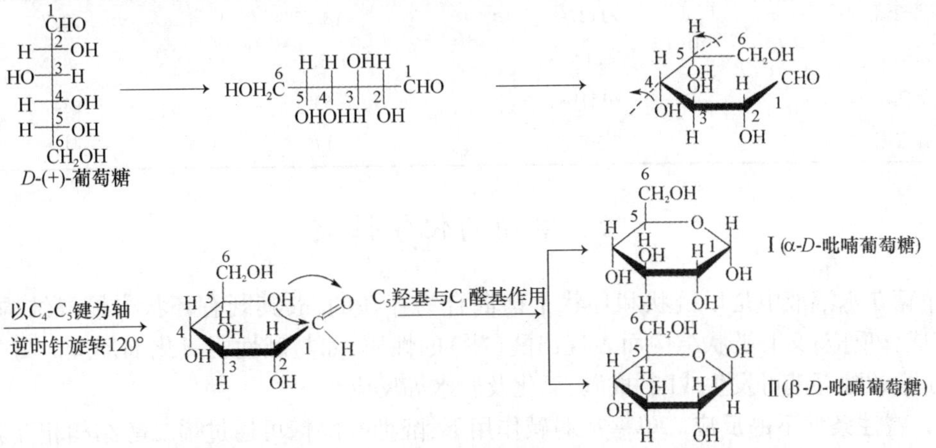

D-葡萄糖的半缩醛结构是由分子内的 C_1 醛基与 C_5 羟基作用，形成一个含氧六元环。*D*-葡萄糖由链状结构转变为环状半缩醛时，羰基碳由 sp^2 杂化状态转化成 sp^3 杂化状态，形成了新的手性碳原子，称为端基中心。端基中心上的半缩醛羟基（又称苷羟基）有两种空间取向，半缩醛羟基与标示构型原子上的羟基呈顺式的异构体为 α-异构体，呈反式的异构体为 β-异构体。两者互称为端基差向异构体，简称端基异构体或异头物（anomer）。

用乙醇结晶得到的是 α-*D*-吡喃葡萄糖（熔点 146℃，比旋光度为+112°），用吡啶结晶得到的是 β-*D*-吡喃葡萄糖（熔点 150℃，比旋光度为+18.7°）。结晶状态的 α-*D*-吡喃葡萄糖和 β-*D*-吡喃葡萄糖均可稳定存在，但在水溶液中无论 α-异构体还是 β-异构体都可通过开链结构相互转化，形成一个动态平衡体系。

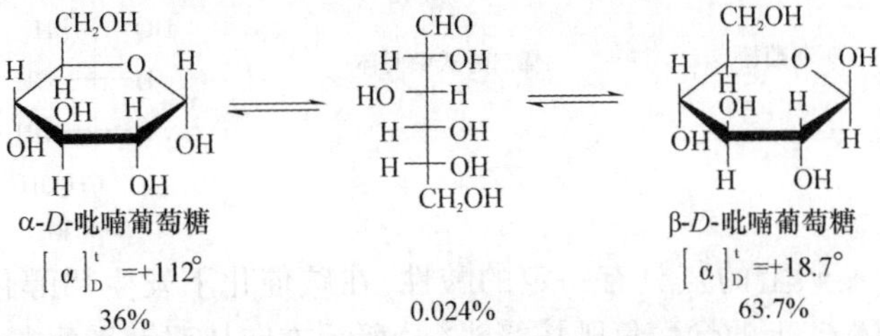

α-*D*-吡喃葡萄糖的比旋光度为+112°，而 β-*D*-吡喃葡萄糖的比旋光度为+18.7°。当这两种晶体分别溶于水后，比旋光度都会随时间发生变化，并且最后达到一稳定的平衡值+52.7°。这种比旋光度自行发生改变的现象称为变旋光现象（mutarotation）。

三、单糖的物理性质

单糖是具有不同甜度的无色晶体，极易溶于水，而难溶于非极性溶剂。其在水中，易形成过饱和溶液——糖浆，也可发生变旋光现象。表 17-1 列出了一些常见单糖的比旋光度。

表 17-1 常见单糖的比旋光度

单糖	α-异构体	β-异构体	平衡混合物
D-葡萄糖	+112°	+18.7°	+52.7°
D-果糖	−21°	−133°	−92°
D-半乳糖	+151°	−53°	+84°
D-甘露糖	+30°	−17°	+14°

四、单糖的化学性质

单糖在水溶液中是以链状和环状平衡混合物存在的，故其既有环状半缩醛结构的特性，如成苷反应；又有链状结构而表现出醛（酮）的性质，如与碱性弱氧化剂反应。另外，单糖分子中的醇羟基可发生成酯、成醚、氧化及脱水等反应。

1. 碱性条件下的反应 单糖在弱碱作用下，醛糖和酮糖可通过烯二醇结构相互转化，生成几种糖的混合物。例如，*D*-葡萄糖用稀碱处理时，可得到 *D*-葡萄糖、*D*-甘露糖及 *D*-果糖的混合物。

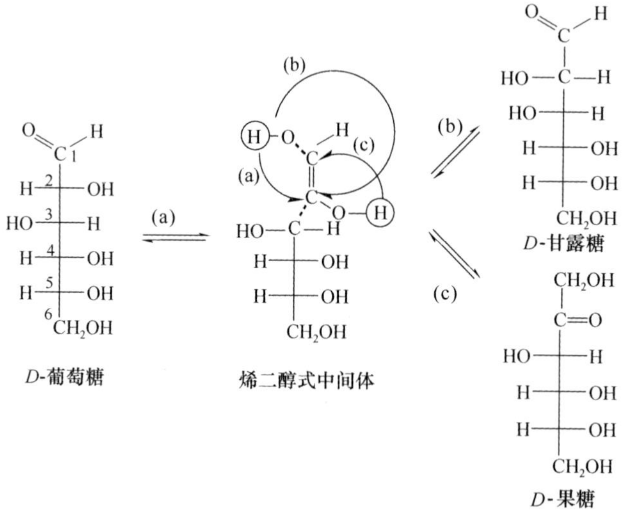

D-葡萄糖　烯二醇式中间体　*D*-甘露糖　*D*-果糖

与羰基相连的 α-碳上的氢具有一定的酸性，在碱催化下发生烯醇化得到烯二醇中间体。若烯二醇中间体 C_1 上的烯醇氢既按箭头（a）所示方向从双键平面左侧加到 C_2 上，可得到 *D*-葡萄糖，也可按箭头（b）所示方向从右侧加到 C_2 上，可得到 *D*-甘露糖。另外，若烯二醇中间体 C_2 上的烯醇氢也可以如箭头（c）所示转移到 C_1 上，则可生成 *D*-果糖。

由于 *D*-葡萄糖和 *D*-甘露糖互为差向异构体，因此它们之间的转化也称为差向异构化（epimerization）。如果将 *D*-甘露糖或 *D*-果糖用稀碱处理，同样可得到三者的平衡混合物。

生物体代谢过程中某些糖衍生物间的相互转化也是通过烯二醇式中间体进行的。例如，5-*O*-磷酸-*D*-核酮糖通过烯二醇结构，转变成 5-*O*-磷酸-*D*-核糖。具体转化如下：

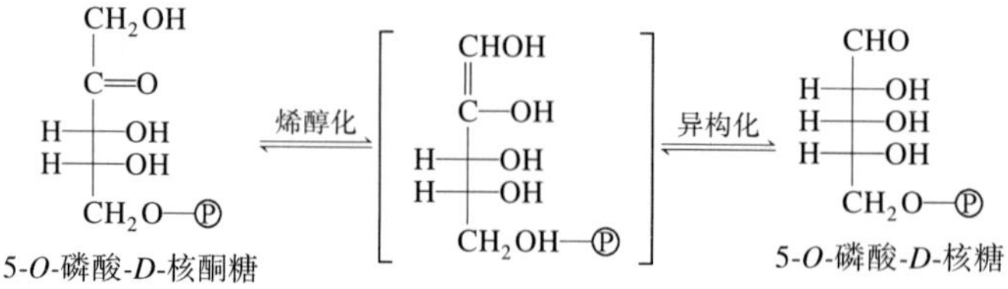

5-*O*-磷酸-*D*-核酮糖　5-*O*-磷酸-*D*-核糖

2. 氧化反应

(1)单糖与碱性弱氧化剂的反应：单糖在溶液中以一定比例的链状结构存在，并与环状结构处于动态平衡中，所以醛糖可与Tollens试剂作用，产生银镜；也可与Fehling试剂、Benedict试剂(硫酸铜、碳酸钠和枸橼酸钠的混合物)作用，产生氧化亚铜的砖红色沉淀；因上述三种试剂均为碱性弱氧化剂，果糖在此条件下，可通过烯二醇中间体转化成葡萄糖，所以果糖也可发生此类反应。

$$\text{单糖}+[Ag(NH_3)_2]^+ \xrightarrow{\triangle} \underset{\text{银镜}}{Ag\downarrow} + \text{复杂氧化物}$$

$$\text{单糖}+Cu^{2+} \xrightarrow{\triangle} \underset{\text{砖红色}}{Cu_2O\downarrow} + \text{复杂氧化物}$$

在糖化学中，通常将能与碱性弱氧化剂发生反应的糖称为还原糖(reducing sugar)；否则，称为非还原糖(nonreducing sugar)；单糖都是还原糖。

Benedict试剂较稳定，不需临时配制，临床上常用于血糖或尿糖的定性、定量检查，借以诊断糖尿病。临床上使用的尿糖试纸就是根据此原理设计而成的。

(2)单糖与酸性氧化剂的反应：醛糖能被温和的酸性氧化剂，如溴水(pH=5~6)氧化，而且只选择性的将醛基氧化为羧基；而酮在室温下不被氧化。所以溴水可用来区别醛糖和酮糖，如葡萄糖和果糖。

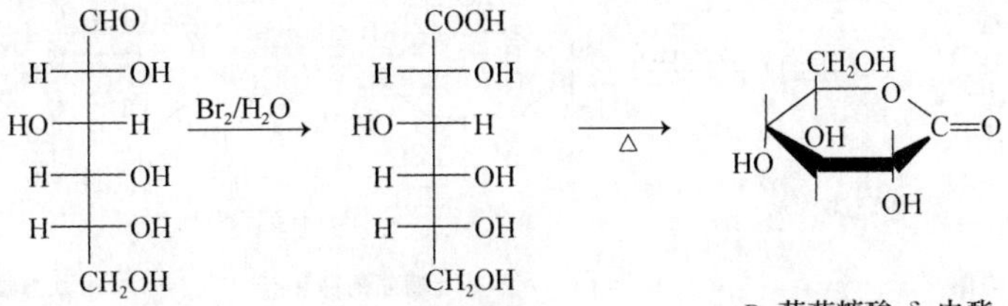

D-葡萄糖　　*D*-葡萄糖酸(*D*-gluconic acid)　　*D*-葡萄糖酸-δ-内酯(δ-gluconolactone)

当用较强的氧化剂如硝酸氧化时，醛糖中的醛基和伯醇基均被氧化。例如，*D*-葡萄糖经硝酸氧化，生成*D*-葡萄糖二酸(glucaric acid)。

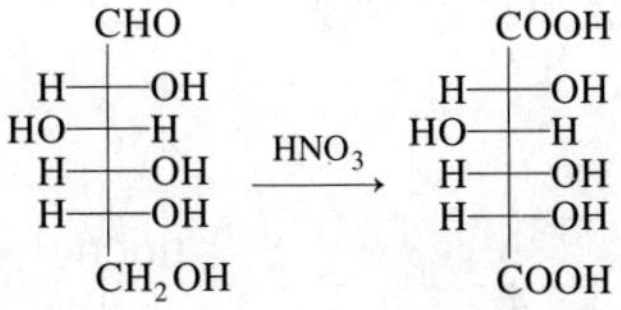

D-葡萄糖　　*D*-葡萄糖二酸

在生物代谢过程中，在特殊酶的作用下，糖的某些衍生物可被氧化为糖醛酸。糖醛酸是醛糖末端的羟甲基被氧化为羧基的产物。例如，*D*-葡萄糖醛酸，其在药物代谢中具有很重要的作用，因为它在肝中能与一些含羟基的化合物，结合成*D*-葡萄糖醛酸苷而由尿中排出体外，从而起到解毒作用。

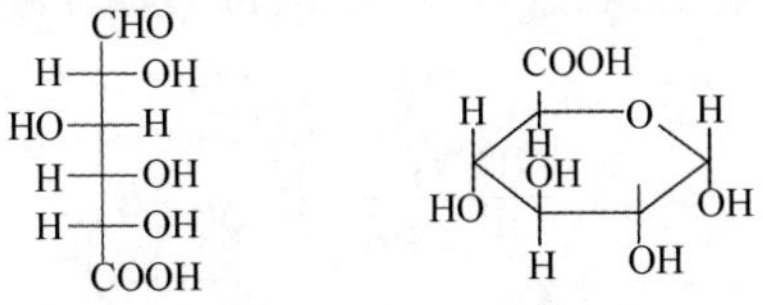

D-葡萄糖醛酸　　α-*D*-葡萄糖醛酸

3. 酯化反应　糖的羟基与羧酸、硫酸及磷酸等均能成酯，其中单糖磷酸化(phosphorylation)

反应具有重要的生物学意义。许多糖分子都是以磷酸酯的形式参与生命过程的。例如，葡萄糖进入细胞后发生磷酸化反应，生成 α-*D*-吡喃葡萄糖-6-磷酸，其在代谢过程中，在酶的作用下，可转变成 α-*D*-呋喃果糖-1,6-二磷酸，该化合物在相关酶的作用下，可降解（逆醇醛缩合反应），生成磷酸二羟基丙酮和 *D*-甘油醛-3-磷酸。生物体通过此反应，将已糖转变为丙糖。

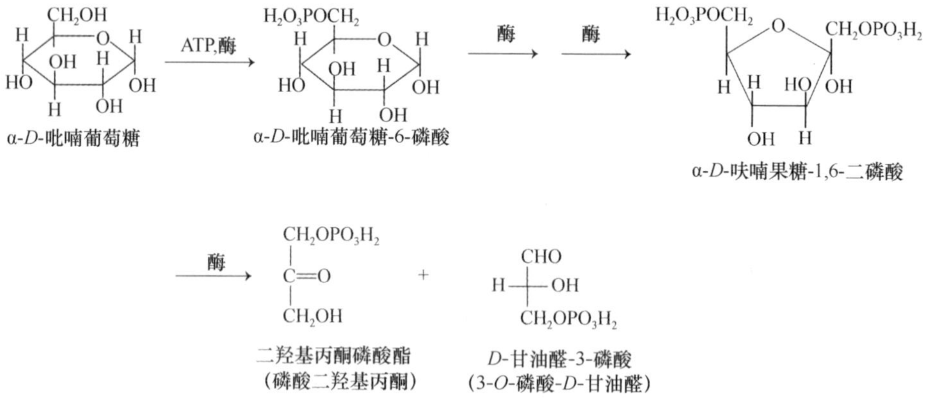

4. 成苷反应 单糖的半缩醛（酮）羟基可与其他含有羟基、氨基或巯基的化合物进行分子间脱水，生成糖苷（glycoside）。该反应称为成苷反应。糖分子中参与成糖苷的半缩醛（酮）羟基也称为苷羟基。例如，

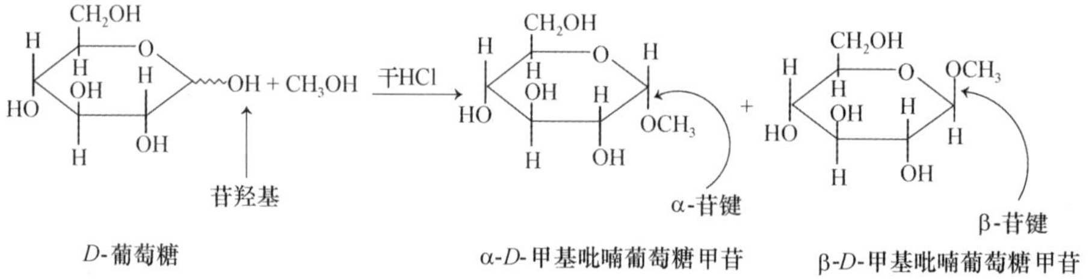

糖苷由糖和非糖部分组成（若两者均为糖，则为双糖），糖部分为糖苷基，而非糖部分称为糖苷配基或苷元（aglycone）。连结糖部分与苷元之间的键称为糖苷键（glycosidic bond）。糖苷键根据糖部分的 α-和 β-构型而分为 α-苷键和 β-苷键；也可根据非糖部分键合原子的不同，分为氧苷键、氮苷键、硫苷键和碳苷键等。

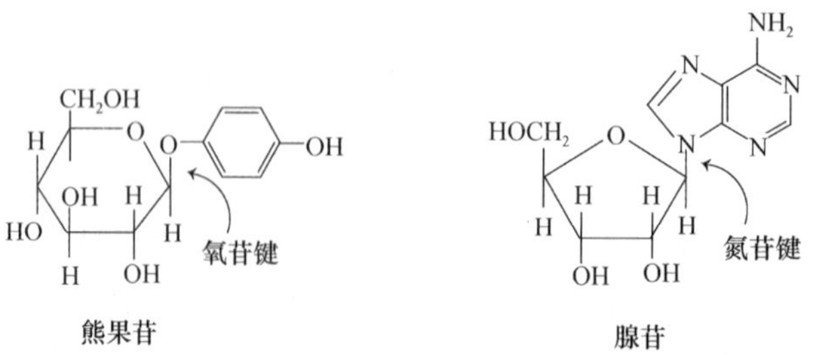

因糖苷结构中已无半缩醛（酮）羟基，不能转化成链状结构，所以糖苷无还原性，也无变旋光现象。糖苷键在碱中较为稳定，但在酸或酶催化下，可断裂糖苷键，生成原来的糖和非糖部分。

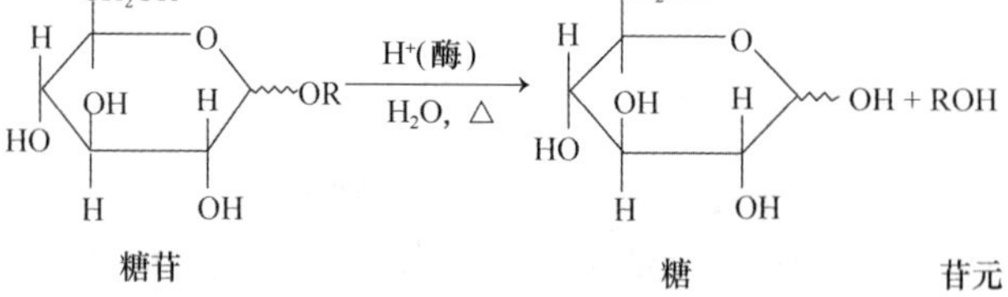

糖苷广泛存在于自然界中，很多具有生理活性，是许多中草药的有效成分。糖部分的存在可增大糖苷的水溶性，也是与酶作用时分子识别的部位。

5. 成脎反应 单糖可以链式结构与苯肼反应，生成相应的腙；但若苯肼过量，则可继续反应，生成脎。

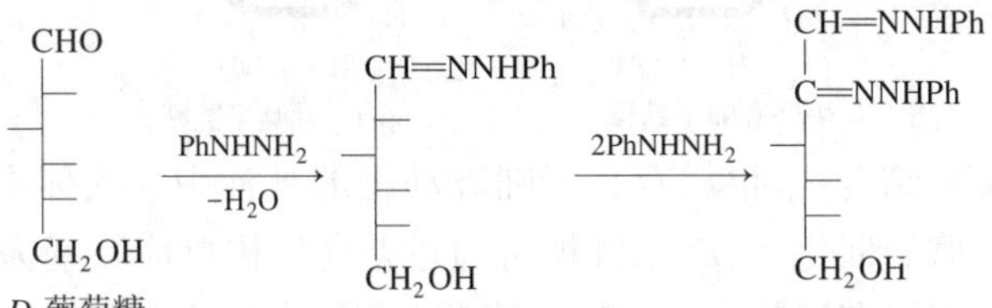

D-葡萄糖 *D*-葡萄糖脎

葡萄糖、甘露糖和果糖三个化合物结构的不同仅在 C_1、C_2 上所连的基团不同，所以这 3 种糖形成了相同结构的糖脎。

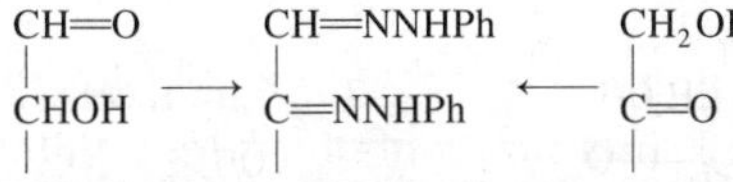

糖脎是难溶于水的黄色结晶，具有一定的熔点，常可用于糖的分析鉴定。

五、重要的单糖及其衍生物

1. *D*-核糖及 *D*-脱氧核糖 *D*-核糖（ribose）和 *D*-脱氧核糖（deoxyribose）是极为重要的戊醛糖，是核糖核酸与脱氧核糖核酸的重要组成成分之一。它们的链状结构及环状结构如下。

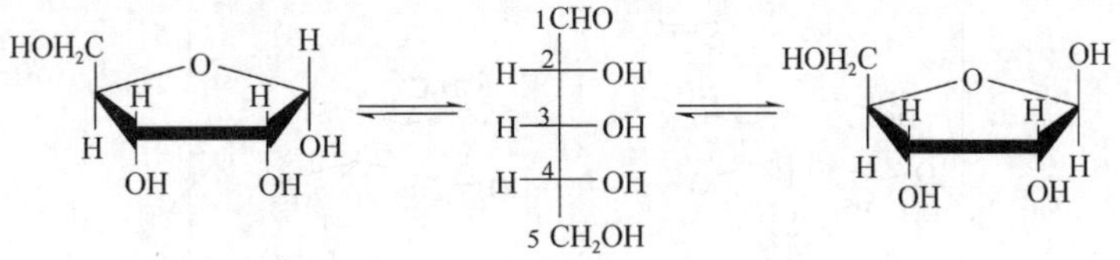

α-*D*-核糖 *D*-核糖 β-*D*-核糖

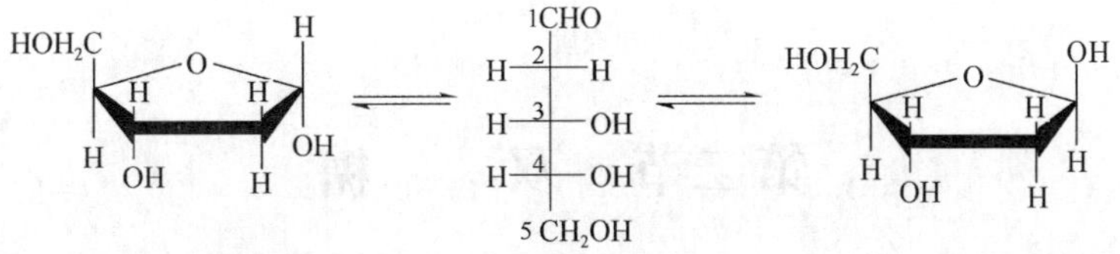

α-*D*-脱氧核糖 *D*-脱氧核糖 β-*D*-脱氧核糖

2. *D*-葡萄糖 *D*-葡萄糖（*D*-glucose）广泛存在于自然界中，为无色晶体，易溶于水，微溶于乙醇，甜度约为蔗糖的 70%。由于天然存在的 *D*-葡萄糖是右旋的，故常以“右旋糖（dextrose）”代表葡萄糖，比旋光度为+52.7°。

血液中含有的葡萄糖称为血糖，空腹血糖<6.0mmol/L（110mg/dl）为正常。*D*-葡萄糖在医药上用作营养剂，并有强心、利尿、解毒等作用，也是制备维生素 C 等药物的原料。

3. *D*-果糖 *D*-果糖（*D*-fructose）存在于水果及蜂蜜中，为无色晶体，易溶于水，可溶于乙醇和乙醚中，是最甜的单糖，甜度约为蔗糖的 133%。*D*-果糖是左旋的，所以又称左旋糖（levulose），比旋光度为-92°。

4. *D*-半乳糖 *D*-半乳糖（*D*-galactose）为无色晶体，有甜味，能溶于水及乙醇，比旋光度为+83. 8°。*D*-半乳糖是己醛糖,也存在环状结构:α-*D*-吡喃半乳糖和 β-*D*-吡喃半乳糖。其结构如下:

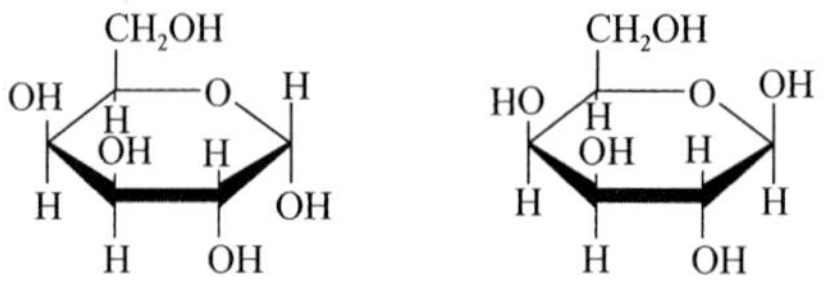

α-*D*-吡喃半乳糖　　β-*D*- 吡喃半乳糖

D-半乳糖与葡萄糖结合成乳糖,存在于哺乳动物的乳汁中。人体中的半乳糖是食物中乳糖的水解产物。在酶的催化下,*D*-半乳糖可通过差向异构反应转变为 *D*-葡萄糖。半乳糖还以多糖的形式存在于许多植物中,如黄豆、咖啡、豌豆等种子中都含这一类多糖。

5. 氨基糖　大多数天然氨基糖(amino sugar)是己醛糖分子中第二个碳原子的羟基被氨基取代的衍生物。它们以结合状态存在于糖蛋白和黏多糖中,如 *D*-氨基葡萄糖和 *D*-氨基半乳糖。

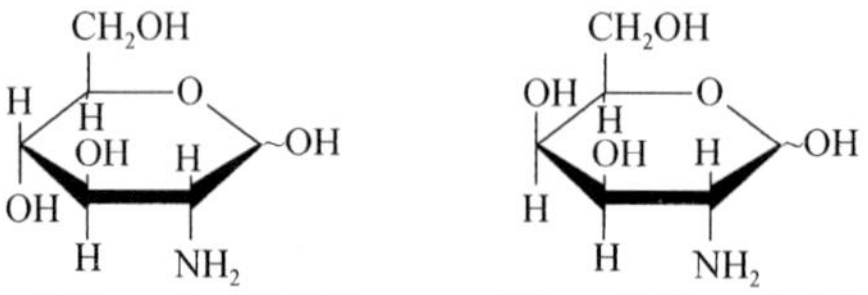

2-脱氧-2-氨基-*D*-吡喃葡萄糖　　2-脱氧-2-氨基-*D*-吡喃半乳糖

以上两种氨基糖的氨基乙酰化后,生成 *N*-乙酰基-2-脱氧-2-氨基-*D*-氨基葡萄糖和 *N*-乙酰基-2-脱氧-2-氨基-*D*-氨基半乳糖,它们分别是甲壳质(虾壳、蟹壳及昆虫等外骨骼的主要成分)和软骨素中所含多糖的基本单位。

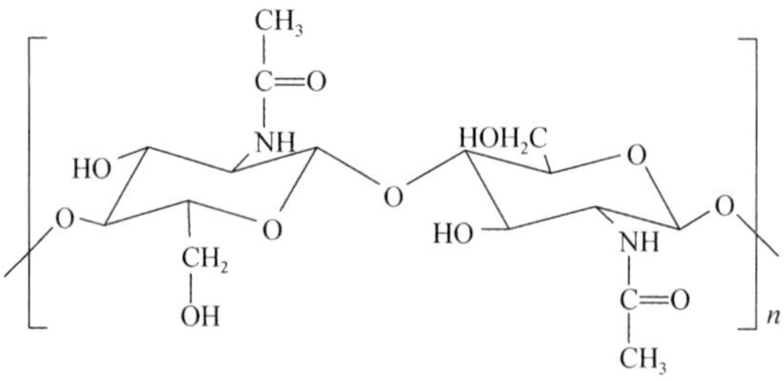

甲壳质

第二节　双　　糖

双糖(disaccharide)是寡糖中最重要的一类糖。它是由两分子单糖脱水缩合而成的化合物,也可看作是一分子单糖的半缩醛羟基和另一分子单糖的羟基经脱水而形成的糖苷。这两个单糖分子可以相同,也可以不同。

双糖的物理性质与单糖相似,有甜味,易溶于水。它们可分为还原性双糖和非还原性双糖。

一、还原性双糖

还原性双糖是一个单糖分子的半缩醛羟基与另一单糖的醇羟基之间脱水形成的。因还原性双糖分子中仍有一个半缩醛羟基存在,故具有还原性和变旋光现象。以下介绍几种具有代表性的还原性双糖。

1. 麦芽糖　麦芽糖(maltose)存在于麦芽中,麦芽中的淀粉酶可将淀粉部分水解成麦芽糖。研究证明:麦芽糖是由一分子 α-*D*-吡喃葡萄糖 C_1上的羟基与另一分子 *D*-吡喃葡萄糖 C_4上的醇羟基脱水而成的糖苷。麦芽糖全名为:4-*O*-(α-*D*-吡喃葡萄糖基)-*D*-吡喃葡萄糖。其结构式及构象式如下:

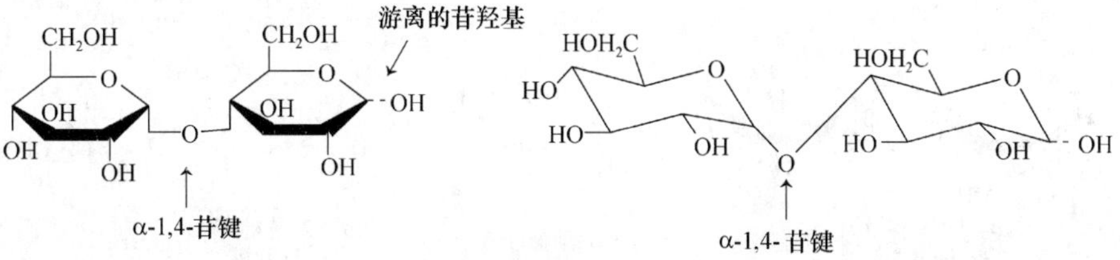

(+)-麦芽糖

麦芽糖易溶于水,比旋光度为+136°,甜度约为蔗糖的 40%。在酸性溶液中水解,可生成两分子 *D*-葡萄糖。人和哺乳动物的消化道中有麦芽糖酶(maltase),它可专一性水解食物中的麦芽糖,使其成为葡萄糖而易被消化吸收。

2. 纤维二糖　纤维二糖(cellobiose)是纤维素在纤维素酶作用下,部分水解生成的双糖。纤维二糖水解后,也生成两分子 *D*-葡萄糖。其糖苷键是 β-1,4-苷键相连的。纤维二糖的全名为:4-*O*-(β-*D*-吡喃葡萄糖基)-*D*-吡喃葡萄糖。其结构式及构象式如下:

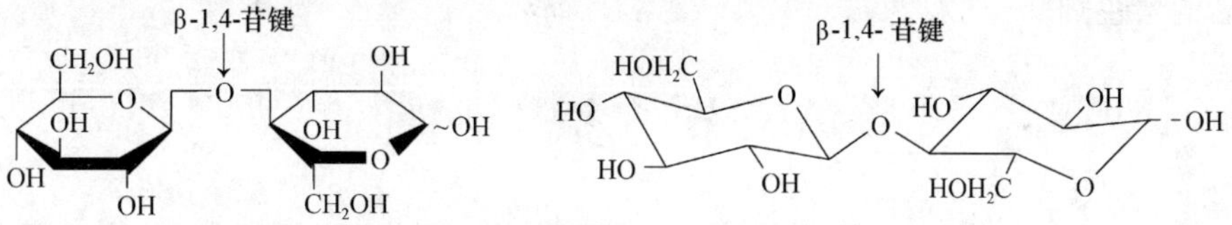

(+)-纤维二糖

纤维二糖与麦芽糖在组成上相同,但是苷键构型不同。这导致它们在生理上有较大的差别:麦芽糖有甜味,可在人体内分解消化;而纤维二糖无甜味,不能被人体消化吸收。

3. 乳糖　乳糖(lactose)存在于哺乳动物的乳汁中,人乳中含 7%~8%,牛、羊乳中含 4%~5%。乳糖是由 β-*D*-半乳糖和 *D*-葡萄糖通过 β-1,4-苷键连接而形成的双糖。乳糖的全名为:4-*O*-(β-*D*-吡喃半乳糖基)-*D*-吡喃葡萄糖。其结构式及构象式如下:

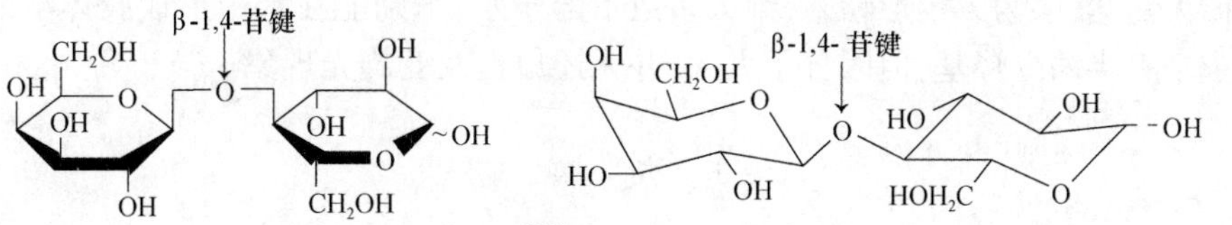

(+)-乳糖

乳糖是白色结晶性粉末,比旋光度为+53. 5°,甜度约为蔗糖的 70%。用酸或乳糖酶水解乳糖后,可以得到一分子 *D*-半乳糖和一分子 *D*-葡萄糖。有些人由于体内缺乏乳糖酶,所以在食用牛奶后,因乳糖消化吸收产生障碍,而往往导致腹泻、腹胀等症状。

二、非还原性双糖

非还原性双糖是两分子单糖均以半缩醛羟基脱水形成的糖苷,这样形成的双糖分子中因不再具有半缩醛羟基,故无还原性及变旋光现象。

(+)-蔗糖(sucrose)是自然界中分布最广泛,也是最重要的非还原性双糖。甘蔗和甜菜中含量最多。

蔗糖是由 α-*D*-吡喃葡萄糖的 C_1 半缩醛羟基和 β-*D*-呋喃果糖的 C_2 半缩醛羟基脱水形成的,因此,蔗糖中的苷键既是 α-1,2-苷键,也是 β-2,1-苷键。蔗糖的全名为:α-*D*-吡喃葡萄糖基-β-*D*-呋喃果糖苷(或称 β-*D*-呋喃果糖基-α-*D*-吡喃葡萄糖苷)。其结构式及构象式如下:

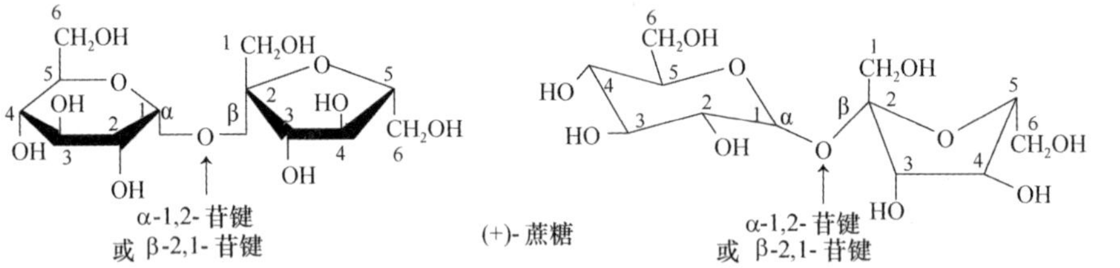

蔗糖甜味仅次于果糖,是白色晶体,熔点 186℃,易溶于水,难溶于乙醇,比旋光度为 +66.5°,是右旋糖。蔗糖在酸或酶的作用下水解,可生成等量的 *D*-葡萄糖与 *D*-果糖的混合物,其比旋光度为 -19.7°。显见,蔗糖水解后,旋光方向发生了改变。因此,蔗糖的水解反应,又称为转化反应,而其水解产物,相应地,也被称为转化糖(invert sugar)。蜂蜜的主要成分是转化糖。

蔗糖在医药上常用作矫味剂。常把蔗糖加热至 200℃以上,变成褐色焦糖后,可用作饮料和食品的着色剂。

第三节 多 糖

多糖(polysaccharide)是由许多单糖或单糖衍生物以糖苷键结合形成的高分子化合物。由同一种单糖组成的多糖称均多糖(homopolysaccharide),如淀粉、纤维素、糖原等;由非单一类型单糖或单糖衍生物组成的多糖称杂多糖(mucopolysaccharide),如透明质酸、硫酸软骨素、肝素等。多糖中连接单糖基的糖苷键类型主要有:α-1,4、β-1,4 及 α-1,6 糖苷键。由于连接方式的不同,多糖主要是直链的和支链的,个别也有环状的。大多数多糖都是由数百个到数千个单糖基形成的大分子,因来源不同而各异,没有确定的分子量。

多糖无甜味,多为无定形粉末,绝大多数不溶于水,个别能在水中形成胶体溶液。虽然多糖分子中有半缩醛羟基,但因分子太大,并无还原性及变旋光现象。

一、淀 粉

淀粉(starch)是植物中葡萄糖的储存形式,是人类摄取能量的主要来源,广泛存在于植物的种子、果实和块茎中。淀粉可分为直链淀粉(amylose)和支链淀粉(amylopectin)。

直链淀粉(图 17-3)不易溶于冷水,在热水中有一定的溶解度。相对分子质量为 150 000~600 000。

直链淀粉是由 *D*-葡萄糖以 α-1,4-苷键连接而成的化合物。它并不是直线型分子,而是借助分子内羟基间形成的氢键,卷曲成螺旋状空间排列,每一圈螺旋有六个葡萄糖单位。

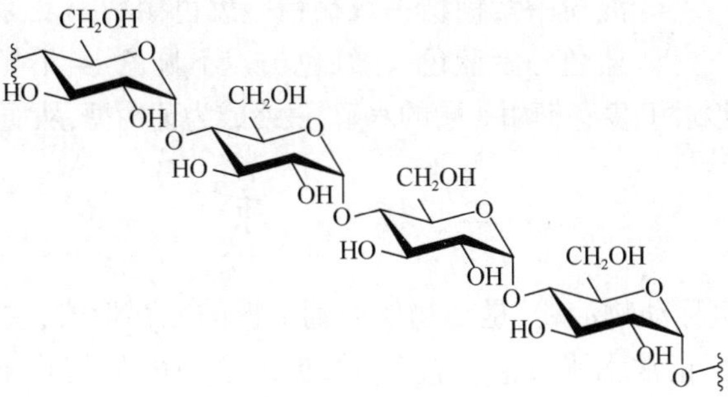

图 17-3　直链淀粉(α-1,4-苷键)的结构

直链淀粉与碘反应显蓝色,这是由于碘分子嵌入直链淀粉螺旋结构的中空部分,依靠分子间作用力结合,形成了深蓝色配合物所致,如图 17-4 所示。此反应非常灵敏。若加热,蓝色会消失;但放冷后,蓝色则重新出现。

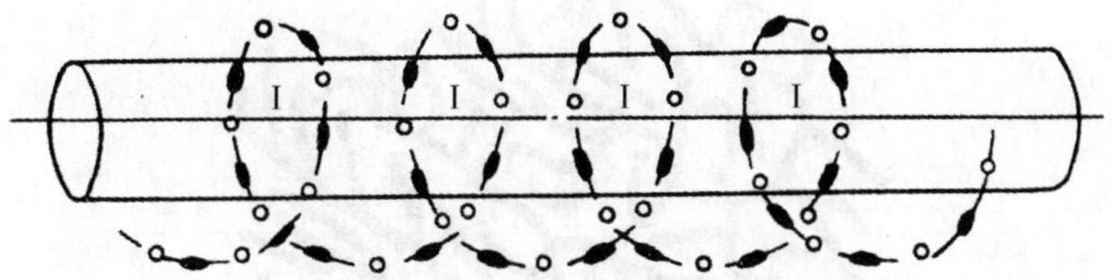

图 17-4　碘-淀粉结构示意图

支链淀粉不溶于水,在热水中可膨胀成糊状。支链淀粉是由 *D*-葡萄糖以 α-1,4-苷键和 α-1,6-苷键连接而成的分支聚合物。主链由 α-1,4-苷键连接,而分支处为 α-1,6-苷键连接。支链淀粉中 α-1,4-苷键与 α-1,6-苷键之比为 1 : (20~25),即每隔 20~25 葡萄糖单位有一个分支。因此,支链淀粉的结构比直链淀粉复杂。支链淀粉的葡萄糖单元数目变化多样,可由几千到几万个。支链淀粉与碘反应呈紫红色。其结构与形状如图 17-5 所示。

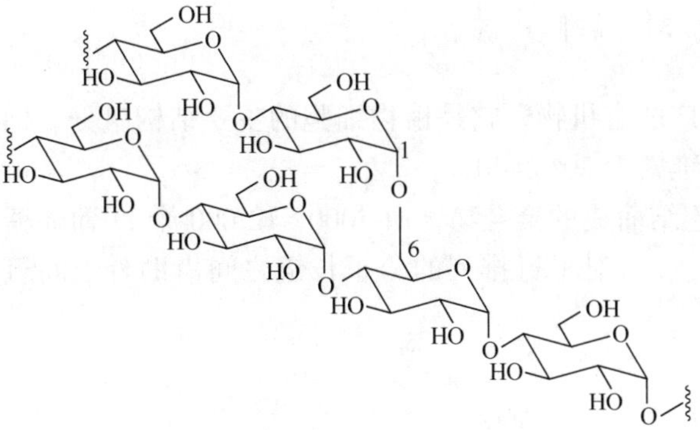

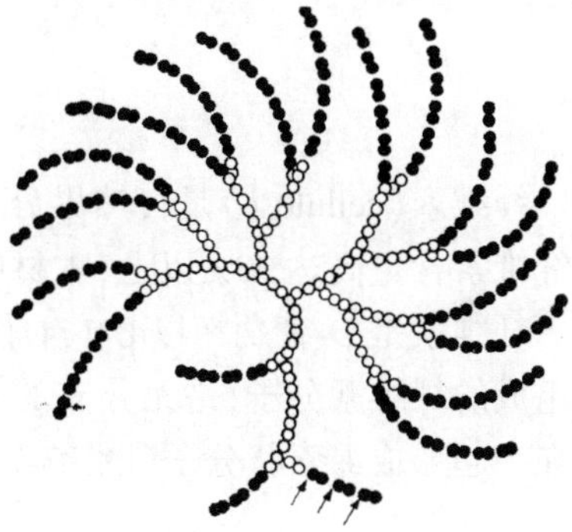

图 17-5　支链淀粉结构(α-1,4-苷键,α-1,6-苷键)与形状示意图

淀粉在酸催化下加热水解,水解过程生成各种糊精和麦芽糖等中间产物,最终得到葡萄糖。糊精是淀粉水解过程中生成的相对分子质量逐渐减小的多糖,包括紫糊精、红糊精和无色糊精等,糊精能溶于水。淀粉的水解过程如下:

	淀粉→	紫糊精→	红糊精→	无色糊精→	麦芽糖→	葡萄糖
与碘所显颜色	蓝色	紫蓝色	红色	不显色	不显色	不显色

淀粉在人体内经淀粉酶、麦芽糖酶等酶的水解，最终成为葡萄糖，从而被人体所吸收利用。

二、糖　　原

糖原(glycogen)也称动物淀粉，是动物体内葡萄糖的贮存形式，主要存在于肝脏和骨骼肌中。当血糖浓度低于正常水平或急需能量时，糖原会在酶的催化下分解为葡萄糖，供机体利用；但当血糖浓度高时，多余的葡萄糖就会转化为糖原，贮存于肝和肌肉中。糖原的生成受胰岛素的控制。

糖原的基本结构单位是 *D*-葡萄糖，其结构与支链淀粉相似，但分支更多(图 17-6)，每隔 8~10 个葡萄糖残基，就有一个分支出现。

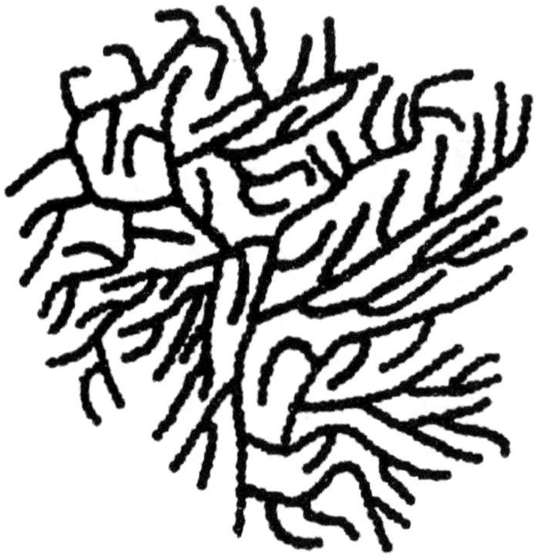

图 17-6　糖原的分支状结构示意图

三、纤　维　素

纤维素(cellulose)是自然界分布最广的有机物。它是植物细胞的主要结构组分。棉花中纤维素含量高达 90% 以上，木材中纤维素为 30%~40%。

纤维素是 *D*-葡萄糖以 β-1,4-苷键连结而成的聚合物。由 7000~12 000 个 *D*-葡萄糖单元组成的纤维素分子，是无分支的直链，一对对平行排列的分子长链之间借助分子间氢键拧在一起形成绳索状分子(图 17-7)。

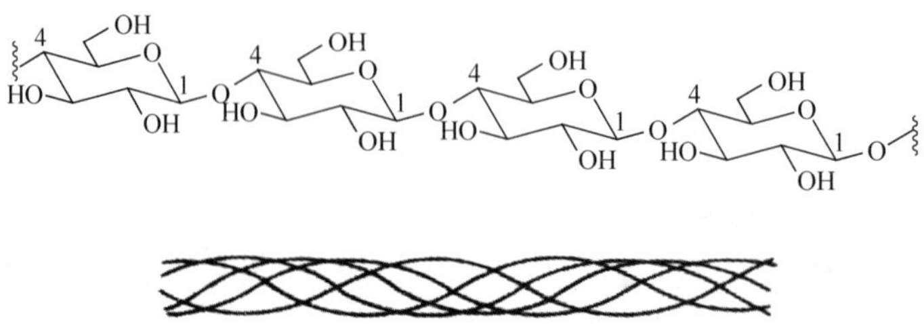

图 17-7　拧在一起的纤维素(β-1,4-苷键)链示意图

微生物由于有纤维素酶(cellulase),可以消化纤维素。人体内没有能水解纤维素的β-1,4-纤维素酶,因而不能消化纤维素。但是纤维素对人体也有极为重要的作用。研究表明,每日摄入一定量的纤维素能降低肠道疾病、心脏疾病、糖尿病及肥胖症等疾病的发病率。纤维素被列为除蛋白质、糖、脂肪、维生素、无机盐和水之外的第七种营养素。

习　　题

1. 试解释下列名词。

(1) 变旋光现象　　(2) 端基异构体　　(3)差向异构体

(4) 苷键　　(5) 还原糖与非还原糖

2. 写出下列化合物的 Haworth 式,并指出有无还原性及变旋光现象,能否水解。

(1)β-*D*-呋喃-2-脱氧核糖　　(2)β-*D*-呋喃果糖-1,6-二磷酸酯

(3)α-*D*-吡喃葡萄糖　　(4)*N*-乙酰基-α-*D*-氨基半乳糖胺

(5)β-*D*-吡喃甘露糖苄基苷

3. 写出 *D*-甘露糖与下列试剂反应的主要产物。

(1) Br_2/H_2O　　(2) 稀 HNO_3　　(3) CH_3OH+HCl(干燥)

4. 何谓转化糖？已知 *D*-葡萄糖 $[\alpha]^{20}$ = +52.7°,*D*-果糖 $[\alpha]^{20}$ = -92.4°。试计算转化糖的比旋光度。

5. 用简便的化学方法鉴别下列各组化合物。

(1)葡萄糖和果糖　　(2)蔗糖和麦芽糖　　(3)淀粉和纤维素

(4)β-*D*-吡喃葡萄糖甲苷和 2-*O*-甲基-β-*D*-吡喃葡萄糖

6. 写出 *D*-果糖的呋喃环状及链状结构的互变平衡体系。

7. 写出下列戊糖的名称、相对构型,哪些互为对映体？哪些互为差向异构体？

(1) 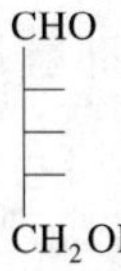

(2) 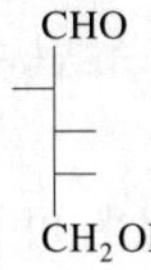

(3) 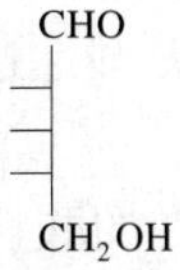

(4) 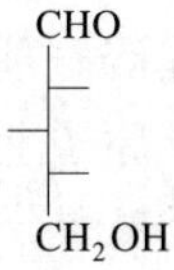

8. 单糖衍生物(A),分子式为($C_8H_{16}O_5$),没有变旋光现象,也不被 Bnedict 试剂氧化,(A)在酸性条件下水解得到(B)和(C)两种产物。(B)分子式为($C_6H_{12}O_6$),有变旋光现象和还原性,被溴水氧化得 *D*-半乳糖酸。(C)的分子式(C_2H_6O),能发生碘仿反应,试写出(A)的结构式及有关反应。

(王建华)

第十八章　氨基酸　多肽　蛋白质

蛋白质(protein)是生命的重要物质基础。生物体内一切最基本的生命活动过程几乎都与蛋白质有关。蛋白质结构复杂、功能各异。与生命活动相关的蛋白质是由20种氨基酸(amino acid)相互间通过肽键连接,并在空间盘绕折叠而构成的。这20种氨基酸在生物体内均有各自的遗传密码,故又称编码氨基酸。氨基酸的种类、数目、排列顺序决定了蛋白质的空间结构,决定了蛋白质的各种生理功能。

第一节　氨　基　酸

一、氨基酸的结构、分类和命名

氨基酸是指羧酸分子中烃基上的一个或几个氢原子被氨基取代后生成的化合物,是一类分子结构中既含有氨基($—NH_2$)又含有羧基(—COOH)的两性化合物。根据氨基和羧基的相对位置,氨基酸分子可分为α-,β-,γ-,…,ω-氨基酸。

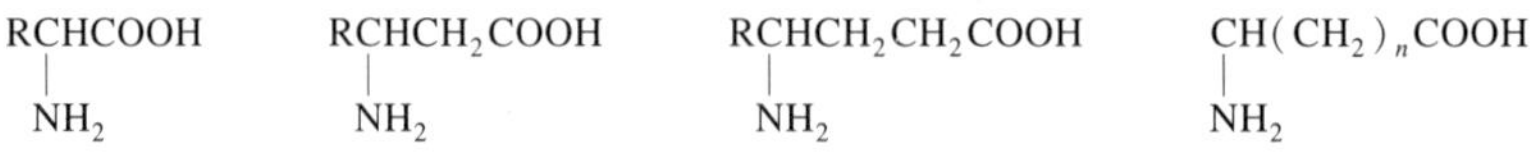

α-氨基酸　　β-氨基酸　　γ-氨基酸　　ω-氨基酸

20种编码氨基酸都是α-氨基酸。这些氨基酸在化学结构上具有相同点,即氨基连接在羧酸的α-碳原子上。

由于氨基酸分子内同时存在的酸性基团和碱性基团,可相互作用形成内盐,所以氨基酸通常是以偶极离子的形式存在。α-氨基酸的结构通式一般表示如下:

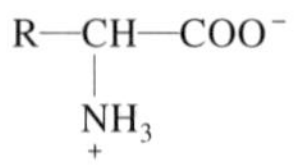

通式中:R代表侧链基团。20种编码氨基酸中,除甘氨酸外,其他氨基酸分子有旋光性。氨基酸的构型通常采用*D*、*L*标记法,这些具有手性的α-氨基酸手性碳构型均为*L*型。若用*R*、*S*标记法,α-碳原子,除半胱氨酸为*R*构型外,其余皆为*S*构型。

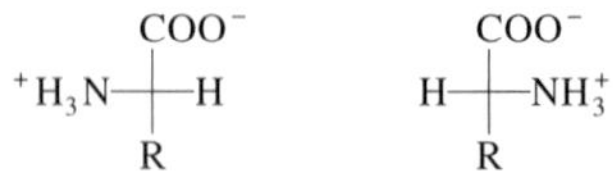

L-氨基酸　　*D*-氨基酸

1. 氨基酸的分类　方法很多,根据侧链R基团的化学结构,可分为脂肪族氨基酸(如丙氨酸、亮氨酸等)、芳香族氨基酸(如苯丙氨酸、酪氨酸等)和杂环氨基酸(如组氨酸、色氨酸等),其中脂肪族氨基酸最多。

根据氨基酸在生理pH范围内侧链R基团的极性及其所带电荷,可以将20种编码氨基酸分为以下四大类:

第一类是R基团为非极性或疏水性的氨基酸,如:甘氨酸、丙氨酸、缬氨酸、亮氨酸、异亮氨酸、脯氨酸、苯丙氨酸、蛋氨酸、色氨酸;这些氨基酸因其含有非极性侧链,因此,具有疏水性,一般常处于蛋白质分子内部。

第二类是 R 基团具有极性但不带电荷的氨基酸,如:酪氨酸、丝氨酸、苏氨酸、半胱氨酸、天冬酰胺、谷酰胺。这些氨基酸的侧链中含有羟基、巯基、酰胺基等极性基团,但它们在生理条件下不带电荷,具有一定的亲水性,往往分布在蛋白质分子的表面。

因第一类和第二类氨基酸分子中只含有一个碱性基团—NH_2 和一个酸性基团—COOH,所以习惯上又称为中性氨基酸。

第三类是 R 基团带负电荷的氨基酸,如:天冬氨酸 、谷氨酸;此类氨基酸结构中酸性基团的数目多于碱性基团,其侧链中的羧基在中性或碱性条件下带负电荷。

第四类是 R 基团带正电荷的氨基酸(碱性氨基酸,3 种):赖氨酸、精氨酸 、组氨酸;碱性氨基酸结构中的碱性基团数目多于酸性基团,其侧链中含有易接受质子的氨基、胍基、咪唑基等,在中性或酸性条件下带正电荷。

2. 氨基酸的命名　氨基酸虽可采用系统命名法(按照取代羧酸的命名规则命名),但天然氨基酸习惯上根据其来源或某些特性而常采用俗名。20 种氨基酸的中、英文名称和简写符号见表 18-1。

表 18-1　20 种氨基酸的中英文名称和简写符号

中文名称/名称缩写	英文名称	三字母缩写	单字母缩写	等电点 pI
甘氨酸/甘	glycine	Gly	G	5. 97
丙氨酸/丙	alanine	Ala	A	6. 00
* 缬氨酸/缬	valine	Val	V	5. 96
* 亮氨酸/亮	leucine	Leu	L	5. 98
* 异亮氨酸/异亮	isoleucine	Ile	I	6. 02
脯氨酸/脯	proline	Pro	P	6. 30
* 苯丙氨酸/苯丙	phenylalanine	Phe	F	5. 48
* 色氨酸/色	tryptophan	Trp	W	5. 89
* 蛋氨酸/蛋	methionine	Met	M	5. 75
酪氨酸/酪	tyrosine	Tyr	Y	5. 66
丝氨酸/丝	serine	Ser	S	5. 68
* 苏氨酸/苏	threonine	Thr	T	5. 60
半胱氨酸/半胱	cystine	Cys	C	5. 07
天冬酰胺/天胺	asparagine	Asn	N	5. 41
谷氨酰胺/谷胺	glutamine	Gln	Q	5. 65
天冬氨酸/天	aspartic acid	Asp	D	2. 77
谷氨酸/谷	glutamic acid	Glu	E	3. 22
* 赖氨酸/赖	lysine	Lys	K	9. 74
精氨酸/精	arginine	Arg	R	10. 76
组氨酸/组	histidine	His	H	7. 59

注:带 * 者为必需氨基酸。

必需氨基酸有 8 种,它们在人体内不能合成或合成数量不足,而必须从食物中补充,才能维持机体正常生长发育的氨基酸。

除上述在蛋白质中广泛存在的 20 种编码氨基酸外,还有几种氨基酸都是由相应的编码氨基酸衍生而来,它们在生物体内没有相应的遗传密码,如 4-羟基脯氨酸、5-羟基赖氨酸、胱

氨酸和 *L*-甲状腺素等，称为修饰氨基酸。

另外，有一些氨基酸能以游离或结合的形式存在于生物界，但不是蛋白质的结构单元，它们中有的是 *L*-型α-氨基酸的衍生物，有的是β-、γ-、δ-氨基酸；有的是 *D*-型氨基酸。其中有些是生物体内氨基酸的中间代谢产物，如 *L*-瓜氨酸和 *L*-鸟氨酸是精氨酸的代谢产物。

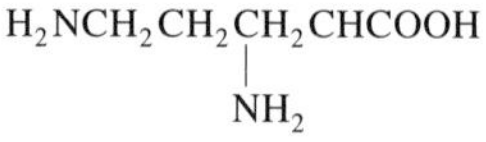

L-鸟氨酸

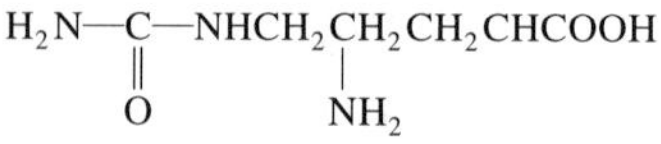

L-瓜氨酸

精氨酸参与鸟氨酸循环，具有促使血氨转变为尿素的作用，是专用于因血氨升高引起的肝性脑病。

二、氨基酸的性质

氨基酸多为无色结晶，具有较高的熔点（200～300℃）。氨基酸不溶于乙醚、苯等非极性溶剂，而易溶于强酸、强碱中。不同的氨基酸在水中的溶解度相差较大。例如，25℃时，脯氨酸溶解度为 16.2，而酪氨酸的溶解度仅为 0.04。氨基酸中 α-COOH 的 pK_a 为 2 左右，该酸性基团的共轭碱的碱性弱于碱性基—NH_2，所以氨基酸是以内盐形式存在的。

1. 两性电离和等电点　氨基酸分子中同时含有酸性基团和碱性基团，所以是具有酸、碱两性的化合物。在不同的 pH 溶液中，氨基酸以阳离子、阴离子和偶极离子三种形式存在，这三种离子在水溶液中互相转换形成动态平衡。

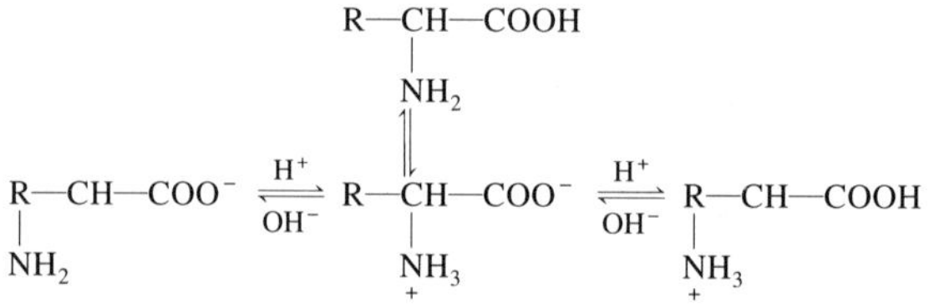

pH>pI　　pH＝pI　　pH<pI

阴离子　　偶极离子　　阳离子

调节溶液的 pH，使氨基酸酸性基团所产生的负电荷等于碱性基团所产生的正电荷时，分子的净电荷为零，呈电中性，此时溶液的 pH 称为该氨基酸的等电点（isoelectric point），以 pI 表示。20 种编码氨基酸的等电点见表 18-1。

各种氨基酸在其等电点时溶解度最小，可以结晶析出。因而可利用调节等电点的方法，分离氨基酸的混合物。

2. 氨基酸与茚三酮的显色反应　α-氨基酸与水合茚三酮（ninhydrin）的水合物反应，可生成一种紫色的化合物，称为罗曼紫（脯氨酸与茚三酮的反应产物呈黄色）。该反应十分灵敏。

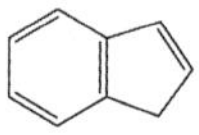
茚

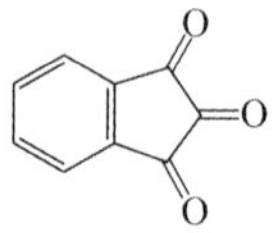

茚三酮

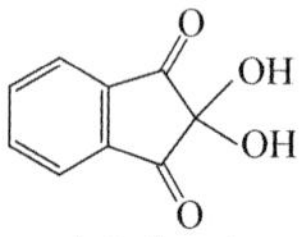

水合茚三酮

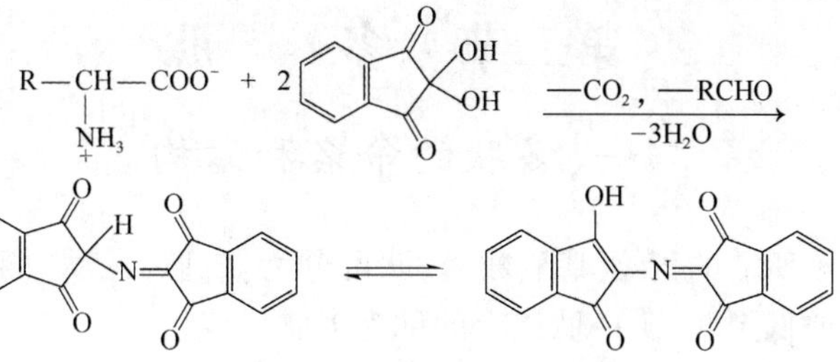

罗曼紫

根据罗曼紫颜色的深浅及CO_2的生成量,此反应可用于α-氨基酸的定量分析。

3. 氨基酸与亚硝酸反应　氨基酸中的氨基与亚硝酸作用,可定量释放氮气,常用于氨基酸和多肽中氨基的含量。

$$\underset{\underset{+}{NH_3}}{R—\overset{}{CH}—COO^-} + HNO_2 \longrightarrow \underset{OH}{R—CH—COOH} + N_2\uparrow + H_2O$$

脯氨酸分子中含有亚氨基,与亚硝酸反应不能放出氮气,而是生成*N*-亚硝基化合物。

4. 氨基酸的脱羧反应　α-氨基酸与氢氧化钡一起加热或在高沸点溶剂中回流或在酶的作用下,可发生脱羧反应,失去二氧化碳,生成胺。

$$\underset{\underset{+}{NH_3}}{R—CH—COO^-} \xrightarrow[\triangle]{Ba(OH)_2} R—CH_2NH_2 + CO_2\uparrow$$

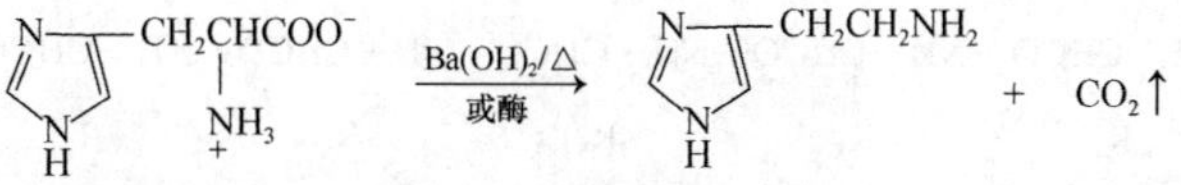

组氨酸　　　　　　组氨

一些鲜活的食物中含有丰富的氨基酸,是很好的营养成分。例如,鳝鱼中含有大量的组氨酸,对改善营养大有益处。但死鳝鱼放置一定时间后,受脱羧酶的影响,组氨酸会脱酸,生成组胺,而过量的组胺在机体内可引起过敏反应。

5. 氨基酸的氧化脱氨反应　氨基酸在氧化剂或氨基酸氧化酶的作用下,可以生成亚氨基酸,亚氨基酸可以进一步水解,生成酮酸,反应如下:

$$\underset{NH_2}{R—CHCOOH} \xrightarrow{[O]} \underset{\|\ NH}{R—CCOOH} \xrightarrow{H_2O} \underset{\|\ O}{R—CCOOH}$$

α-氨基酸在生物体内酶的作用下,发生氧化脱氨基反应,是其分解代谢的重要途径。

6. 氨基酸的脱水反应　在适当条件下,一分子α-氨基酸的氨基与另一分子α-氨基酸的羧基相互间脱水缩合,可生成的酰胺类化合物,称为肽。

$$\underset{R_1}{H_2NCHCOOH} + \underset{R_2}{H_2NCHCOOH} \xrightarrow{-H_2O} \underset{R_1}{H_2NCHCO}—\underset{R_2}{NHCHCOOH}$$

肽分子中的酰胺键(—CO—NH—)常称为肽键(peptide bond)。由两个或三个氨基酸形成的肽称为二肽或三肽,由多个氨基酸形成的肽称为多肽。

第二节　多　　肽

一、多肽的命名和结构

根据形成肽分子所需的 α-氨基酸数目，肽可分为：二肽、三肽、四肽以至多肽。一般十肽以下的称为寡肽或低聚肽，十一肽以上的称为多肽。

肽的形成不仅取决于组成肽链的氨基酸的种类、数目，而且也与肽链中各氨基酸残基的连接顺序有关。例如，由甘氨酸和丙氨酸组成的二肽，由于连接方式的不同，存在两种异构体：

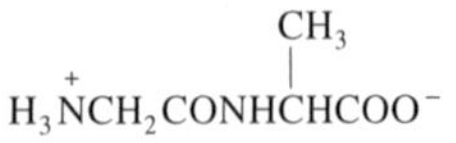

甘氨酰丙氨酸(甘-丙)

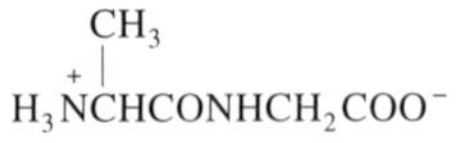

丙氨酰甘氨酸(丙-甘)

由 3 种不同的氨基酸，可形成 6 种的三肽；由 4 种不同的氨基酸，可形成 24 种的四肽。可见，氨基酸数目的增长及连接顺序的不同，可造成多肽的异构体也迅速增长。也正因此，种类不多的氨基酸却构成了自然界中种类繁多的多肽和蛋白质。

在肽化合物中，每个氨基酸因参与肽键的形成已不是完整的分子，所以，常称其为氨基酸残基(amino acid residue)。在书写时，通常把保留氨基的一端，称为 N-端，写在左边；而把保留羧基的一端，称为 C-端，写在右边。肽中 N-端和 C-端通常也以两性离子的形式存在。

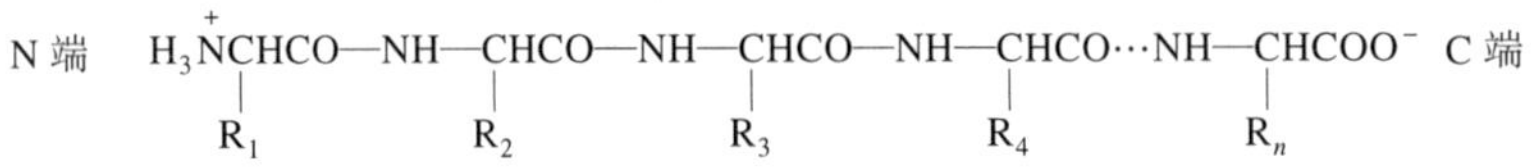

肽的命名方法是以 C-端的氨基酸为母体，叫某氨酸，同时把肽链中其他氨基酸残基称为某氨酰，然后将它们按在肽链中的排列顺序由左至右依次放在母体名称的前面，如：

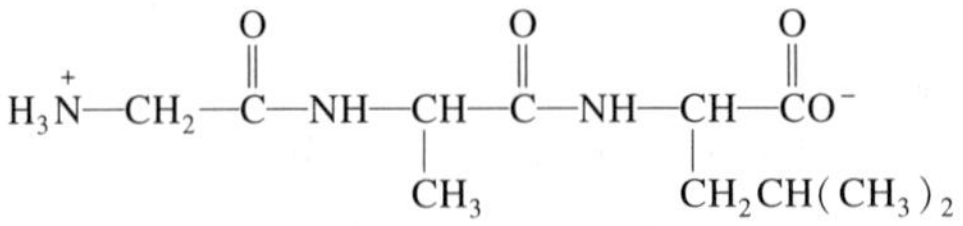

甘氨酰-丙氨酰-亮氨酸

Gly-Ala-Leu

二、肽 键 平 面

肽键是构成多肽和蛋白质的主要化学键，肽键与相邻的两个α-碳原子所组成的基团($—C_α—CO—NH—C_α—$)称为肽单位(peptide unit)。若干个肽单位连接，构成多肽链的主链骨架(图 18-1)。

肽键中的 C—N 键长为 132pm，介于一般的 C—N 键长(147pm)和一般的 C═N 键长(127pm)之间，肽键中的 C—N 键自由旋转受到了一定的阻碍，而 N 原子的碱性也因此降低(图 18-2)。

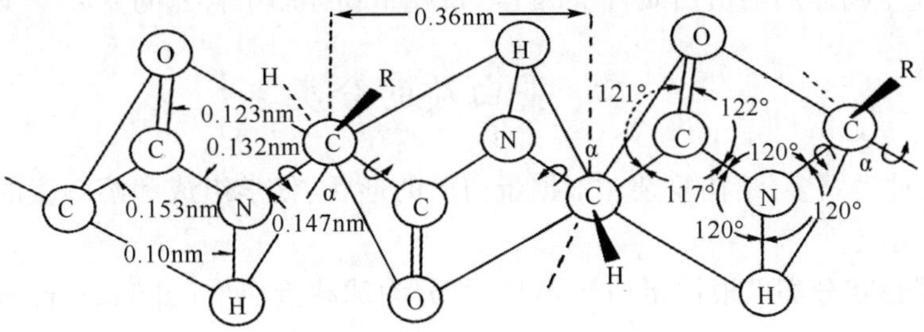

图 18-1　肽键平面(一)

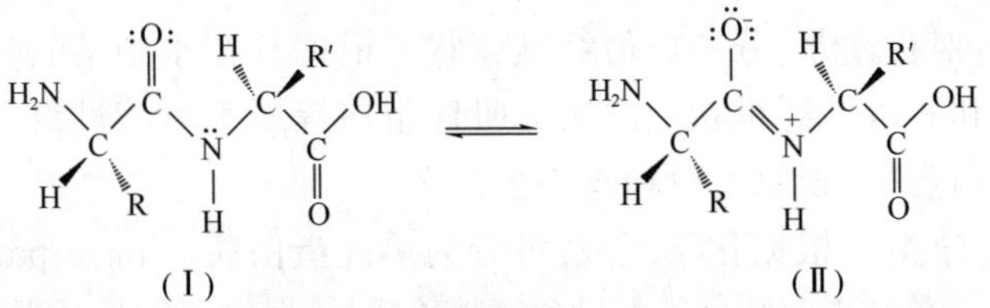

图 18-2　肽键平面(二)

C═O 、N 及它们直接相连的相连的,共 6 个原子都处于同一平面上,这个平面称为肽键平面。肽键平面中因 C—N 键不能自由旋转,但两侧的 C_α—N 和 C—C_α 键均为可以自由旋转的σ键,因此,肽键平面的旋转可产生多种构象异构,以致多肽和蛋白质可呈现不同的构象。

多肽的化学性质与氨基酸极为相似,能与亚硝酸反应,可发生酰化反应、显色反应等。

第三节　蛋　白　质

蛋白质是由 20 种 α-氨基酸以肽键结合而成的高聚物。通常将相对分子质量在 1 万以上的称为蛋白质,1 万以下的称为多肽。人体内约有 10 万种以上的蛋白质,其质量约占人体干重的 45%。某些组织含量更高,如脾、肺及横纹肌等高达 80%。

蛋白质是构成生物体最基本的结构物质和功能物质,没有蛋白质就没有生命。生物体内的一切生命活动都与蛋白质有关。例如,人体新陈代谢的化学变化中起催化作用的酶是蛋白质,酶蛋白决定着生物体内的代谢类型;生物体内许多小分子物质的运输和储存是由特殊蛋白质完成的;肌肉的收缩就是由肌动蛋白和肌球蛋白细丝的滑动来实现的;在抗御疾病中起免疫作用的抗体及致病的病毒、细菌等都是蛋白质。

一、蛋白质的元素组成

蛋白质的组成元素主要是碳、氢、氧、氮,此外大多数蛋白质含有硫,少数蛋白质含有磷、铁、铜、锰、锌,个别蛋白质还含有碘或其他元素。各种元素的含量一般为:C 50%~55%,H 6%~8%,O 20%~23%,N 15%~17%,S 0~4%。由于蛋白质占生物组织中所有含氮物质的绝大部分,因此,可以将生物组织的含氮量近似地看作蛋白质的含氮量。大多数蛋白质的含氮量接近于 16%,所以,可以根据生物样品中的含氮量来计算蛋白质的大概含量:

每克生物样品的蛋白质含量(g)= 每克生物样品中含氮的克数 × 6.25

二、蛋白质的分类

蛋白质的种类繁多,结构复杂。根据蛋白质的形状、化学组成和溶解度的不同,可将蛋白质进行如下分类。

1. 按分子形状分类 根据蛋白质形状,可分为球状蛋白质(globular protein)及纤维状蛋白质(fibrous protein)。

球状蛋白质:分子对称,外形接近球状或不规则椭圆形,溶解度好,能结晶,大多数蛋白质属此类,如血红蛋白、肌红蛋白、卵清蛋白和大多数的酶。

纤维状蛋白质:对称性差,分子类似纤维束状。根据其在水中溶解度的不同,可分为可溶性纤维状蛋白质和不溶性纤维状蛋白质。肌球蛋白等属于可溶性纤维状蛋白质,不溶性纤维状蛋白质包括角蛋白、胶原蛋白和丝心蛋白等。

2. 按化学组成分类 根据化学组成,可分为单纯蛋白质(simple protein)及结合蛋白质(conjugated protein)。单纯蛋白的分子中只含氨基酸残基,根据溶解性质及来源,又分为清蛋白(又名白蛋白)、球蛋白、谷蛋白、醇溶谷蛋白、鱼精蛋白、组蛋白、硬蛋白等,详见表 18-2。

表 18-2 单纯蛋白的分类

单纯蛋白	性质	存在
清蛋白	溶于水、稀酸、稀碱及中性盐溶液,不溶于饱和硫酸铵溶液,加热凝固	各种生物体中,如血清蛋白、卵清蛋白
球蛋白	微溶于水、易溶于稀酸、稀碱及中性盐溶液,加热凝固	各种生物体中,如血清球蛋白、免疫球蛋白、肌球蛋白等
谷蛋白	不溶于水、中性盐溶液和乙醇,但溶于稀酸和稀碱溶液	存在于谷类种子,是种子的储存蛋白质
醇溶谷蛋白	不溶于水和稀盐溶液,可溶于体积分数为 50%~90% 的乙醇	植物种子储存蛋白的组分之一
鱼精蛋白	易溶于水和稀酸,加热不凝固。主要由碱性氨基酸组成	存在于成熟的精细胞中,与 DNA 结合在一起,如鱼精蛋白
组蛋白	易溶于水和稀酸,不溶于稀氨水,加热不凝固	存在于真核生物染色质中的一组碱性蛋白质,含有丰富的精氨酸和赖氨酸
硬蛋白	不溶于水、稀酸、稀碱、中性盐溶液及一般有机溶剂	存在于指甲、角、毛发,起支持和保护作用,如角蛋白、胶原蛋白及弹性蛋白

结合蛋白分子中除氨基酸外,还有非氨基酸物质,后者称为辅基。根据其辅基的不同又分为核蛋白、磷蛋白、糖蛋白、色蛋白等,详见表 18-3。

表 18-3 结合蛋白的分类

结合蛋白	辅基	存在
核蛋白	核酸	普遍存在于各种生物的细胞核中,遗传及蛋白质合成中起着决定性作用
色蛋白	色素	动物血液中的血红蛋白、植物中的叶绿蛋白和细胞色素等
糖蛋白	糖类	在自然界中的分布十分广泛。血浆蛋白质中,绝大多数是糖蛋白。糖蛋白也是细胞质膜、细胞间质、血浆黏液等的重要组分
脂蛋白	脂类	血浆和各种生物膜的成分,如血清乳糜微粒、β-脂蛋白和α-脂蛋白等
磷蛋白	磷酸	分子中含磷酸基,一般磷酸基与蛋白质分子中的丝氨酸或苏氨酸通过酯键相连,如酪蛋白

3. 按生物功能分类 按照蛋白质的功能,可将其以分为结构蛋白质(structural protein)和活性蛋白质(active protein)。结构蛋白质是指一类担负着生物保护或支持作用的蛋白质,如角蛋白、弹性蛋白和胶原蛋白等。活性蛋白质是指在生命运动中具有生物活性的蛋白质和它们的前体,如酶蛋白、转运蛋白、保护和防御蛋白、激素蛋白、受体蛋白、营养和储存蛋白及毒蛋白等。

三、蛋白质的结构

任何一种蛋白质分子均具有独特而稳定的构象,这是蛋白质分子在结构上最显著的特点。这种结构特点决定了蛋白质相应的生理作用和功能。为了描述蛋白质分子复杂的结构,常将蛋白质分子结构分为一级、二级、三级和四级。一级结构又称为初级结构或基本结构,二级结构以上属于构象范畴,称为高级结构。但并非所有的蛋白质都具有四级结构。

1. 蛋白质的一级结构 蛋白质的一级结构(primary structure),又称初级结构,是指组成蛋白质分子的多肽链中α-氨基酸的数目、种类和排列顺序,同时也包括链内或链间二硫键的数目和位置等。蛋白质分子的一级结构是由共价键形成的,肽键和二硫键都属于共价键。蛋白质分子的一级结构是空间构象的基础,一级结构决定蛋白质的高级结构与功能。任何特定的蛋白质都有其特定的氨基酸残基顺序。当氨基酸残基按照不同的数目、不同序列关系组合时,就可形成多种多样的空间结构和不同生物学活性的蛋白质分子。

例如,牛胰岛素分子的一级结构如下:

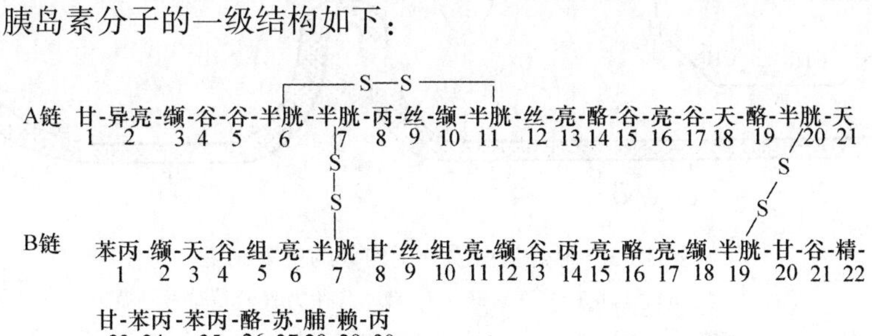

牛胰岛素是牛胰中胰岛β-细胞所分泌的一种调节糖代谢的蛋白质激素。它含有51个氨基酸残基,由A和B两条多肽链组成。其中,A链含有21个氨基酸残基,B链含有30个氨基酸残基。A链和B链之间通过两个链间二硫键相互连接,而且A链内还有一个链内二

硫键。

牛胰岛素在医学上有抗炎、抗动脉硬化、抗血小板聚集、治疗骨质增生、治疗精神疾病等作用。蛋白质中的氨基酸序列与生物功能密切相关。由于牛胰岛素分子结构中,有三个氨基酸与人胰岛素不同,导致其过敏或胰岛素抵抗。

当蛋白质遭破坏时,只要其一级结构未被破坏,就可能恢复到原来的结构,并可以恢复其原有功能。但若由于遗传基因的突变而引起蛋白质分子一级结构发生改变,往往导致蛋白质原有的生物功能变化。例如,镰刀型细胞贫血症,它就是由于血红蛋白基因中的一个核苷酸的突变导致该蛋白分子中 β-链 *N*-端第 6 位的酸性谷氨酸被中性缬氨酸替代,使得分子表面的负电荷减少,亲水基团成为疏水基团。这个一级结构上的细微改变使患者的血红蛋白分子易发生凝聚,红细胞变形,呈镰刀状,易破裂,严重影响了血红蛋白运载 O_2 的功能,结果出现溶血性贫血。

蛋白质的一级结构是其空间构象的基础,因此测定蛋白质的氨基酸顺序具有重要意义,目前可使用氨基酸自动分析仪和肽链氨基酸顺序自动测定仪来测定。

2. 维持蛋白质分子构象的化学键 在一级结构的基础上,氨基酸侧链之间相互作用,使肽链折叠、盘曲成一定的空间结构(三维结构),这种空间结构称为构象。肽键是蛋白质一级结构中连接氨基酸残基的主要化学键,称为主键;而维持蛋白质分子空间构象的其他作用力称为副键或次级键,这些副键主要包括氢键、二硫键、盐键、疏水作用、范德瓦耳斯力及配位键等。各种副键的形成如图 18-3 所示。

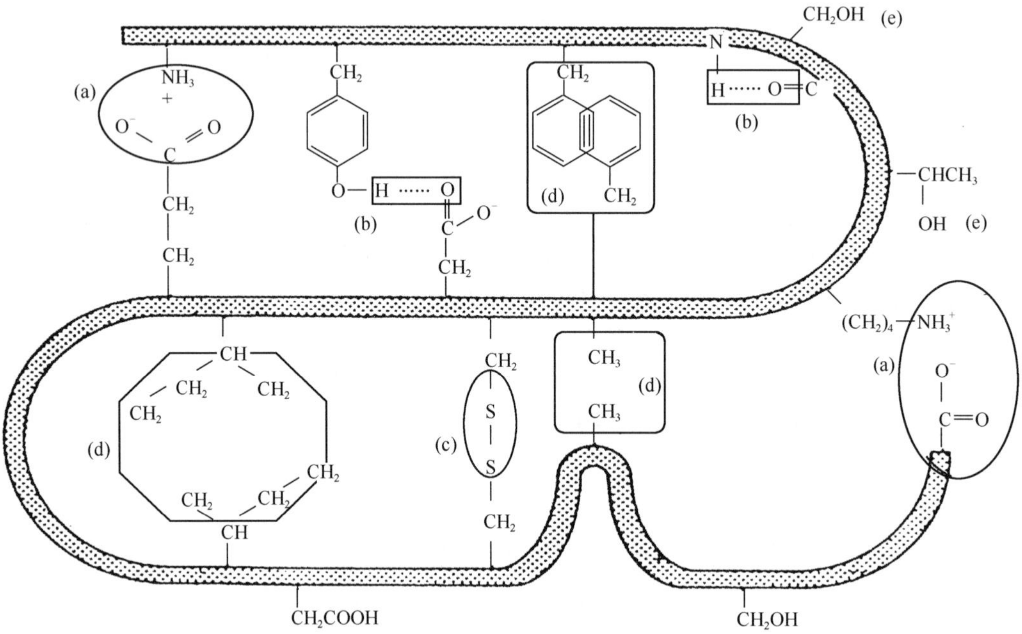

图 18-3 维持蛋白质分子构象的主要副键

(a) 盐键;(b) 氢键;(c) 二硫键;(d) 疏水作用力;(e)范德瓦耳斯力

(1) 氢键:蛋白质分子中存在两种氢键(hydrogen bond),一种是存在于主链之间的氢键,由肽链中 C═O 上的氧原子和 N-H 键上的氢原子之间形成;另一种是在侧链 R 基团之间形成的氢键,如丝氨酸中的醇羟基与天冬氨酸或谷氨酸侧链中的羧基形成的氢键。氢键对于稳定蛋白质的构象起极着其重要的作用。

（2）二硫键：蛋白质分子中两个半胱氨酸残基的巯基氧化脱氢，形成二硫键（disulfide bond）。它可将不同的肽链或同一肽链的不同肽段连接起来，起交联作用。因二硫键是共价键，键能较大，较牢固。所以，它对稳定蛋白质的天然构象起着重要作用。二硫键数目越多，蛋白质稳定性就越大。一旦二硫键被破坏，蛋白质的生物活性可能就丧失。

（3）疏水作用力：疏水作用力（hydrophobic force）是肽链上的某些氨基酸残基上的疏水基团或疏水侧链之间的吸引力。由于疏水作用力，蛋白质非极性基团或侧链被压迫到蛋白质分子内部，而导致蛋白质的大多数极性侧链留在分子表面。疏水键不是化学键，是一种使体系能量趋于最低的有利因素。疏水相互作用在维持蛋白质构象中起着主要的作用，也是使蛋白质多肽链进行折叠的主要驱动力。

（4）盐键：盐键（salt bond）是蛋白质分子中侧链基团的正、负电荷互相接近，通过静电吸引而形成的，如侧链基团中羧基和氨基、胍基等基团之间的作用力。盐键的结合比较牢固，但盐键易受环境影响，强酸、强碱及高浓度的盐都可以破坏蛋白质构象中的盐键。

（5）范德瓦耳斯力：范德瓦耳斯力（van der Waals force）是蛋白质分子中非极性基团的偶极与偶极间的相互作用以及极性基团的偶极与偶极间的相互作用。虽然范德瓦耳斯力相对来说比较弱，但由于范德瓦耳斯力相互作用数量多，因此范德瓦耳斯力是一种不可忽视的作用力。

（6）配位键：含有金属离子的蛋白质分子中，金属离子通过配位键（coordinate bond）与肽键结合，参与维持其三、四级结构。金属离子往往是蛋白质的活性中心。当除去金属离子时，配位键被破坏，将导致蛋白质的生物活性也随之减弱或丧失。

上述副键中的氢键、二硫键、疏水作用力和范德瓦耳斯力是维持蛋白质空间构象的主要作用力，其他副键也不同程度的参与、维持蛋白质高级结构的稳定性。

3. 蛋白质的二级结构　蛋白质的二级结构（secondary structure）是指多肽链主链骨架中的某一肽段按一定的方式盘绕、折叠而形成的规则或无规则的空间构象。它是由一级结构决定的，而氢键是维持蛋白质二级结构的主要副键。最常见的二级结构主要包括：α-螺旋、β-折叠、β-转角和无规卷曲四种结构形式。

（1）*α*-螺旋（*α*-helix）：多肽链主链骨架以α-碳原子为旋转点，可以按一定方向旋转，形成一个螺旋式的构象。如图 18-4 所示，在α-螺旋中，肽链骨架围绕一个轴以螺旋的方式伸展，每个螺旋周期包含 3～6 个氨基酸残基，螺距为 0.54nm，即每个氨基酸残基沿轴上升 0.15nm。螺旋之间通过每个氨基酸残基 C ═O 中的氧与后面第 4 个氨基酸残基的 N—H 键中的氢形成氢键，方向与螺旋轴大致平行。这种链内氢键保持了*α*-螺旋结构的稳定性，也是多肽链呈 α-螺旋构象的推动力。

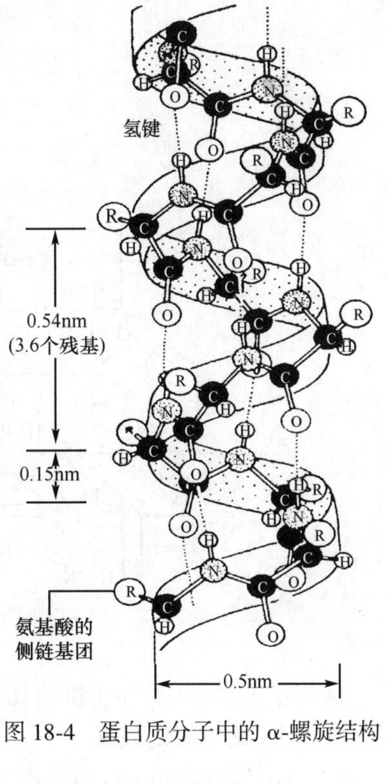

图 18-4　蛋白质分子中的 α-螺旋结构

氨基酸残基的 R 侧链位于螺旋的外侧，并不参与螺旋的形成，但其大小、形状及带电状态却能影响α-螺旋结构的形成和稳定性。

若多肽链上连续存在带同种电荷基团的氨基酸残基(如天冬氨酸、谷氨酸、苏氨酸等)时,由于相同电荷的静电排斥作用,导致 α-螺旋结构形成。而当这些残基分散存在时,则不影响 α-螺旋结构的稳定。此外,当氨基酸的 R 基团体积较大时(如异亮氨酸),由于空间位阻的影响,一般也不易形成 α-螺旋结构;如多肽链上相邻的残基是异亮氨酸、缬氨酸、苏氨酸等带分支的氨基酸,则会阻碍α-螺旋结构的形成。相反,若 R 基团体积较小且不带电荷时,则有利于 α-螺旋结构的形成。

α-螺旋结构是蛋白质分子中最常见且很稳定的一种构象。绝大多数蛋白质分子中的α-螺旋都是右手螺旋,但在嗜热菌蛋白酶中存在左手 α-螺旋。

(2) β-折叠(β-pleated sheet):β-折叠也是蛋白质中常见的一种构象,是 L. Pauling 等继α-螺旋之后阐明的第二个结构。在 β-折叠结构中,两条或多条几乎完全伸展的多肽链(或同一肽链的不同肽段)侧向折叠呈锯齿状平行排列,侧链 R 基交替地分布在片层平面的两侧,如图 18-5 所示。β-折叠依靠相邻肽链主链之间形成有规律的氢键维系。一般,形成β-折叠的氨基酸残基不能太大,而且不带同种电荷,这样才有利于多肽链的伸展,如侧链较小的甘氨酸、丙氨酸等在β-折叠中出现的概率较高。

β-折叠有两种类型:一种是同向平行结构,肽链的走向相同(走向都是由 N-端到 C-端方向);另一种是反向平行结构,肽链的走向相反(一条肽链从 N-端到 C-端,另一条则刚好相反)。

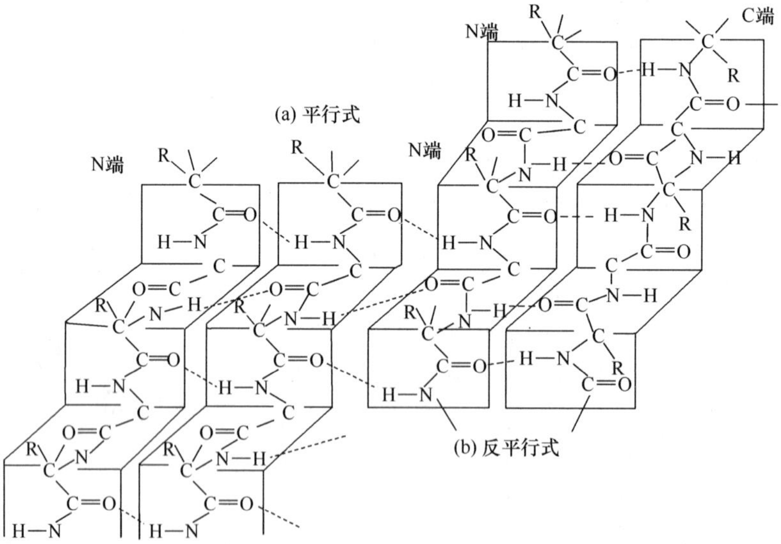

图 18-5 蛋白质中的 β-折叠结构

从能量上看,反平行 β-折叠比平行排列的 β-折叠更稳定,前者的氢键 NH……O 几乎在一条直线上,此时氢键最强。

(3) β-转角(β-turn):当蛋白质肽链中有脯氨酸残基时,因其结构中吡咯环的 N 原子上没有 H 原子,使它不能形成氢键,使多肽链主链骨架以 180°的返回折叠,如图 18-6 所示。β-转角负责各种二级结构单元之间的连接,对确定肽链的走向起决定作用。在球状蛋白中,β-转角非常多,可占总残基数的 1/4。

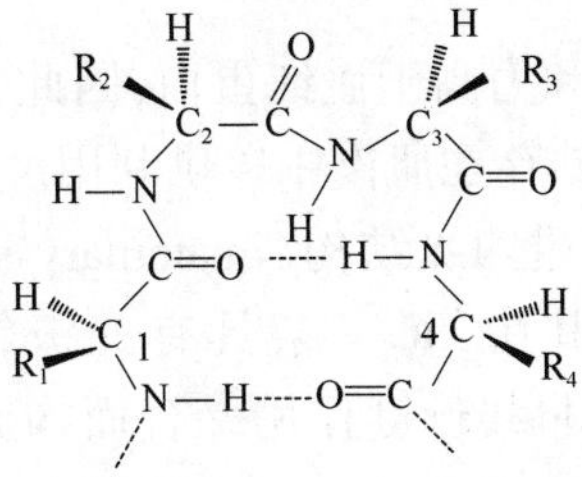

图 18-6　蛋白质分子中的β-转角结构

(4) 无规卷曲(random coil):无规卷曲是用来描述无一定规律性的肽链中的肽段结构。在肽链的某些肽段中,由于氨基酸残基的相互影响,破坏了氢键的连续,使某些肽段形成不规则的自由卷曲构象,称为无规卷曲。在球状蛋白中,含有较多的无规卷曲,导致蛋白质肽链从整体上形成球状构象。无规卷曲与生物活性有关,对外界理化因子极为敏感。

蛋白质的二级结构不同,决定了蛋白质的性能不同。例如,α-角蛋白,存在于动物的毛发、甲、角、鳞和羽中,主要由α-螺旋构象链组成。当羊毛纤维拉伸时,α-螺旋区域内的氢键受到破坏,但由于二硫键的限制,拉伸有一定限度,除去外力后,氢键重新形成,纤维恢复原状。蚕丝的丝心蛋白(fibroin),其中 80% 是甘-丝-甘-丙-甘-丙肽段的重复,几乎完全是β-折叠结构,因此,质地柔软,但不能拉伸。

4. 蛋白质的三级结构　蛋白质的三级结构(tertiary structure)是指一条多肽链在其二级结构的基础上,通过氨基酸残基侧链间的相互作用,按一定方式盘曲、折叠,形成更为复杂的结构。维持三级结构的主要作用是:疏水相互作用、氢键、范德瓦耳斯力及盐键。例如,肌红蛋白的三级结构,如图 18-7 所示。

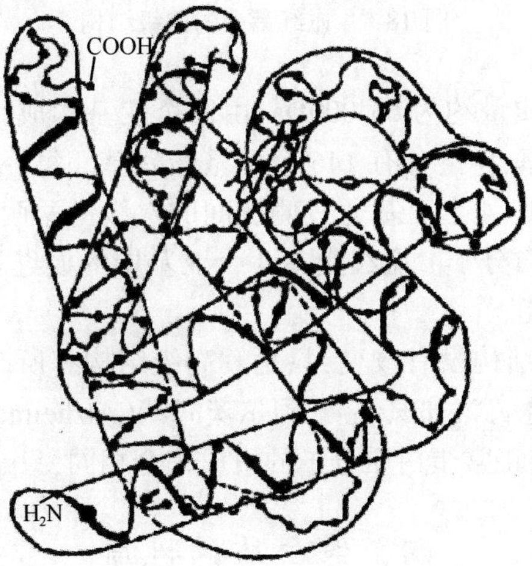

图 18-7　肌红蛋白的三级结构

肌红蛋白(myoglobin)是哺乳动物肌肉中负责储存和输送氧的蛋白质。它由一条含有 153 个氨基酸残基的多肽链和一个血红素辅基组成。肽链中几乎 80% 的氨基酸残基处于α-螺旋区内。由于肌红蛋白的侧链 R 基团的相互作用,多肽链缠绕,形成紧密球形构象。多肽链中氨基酸残基上的极性侧链(具有亲水性)多分布于分子表面,因此其水溶性较好;而疏水侧链的氨基酸残基大都分布在分子内部,形成一个大小正好和血红素分子匹配的空穴，可容纳血红素辅基。

肌肉中的肌红蛋白与氧的亲和力高于血红蛋白，因此，当血液流经肌肉时，其中氧合血红蛋白的 O_2 可被肌红蛋白夺取，储存在肌肉中以供利用。

5. 蛋白质的四级结构 蛋白质四级结构（quaternary structure）是指由两条或两条以上具有三级结构的多肽链组成。其中，每一条具有三级结构的多肽链被称为一个亚基（subunit）。几个亚基相互间通过非共价键作用缔合而构成一个蛋白质分子。由两个或两个以上亚基构成的蛋白质称为寡聚蛋白质。构成寡聚蛋白质分子中亚基的种类、数目、空间排布及相互作用影响和决定了蛋白质分子的四级结构。维持蛋白质四级结构的中主要作用力，包括：氢键、离子键、范德瓦耳斯力和疏水键等作用力。通常当寡聚蛋白质分子的亚基单独存在时，无生物学活性。具有四级结构的蛋白质分子的亚基数目往往可以从两个到上千个不等，且亚基可以相同，也可以不同。最简单的寡聚蛋白是血红蛋白，其四级结构如图 18-8 所示。

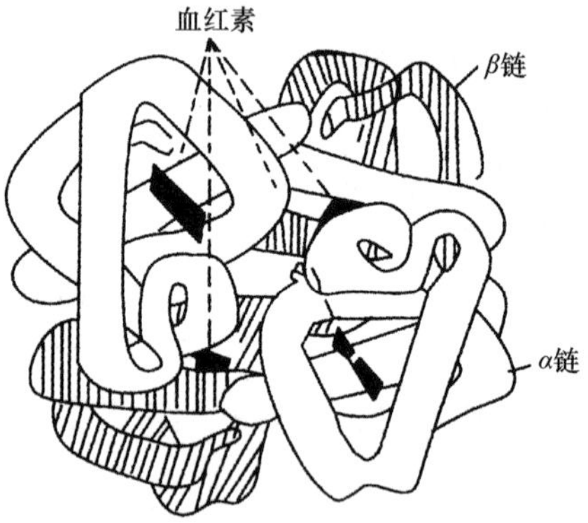

图 18-8 血红蛋白的四级结构

血红蛋白的相对分子质量约为 65 000Da，由四个亚基构成，其中 2 条 α-链，2 条 β-链。α-链含有 141 个氨基酸残基，β-链含有 146 个氨基酸残基。每一条肽链和一个血红素分子结合盘旋，折叠为三级结构。4 个亚基通过侧链间的次级键两两交叉紧密相嵌形成一个具有四级结构的球状血红蛋白分子。血红蛋白 4 个亚基中的血红素结构与 O_2 可逆地结合和解离，以完成运输 O_2 的功能。

若蛋白质分子的一级结构没有改变，只是其高级结构有所改变也能引起疾病，这就是所谓的"构象病"或称"折叠病"，如疯牛病、阿尔茨海默（Alzheimer）病、白内障等都属于"折叠病"。致病蛋白质分子与正常蛋白质分子的组成完全相同，只是空间结构不同。

四、蛋白质的性质

蛋白质分子是由氨基酸组成的高分子化合物，其理化性质必然体现出氨基酸相似的性质，又将表现出高分子化合物的一些性质。

1. 蛋白质的胶体性质 蛋白质分子直径一般为在 1～100nm，属胶体分散系。蛋白质溶液是一种比较稳定的亲水胶体溶液，具有胶体溶液的特性（如 Brown 运动、Tynall 效应及不能透过半透膜等）。这是因为蛋白质分子表面带有许多极性基团（如—NH_3^+、—COO^-、—OH、—SH 等），这些极性基团可吸引水分子在它的表面定向排列形成一层水化膜。水化膜的形成使蛋白质颗粒均匀分散在水中，难以聚集沉淀。蛋白质分子表面的可解离基团，在适当的 pH 条件下，都带有相同的电荷，与周围的反离子可构成稳定的双电层结构，从而使蛋白质溶液更稳定。

蛋白质水溶液具有胶体性质，根据其不能透过半透膜这一性质，可以将蛋白质分离与纯化。例如，对于肾衰竭的患者，因体内毒素不能通过肾正常代谢，所以临床上常用体外透析器（人工肾）净化血液。当血液通过体外透析器时，蛋白质分子不能透过半透膜，仍然留在血液中，而血液中小分子毒素可透过半透膜除去，从而达到净化血液的目的。

2. 蛋白质的两性电离和等电点　蛋白质分子中仍然存在酸性基团和碱性基团，如氨基、咪唑基、胍基等是碱性基团，羧基、酚羟基、巯基等是酸性基团，这些基团在溶液中都能电离。因此，蛋白质和氨基酸一样，也具有两性电离和等电点的性质。

蛋白质在水溶液中以何种形式，取决于水溶液的 pH。蛋白质在水溶液中电离及在加酸、加碱情况下的变化可用下式表示：

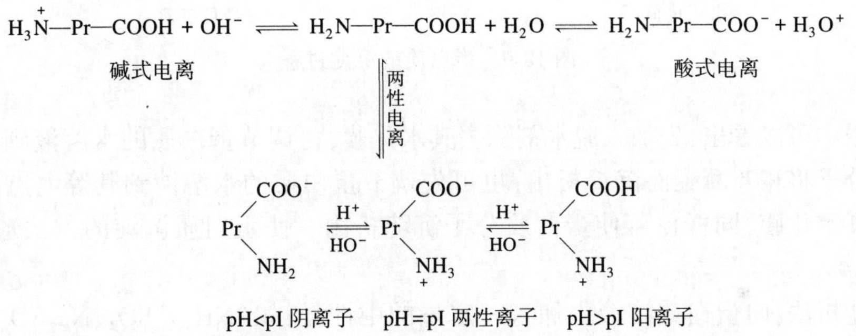

当蛋白质所带的正、负电荷数相等时，此时溶液的 pH 为蛋白质的等电点。蛋白质的等电点和它所含的酸性氨基酸残基和碱性氨基酸残基的比例有关。在等电点时，因蛋白质净电荷为零，不存在电荷的相互排斥作用，蛋白质易沉淀析出，此时蛋白质的导电性、溶解度最小。一些常见蛋白质的等电点见表 18-4。

表 18-4　常见蛋白质的等电点

蛋白质名称	等电点（pI）	蛋白质名称	等电点（pI）
丝蛋白（家蚕）	2.0~2.4	白明胶（动物皮）	4.7~5.0
胃蛋白酶（猪）	2.75~3.00	胰岛素（牛）	5.30~5.35
酪蛋白（牛）	4.6	血红蛋白	6.7~7.07
卵清蛋白（鸡）	4.55~4.9	肌球蛋白	7.0
血清白蛋白（人）	4.64	细胞色素 C	9.8~10.3
血清白蛋白（牛）	4.60	鱼精蛋白	12.0~12.4

由于不同蛋白质分子的大小不同、等电点不同，所以在一定的 pH 条件下，所带电荷也不同，而当蛋白质电泳时，其迁移方向或迁移速率就会有差异，因此可利用电泳技术，分离和鉴定蛋白质。

3. 蛋白质的沉淀　蛋白质在水中的溶解行为与其结构有关。纤维蛋白不溶于水，球状蛋白表面一般分布有极性氨基酸侧链，具有亲水性，所以在水溶液中，能形成较稳定的胶体溶液。蛋白质胶体溶液稳定的主要因素有两点：水化膜和同种电荷。一旦水化膜被破坏，蛋白质分子易发生聚集，导致其从溶液中以沉淀析出。蛋白质的沉淀过程如图 18-9 所示。

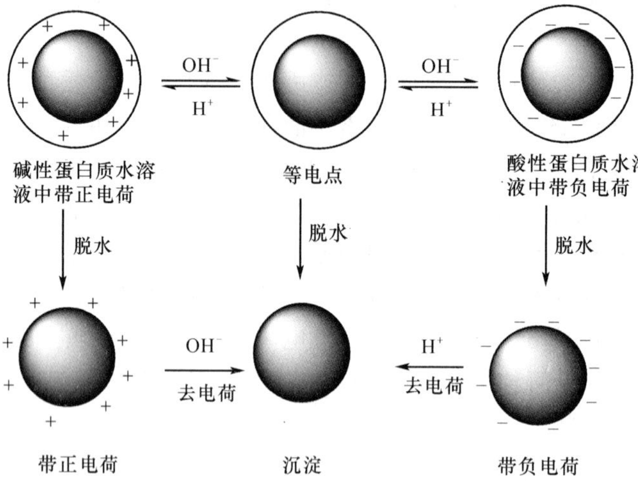

图 18-9 蛋白质的沉淀过程

从上图中可以看出，先加入脱水剂除去其水化膜，再调节蛋白质的水溶液到其等电点，则蛋白质分子将相互凝聚而沉淀析出；也可先调节蛋白质的水溶液到其等电点，再加入脱水剂除去其水化膜，同样也可使蛋白质分子沉淀析出。使蛋白质沉淀的方法通常有以下几种：

（1）盐析法：向蛋白质溶液中加入一定量的中性盐，如$(NH_4)_2SO_4$、Na_2SO_4、NaCl 等，使蛋白质聚集沉淀的称为盐析(salting out)。因为中性盐的亲水性大于蛋白质分子的亲水性，加入大量中性盐后，破坏了蛋白质分子表面的水化膜，同时又中和了蛋白质所带的电荷，即蛋白质分子的稳定因素被消除，从而导致蛋白质形成沉淀。各种蛋白质的水化程度及所带电荷不同，因此盐析所需盐的浓度也不同。因此，改变盐的浓度可将混合液中的蛋白质分批盐析分离，这种分离蛋白质的方法称为分段盐析法(fractional salting out)。例如，$(NH_4)_2SO_4$常用于盐析。半饱和硫酸铵可沉淀血浆球蛋白，而饱和硫酸铵则可沉淀包括血浆清蛋白在内的全部蛋白质。

盐析的特点是不会引起蛋白质变性，经透析去盐后，能得到保持生物活性的纯化蛋白质。

（2）有机溶剂沉淀法：甲醇、乙醇、丙酮等极性溶剂，与水的亲和力较大，能使蛋白质沉淀，尤其是在其等电点时，沉淀效果更好。其主要原理是向溶液中加入有机溶剂后，能降低溶液的介电常数，从而削弱了溶剂分子与蛋白质分子间的相互作用力，导致蛋白质溶解度降低而沉淀；另外，因所使用的有机溶剂与水互溶，它们能破坏蛋白质分子的水化膜，因而使蛋白质凝聚沉淀。

需要注意的是，有机溶剂容易造成蛋白质发生变性，因此，用有机溶剂沉淀蛋白质时，应立即分离。

（3）重金属盐沉淀：当 pH 大于蛋白质的等电点时，蛋白质带负电荷，可与重金属离子(Hg^{2+}、Pb^{2+}、Cu^{2+}等)生成不溶性沉淀，所以在蛋白质溶液中加入重金属盐类，如氯化汞、硝酸银、乙酸铅及硫酸铜等，可引起蛋白质沉淀。沉淀反应原理如下：

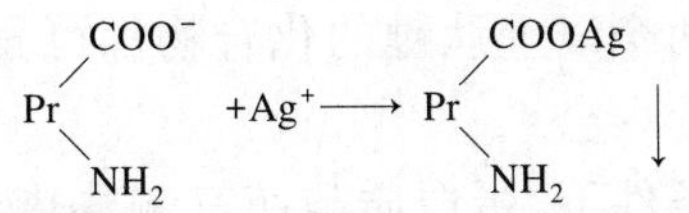

(4) 生物碱试剂和有机酸类沉淀：当 pH 小于蛋白质的等电点时，蛋白质带正电荷，易与生物碱试剂和酸类的负离子，生成不溶性沉淀。生物碱试剂是指能引起生物碱沉淀的一类试剂，如单宁酸、苦味酸、钨酸等。酸类有三氯乙酸、磺基水杨酸等。沉淀原理如下。

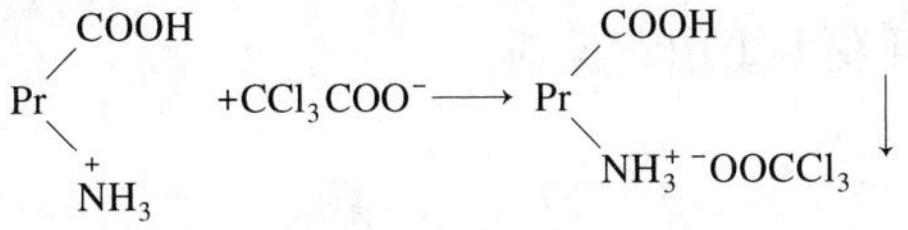

临床检验中，常用磺基水杨酸除去生物样品中有干扰的蛋白质。

4. 蛋白质的变性　蛋白质变性(denaturation)是指蛋白质在某些物理和化学因素作用下，其特定的空间构象被改变，从而导致其理化性质的改变和生物活性的丧失，这种现象称为蛋白质变性。物理因素包括高温、高压、X 线、紫外线、超声波、剧烈搅拌等；化学因素包括强酸、强碱、重金属盐、胍、尿素、生物碱试剂和其他一些有机溶剂如乙醇、丙酮等。

变性的本质是结构中的次级键被破坏，导致其二级、三级结构发生了改变，造成蛋白质分子从原来有序的、规则的空间结构变为无序的、松散的结构。但蛋白质一级结构不变(肽键不发生断裂)。变性后的蛋白质具有以下特点：

(1) 分子表面的疏水基团增加，蛋白质水合能力及溶解性下降。

(2) 蛋白质溶液黏度增加。

(3) 肽键暴露，易被酶攻击而水解。

(4) 结构松散，结晶能力差。

(5)蛋白质的生物活性丧失是蛋白质变性的主要特征，如酶的催化活性、激素的调节功能、血红蛋白的载氧功能等可能失去。

蛋白质的变性作用分为可逆变性和不可逆变性。如果变性条件剧烈持久，副键大量破坏，并破坏了较稳定的二硫键时，则除去变性因素后蛋白质难以恢复原有的结构和性质，这种变性是不可逆的。如果变性条件不剧烈，对副键的破坏程度不大，这种变性作用是可逆的。若除去变性因素后，变性的蛋白质可恢复其原有的结构、理化性质和生物活性，这种现象称为蛋白质复性(renaturation)。例如，胃蛋白酶加热至 80～90℃时，失去溶解性，也无消化蛋白质的能力；但若将温度再降低到 37℃，则其溶解性和消化蛋白质的能力又可恢复。而鸡蛋经过加热后凝结成固体，但冷却后却不能再恢复到原来的黏稠状态，则此过程为不可逆变性。

在临床医学上，变性因素常被应用于消毒及灭菌(如用乙醇、紫外线照射、高温灭菌等)。在急救重金属盐中毒患者时，常给患者吃大量乳制品或蛋清，其目的是通过蛋白质和重金属离子结合成不溶性的盐(变性蛋白质)，从而阻止重金属离子被吸入体内，最后再将沉淀从肠胃中洗出。临床所用蛋白质制剂必须合理地保存(适宜的温度、湿度及 pH 条件等)，以防止蛋白质变性。

5. 蛋白质的显色反应　蛋白质分子中的肽键和某些氨基酸残基侧链上的一些特殊基团能与某些试剂作用发生颜色反应。常见的显色反应如下。

(1) 双缩脲反应：蛋白质分子中含有多个肽键，因此，可发生双缩脲的颜色反应。即：在碱性溶液中，可与稀 $CuSO_4$溶液反应，产生紫红色至蓝紫色。但是，双缩脲反应并非蛋白质的特异颜色反应，凡是具有两个以上肽键的化合物都可发生此反应。该反应，常用于蛋白质的定性和定量分析。

（2）茚三酮反应：在中性条件下，蛋白质与茚三酮共热，可生成蓝色或紫红色化合物。该反应十分灵敏，广泛用于蛋白质的分析测定。

（3）蛋白黄反应：在蛋白质溶液中加入浓硝酸，加热后，变成黄色沉淀，这一反应称为蛋白黄反应。该反应的本质是芳香烃的硝化反应。所以，含有芳香族氨基酸（苯丙氨酸、色氨酸或酪氨酸）的蛋白质可发生蛋白黄反应。

习 题

1. 举例说明下列概念。

（1）等电点　（2）肽平面　（3）两性电离

（4）酸性氨基酸和碱性氨基酸　（5）蛋白黄反应

2. 写出苯丙氨酸与下列试剂反应的产物。

（1）$NaNO_2$+HCl　（2）$NaHCO_3$　（3）HCl

（4）CH_3CH_2OH / H^+　（5）$(CH_3CO)_2O$

3. 用化学方法区别下列各组化合物。

（1）苹果酸、天门冬氨酸

（2）苏氨酸、苯丙氨酸和卵清蛋白

（3）酪氨酸、水杨酸和甘丙丝肽

4. 写出下列氨基酸在 pH=2，7，12 时的离子结构。

（1）天冬氨酸　（2）亮氨酸　（3）赖氨酸

5. 在 pH=7 条件下，下列蛋白质在电场中将如何泳动？

（1）卵清蛋白（pI=4.5~4.9）　（2）肌球蛋白（pI=7.0）　（3）溶菌酶（pI=11.0）

6. 一个七肽是由丝氨酸、甘氨酸、天冬氨酸、两个组氨酸和两个丙氨酸构成，它水解后生成以下三肽片段：甘-丝-天冬、组-丙-甘、天冬-组-丙。试推测该七肽的氨基酸排列顺序。

7. 化合物（A）$C_5H_9O_4N$ 具有旋光性，与 $NaHCO_3$ 作用放出 CO_2，与 HNO_2 作用产生 N_2，并转变为化合物（B）$C_5H_8O_5$，（B）也具有旋光性。将（B）氧化得到（C）$C_5H_6O_5$，（C）无旋光性，但可与 2，4-二硝基苯肼作用生成黄色沉淀，（C）经加热可放出 CO_2，并生成化合物（D）$C_4H_6O_3$，（D）能起银镜反应，其氧化产物为（E）$C_4H_6O_4$。常温下，1mol（E）与足量的 $NaHCO_3$ 反应可生成 2mol CO_2，试写出（A）、（B）、（C）、（D）、（E）的结构式。

8. 某三肽完全水解时生成半胱氨酸和丙氨酸两种氨基酸，该三肽若用 HNO_2 处理后再水解得到 2-羟基丙酸和半胱氨酸。试推测这三肽的可能结构式。

9. 简要回答下列问题。

（1）蛋白质分子结构可分为几级？维系各级结构的主要化学键有哪些？

（2）何谓蛋白质变性？变性后的蛋白质与天然蛋白质有什么不同？

（3）导致蛋白质变性的因素有哪些？可逆变性与不可逆变性有何不同？

（王丽娟）

附　录

附录 I　水的离子积常数

温度/℃	pK_w	温度/℃	pK_w	温度/℃	pK_w
0	14.938	35	13.685	75	12.711
5	14.727	40	13.542	80	12.613
10	14.528	45	13.405	85	12.520
15	14.340	50	13.275	90	12.431
18	14.233	55	13.152	95	12.345
20	14.167	60	13.034	100	12.264
25	13.995	65	12.921	125	11.911
30	13.836	70	12.814	150	11.637

附录 II　弱电解质在水中的解离常数

化合物	化学式	温度/℃	分步	K_a*(或 K_b)	pK_a(或 pK_b)
砷酸	H_3AsO_4	25	1	5.5×10^{-3}	2.26
			2	1.7×10^{-7}	6.76
			3	5.1×10^{-12}	11.29
亚砷酸	H_2AsO_3	25	—	5.1×10^{-10}	9.29
硼酸	HBO_3	20	1	5.4×10^{-10}	9.27
			2		>14
碳酸	H_2CO_3	25	1	4.5×10^{-7}	6.35
			2	4.7×10^{-11}	10.33
铬酸	H_2CrO_4	25	1	1.8×10^{-1}	0.74
			2	3.2×10^{-7}	6.49
氢氟酸	HF	25	—	6.3×10^{-4}	3.20
氢氰酸	HCN	25	—	6.2×10^{-10}	9.21
氢硫酸	H_2S	25	1	8.9×10^{-8}	7.05
			2	1.2×10^{-13}	12.90
过氧化氢	H_2O_2	25	—	2.4×10^{-12}	11.62
次溴酸	HBrO	25	—	2.0×10^{-9}	8.55
次氯酸	HClO	25	—	3.9×10^{-8}	7.40
次碘酸	HIO	25	—	3×10^{-11}	10.5
碘酸	HIO_3	25	—	1.6×10^{-1}	0.78
亚硝酸	HNO_2	25	—	5.6×10^{-4}	3.25
高碘酸	HIO_4	25	—	2.3×10^{-2}	1.64

续表

化合物	化学式	温度/℃	分步	K_a *(或 K_b)	pK_a(或 pK_b)
磷酸	H_3PO_4	25	1	6.9×10^{-3}	2.16
		25	2	6.1×10^{-8}	7.21
		25	3	4.8×10^{-13}	12.32
正硅酸	H_4SiO_4	30	1	1.2×10^{-10}	9.9
			2	1.6×10^{-12}	11.8
			3	1×10^{-12}	12
			4	1×10^{-12}	12
硫酸	H_2SO_4	25	2	1.0×10^{-2}	1.99
亚硫酸	H_2SO_3	25	1	1.4×10^{-2}	1.85
			2	6×10^{-7}	7.2
氨水	NH_3	25	—	1.8×10^{-5}	4.75
氢氧化钙	$Ca(OH)_2$	25	2	4×10^{-2}	1.4
氢氧化铝	$Al(OH)_3$	25	—	1×10^{-9}	9.0
氢氧化银	AgOH	25	—	1.0×10^{-2}	2.00
氢氧化锌	$Zn(OH)_2$	25	—	7.9×10^{-7}	6.10
甲酸	HCOOH	25	1	1.8×10^{-4}	3.75
乙(醋)酸	CH_3COOH	25	1	1.75×10^{-5}	4.756
丙酸	C_2H_5COOH	25	1	1.3×10^{-5}	4.87
一氯乙酸	$CH_2ClCOOH$	25	1	1.4×10^{-3}	2.85
草酸	$C_2H_2O_4$	25	1	5.6×10^{-2}	1.25
			2	1.5×10^{-4}	3.81
枸橼酸	$C_6H_8O_7$	25	1	7.4×10^{-4}	3.13
			2	1.7×10^{-5}	4.76
			3	4.0×10^{-7}	6.40
巴比土酸	$C_4H_4N_2O_3$	25	1	9.8×10^{-5}	4.01
甲胺盐酸盐	$CH_3NH_2\cdot HCl$	25	1	2.2×10^{-11}	10.66
二甲胺盐酸盐	$(CH_3)_2NH\cdot HCl$	25	1	1.9×10^{-11}	10.73
乳酸	$C_6H_3O_3$	25	1	1.4×10^{-4}	3.86
乙胺盐酸盐	$C_2H_5NH_2\cdot HCl$	20	1	2.2×10^{-11}	10.66
苯甲酸	C_6H_5COOH	25	1	6.25×10^{-5}	4.204
苯酚	C_6H_5OH	25	1	1.0×10^{-10}	9.99
邻苯二甲酸	$C_8H_6O_4$	25	1	1.14×10^{-3}	2.943
			2	3.70×10^{-6}	5.432
Tris-HCl		37	1	1.4×10^{-8}	7.85
氨基乙酸盐酸盐	$H_2NCH_2COOH\cdot 2HCl$	25	1	4.5×10^{-3}	2.35
			2	1.6×10^{-10}	9.78

附录Ⅲ 一些难溶化合物的溶度积(25℃)

化合物	K_{sp}	化合物	K_{sp}	化合物	K_{sp}
AgAc	1.94×10^{-3}	$CdCO_3$	1.0×10^{-12}	$LiCO_3$	8.15×10^{-4}
AgBr	5.35×10^{-13}	CdF_2	6.44×10^{-3}	$MgCO_3$	6.82×10^{-6}
$AgBrO_3$	5.38×10^{-5}	$Cd(IO_3)_2$	2.5×10^{-8}	MgF_2	5.16×10^{-11}
AgCN	5.97×10^{-17}	$Cd(OH)_2$	7.2×10^{-15}	$Mg(OH)_2$	5.61×10^{-12}
AgCl	1.77×10^{-10}	CdS	8.0×10^{-27}	$Mg_3(PO_4)_2$	1.04×10^{-24}
AgI	8.52×10^{-17}	$Cd_3(PO_4)_2$	2.53×10^{-33}	$MnCO_3$	2.24×10^{-11}
$AgIO_3$	3.17×10^{-8}	$Co_3(PO_4)_2$	2.05×10^{-35}	$Mn(IO_3)_2$	4.37×10^{-7}
AgSCN	1.03×10^{-12}	CuBr	6.27×10^{-9}	$Mn(OH)_2$	2.06×10^{-13}
Ag_2CO_3	8.46×10^{-12}	CuC_2O_4	4.43×10^{-10}	MnS	2.5×10^{-13}
$Ag_2C_2O_4$	5.40×10^{-12}	CuCl	1.72×10^{-7}	$NiCO_3$	1.42×10^{-7}
Ag_2CrO_4	1.12×10^{-12}	CuI	1.27×10^{-12}	$Ni(IO_3)_2$	4.71×10^{-5}
Ag_2S	6.3×10^{-50}	CuS	6.3×10^{-36}	$Ni(OH)_2$	5.48×10^{-16}
Ag_2SO_3	1.50×10^{-14}	CuSCN	1.77×10^{-13}	α-NiS	3.2×10^{-19}
Ag_2SO_4	1.20×10^{-5}	Cu_2S	2.5×10^{-48}	$Ni_3(PO_4)_2$	4.74×10^{-32}
Ag_3AsO_4	1.03×10^{-22}	$Cu_3(PO_4)_2$	1.40×10^{-37}	$PbCO_3$	7.40×10^{-14}
Ag_3PO_4	8.89×10^{-17}	$FeCO_3$	3.13×10^{-11}	$PbCl_2$	1.70×10^{-5}
$Al(OH)_3$	1.1×10^{-33}	FeF_2	2.36×10^{-6}	PbF_2	3.3×10^{-8}
$AlPO_4$	9.84×10^{-21}	$Fe(OH)_2$	4.87×10^{-17}	PbI_2	9.8×10^{-9}
$BaCO_3$	2.58×10^{-9}	$Fe(OH)_3$	2.79×10^{-39}	$PbSO_4$	2.53×10^{-8}
$BaCrO_4$	1.17×10^{-10}	FeS	6.3×10^{-18}	PbS	8×10^{-28}
BaF_2	1.84×10^{-7}	HgI_2	2.9×10^{-29}	$Pb(OH)_2$	1.43×10^{-20}
$Ba(IO_3)_2$	4.01×10^{-9}	HgS	4×10^{-53}	$Sn(OH)_2$	5.45×10^{-27}
$BaSO_4$	1.08×10^{-10}	Hg_2Br_2	6.40×10^{-23}	SnS	1.0×10^{-25}
$BiAsO_4$	4.43×10^{-10}	Hg_2CO_3	3.6×10^{-17}	$SrCO_3$	5.60×10^{-10}
CaC_2O_4	2.32×10^{-9}	$Hg_2C_2O_4$	1.75×10^{-13}	SrF_2	4.33×10^{-9}
$CaCO_3$	3.36×10^{-9}	Hg_2Cl_2	1.43×10^{-18}	$Sr(IO_3)_2$	1.14×10^{-7}
CaF_2	3.45×10^{-11}	Hg_2F_2	3.10×10^{-6}	$SrSO_4$	3.44×10^{-7}
$Ca(IO_3)_2$	6.47×10^{-6}	Hg_2I_2	5.2×10^{-29}	$ZnCO_3$	1.46×10^{-10}
$Ca(OH)_2$	5.02×10^{-6}	Hg_2SO_4	6.5×10^{-7}	ZnF_2	3.04×10^{-2}
$CaSO_4$	4.93×10^{-5}	$KClO_4$	1.05×10^{-2}	$Zn(OH)_2$	3×10^{-17}
$Ca_3(PO_4)_2$	2.07×10^{-33}	$K_2[PtCl_6]$	7.48×10^{-6}	α-ZnS	1.6×10^{-24}

附录Ⅳ　热力学数据(298. 15K)

物质	状态	$\Delta_f H_m^\ominus$/(kJ · mol^{-1})	$\Delta_f G_m^\ominus$/(kJ · mol^{-1})	$S_m^\ominus$/(J · K^{-1} · mol^{-1})
Ag	s	0	0	42. 55
Ag^+	aq	105. 58	77. 12	72. 68
AgCl	s	-127. 07	-109. 8	96. 23
AgBr	s	-100. 37	-96. 9	107. 11
AgI	s	-61. 84	-66. 19	115. 5
Ag_2O	s	-31. 1	-11. 2	121. 3
$AgNO_3$	s	-124. 4	-33. 5	140. 9
Al	s	0	0	28. 33
Al_2O_3	a-刚玉	-1675. 7	-1582. 3	50. 92
Ba	s	0	0	62. 8
Ba^{2+}	aq	-537. 64	-560. 74	9. 6
$BaSO_4$	s	-1473	-1362	132
Br_2	l	0	0	152. 23
Br_2	g	30. 91	3. 14	245. 35
HBr	g	-36. 4	-53. 42	198. 59
C	石墨	0	0	5. 74
C	金刚石	1. 897	2. 9	2. 377
CO	g	-110. 52	-137. 15	197. 56
CO_2	g	-393. 51	-394. 36	213. 64
CCl_4	l	-135. 44	-65. 27	216. 4
Ca	s	0	0	41. 4
Ca^{2+}	aq	-542. 83	-553. 54	-53. 1
CaO	s	-635. 1	-604	39. 75
$Ca(OH)_2$	s	-986. 1	-898. 6	83. 4
$CaCO_3$	方解石	-1206. 9	-1128. 8	92. 9
Cl_2	g	0	0	222. 96
Cl^-	aq	-167. 08	-131. 29	56. 73
HCl	g	-92. 31	-95. 3	186. 8
Cu	s	0	0	33. 15
Cu^{2+}	aq	64. 77	65. 52	-99. 6
CuO	s	-157. 3	-129. 7	42. 6
Cu_2O	s	-169	-146	93. 14
F_2	g	0	0	202. 67
F^-	aq	-332. 63	-278. 82	-13. 8
HF	g	-271. 1	-273. 2	173. 67
Fe	s	0	0	27. 28
Fe^{2+}	aq	-89. 1	-78. 87	-138

续表

物质	状态	$\Delta_f H_m^\ominus/(kJ \cdot mol^{-1})$	$\Delta_f G_m^\ominus/(kJ \cdot mol^{-1})$	$S_m^\ominus/(J \cdot K^{-1} \cdot mol^{-1})$
Fe_2O_3	赤铁矿	-824.4	-742.2	87.4
Fe_3O_4	磁铁矿	-1118	-1015	146
H_2	g	0	0	130.57
H^+	aq	0	0	0
H_2O	l	-285.83	-237.18	69.91
H_2O_2	l	-187.78	-120.42	109.6
I_2	s	0	0	116.14
I_2	g	62.438	19.359	260.58
I^-	aq	-56.9	-51.93	106.7
HI	g	26.5	1.7	206.48
K	s	0	0	64.83
K^+	aq	-252.17	-282.48	101.04
KI	s	-327.9	-324.89	106.3
KCl	s	-436.75	-409.2	82.59
Mg	s	0	0	32.68
Mg^{2+}	aq	-466.85	-454.8	-138.1
MgO	s	-601.7	-569.4	26.94
$Mg(OH)_2$	s	-924.5	-833.6	63.18
N_2	g	0	0	191.5
NO	g	90.25	86.57	210.761
NO_2	g	33.18	51.3	240.06
NH_3	g	-46.11	-16.48	192.34
NH_4Cl	s	-314.4	-203	94.6
Na	s	0	0	51.3
Na^+	aq	-240.3	-261.88	58.41
Na_2CO_3	s	-1130.8	-1048.1	138.8
$NaHCO_3$	s	-947.7	-851.8	102
NaCl	s	-411.15	-384.15	72.13
Na_2O	s	-414.22	-375.46	75.06
Na_2SO_4	s	-1387.1	-1270.2	149.6
O_2	g	0	0	205.03
O_3	g	142.7	163.2	238.8
P	白色	0	0	41.09
P	红色	-17.6	-12.1	22.8
H_3PO_4	s	-1279	-1119	110.5
S	斜方	0	0	31.81
SO_2	g	-297.04	-300.19	248.11

续表

物质	状态	$\Delta_f H_m^\ominus$/(kJ · mol^{-1})	$\Delta_f G_m^\ominus$/(kJ · mol^{-1})	$S_m^\ominus$/(J · K^{-1} · mol^{-1})
SO_3	g	-395.72	-371.08	256.65
H_2S	g	-20.63	-33.56	205.7
H_2SO_4	l	-813.99	-690.06	156.9
Si	s	0	0	18.83
SiO_2	石英	-910.94	-856.67	41.84
Zn	s	0	0	41.63
Zn^{2+}	aq	-153.89	-147.03	-112.1
ZnO	s	-348.28	-318.32	43.64
$ZnCO_3$	s	-812.78	-731.57	82.4
CH_4	g	-74.81	-50.75	186.15
C_2H_6	g	-84.68	-32.9	229.5
C_3H_8	g	-103.8	-23.4	276
C_2H_4	g	52.26	68.12	219.5
C_2H_2	g	226.75	209.2	200.8
C_6H_6	l	49.04	124.1	173.3
C_6H_6	g	82.927	129.66	269.2
CH_3OH	l	-238.7	-166.4	127
HCHO	g	-117	-113	218.7
C_2H_5OH	g	-235.1	-168.6	282.6
C_2H_5OH	l	-277.7	-174.9	161
HCOOH	l	-424.72	-361.4	127
CH_3COOH	l	-484.5	-390	160
H_2NCONH_2	s	-333.2	-197.2	104.6
$C_6H_{12}O_6$	s	-1274.5	-910.6	212.1
$C_{12}H_{22}O_{11}$	s	-2221.7	-1544.6	360.2

附录V　一些有机化合物的标准摩尔燃烧热

化合物	$\Delta_c H_m^\ominus$/(kJ · mol^{-1})	化合物	$\Delta_c H_m^\ominus$/(kJ · mol^{-1})
CH_4(g)	-890.3	HCHO(g)	-570.8
C_2H_2(g)	-1299.6	CH_3CHO(l)	-1166.4
C_2H_4(g)	-1411	CH_3COCH_3(l)	-1790.4
C_2H_6(g)	-1539.8	HCOOH(l)	-254.6
C_3H_3(g)	-2219.9	CH_3COOH(l)	-874.5
C_5H_{12}(g)	-3536.1	$C_{17}H_{35}COOH$ 硬脂酸(s)	-11281
C_6H_6(l)	-3267.5	$C_6H_{12}O_6$ 葡萄糖(s)	-2803
CH_3OH(l)	-726.5	$C_{12}H_{22}O_{11}$ 蔗糖(s)	-5640.9
C_2H_5H(l)	-1366.8	$CO(NH_2)_2$ 尿素(s)	-631.7

附录Ⅵ 金属配合物的稳定常数

配体及金属离子	$\lg\beta_1$	$\lg\beta_2$	$\lg\beta_3$	$\lg\beta_4$	$\lg\beta_5$	$\lg\beta_6$
氨(NH_3)						
Co^{2+}	2.11	3.74	4.79	5.55	5.73	5.11
Co^{3+}	6.7	14.0	20.1	25.7	30.8	35.2
Cu^{2+}	4.31	7.98	11.02	13.32	12.86	
Hg^{2+}	8.8	17.5	18.5	19.28		
Ni^{2+}	2.80	5.04	6.77	7.96	8.71	8.74
Ag^{+}	3.24	7.05				
Zn^{2+}	2.37	4.81	7.31	9.46		
Cd^{2+}	2.65	4.75	6.19	7.12	6.80	5.14
氯离子(Cl^-)						
Sb^{3+}	2.26	3.49	4.18	4.72		
Bi^{3+}	2.44	4.7	5.0	5.6		
Cu^{+}		5.5	5.7			
Pt^{2+}		11.5	14.5	16.0		
Hg^{2+}	6.74	13.22	14.07	15.07		
Au^{3+}		9.8				
Ag^{+}	3.04	5.04				
氰离子(CN^-)						
Au^{+}		38.3				
Cd^{2+}	5.48	10.60	15.23	18.78		
Cu^{+}		24.0	28.59	30.30		
Fe^{2+}						35
Fe^{3+}						42
Hg^{2+}				41.4		
Ni^{2+}				31.3		
Ag^{+}		21.1	21.7	20.6		
Zn^{2+}				16.7		
氟离子(F^-)						
Al^{3+}	6.10	11.15	15.00	17.75	19.37	19.84
Fe^{3+}	5.28	9.30	12.06			
碘离子(I^-)						
Bi^{3+}	3.63			14.95	16.80	18.80
Hg^{2+}	12.87	23.82	27.60	29.83		
Ag^{+}	6.58	11.74	13.68			
硫氰酸根(SCN^-)						
Fe^{3+}	2.95	3.36				
Hg^{2+}		17.47		21.23		

续表

配体及金属离子	$\lg\beta_1$	$\lg\beta_2$	$\lg\beta_3$	$\lg\beta_4$	$\lg\beta_5$	$\lg\beta_6$
硫氰酸根(SCN^-)						
Au^+		23		42		
Ag^+		7.57	9.08	10.08		
硫代硫酸根($S_2O_3{}^{2-}$)						
Ag^+	8.82	13.46				
Hg^{2+}		29.44	31.90	33.24		
Cu^+	10.27	12.22	13.84			
乙酸根(CH_3COO^-)						
Fe^{3+}	3.2					
Hg^{2+}		8.43				
Pb^{2+}	2.52	4.0	6.4	8.5		
枸橼酸根(按 L^{3-} 配体)						
Al^{3+}	20.0					
Co^{2+}	12.5					
Cd^{2+}	11.3					
Cu^{2+}	14.2					
Fe^{2+}	15.5					
Fe^{3+}	25.0					
Ni^{2+}	14.3					
Zn^{2+}	11.4					
乙二胺($H_2NCH_2CH_2NH_2$)						
Co^{2+}	5.91	10.64	13.94			
Cu^{2+}	10.67	20.00	21.0			
Zn^{2+}	5.77	10.83	14.11			
Ni^{2+}	7.52	13.84	18.33			
草酸根($C_2O_4{}^{2-}$)						
Cu^{2+}	6.16	8.5				
Fe^{2+}	2.9	4.52	5.22			
Fe^{3+}	9.4	16.2	20.2			
Hg^{2+}		6.98				
Zn^{2+}	4.89	7.60	8.15			
Ni^{2+}	5.3	7.64	~8.5			

附录Ⅶ 一些还原半反应的标准电极电位 $\varphi^{\ominus}$(298.15K)

半反应	$\varphi^{\ominus}$/V	半反应	$\varphi^{\ominus}$/V
$Sr^+ + e^- \rightleftharpoons Sr$	-4.10	$Sn^{4+} + 2e^- \rightleftharpoons Sn^{2+}$	0.151
$Li^+ + e^- \rightleftharpoons Li$	-3.0401	$Cu^{2+} + e^- \rightleftharpoons Cu^+$	0.153
$Ca(OH)_2 + 2e^- \rightleftharpoons Ca + 2\,OH^-$	-3.02	$Fe_2O_3 + 4H^+ + 2e^- \rightleftharpoons 2\,FeOH^+ + H_2O$	0.16

续表

半反应	$\varphi^{\ominus}$/V	半反应	$\varphi^{\ominus}$/V
$K^+ + e^- \rightleftharpoons K$	−2.931	$SO_4^{2-} + 4H^+ + 2e^- \rightleftharpoons H_2SO_3 + H_2O$	0.172
$Ba^{2+} + 2e^- \rightleftharpoons Ba$	−2.912	$AgCl + e^- \rightleftharpoons Ag + Cl^-$	0.222 33
$Ca^{2+} + 2e^- \rightleftharpoons Ca$	−2.868	$As_2O_3 + 6H^+ + 6e^- \rightleftharpoons 2As + 3H_2O$	0.234
$Na^+ + e^- \rightleftharpoons Na$	−2.71	$HAsO_2 + 3H^+ + 3e^- \rightleftharpoons As + 2H_2O$	0.248
$Mg^{2+} + 2e^- \rightleftharpoons Mg$	−2.372	$Hg_2Cl_2 + 2e^- \rightleftharpoons 2Hg + 2Cl^-$	0.268 08
$Mg(OH)_2 + 2e^- \rightleftharpoons Mg + 2OH^-$	−2.690	$Cu^{2+} + 2e^- \rightleftharpoons Cu$	0.3419
$Al(OH)_3 + 3e^- \rightleftharpoons Al + 3OH^-$	−2.31	$Ag_2O + H_2O + 2e^- \rightleftharpoons 2Ag + 2OH^-$	0.342
$Be^{2+} + 2e^- \rightleftharpoons Be$	−1.847	$[Fe(CN)_6]^{3-} + e^- \rightleftharpoons [Fe(CN)_6]^{4-}$	0.358
$Al^{3+} + 3e^- \rightleftharpoons Al$	−1.662	$[Ag(NH_3)_2]^+ + e^- \rightleftharpoons Ag + 2NH_3$	0.373
$Mn(OH)_2 + 2e^- \rightleftharpoons Mn + 2OH^-$	−1.56	$O_2 + 2H_2O + 4e^- \rightleftharpoons 4OH^-$	0.401
$ZnO + H_2O + 2e^- \rightleftharpoons Zn + 2OH^-$	−1.260	$H_2SO_3 + 4H^+ + 4e^- \rightleftharpoons S + 3H_2O$	0.449
$H_2BO_3^- + 5H_2O + 8e^- \rightleftharpoons BH_4^- + 8OH^-$	−1.24	$IO^- + H_2O + 2e^- \rightleftharpoons I^- + 2OH^-$	0.485
$Mn^{2+} + 2e^- \rightleftharpoons Mn$	−1.185	$Cu^+ + e^- \rightleftharpoons Cu$	0.521
$2SO_3^{2-} + 2H_2O + 2e^- \rightleftharpoons S_2O_4^{2-} + 4OH^-$	−1.12	$I_2 + 2e^- \rightleftharpoons 2I^-$	0.5355
$PO_4^{3-} + 2H_2O + 2e \rightleftharpoons HPO_3^{2-} + 3OH^-$	−1.05	$I_3^- + 2e^- \rightleftharpoons 3I^-$	0.536
$SO_4^{2-} + H_2O + 2e^- \rightleftharpoons SO_3^{2-} + 2OH^-$	−0.93	$AgBrO_3 + e^- \rightleftharpoons Ag + BrO_3^-$	0.546
$2H_2O + 2e^- \rightleftharpoons H_2 + 2OH^-$	−0.8277	$MnO_4^- + e^- \rightleftharpoons MnO_4^{2-}$	0.558
$Zn^{2+} + 2e^- \rightleftharpoons Zn$	−0.7618	$AsO_4^{3-} + 2H^+ + 2e^- \rightleftharpoons AsO_3^{2-} + H_2O$	0.559
$Cr^{3+} + 3e^- \rightleftharpoons Cr$	−0.744	$H_3AsO_4 + 2H^+ + 2e^- \rightleftharpoons HAsO_2 + 2H_2O$	0.560
$AsO_4^{3-} + 2H_2O + 2e^- \rightleftharpoons AsO_2^- + 4OH^-$	−0.71	$MnO_4^- + 2H_2O + 3e^- \rightleftharpoons MnO_2 + 4OH^-$	0.595
$AsO_2^- + 2H_2O + 3e^- \rightleftharpoons As + 4OH^-$	−0.68	$Hg_2SO_4 + 2e^- \rightleftharpoons 2Hg + SO_4^{2-}$	0.6125
$SbO_2^- + 2H_2O + 3e^- \rightleftharpoons Sb + 4OH^-$	−0.66	$O_2 + 2H^+ + 2e^- \rightleftharpoons H_2O_2$	0.695
$SbO_3^- + H_2O + 2e^- \rightleftharpoons SbO_2^- + 2OH^-$	−0.59	$[PtCl_4]^{2-} + 2e^- \rightleftharpoons Pt + 4Cl^-$	0.755
$Fe(OH)_3 + e^- \rightleftharpoons Fe(OH)_2 + OH^-$	−0.56	$BrO^- + H_2O + 2e^- \rightleftharpoons Br^- + 2OH^-$	0.761
$2CO_2 + 2H^+ + 2e^- \rightleftharpoons H_2C_2O_4$	−0.49	$Fe^{3+} + e^- \rightleftharpoons Fe^{2+}$	0.771
$B(OH)_3 + 7H^+ + 8e^- \rightleftharpoons BH_4^- + 3H_2O$	−0.481	$Hg_2^{2+} + 2e^- \rightleftharpoons 2Hg$	0.7973
$S + 2e^- \rightleftharpoons S^{2-}$	−0.476 27	$Ag^+ + e^- \rightleftharpoons Ag$	0.7996
$Fe^{2+} + 2e^- \rightleftharpoons Fe$	−0.447	$ClO^- + H_2O + 2e^- \rightleftharpoons Cl^- + 2OH^-$	0.81
$Cr^{3+} + e^- \rightleftharpoons Cr^{2+}$	−0.407	$Hg^{2+} + 2e^- \rightleftharpoons Hg$	0.851
$Cd^{2+} + 2e^- \rightleftharpoons Cd$	−0.4030	$2Hg^{2+} + 2e^- \rightleftharpoons Hg_2^{2+}$	0.920
$PbSO_4 + 2e^- \rightleftharpoons Pb + SO_4^{2-}$	−0.3588	$NO_3^- + 3H^+ + 2e^- \rightleftharpoons HNO_2 + H_2O$	0.934
$Tl^+ + e^- \rightleftharpoons Tl$	−0.336	$Pd^{2+} + 2e^- \rightleftharpoons Pd$	0.951
$[Ag(CN)_2]^- + e^- \rightleftharpoons Ag + 2CN^-$	−0.31	$Br_2(l) + 2e^- \rightleftharpoons 2Br^-$	1.066
$Co^{2+} + 2e^- \rightleftharpoons Co$	−0.28	$Br_2(aq) + 2e^- \rightleftharpoons 2Br^-$	1.0873
$H_3PO_4 + 2H^+ + 2e^- \rightleftharpoons H_3PO_3 + H_2O$	−0.276	$2IO_3^- + 12H^+ + 10e^- \rightleftharpoons I_2 + 6H_2O$	1.195
$PbCl_2 + 2e^- \rightleftharpoons Pb + 2Cl^-$	−0.2675	$ClO_3^- + 3H^+ + 2e^- \rightleftharpoons HClO_2 + H_2O$	1.214
$Ni^{2+} + 2e^- \rightleftharpoons Ni$	−0.257	$MnO_2 + 4H^+ + 2e^- \rightleftharpoons Mn^{2+} + 2H_2O$	1.224

续表

半反应	$\varphi^{\ominus}$/V	半反应	$\varphi^{\ominus}$/V
$V^{3+}+e^- \rightleftharpoons V^{2+}$	−0. 255	$O_2+4H^++4e^- \rightleftharpoons 2H_2O$	1. 229
$CdSO_4+2e^- \rightleftharpoons Cd+SO_4^{2-}$	−0. 246	$Cr_2O_7^{2-}+14H^++6e^- \rightleftharpoons 2Cr^{3+}+7H_2O$	1. 232
$Cu(OH)_2+2e^- \rightleftharpoons Cu+2OH^-$	−0. 222	$Tl^{3+}+2e^- \rightleftharpoons Tl^+$	1. 252
$CO_2+2H^++2e^- \rightleftharpoons HCOOH$	−0. 199	$2HNO_2+4H^++4e^- \rightleftharpoons N_2O+3H_2O$	1. 297
$AgI+e^- \rightleftharpoons Ag+I^-$	−0. 152 24	$HBrO+H^++2e^- \rightleftharpoons Br^-+H_2O$	1. 331
$O_2+2H_2O+2e^- \rightleftharpoons H_2O_2+2OH^-$	−0. 146	$HCrO_4^-+7H^++3e^- \rightleftharpoons Cr^{3+}+4H_2O$	1. 350
$Sn^{2+}+2e^- \rightleftharpoons Sn$	−0. 1375	$Cl_2(g)+2e^- \rightleftharpoons 2Cl^-$	1. 358 27
$CrO_4^{2-}+4H_2O+3e^- \rightleftharpoons Cr(OH)_3+5OH^-$	−0. 13	$ClO_4^-+8H^++8e^- \rightleftharpoons Cl^-+4H_2O$	1. 389
$Pb^{2+}+2e^- \rightleftharpoons Pb$	−0. 1262	$HClO+H^++2e^- \rightleftharpoons Cl^-+H_2O$	1. 482
$O_2+H_2O+2e^- \rightleftharpoons HO_2^-+OH^-$	−0. 076	$MnO_4^-+8H^++5e^- \rightleftharpoons Mn^{2+}+4H_2O$	1. 507
$Fe^{3+}+3e^- \rightleftharpoons Fe$	−0. 037	$MnO_4^-+4H^++3e^- \rightleftharpoons MnO_2+2H_2O$	1. 679
$Ag_2S+2H^++2e^- \rightleftharpoons 2Ag+H_2S$	−0. 0366	$Au^++e^- \rightleftharpoons Au$	1. 692
$2H^++2e^- \rightleftharpoons H_2$	0. 000 00	$Ce^{4+}+e^- \rightleftharpoons Ce^{3+}$	1. 72
$Pd(OH)_2+2e^- \rightleftharpoons Pd+2OH^-$	0. 07	$H_2O_2+2H^++2e^- \rightleftharpoons 2H_2O$	1. 776
$AgBr+e^- \rightleftharpoons Ag+Br^-$	0. 071 33	$Co^{3+}+e^- \rightleftharpoons Co^{2+}$	1. 92
$S_4O_6^{2-}+2e^- \rightleftharpoons 2S_2O_3^{2-}$	0. 08	$S_2O_8^{2-}+2e^- \rightleftharpoons 2SO_4^{2-}$	2. 010
$[Co(NH_3)_6]^{3+}+e^- \rightleftharpoons [Co(NH_3)_6]^{2+}$	0. 108	$F_2+2e^- \rightleftharpoons 2F^-$	2. 866
$S+2H^++2e^- \rightleftharpoons H_2S(aq)$	0. 142		